臨床と病理のための
乳腺 MRI アトラス

― 画像と組織像の完全対比 ―

監修
土屋 眞一・隈崎 達夫

編集
草間 律・高山 文吉

医療科学社

執筆者一覧

監修

土屋　眞一	日本医科大学付属病院　病理部	
隈崎　達夫	日本医科大学　放射線医学	

編集

草間　律	北信総合病院　外科	
高山　文吉	安曇総合病院　放射線科	

執筆者 (五十音順)

天野　康雄	日本医科大学　放射線医学
伊藤　研一	信州大学付属病院　乳腺・内分泌外科
伊藤　勅子	信州大学付属病院　乳腺・内分泌外科
金井　敏晴	信州大学付属病院　乳腺・内分泌外科
川本　雅司	日本医科大学　病理学第一
草間　律	北信総合病院　外科
小松　哲	信州大学付属病院　乳腺・内分泌外科
小山　洋	信州大学付属病院　乳腺・内分泌外科
坂井　威彦	信州大学付属病院　乳腺・内分泌外科
杉崎　祐一	日本医科大学付属病院　病理部
高山　文吉	安曇総合病院　放射線科
田島　廣之	日本医科大学　放射線医学
田村　浩一	日本医科大学付属病院　病理部
土屋　眞一	日本医科大学付属病院　病理部
内藤　善哉	日本医科大学　病理学第二
浜　善久	信州大学付属病院　乳腺・内分泌外科
原田　道彦	信州大学付属病院　乳腺・内分泌外科
福田　悠	日本医科大学　病理学第一
藤田　知之	信州大学付属病院　乳腺・内分泌外科
藤森　実	信州大学付属病院　乳腺・内分泌外科
前野　一真	信州大学付属病院　乳腺・内分泌外科
松山　郁生	パソテックラボ
望月　靖弘	信州大学付属病院　乳腺・内分泌外科
百瀬　理恵	パソテックラボ
横山　史朗	長野赤十字病院　外科

推薦のことば

　私は日本と米国の乳癌の比較研究を行い，日本人の生活スタイルの欧米化から日本人女性の乳癌発生率が増加すると予測したが，まさに現在日本人女性の乳癌発生率は女性の癌の第1位となっている．同時にメディアのとらえ方も乳癌を無視できない"がん"として扱っている．乳癌の治療法も手術，薬物，放射線療法等大きく変貌を遂げたが，現在でも早期発見・早期治療が最重要であることは論を待たない．マンモグラフィを含めた検診が自治体検診に取りいれられてきているが，乳腺領域は良・悪性診断が難渋する病変が多く頭を悩ませる症例に遭遇することが少なくない．乳腺疾患診断の新たなモダリティとして近年汎用されつつあるMRIは主に乳房温存術における広がり診断に用いられているが，当然のことながら病変の質的診断（組織型推定）がベースにあって成り立つものである．

　日本乳癌学会の組織型分類がWHO分類と大きく異なる点は浸潤性乳管癌を乳頭腺管癌，充実腺管癌，硬癌に亜分類していることである．この分類は癌の組織学的形態と同時に進展形式をも包含したもので超音波，マンモグラフィで描出される病変との対比が可能となる優れた分類である．したがって，それぞれの組織型の形態学的特徴を十分理解し，術前の画像診断と細胞組織学的診断の整合性を図ることによってmisdiagonosisを未然に防ぐことができる．診断に際して最も重要な点は各モダリティにおいて"組織型推定"を行うことで，これは近年実施数が急増しているMRIにおいても同様であろう．

　本書はMRIの"組織型推定"に焦点をあて，そのためにMRI画像と病理組織像がほぼ一致するような工夫が施されており，さらに各組織型でのMRIの特徴が詳細に記述されている．本書発刊のために乳腺病理の専門家である土屋眞一博士を中心に外科，放射線科医が集まって集積した知識の賜物であると感嘆する次第である．とくに各論の症例では画像と組織像がきわめて一致している点で，標本作成過程では多大なご苦労があったと推測される．また，われわれ病理医にとっては組織像からMRIへの逆の対比ができて大変興味深い．

　画像の「病理学的保証」に力点をおいた本書は，これからMRIさらには乳癌の診断全般を勉強しようとする人の大きな一助になると思われる．

2006年7月

日本乳癌学会理事長
坂元　吾偉（癌研究会癌研究所　乳腺病理部長）

監修者序

　近年，本邦における乳癌患者数は著しく増加し，既に年齢調整罹患率では女性の癌の第1位に躍り出ている。さらに，乳癌検診の啓蒙と普及に相関して，早期乳癌あるいは微小石灰化病変の発見例が増え，治療面では定型，非定型乳房切除術が急速に減少し，乳房温存療法が総手術件数の40～50％を占めるようになってきている。乳房温存手術に際しては，その良・悪性診断，組織型の判定はもとより，切除断端での癌巣の有無が重要な問題であり，そのために切除範囲決定には種々の検査法が術前に施行されている。例えば，その診断には画像，穿刺吸引細胞診，針生検（マンモトーム含）が症例を選んで行われ，それぞれの長所，短所を補いながら総合的に診断される。その後，手術された症例は病理組織学的検査に供されるが，画像診断は細胞診，針生検といった形態学的診断とは異なり，その所見がどのような形態学的特徴を有していたのかは病理組織像の切出し面と撮影面とを同一・対比にしない限り，画像所見の詳細な裏付けはできないと思われる。Evidence based medicine が叫ばれて久しいが，画像におけるevidenceは，それに対応する病理組織像といっても過言ではない。

　乳腺MRIの撮像スライス方向と手術標本の切出し面を完全に一致させ，MRI所見が組織像とどのように対比しているかを明らかにすることを目的とし，2000年夏から，乳腺MRI・病理研究会を立ち上げ，病理，放射線，乳腺外科医を中心に症例を積み上げてきた。臨床医と病理医の間には，日本乳癌学会・乳癌取扱い規約というルールが存在し，これを元に相互の情報交換が行われるが，その規約では切除標本の切出し方向について指針が示されている。しかし，病理診断の支障にならないことを前提に，画像と同一面でその組織標本を作製することは，MRI所見の理解という有用性の元に許されることであり，本書の提示症例は，画像と病理を一致させることに細かな工夫を持ち寄って出来上がったものである。本書がMRI診断に携わる方々の乳腺診断の一助になればこれに勝る喜びはない。

　最後に，研究会発足当初から多大なご協力をいただいた信州大学医学部外科学 天野純教授に厚くお礼申し上げるとともに，出版に当たり格別のご高配とご援助をいただいた医療科学社社長 古屋敷信一氏，出版部長 関谷健一氏に深甚の謝意を表します。

2006年6月

土屋　眞一（日本医科大学付属病院　病理部）
隈崎　達夫（日本医科大学　放射線医学）

編集者序

　本書は総論と各論の2部に分かれて構成されている。総論は第1章から4章で，MRIの原理，乳腺病理，乳腺診療，MRマンモグラフィ診断について述べている。各論は第5章で，多数の症例についてなるべく詳細に解説したつもりである。乳腺診療に携わる者にとって最も重要なことは，個々の診療科の知識のみならず，トータル的な見識をもつことであり，それが放射線科医であれば，病理，外科の基本を身につけることによって，画像診断に少なからざる幅を持たせることが出来ると考える。総論の第1章から第3章がその知識の整理に有用であろう。第4章の乳腺MRI診断法は，MRIの複数の撮像法によって，どのような像が形成されるのか，模式図と実際のMRIを並列して掲載してある。さらに，診断の手順をできるだけ図譜を多用して記述してあるので，第4章を参考にされた後，各論を読まれると理解がより深まると思われる。

　「組織型推定」が本書の主眼である。乳腺疾患は多彩な組織像を示すことから，組織型を中心にMRIをはじめ，諸検査との整合性を図ることが正確な診断につながると考える。すなわち，各組織型におけるMRI像の特徴を常に念頭におくことが重要であろう。第5章は，本書における心臓部である。提示症例の順序は乳癌取扱い規約における乳腺腫瘍の組織学的分類に準じて記載されており，1症例4ページで，前半の2ページではMRI像の解説とその診断ポイントを述べ，後半の2ページで病理組織像と超音波検査とマンモグラフィの写真を掲載した。多くの症例は，ページ内に同時配置で掲げてあるので，他の組織型との比較・対比も容易である。解説中のMRI用語で不明な点は，用語集の形式でまとめた第1章を参考にしていただきたい。

　なお，個々の症例は比較的典型例を掲げてあるが，実地診療ではバリエーションが多く存在するので，本書を参考にしながらさらに深い知識を得ていただければ幸甚である。

2006年6月

草間　　律（北信総合病院　外科）
高山　文吉（安曇総合病院　放射線科）

目次

推薦のことば　　坂元　吾偉
監修者序　　　　土屋　眞一・隈崎　達夫
編集者序　　　　草間　律・高山　文吉

【総論】

第1章　乳腺MRIのbasic science … 3

- I. はじめに … 3
- II. MRIの原理 … 3
- III. 診療に必要なMRI専門用語 … 3
- IV. ルーチンの乳腺MRI撮像法 … 19
- V. 撮像法の留意点 … 20
- VI. 乳腺MRI検査の位置づけ … 21
- ■coffee break・スライス方向はどれが良いのか？ … 25
  - ・MRIの撮像法の見分け方 … 26
  - ・撮像時の乳房変形を抑える工夫 … 27

第2章　MRIをみるための乳腺病理 … 29

- I. 乳腺の基本構造 … 29
- II. 乳腺の機能的変化 … 29
- III. 乳腺疾患の病理診断 … 31
- IV. 乳癌の増殖―浸潤と乳管内進展― … 32
- V. 乳腺腫瘍の組織分類 … 32
- VI. MRIと同一面を作るための病理標本の取扱いについて … 48
- VII. 乳腺細胞診および針生検の報告様式とその見方 … 51
- ■coffee break・非浸潤性乳管癌とADH（atypical ductal hyperplasia） … 53
  - ・乳腺症の考え方（ANDIの分類） … 54
  - ・異型嚢胞腺管（atypical cystic duct：ACD） … 55
  - ・日本人乳癌の現況 … 56

・Invasive micropapillary carcinoma ……………………………… 57

第3章　乳腺診療の実際とそのフローチャート ……………………… 59

Ⅰ．外来での診断のながれ ……………………………………………………… 59
Ⅱ．病理組織学的検査 …………………………………………………………… 61
Ⅲ．乳癌の手術法について ……………………………………………………… 64
■coffee break・Skin sparing mastectomy ………………………………… 69

第4章　乳腺MRI診断の進め方 ……………………………………… 71

Ⅰ．乳腺内組織の信号強度について …………………………………………… 71
Ⅱ．正常乳房のMRIについて …………………………………………………… 74
Ⅲ．乳腺の造影MRIについて …………………………………………………… 74
Ⅳ．実際のMRI診断の進め方 …………………………………………………… 84
■coffee break・Peripheral enhancement ………………………………… 94

【各　論】

第5章　組織型別にみたMRI画像

症例　1　乳管内乳頭腫（Intraductal papilloma）……………………………… 96
　　　2　囊胞内乳頭癌（Intracystic papillary carcinoma）………………… 100
　　　3　乳管腺腫（Ductal adenoma）………………………………………… 104
　　　　（付）MRIで乳癌と鑑別ができなかった乳管腺腫 …………………… 108
　　　4　管状腺腫（Tubular adenoma）……………………………………… 110
　　　5　非浸潤性乳管癌（1）（Noninvasive ductal carcinoma）………… 114
　　　6　非浸潤性乳管癌（2）（Noninvasive ductal carcinoma）………… 118
　　　7　非浸潤性乳管癌（3）（Noninvasive ductal carcinoma）………… 122
　　　8　乳頭腺管癌（1）（Papillotubular carcinoma）…………………… 126
　　　9　乳頭腺管癌（2）（Papillotubular carcinoma）…………………… 130
　　 10　充実腺管癌（1）（Solid-tubular carcinoma）……………………… 134
　　 11　充実腺管癌（2）（Solid-tubular carcinoma）……………………… 138

12	硬癌（1）（Scirrhous carcinoma）	142
13	硬癌（2）（Scirrhous carcinoma）	146
14	硬癌（3）（Scirrhous carcinoma）	150
15	硬癌（4）（Scirrhous carcinoma）	154
16	硬癌（5）（Scirrhous carcinoma）	158
17	粘液癌（1）（Mucinous carcinoma）	162
18	粘液癌（2）（Mucinous carcinoma）	166
19	粘液癌（3）（Mucinous carcinoma）	170
20	浸潤性小葉癌（1）（Invasive lobular carcinoma）	174
21	浸潤性小葉癌（2）（Invasive lobular carcinoma）	178
22	浸潤性小葉癌（3）（Invasive lobular carcinoma）	182
23	アポクリン癌（Apocrine carcinoma）	186
	（付）中心部に線維化を伴うアポクリン癌	190
24	髄様癌（Medullary carcinoma）	192
25	管状癌（Tubular carcinoma）	196
26	扁平上皮癌（Squamous cell carcinoma）	200
27	パジェット病（Paget's disease）	204
28	線維腺腫：管内型（Fibroadenoma, intracanalicular type）	208
29	線維腺腫：類臓器型（Fibroadenoma, organoid type）	212
30	線維腺腫：乳腺症型（Fibroadenoma, mastopathic type）	216
31	陳旧性線維腺腫（Old fibroadenoma）	220
32	若年性線維腺腫（Juvenile fibroadenoma）	224
33	線維腺腫と良性葉状腫瘍が併存した腫瘤（Fibroadenoma & Benign phyllodes tumor）	228
34	葉状腫瘍：境界型（Phyllodes tumor, borderline lesion）	232
35	悪性葉状腫瘍（Malignant phyllodes tumor）	236
36	悪性リンパ腫（Malignant lymphoma）	240
37	脂肪腫（Lipoma）	244
38	過誤腫（Hamartoma）	248
39	乳腺症（Mastopathy）	252
40	嚢胞（Cyst）	256
41	Fibrous disease	260
42	炎症性変化を伴った脂肪腫	264
43	炎症性偽腫瘍（Inflammatory pseudotumor）	268

臨床と病理のための乳腺MRIアトラス
―― 画像と組織像の完全対比 ――

【総論】

第1章　乳腺MRIのbasic science
第2章　MRIをみるための乳腺病理
第3章　乳腺診療の実際とそのフローチャート
第4章　乳腺MRI診断の進め方

第1章　乳腺MRIのbasic science

I．はじめに

　X線診断装置や超音波検査に加えMRIが生体の画像診断の手段として応用されるようになったのは近年のことである。もっぱら頭部，骨軟部領域が主な撮像部位であったが，ハード面とソフト面が著しく進歩し，時間・空間分解能の大幅な向上により全身の診断に用いられるようになった。マンモグラフィと超音波検査が中心に行われていた乳腺領域でも，乳腺専用コイルが出現し，高分解能の画像が得られるようになり，乳腺疾患の質的診断，乳癌の広がり診断に利用されるようになってきた。MRIの理論は複雑で敬遠されがちであるが，得られた画像情報の解析と臨床面での応用のためにはある程度の基礎知識は必要である。本章では，乳腺MRIの読影に必要な最小限の基礎に限定して概説する。MRIの原理に関するより詳しい内容は，多くの専門書が既刊されているのでそちらを参照されたい。

II．MRIの原理

　MRI（magnetic resonance imaging）はNMR（nuclear magnetic resonance：核磁気共鳴）の原理を応用して人体の断層像を構成する検査法で，特定の原子核のエネルギー変化を利用して画像を作っている。しかし，1つの原子核のエネルギー変化は非常に小さく，十分な情報を得ることができないため，大量に分布している原子核を対象にする必要があり，生体内では広範囲で最も多く存在する水素原子（プロトン）を標的としている。適切な条件下で体内のプロトンに対して体外よりラジオ波（radio frequency pulse）をあてると，プロトンはエネルギーを吸収し共鳴する（NMR現象）。ラジオ波がなくなるとプロトンはまた元の状態に戻るが，この時，吸収したエネルギーを放出する。これがMR信号として検出される（図1.1）。このMR信号をフーリエ変換など複雑な処理をして作られた画像がMR画像である。実際の検査では，MR装置本体の静止磁場が適切な条件をつくりラジオ波を送信し，乳腺専用コイルでMR信号の受信を行っている（図1.2）。

　プロトンの発するMR信号の強度は，生体内外のいくつかの因子の影響を受けて変化する。生体内の因子を内的因子，生体外の因子を外的因子と呼んでいる。内的因子は生体の各組織固有のものでプロトン密度，T1（縦緩和）時間，T2（横緩和）時間，流速，拡散係数などがあり，人為的に調節することはできない。一方，外的因子には静止磁場強度やパルス系列などがあり適切な条件を設定することができる（図1.3）。内的因子のどれか1つを強調し画像にできれば，各組織の信号強度の違いを画像に反映でき，組織間のコントラストをつけて組織の分解が可能になる。例えば，T1時間を強調させる目的で外的因子を適切に設定したものがT1強調像，T2時間を強調させたものがT2強調像である。

III．診療に必要なMRI専門用語

1．静止磁場（外部磁場）

　通常，生体内のプロトンの磁力ベクトルは無秩序にさまざまな方向を向いている。このままの状態では，プロトンの正味磁場（磁力ベクトルの総和）はゼロで，ラジオ波をあててもMR信号を検出することはできない。そこで，生体外に大きな磁

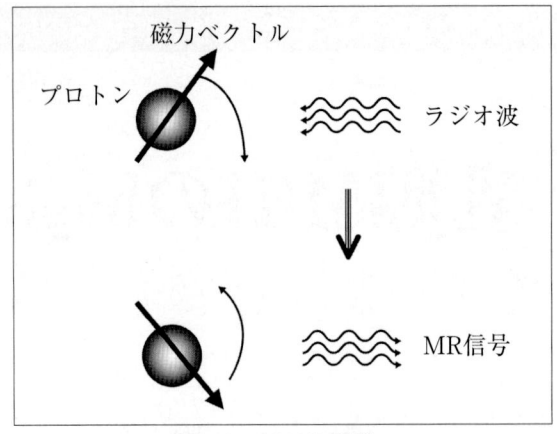

図1.1　MRIの原理

プロトンにラジオ波をあてるとNMR現象のため磁力ベクトルの方向が変化する。ラジオ波がなくなるとベクトルは元の状態に戻り，その際にMR信号を放出する。

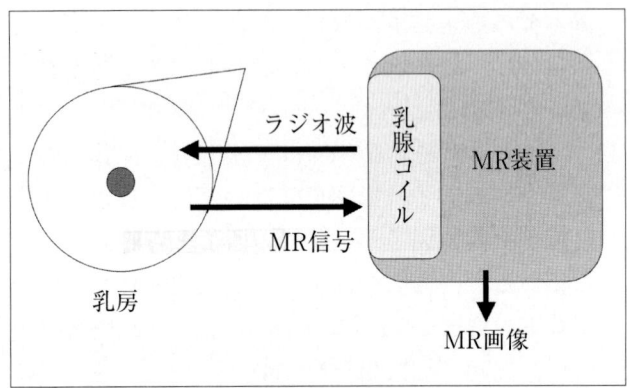

図1.2　乳腺コイルの役割

乳腺の場合には，MRI本体の静止磁場が適切な条件をつくり，ラジオ波の送信を行い，乳腺コイルでMR信号の受信を行っている。

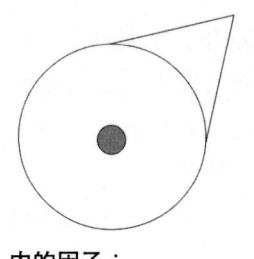
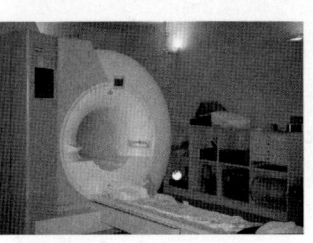

図1.3　内的因子と外的因子

内的因子：組織特有で変更不能
・プロトン密度
・T1（縦緩和）時間，T2（横緩和）時間
・流速
・拡散係数

外的因子：調節可能
・磁場強度
・パルスシークエンス
・造影剤

場（外部磁場）をつくりプロトンをなるべく多く一方向に整列させる必要がある（**図1.4**）。整列したプロトンにラジオ波をあてると，正味磁化ベクトル（外部磁場により整列したプロトンの磁力ベクトルの総和）はエネルギーを吸収し特定の方向を向く。その後，エネルギーを放出し元の状態（外部磁場により整列した状態）に戻る過程でMR信号が検出される（**図1.5**）。この外部磁場は静止磁場と呼ばれMR装置により決まっている。大きな静止磁場をつくることで，より多くのプロトンが整列し正味磁化ベクトルが大きくなる。つまり，高磁場（1.0T以上）のMR装置の方が，得られるMR信号も大きく分解能も高い（**図1.6**）。MR装置の磁場の単位は「T：テスラ（tesla）」が用いられ，全身用の臨床装置としては1.5Tが最も高磁場である。

2. MR信号

MR画像を構成する情報である。静止磁場で整列したプロトンの正味磁化ベクトルは，特定の周波数のラジオ波のエネルギーを吸収し，その方向を変化させる。その後静止磁場内で元の方向に再び整列する。この時，体内から発する信号がMR信号である。この信号に適切な変換，処理を加え作られた画像がMR画像である。乳腺MRIでは乳腺専用コイルを用いMR信号の収集を行っている。

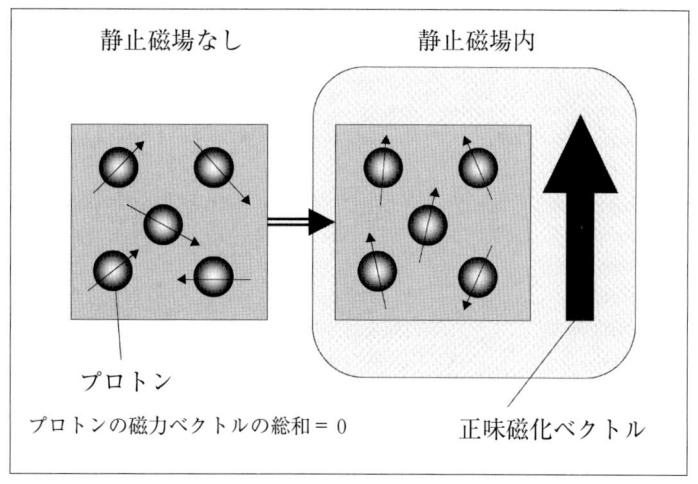

図1.4 静止磁場
生体内ではプロトンの磁力ベクトルは無秩序な方向を向いており，その総和はゼロとなるが，静止磁場内にプロトンを置くと一方向に整列し，プロトンの磁力ベクトルの総和である正味磁化ベクトルが生じる。

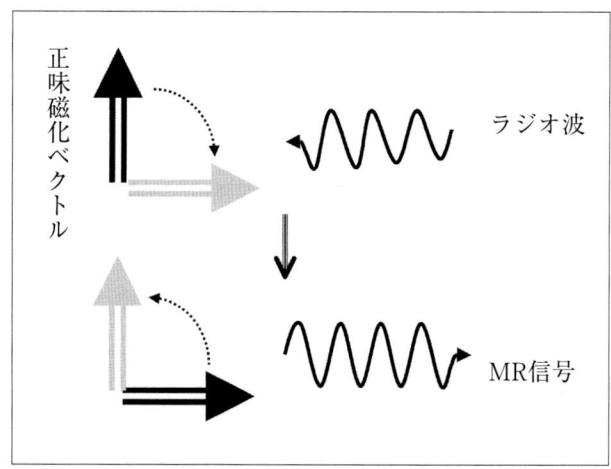

図1.5 正味磁化ベクトルとMR信号
静止磁場内で生じた正味磁化ベクトルにラジオ波をあてるとエネルギーを吸収して特定の方向を向き，ラジオ波がなくなるとMR信号を放出して正味磁化ベクトルは元に戻る。

図1.6 静止磁場強度と正味磁化ベクトル
静止磁場強度の大きい方が，プロトンが同じ磁場を向く割合が増えて正味磁化ベクトルが増大する。

3. T1時間とT2時間

組織固有の内的因子でT1時間は縦緩和時間，T2時間は横緩和時間と呼ばれている。緩和とは，ラジオ波をあてて特定の方向を向いた正味磁化ベクトルが，静止磁場方向に再整列する（平衡状態に戻る）状態のことである。

静止磁場内では正味磁化ベクトルはZ軸方向（静止磁場方向）で平衡状態になっている。この正味磁化ベクトルを特定の周波数のラジオ波により90°角度を変えることにより，ベクトルはXY平面を向く（図1.7）。ラジオ波がなくなるとプロトンの緩和が始まり，正味磁化ベクトルはZ軸方向に戻っていく（縦緩和）。この縦緩和の速度を表す時定数がT1で，約63％の縦緩和が得られるまでの時間である。縦方向（Z軸方向）のベクトルはラジオ波をあてる前の静止磁場方向に整列した状態が最大となる。縦緩和の過程では信号強度は回復曲線を描く（図1.8）。

90°パルス（正味磁化ベクトルの角度を90°変えるために印加するラジオ波）印加後のベクトルは

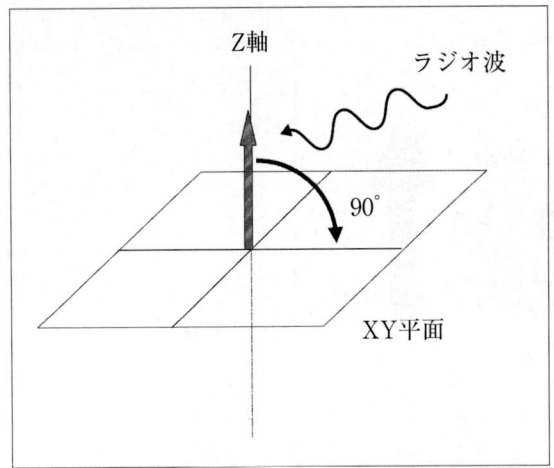

図1.7 正味磁化ベクトルとラジオ波
正味磁化ベクトルにラジオ波（90°パルス）をあてると，XY平面にベクトル方向が変わる。

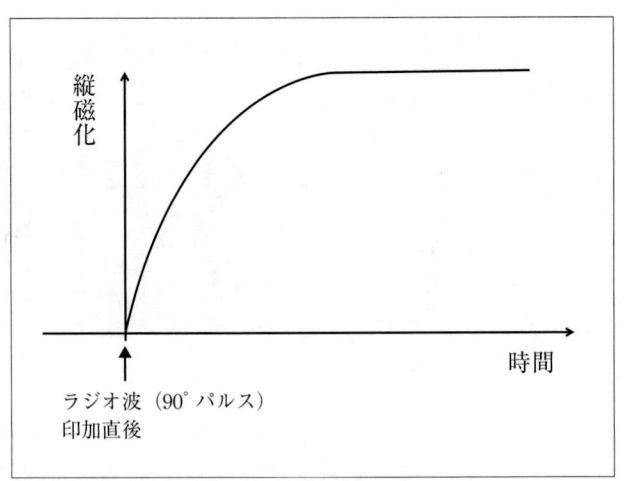

図1.8 T1回復曲線

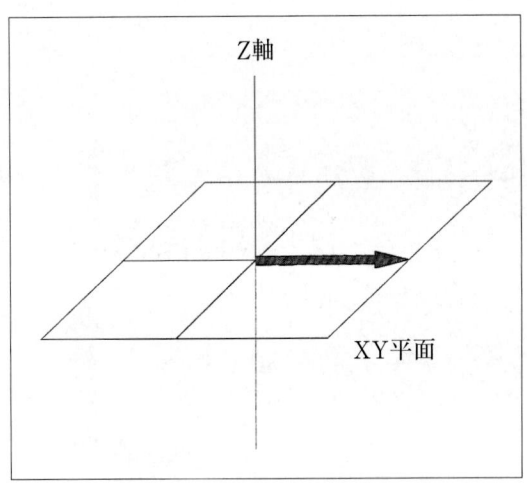

図1.9 ラジオ波印加直後の正味磁化ベクトル
ラジオ波の印加直後はXY平面上の信号強度は最大になる。

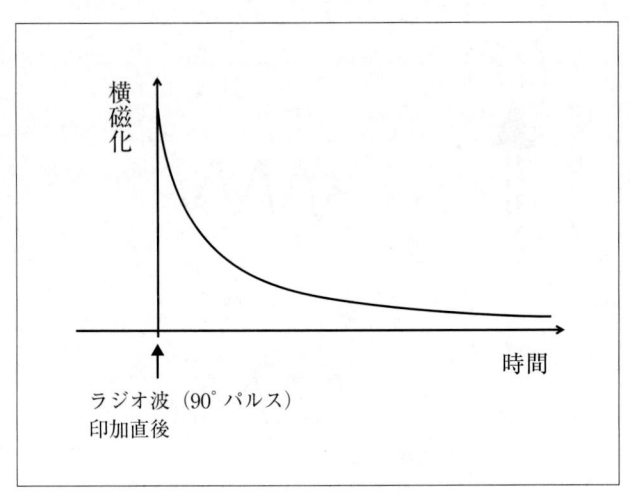

図1.10 T2減衰曲線

XY平面上にあり，印加直後ではXY平面上の信号強度が最大になっている（**図1.9**）。しかし，ラジオ波がなくなりプロトンが緩和を始めるとXY平面の磁化ベクトル成分が減少してくる（横緩和）。この横緩和の速度を表す時定数がT2で，約63％の横緩和が得られるまでの時間のことである。XY平面の磁化ベクトルは90°パルス印加直後が最大であり，横緩和の過程で信号強度は減衰曲線を描く（**図1.10**）。

T1回復，T2減衰ともに組織固有で回復曲線，減衰曲線も組織固有である。つまり，T1時間，T2時間各々適切な時間にMR信号を収集すれば，組織間の信号強度に差ができ，コントラストをつけることが可能になる（**図1.11**）。

縦緩和，横緩和について述べたが，T1回復，T2減衰は非常に複雑な過程を含んでいる。実際にはT2減衰はT1回復の5～10倍早い（**図1.12**）。

4．乳腺専用コイル（breast coil）

MR装置の本体は大きな筒のような構造をしている。これはガントリーと呼ばれ静止磁場を作る部分である（**図1.13**）。高磁場MRIでは超伝導を利用し，ガントリー内で均一な静止磁場を保っている。ガントリー内に人体が入ると，内部の静止磁場により体内のプロトンが整列し，正味磁化ベクトル

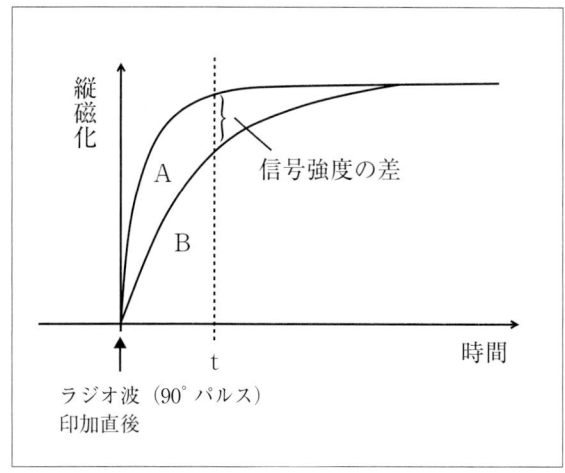

図1.11　T1回復曲線
t：MRI信号を収集するタイミング。
組織AとBの信号強度に差があるtの時点を設定するとコントラストが得られる。

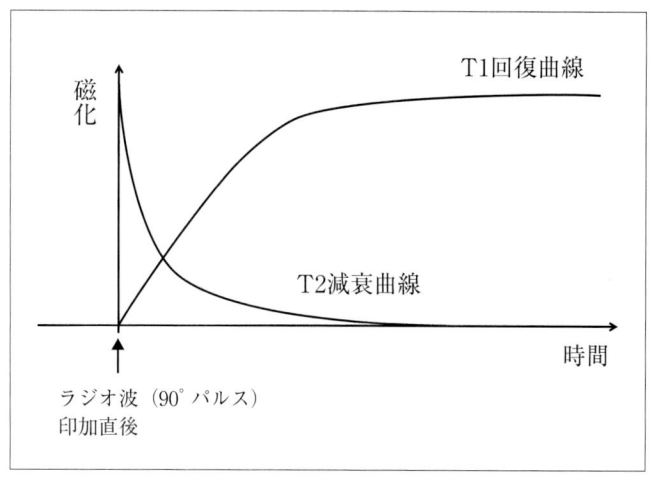

図1.12　T1回復曲線とT2減衰曲線
T2減衰はT1回復の5〜10倍早い。

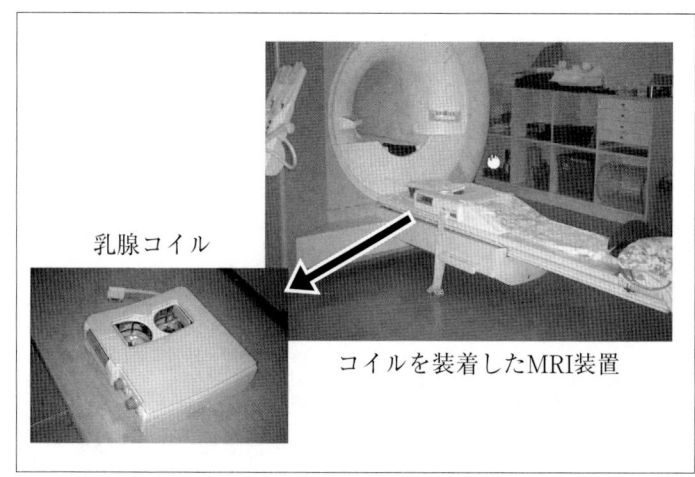

図1.13　MRI装置と乳腺コイル
検査台に乳腺コイルを装着している。

が生じる。この状態ならば，特定の周波数のラジオ波を印加してMR信号を計測することが可能である。診断に必要な標的組織のみにラジオ波を印加してMR信号を得るためには，部位に特化したコイルが必要である。標的組織外であってもラジオ波が印加された場合はMR信号が発生し，後述するアーチファクトの原因，S/N比（シグナル／ノイズ比）低下の原因となるからである。したがって，乳腺MRIではMR信号の受信を乳腺専用コイルが行っている。

　乳腺専用コイルの利点
　①空間分解能，組織分解能を向上させる。
　②MR信号受信にロスがなく，S/N比の高い画像を得られる。
　③腹臥位の撮像が可能なため呼吸によるモーションアーチファクトを軽減できる。

実際の乳腺MRIの場合，診断に必要な画質を得るためには乳腺専用コイルは必須である。

5. パルス系列（パルスシーケンス：pulse sequence）

内的因子は組織固有であり，調節することはできないが，その1つを強調した画像を得ることができれば，異なる組織間で信号にコントラストがつくはずである。特定の内的因子を強調するために，

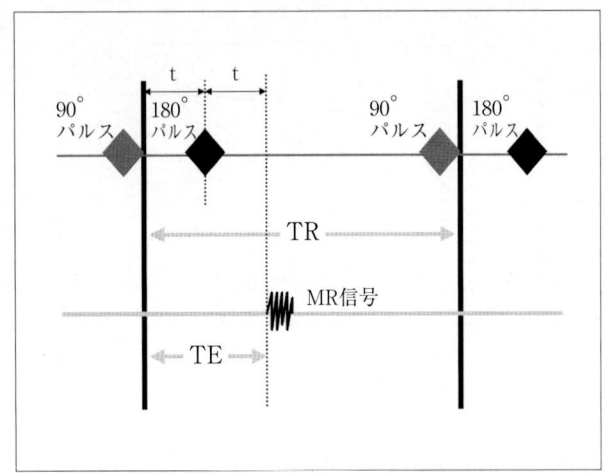

**図1.14 スピンエコー法の
パルスシーケンスダイアグラム**

エコー時間（TE）は90°パルスからMR信号を収集するまでの時間（2t）。繰り返し時間（TR）は90°パルスから次の90°パルスまでの時間。

適切に組み合わせた外的因子（エコー時間，繰り返し時間，フリップ角など）がパルス系列で，具体的にはスピンエコー法や高速スピンエコー法，グラジエントエコー法，inversion recovery法などを指している。これらの撮像法を用いて，内的因子のひとつであるT1時間を強調させればT1強調像，T2時間を強調させればT2強調像が得られる。

6. スピンエコー法（spin echo法：SE法）

最もよく使われるパルス系列でエコー時間と繰り返し時間を変えることでT1強調像，T2強調像，プロトン強調像を得ることができる。スピンエコー法ではT2強調像を得るためには時間がかかるため，現在は主にT1強調像を得るために利用されている。パルスシーケンスダイアグラム（pulse sequence diagram；ラジオ波印加のタイミング，MR信号収集のタイミングを図で表したもの）を図1.14に示すが，スピンエコー法では90°パルス，180°パルスを印加してMR信号を得ている。

組織にコントラストをつけるためにはラジオ波印加後に組織間のコントラストがつくように，適切な時間を設定してMR信号を収集する必要がある。この適切な時間を2tとする。90°パルスを印加された正味磁化ベクトル（磁化ベクトルの総和）は，構成する磁化ベクトルがXY平面上をすぐに任意の方向に動き出す（位相分散）ため，時間とともに減少する。つまり，時間2t後の正味磁化ベクトルから最大のMR信号を得ることはできない。そこで，時間t後に新たに180°パルスを印加する。印加後，磁化ベクトルは180°反転する。この反転により，反転前の位相分散の方向は反転後では収束の方向となる。時間tだけずれた位相が，時間t後に再収束し，元の正味磁化ベクトルをなす。この時，90°パルス印加後の時間は2tとなり，正味磁化ベクトルから最大のMR信号を得ることができる。位相分散には外部磁場の不均一性が大きく関わっていて，スピンエコー法では，180°パルスを印加することで位相分散による信号損失を相殺させることができる（図1.15）。

90°パルスを印加してからMR信号を収集するまでの時間（2t）をエコー時間（TE：echo time）という。この一連の信号収集を画像構成に必要な回数だけ繰り返す。この繰り返しの間隔を繰り返し時間（TR：repetition time）という。

7. 撮像パラメーター

MR撮像を規定する要素である。パルスシーケンスダイアグラムに出てくるエコー時間，繰り返し時間やフリップ角などが代表的である。

エコー時間は励起パルス（正味磁化ベクトルに最初にかけるラジオ波）印加後，MR信号を受信するまでの時間である。T1強調像では短く10〜20msec，T2強調像では長く70〜100msec程度である。

繰り返し時間は励起パルスから次の励起パルスまでの時間のことである。

スピンエコー法では90°パルスから次の90°パルスまでの時間にあたる。T1強調像では短く200〜600msec，T2強調像では長く2000〜4000msec程度である。

励起パルス印加後，縦緩和，横緩和は同時に進行する。すなわちMR信号も混在して計測されることになるため，一方を強調するためには，T1強調像の場合は横緩和の，T2強調像の場合は縦緩和の影響を最低に抑える必要がある。上記のエコー時間，繰り返し時間の設定は，これらのことも加味して最適化されている。組織間のコントラストをつけることは勿論であるが，パラメーターを設定するときは強調しない要素の信号の影響は極力抑

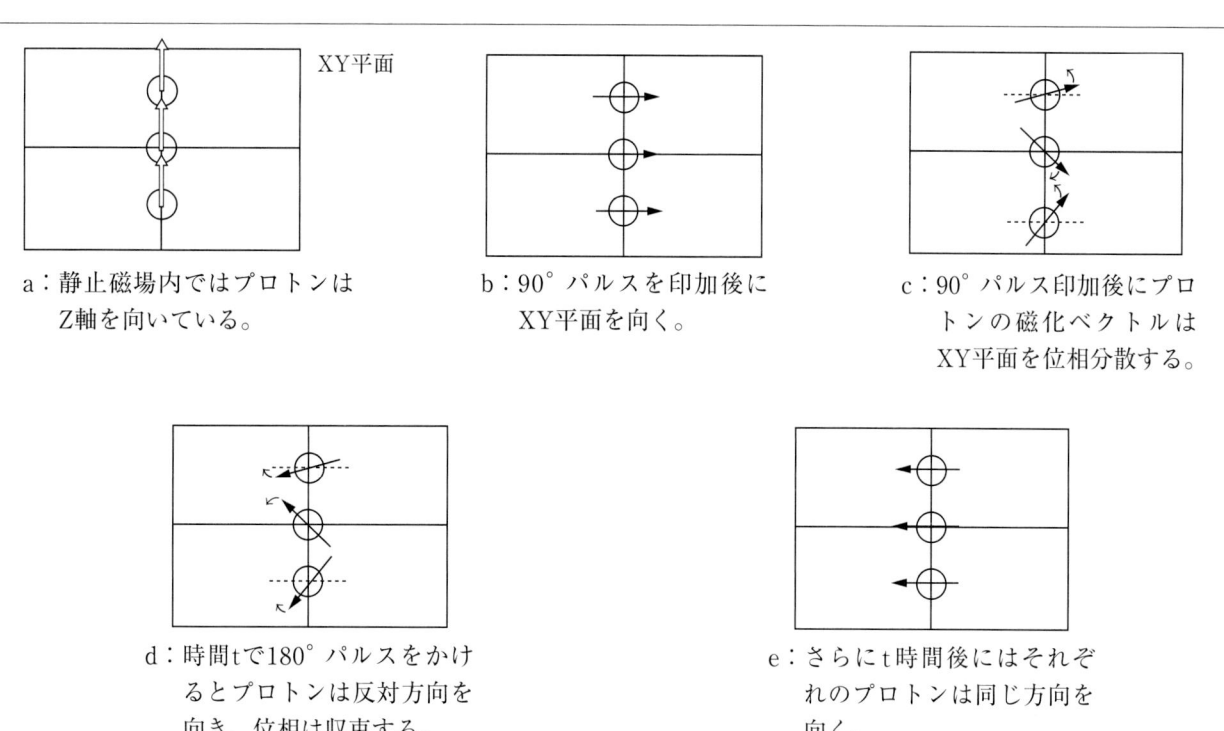

図1.15 スピンエコー法における位相の分散と収束

える必要がある。

8. エコー時間（echo time：TE）

励起パルス印加後，MR信号を受信するまでの時間を指す。TEを短くすると（10〜20msec），T1強調像での組織コントラストがつくが，T2（横緩和）成分は減少する。そのためT1強調像ではTEを短く設定する。一方，長いTE（70〜100msec）はT2強調像での組織コントラストをつけ，T2（横緩和）成分を増強するため，T2強調像ではTEを長く設定する。

9. 繰り返し時間（repetition time：TR）

励起パルスを印加する間隔のことでスピンエコー法では90°パルスから次の90°パルスまでの時間，グラジエントエコー法（10ページ参照）ではフリップ角を与えるラジオ波の間隔のことである。

短いTR（200〜600msec）はT1成分を増強させるためT1強調像に用いられる。一方，長いTR（2000〜4000msec）はT1成分を減少させるためT2強調像に用いられる。

10. フリップ角（flip angle）

最初に正味磁化ベクトルにかけるラジオ波を励起パルスといい，この励起パルスにより倒れた正味磁化ベクトルとZ軸のなす角度のことをフリップ角という（図1.16）。スピンエコー法では90°パルスを励起パルスに使いフリップ角は90°である。グラジエントエコー法では，90°より小さな励起パルスを用いるためフリップ角は90°より小さくなる。

スピンエコー法では90°の励起パルスで，TE，TRを適切に調節しT1強調像，T2強調像を撮像している。しかし，グラジエントエコー法では90°より小さな励起パルスを用いることで時間分解能を向上（撮像時間が短くなる）させているが，画像はT1成分とT2成分の混在した画像になってくる。

11. 高速スピンエコー法（fast spin echo法：FSE法）

スピンエコー法の一種であるが，一般的なスピンエコー法よりも時間の短縮をはかった撮像法である。また，体動によるモーションアーチファク

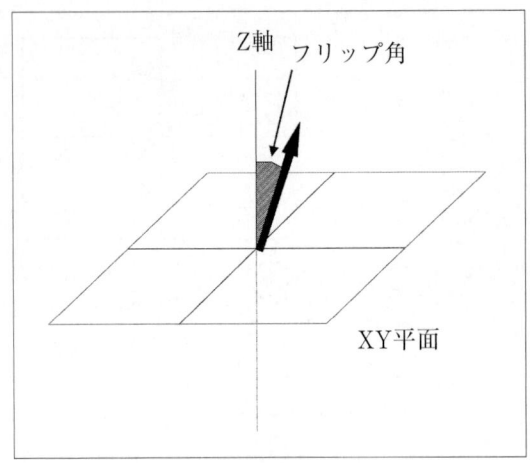

図1.16　フリップ角
励起パルスによって倒れた正味磁化ベクトルとZ軸のなす角度。

ト（17ページ参照）を抑える利点もある。T2強調像では，撮像時間のかかるスピンエコー法に代わって高速スピンエコー法が用いられている。

12. グラジエントエコー法（gradient echo法：GRE法）

　時間分解能（撮像時間の短縮）の向上に力点をおいた撮像法である。
　スピンエコー法では励起パルスは90°パルスであったが，グラジエントエコー法では90°より小さな励起パルスを用いMR信号を収集している。90°より小さなフリップ角と短いTR（繰り返し時間）を用いることで撮像時間を短縮することが可能になる。
　スピンエコー法では90°パルスで倒れた正味磁化ベクトルがZ軸方向に回復するには時間がかかる。その結果，次の励起パルスを印加するまでの時間を十分にとる必要があり撮像時間が長くなる。90°より小さなフリップ角を用いて撮像するためには，画像構成に必要なMR信号を収集できるだけの十分大きな正味磁化ベクトルを確保しなければならない。しかし実際には，磁場の不均一に起因する位相分散が起こり，実際には十分なMR信号は検出できない。スピンエコー法では90°パルス印加後に180°パルスを印加し磁化ベクトルを再収束させ，位相をそろえてMR信号を得ていた。グラジエントエコー法で180°パルスを印加すれば，磁化ベクトルはZ軸の負の方向（フリップ角が90°より大きく

なる）を向き，回復を待つために長い時間が必要になる。そこで，グラジエントエコー法では磁化ベクトルのXY平面成分が反転するような傾斜磁場（反転傾斜磁場）をかけ，位相をそろえ，MR信号を収集している。縦緩和，横緩和の信号が同時に収集されるため，T1，T2成分を含んだ画像になる。10～30°の小さなフリップ角を用いることでT2成分を強調し，大きなフリップ角を用いることでT1成分を強調することができる。
　スピンエコー法とグラジエントエコー法にはもうひとつ大きな違いがある。それはTRの短い通常のグラジエントエコー法では1回の撮像で，1枚のスライスしか撮像できないことである。グラジエントエコー法はスライスの枚数の回数だけ撮像を繰り返すことになり，スライス枚数を増やし広い範囲をカバーすれば，それだけ撮像時間は延びることになる。しかし，一枚一枚の撮像であればアーチファクトのひとつであるクロストークは起きないので，S/N比の高い3次元画像も撮像可能になる。乳腺領域ではダイナミックMRIで，3次元グラジエントエコー法が用いられるが，現在では多スライスが同時に撮像可能な高速グラジエントエコー法が使われている。

13. T1強調像

　T1時間とは組織固有の内的因子で，励起パルス印加後に特定の方向へ向いた正味磁化ベクトルが，静止磁場方向に再整列し，平衡状態に戻る（緩和）過程での縦方向（Z軸方向）の緩和時間のことで，縦緩和と呼ばれている。このT1時間を強調したものがT1強調像である。Z軸方向の正味磁化ベクトルは，静止磁場内では平衡状態で最大となっている。T1時間が短いということは，Z軸方向への回復が早いということである。つまり，適切なTEではT1時間が短い組織の方がZ軸方向の信号は強くなる（**図1.17**）。これは同一組織であってもT1短縮が起これば信号強度が強く（画像が高信号に）なるということである。T1強調像ではT1時間の短い組織，脂肪，血腫，粘稠度の高い液体，T1短縮を起こす造影剤の造影効果は高信号として描出される。スピンエコー法で短いTR（200～600msec）と短いTE（10～30msec）を組み合わせることによりT1成分を強調した画像が得られる（**図1.18**）。

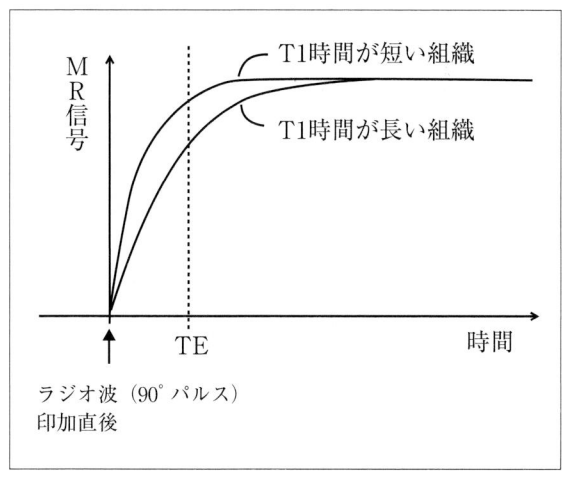

図1.17　異なる組織でのT1回復曲線
T1時間が短い組織のほうが信号強度は強くなる。

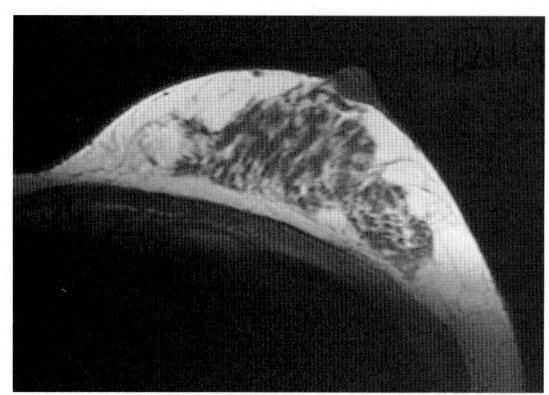

図1.18　典型的なT1強調像（乳頭レベル，水平断）

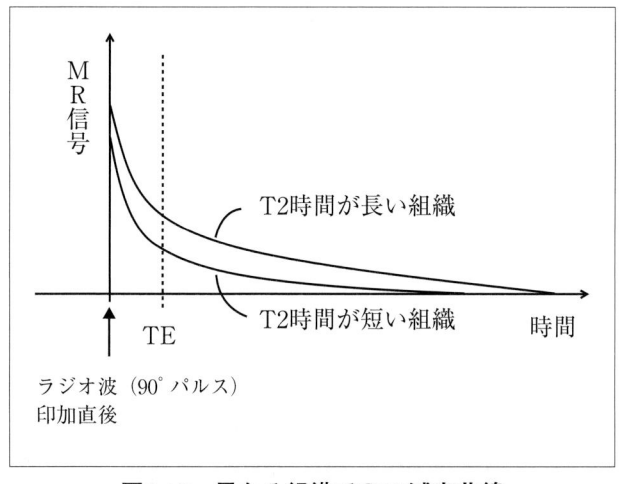

図1.19　異なる組織でのT2減衰曲線
T2時間が長い組織の方が信号強度は強くなる。

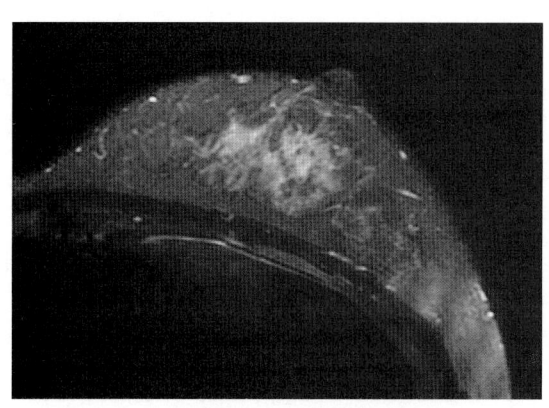

図1.20　典型的な脂肪抑制T2強調像
（乳頭レベル，水平断）

14. T2強調像

　T2時間も組織固有の内的因子のひとつで，T1時間が縦方向（Z軸方向）の緩和時間であるのに対し，T2時間は静止磁場に対し垂直方向（XY平面方向）の横磁化が減衰し，平衡状態に戻るまでの緩和時間のことで，横緩和と呼ばれている。このT2時間を強調した画像がT2強調像である。横方向（XY平面方向）の正味磁化ベクトルは励起パルス印加直後が最大で，その後，減衰していく。T2時間が十分長ければ横磁化ベクトルの減衰が遅くなる。そのため適切なTEでは，T2時間が長い組織の方が横方向（XY平面方向）のMR信号は強くなる（図1.19）。T2強調像ではT2時間の長い組織，粘稠性の低い液体，脂肪などが高信号になる。水成分のT2時間は長く，組織の水成分が画像構成に大きな影響を与える。細胞の多い腫瘍組織も細胞内液を反映し高信号になる。スピンエコー法で長いTR（2000～4000msec）と長いTE（60～120msec）を組み合わせることでT2成分を強調した画像が得られるが，スピンエコー法では時間がかかるため現在は高速スピンエコー法が用いられている。なお，乳腺では脂肪抑制T2強調像が一般的である（図1.20）。

15. 脂肪抑制法

　脂肪組織はT1強調像，T2強調像ともに高信号になる。一方，多くの腫瘍性病変は造影効果のため造影T1強調像で高信号となり，豊富な細胞成分

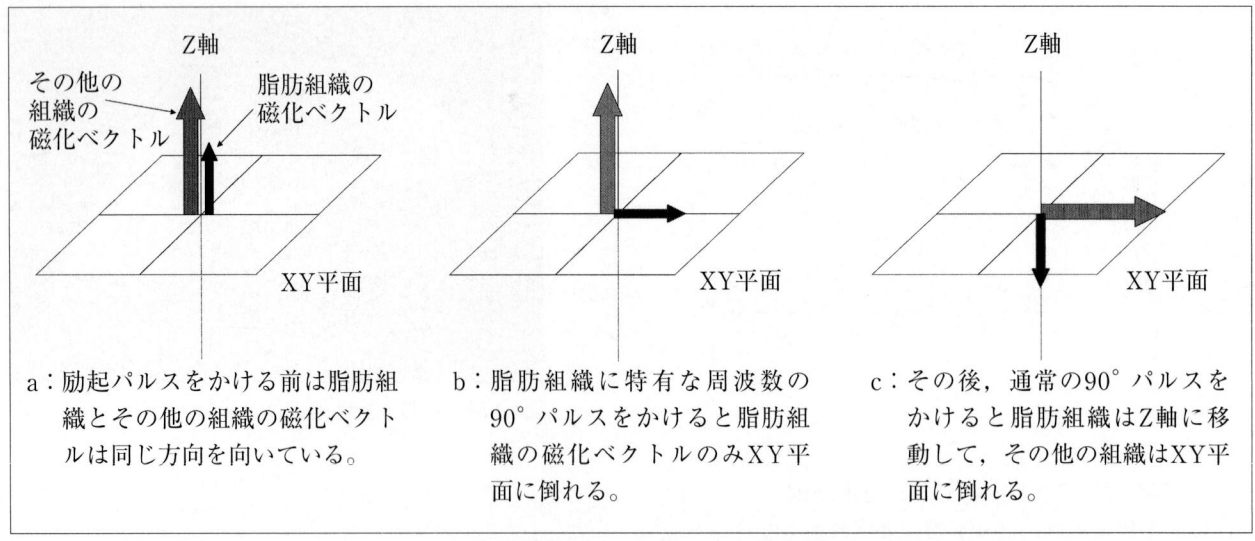

図1.21　脂肪抑制法（化学シフト飽和法）

（細胞内液）を反映してT2強調像でも高信号になる。腫瘍と同様な信号強度を呈する脂肪組織は病変との区別の支障となる。そこで撮像時は，MR画像から脂肪の信号を抑制（低信号化）する必要がある。この脂肪の信号を抑制する技術が脂肪抑制法であり，STIR法や飽和パルス（saturation pulse）がある。

16. STIR法（short TI inversion recovery）

反転回復法を使った脂肪抑制法のひとつである。STIR法では最初に180°パルスを用いる。180°パルス印加直後はすべての組織の正味磁化ベクトルは，Z軸方向で静止磁場方向とは逆を向いているため，MR信号を収集することはできない。時間とともに正味磁化ベクトルは静止磁場方向に再整列するが，その過程で，必ずXY平面を通る。この時，正味磁化ベクトルの縦成分はゼロである。静止磁場方向，その逆方向にも磁化ベクトルのない状態でゼロ点と呼ばれる。このゼロ点をなすまでの時間は，組織固有のT1時間に依存するため組織によって決まっており，反転時間（inversion time：TI）と呼ばれる。脂肪のゼロ点は，1.5Tの高磁場で150～165msecが知られており，ここで90°パルスを印加すると，脂肪以外の縦磁化ベクトルがXY平面に倒れ，MR信号を発する。しかし，脂肪組織のMR信号は計測されず，脂肪組織が抑制された画像が得られる。画像は脂肪抑制T2強調像に近い画像になり，乳腺MRIでは脂肪抑制T2強調像で画質が低下する場合に代用として撮像される。

17. 化学シフト飽和法

各組織内のプロトンはそれぞれに特有の周波数で運動しながら磁化ベクトルをなしている。スピンエコー法で励起パルス（90°パルス）印加前に，脂肪組織に特有な周波数で90°パルス（飽和パルス：saturation pulse）を印加すると，脂肪組織の正味磁化ベクトルのみがXY平面に方向を変える。その後，励起パルス（90°パルス）を印加しても脂肪組織内ではZ軸方向にわずかな磁化ベクトルしか回復していないため，スピンエコー法で得られるMR信号はほとんど生じない（図1.21）。その他の組織からは，通常のスピンエコー法の信号が収集される。結果として脂肪組織からの信号は低下（低信号）し，脂肪を抑制した画像となる。

乳腺MRIでは造影前のT2強調像，造影剤を用いたダイナミックMRI（16ページ参照），ダイナミック後のT1強調像の撮像に用いられる。

18. 造影剤

乳腺領域のMRIでは，病変と正常組織にコントラストをつけるために造影剤は必須である。検査ではガドリニウムキレート剤を使用する。造影剤の分布はCTの造影剤とほぼ同様であるが，MRIの方が組織分解能は高く，病変部を明瞭に描出させることが可能である。造影剤は常磁性体で組織の磁

第1章　乳腺MRIのbasic science

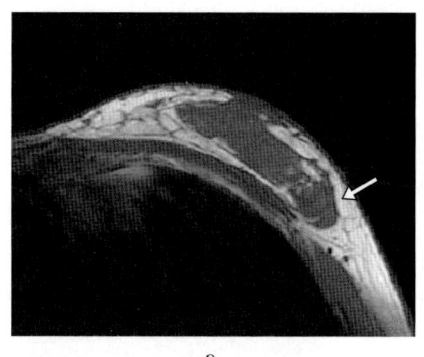
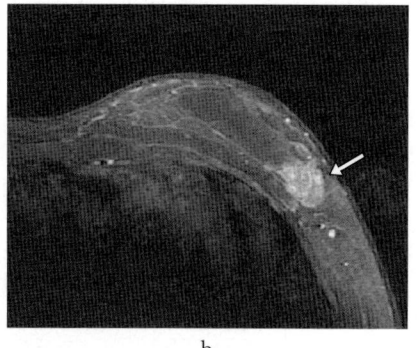

図1.22　造影剤の分布と信号強度
T1強調像（a）とダイナミック後脂肪抑制T1強調像（b），腫瘍（矢印）に造影剤が集まりT1短縮効果が起こり高信号になっている。

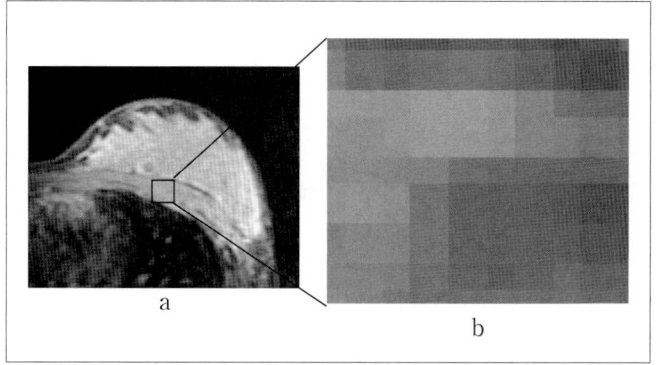

図1.23　実際のMRI像（a）と拡大図（b）
画像は小さな正方形（ピクセル）で構成されている。

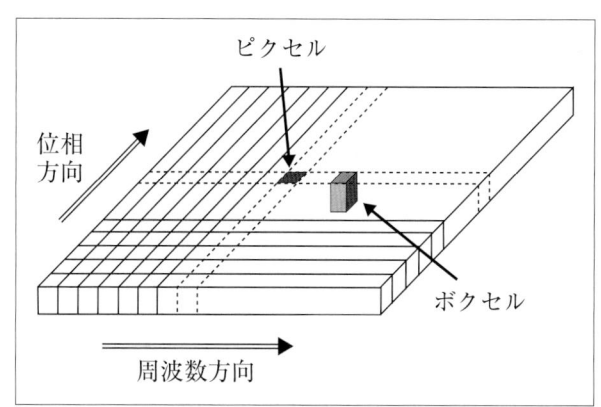

図1.24　ピクセルとボクセル

化率を変化させT1，T2時間ともに短縮させる。T2短縮による画像変化は少ないため，造影MRIにはT1強調像やT1成分を強調させたグラジエントエコー法を用いる。造影剤によるT1短縮効果で造影剤の分布した部分の信号は高くなる（図1.22）。

19. ピクセルとボクセル（pixel, voxel）

　MR画像はデジタル情報を画像にしたものである。デジタルカメラの画像と同様に拡大していくと，小さな正方形（ピクセル）が見えてくる（図1.23）。このピクセルの数は画像の解像度に大きく影響し，その配列はマトリックスと呼ばれている。マトリックスは，「画面の周波数方向のピクセル数×位相方向のピクセル数」（例：256×256）で表され，数を増やせば解像度が上がる。実際のMR画像では，スライスごとに厚さが設定されている。例えば，5mm厚のスライスの画像は，撮像対象の組織5mm厚のMR信号を平均化して表している。マトリックスが256×256ならば，ピクセルが周波数方向に256個，位相方向に256個並んで画像を構成している。ピクセルはあくまでも平面での名称で，厚さを考慮した立体はボクセルと呼ばれる（図1.24）。つまり，ボクセル内のMR信号を平均化し，マトリックスの数だけ表示したものがMR画像で，このことは後述するパーシャルボリュームアーチファクト（17ページ参照）の原因となっている。

20. FOV（field of view）とマトリックス（matrix）

　FOVとはスライス面上の撮像範囲のことである。マトリックスとはスライス上のピクセル（ボクセル）の数を表している。両者はMR画像の解像度と大きく関係している。例えば，FOVが20×20cm，マトリックスが256×256といった場合，スライス

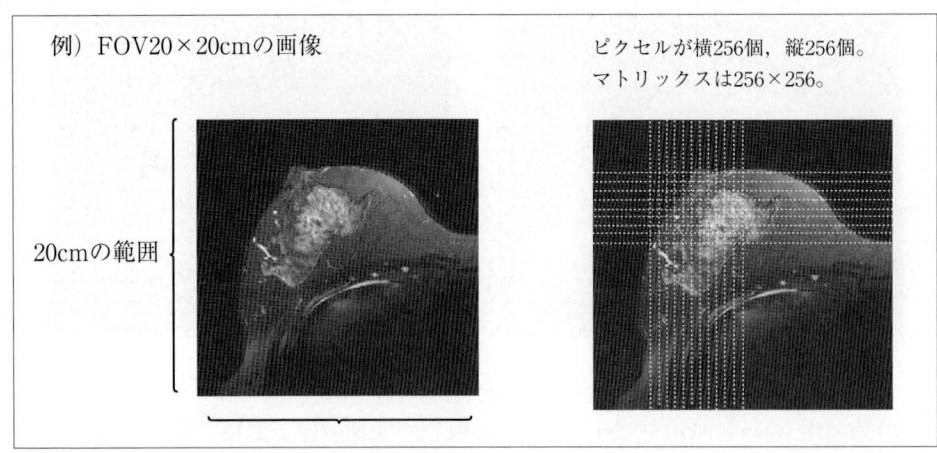

図1.25 FOVとマトリックス
（例）FOV20×20cm，マトリックス256×256の場合，20×20cmの撮像範囲を256×256の四角で構成する。

表1.1 FOVとマトリックスの関係
同じマトリックスならばFOVを小さく設定した方が解像度は高くなる。

FOV	小		大	
マトリックス	少ない	多い	少ない	多い
撮像時間	短い	長い	短い	長い
解像度	中	高	低	中
折り返しアーチファクト	出やすい	出やすい	出にくい	出にくい

の撮像範囲20×20cmをマトリックス256×256の解像度で画像にしていることになる（**図1.25**）。つまり，FOVが同じならばマトリックスの多い方が解像度は高くなる。逆にマトリックスが同じならばFOVの小さい方が解像度は高くなる。実際はこれらの関係を考慮してFOV，マトリックスを適切に設定する必要がある（**表1.1**）。

21．周波数エンコードと位相エンコード

収集されたMR信号からMR画像を作るためには，エンコードと呼ばれる作業が必要になる。MR画像は縦・横に並んだピクセルから構成されている。MR信号からそれぞれのピクセルの信号強度を決めていく作業がエンコードで，周波数エンコードと位相エンコードがある。傾斜磁場をかけたとき，各ピクセルに該当する部位にあるプロトンの周波数の違いと位相の違いを信号強度として表している。それぞれのエンコードには方向があり，画像の横方向が周波数方向ならば縦方向は位相方向と

なる（**図1.26**）。位相方向にはモーションアーチファクトが現れることが知られており，標的器官が影響を受ける場合は，位相方向を適切に設定する必要がある。

22．スライス厚とギャップ

スライスを構成するピクセルの信号強度は，設定された厚さのボクセル内にあるプロトンの信号強度の平均で表されている。この設定された厚さがスライス厚のことである。実際の検査では，スライス範囲，スライス枚数，パルス系列，S/N比などを考慮して厚さを決めている。

ギャップとはスライスとスライスの間の画像構成に反映されない厚みのことであり（**図1.27**），隣接するスライスの信号の一部が重なり，画質を低下させるクロストークアーチファクト（17ページ参照）を軽減させるために必要となる（**図1.28**）。例えば，スライス厚5mmでギャップ1mmのMR画像の場合，それぞれのスライス厚は5mmで，スラ

第1章　乳腺MRIのbasic science

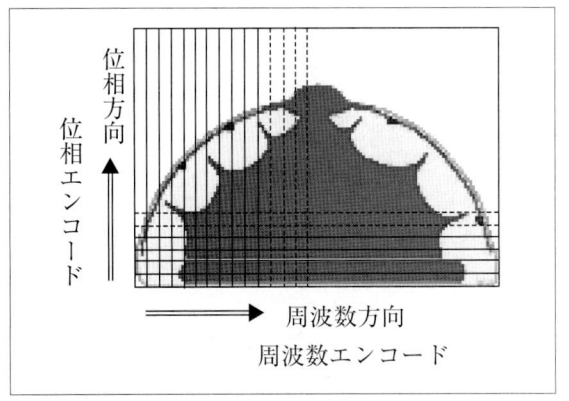

図1.26　周波数エンコードと位相エンコード

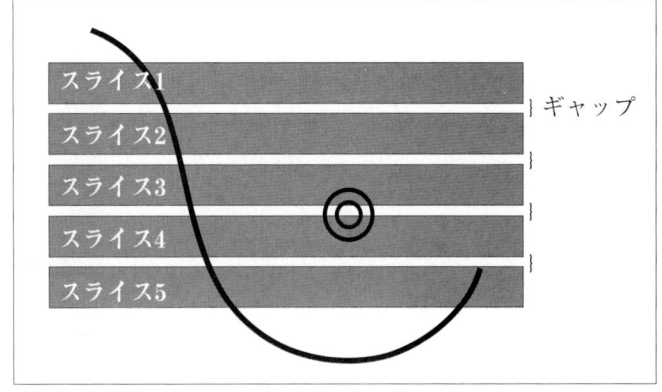

図1.27　撮像スライスとギャップ
各スライス間の画像に反映されない厚みをギャップという。

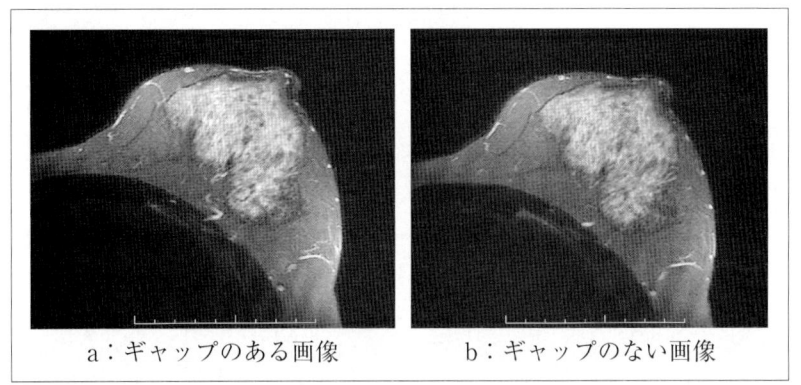

図1.28　ギャップの有無による画質の違い
ギャップのない画像（b）は，クロストークアーチファクトのためにS/N比が低下してやや不鮮明な画像となっている。

イス間には1mmの画像構成に反映されない厚みがあるということになる。スピンエコー法や高速スピンエコー法など2次元の撮像法で得られる画像は，ギャップのため連続した画像にはならない。つまり，ギャップ上に病変が存在した場合，画像に反映されないことがある。

23. 三次元撮像法（3D撮像法）

対象を立体的に見るために，立体としてのデータを収集する撮像法である。任意の方向に画像を再構成することはもちろん，S/N比を上げ画質を向上させることができる。ギャップのない連続画像でスライス厚を薄くして撮像することが可能で，微小病変の評価にも有効である。グラジエントエコー法を用いることで撮像時間を短縮でき，乳腺ではダイナミックMRIに用いられている。スライスの周波数エンコードと位相エンコードに加え，Z軸方向（水平断では頭尾方向）にも位相エンコードを加えて画像を得ている（図1.29）。

24. MIP画像（maximum intensity projection）

3D撮像法で得られた画像データから立体像を表示する方法のひとつで，最も汎用されている。対象を特定の方向から観察したとき，その視線上には，さまざまな信号強度を呈するいくつものボクセルが重なっている。そのボクセルの中で最も信号強度の高い（maximum intensity）ボクセルのみを平面に投影（projection）し表示する方法である。しかし，この方法では信号強度の低い病変が，より信号強度の高い病変に重なった場合に描出されないことがある。任意の方向に視点を設定できるので多方向から病変を評価する必要がある。乳腺

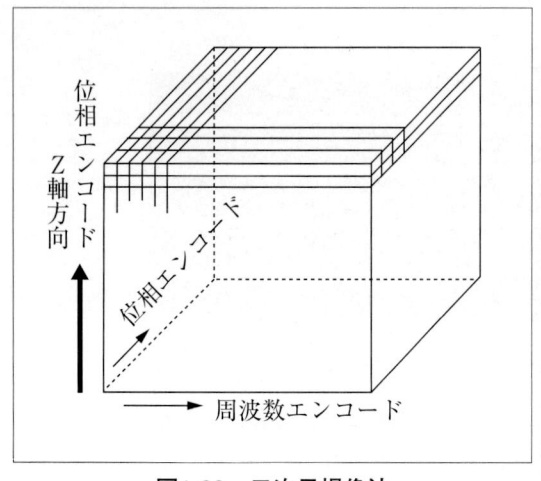

図1.29 三次元撮像法
Z軸方向にも位相エンコードを加えて立体的に画像を構成している。

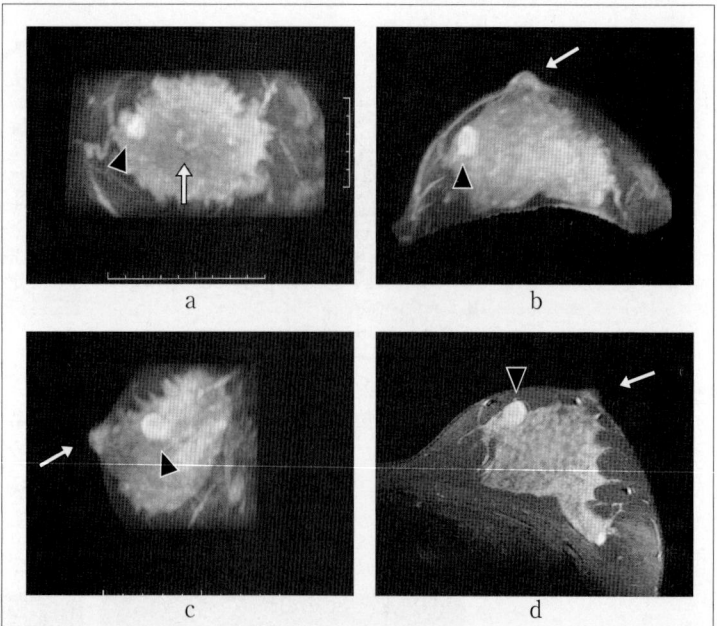

図1.30 MIP画像（a，b，c）と造影後脂肪抑制併用T1強調像（d）
aは正面から，bは下方から，cは側面から見たもの（矢印が乳頭，矢頭が腫瘍部）。

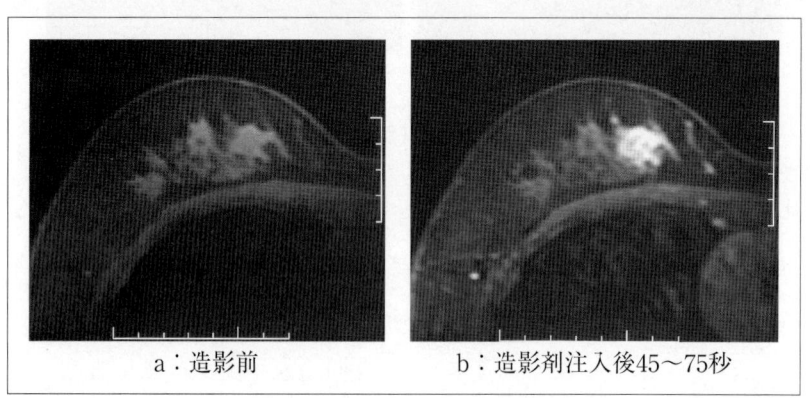

図1.31 ダイナミックMRI
腫瘍部に早期の造影効果が認められる。

MRIでは病変の位置関係と広がりを立体的に把握するために用いられている（図1.30）。

25. ダイナミックMRI

造影剤を急速静注後，経時的に撮像し病変の造影効果の変化を評価する方法である。造影効果は造影剤の分布を反映するが，それに影響するものとして毛細血管密度，血管の透過性，間質における造影剤の貯留があげられている。また，ダイナミックカーブを作成し造影効果を評価するが，早期の造影剤の分布は毛細血管密度に最も影響を受ける（図1.31）。

26. 関心領域（region of interest：ROI）

MR画像での信号強度を評価するときに設定する特定の領域のことである。乳腺ではダイナミックMRIで病変部にROIを設定することで，同部のダイナミックカーブ（ROI内の平均の信号強度の経時的変化）を作成することが可能である（図1.32）。

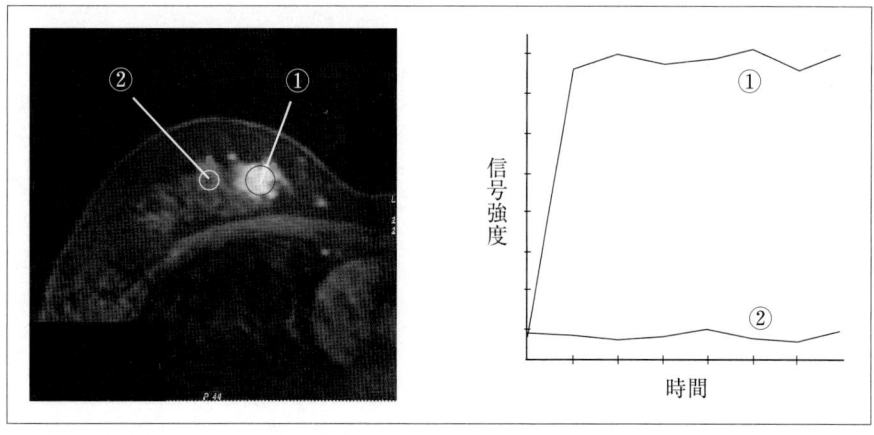

図1.32 ROIとダイナミックカーブ
腫瘍部（①）は正常乳腺（②）に比較して早期より造影効果が現れている。

表1.2 代表的なアーチファクトの種類

システムによるアーチファクト
・折り返しアーチファクト
・パーシャルボリュームアーチファクト
・クロストークアーチファクト
生体によるアーチファクト
・モーションアーチファクト
・フローアーチファクト

27. ダイナミックカーブ（dynamic curve）

ダイナミックMRIで設定した関心領域の経時的な信号強度（相対強度）の変化をグラフにしたものである。縦軸は相対信号強度、横軸は時間（経時的な撮像シリーズ）である（図1.32）。乳腺MRIでは病変の質的診断には必須の情報である（74ページ参照）。

28. アーチファクト（artifact）

アーチファクトは、画質の低下や虚像の出現などを指している。システム自体や生体が原因で起こるものがある（表1.2）。したがって、実際の読影での混乱を避けるためには各々の原因を理解しておくことが大切である。

1）折り返しアーチファクト

画像の折り返しのことである。乳腺MRIでの折り返しとは対側乳房が重なって写ることである（図1.33）。3D画像の場合、乳房頭側端に尾側端の乳房が重なって現れる（図1.34）。

2）パーシャルボリュームアーチファクト（partial volume artifact）

スライスには厚さがあり実際見ている画像はボクセルの平均値で構成されている。そのため、実際とは異なる形や連続性、信号強度が画像として現れることがある（図1.35）。

3）クロストークアーチファクト（crosstalk artifact）

前後のスライスのMR信号の重なりによる信号の低下によって起こる。S/N比の低下として現れる。適切なギャップを用いることで抑えることができる（図1.36）。

4）モーションアーチファクト（motion artifact）とフローアーチファクト（flow artifact）

モーションアーチファクトとは体動に伴うアーチファクトのことで、S/N比の低下を招く。乳腺MRIでは呼吸や心拍動に伴い乳房が動くことで画質が低下する。テガダームで乳房を固定することで乳房のゆれを最小限にすることが可能である。

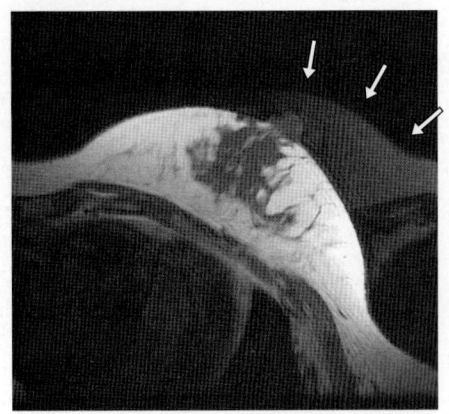

図1.33 折り返しアーチファクト（1）
対側の乳房（矢印）が折り返して写っている。

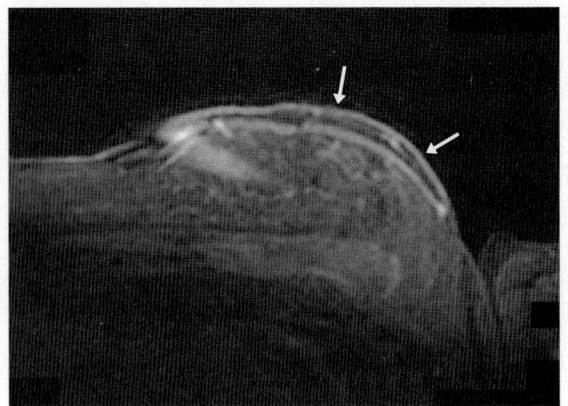

図1.34 折り返しアーチファクト（2）
3D画像では，乳房の頭側端のスライスに尾側端の乳房（矢印）が重なってみえる。

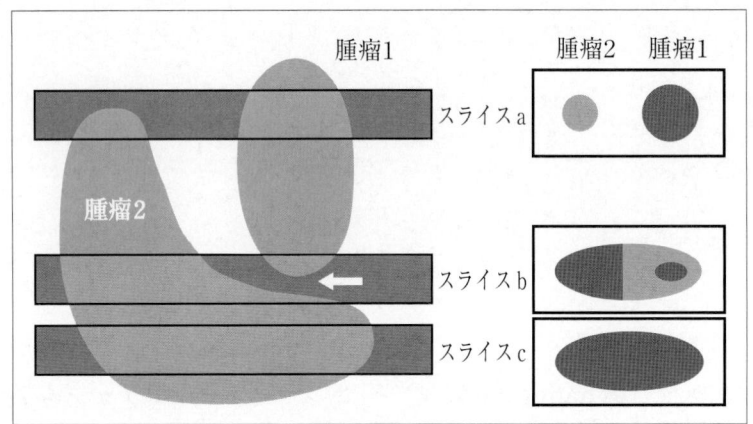

図1.35 パーシャルボリュームアーチファクト
スライスaでは，スライス範囲内に入る腫瘤の厚さの違いから腫瘤1と腫瘤2の信号強度に差が出ている。スライスbでは腫瘤1と2は実際には連続性はないが（矢印），連続しているように描出される。スライスcでは腫瘤2の病変の形状と信号強度をそのまま反映している。

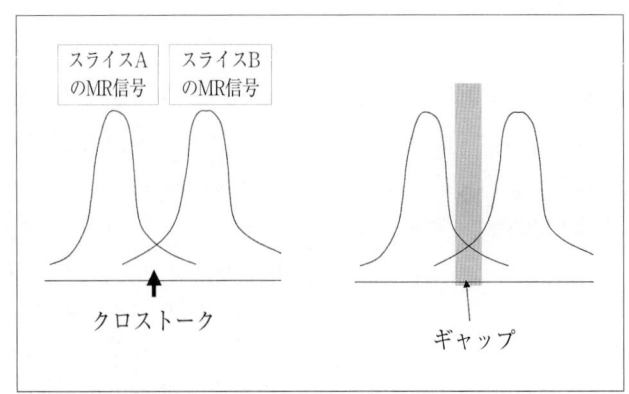

図1.36 クロストークアーチファクト
スライスA，Bの信号が交わる（クロストーク）。ギャップを設定することでクロストークの影響を減らすことができる。

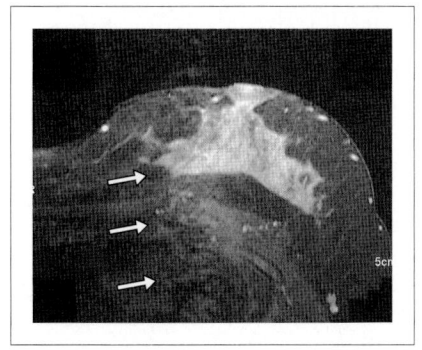

図1.37　フローアーチファクト（1）
位相方向を縦にした場合，心の拍動性血流のフローアーチファクト（矢印）が乳腺に重なる。

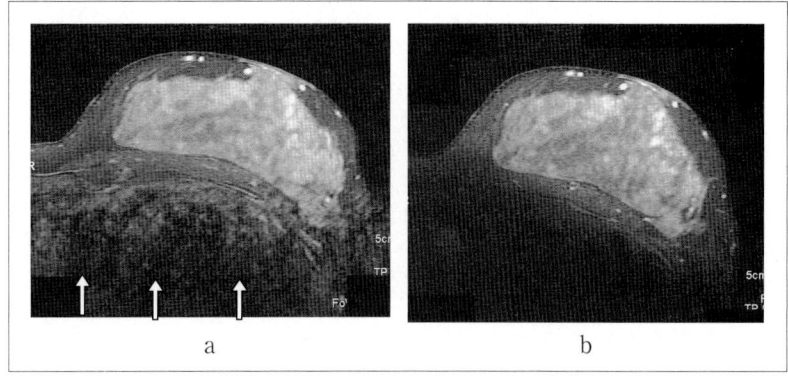

図1.38　フローアーチファクト（2）
左乳房では位相方向を横にした場合，心の拍動性血流のフローアーチファクト（矢印）は乳腺に重なりにくい（a）。
さらに心臓へサチュレーションパルスをかけることで，心拍動と血流のアーチファクトを抑制している（b）。

　また，心臓，大動脈内を流れる拍動性の血流は，位相方向に同じ形の信号上昇をきたす。画像上，心・大血管構造に似た信号が位相方向に並ぶようにみられ，フローアーチファクトと呼んでいる。乳腺MRIではこのフローアーチファクトを抑制するために，心臓に対するサチュレーションパルスの印加やTEを長めに設定している。また，心臓のフローアーチファクトが対象乳腺に重ならないよう位相方向を設定する必要があり，左乳房では横方向に，右乳房では縦方向に設定する（図1.37，図1.38）。

29．サチュレーションパルス
（saturation pulse）
→化学シフト飽和法（12ページ参照）

　乳腺MRIでは脂肪抑制と心臓のモーションアーチファクトを抑制するために用いられている。心臓のMR信号そのものを抑制することで，心臓の動きに付随するモーションアーチファクト，フローアーチファクトを軽減している。

IV．ルーチンの乳腺MRI撮像法
（表1.3～表1.5）

　水平断にてT1強調像，脂肪抑制T2強調像もしくはSTIRを撮像し，その後ダイナミック造影を施行する。ダイナミック造影は3D-グラジエントエコー法を用い，脂肪抑制併用にて2～4mmのスライス厚，1回の撮像を1分以内に行うようにしている。ほとんどの乳癌の造影効果は造影後120秒以内で最大になるため，2分以内の撮像回数をなるべく多くすることが重要である。さらに，ダイナミックカーブのパターンを際立たせる目的で造影7分後の画像まで収集している。ダイナミックMRI後には3mmスライス厚で脂肪抑制T1強調像を撮像している。本書ではダイナミックMRIとダイナミック後に行う造影後期の脂肪抑制T1強調像を区別するために，「ダイナミック後」脂肪抑制T1強調像という名称を用いている。また，2分後のダイナミックMRIの画像からMIP画像を作成している。なお，撮像方向は他に矢状断，冠状断があるが，われわれは水平断を基本としている（coffee break，25ページ参照）。

付）サブトラクション画像（subtraction image）の扱いについて

　サブトラクション画像とは「造影剤注入後の画像」から「造影剤注入前の画像」の信号を除いた画像である。その画像は造影剤の造影効果のみが信号強度として反映され，ダイナミックMRIにおける造影効果の評価に使われている。微小な造影効果を見ることが可能であるが，注入前後で乳房が動いた場合は画質の低下を招く。さらに乳房の全体像がはっきりしなくなり病変，乳頭の位置関係の把握が難しくなることがある。スライス厚が薄い場合は動きによる位置のずれが大きく，サブトラクション画像で評価困難になることがある。本書では，その点から脂肪抑制を併用したダイナミックMRIを用いている。

表1.3　本書のルーチン撮像方法

	撮像法	スライス厚（mm）	撮像方向
造影前	T1強調像	4〜5	水平断
造影前	脂肪抑制併用T2強調像もしくはSTIR	4〜5	水平断
ダイナミック造影	脂肪抑制併用3D-GRE法	2〜4	水平断
造影(ダイナミック後)	脂肪抑制併用T1強調像	3	水平断（初期は矢状断）

※すべての撮像に心拍動によるアーチファクトを抑制するためのサチュレーションパルスをかける。
※ダイナミック造影は全乳腺が入るようにスライス厚を設定するが，なるべく薄いスライス厚を選ぶ。撮像時間はMRIの機種により違いが出るが，1分以内になるように設定する。

表1.4　本書で使用したMRI機種での設定パラメーター

☆Simens Symphony 1.5T
●T1強調像／ダイナミック後造影T1強調像は脂肪抑制併用
　SE／TR 600／TE 15／4-5mm厚／gap 1mm／FOV 180mm／matrix 512×192／2 NEX
●脂肪抑制T2強調像
　FSE／TR 4000／TE 102／ETL 11／4-5mm厚／gap 1mm／FOV 180mm／matrix 512×192／2 NEX／chem. SAT
●3D-GRE法
　Tra 3D FLASH／TR 10／TE 1.65／flip angle 60°／2-4mm厚／FOV 300-360mm／matrix 256×192／chem. SAT

☆GE Signa 1T
●T1強調像／ダイナミック後造影T1強調像は脂肪抑制併用
　SE／TR 650／TE 12／4-5mm厚／gap 1mm／FOV 160mm／matrix 320×256／4 NEX
●STIR
　STIR／TR 4000／TE 45／TI 100／4-5mm厚／gap 1mm／FOV 160mm／matrix 256×192／4 NEX
●3D-GRE法
　fast SPGR／TR 最小／TE1.9／flip angle 20°／2-4mm厚／FOV 160mm／matrix 256×256／chem. SAT

表1.5　ダイナミック造影プロトコール

静止磁場	撮像時間（秒）
1.5T－MRユニット	造影前：15-45, 45-75, 75-105, 105-135, 180-210, 300-330, 420-450
1.0T－MRユニット	造影前：15-75, 75-135, 135-195, 300-360, 420-480

＊撮像後のダイナミック画像を検討し，必要な箇所のダイナミックカーブを作成する。

V．撮像法の留意点

小病変の評価のためには，薄いスライス厚でダイナミックMRIを撮像する。撮像時間を短くするために高磁場（1.0T以上）MRIを用い，空間分解能を高くして均一な画像作成するためには乳腺専用コイルを使用する。

一般に乳腺専用コイルを用いた場合に，撮像体位が腹臥位になるため乳房の下垂変形をきたし，正確な病変の位置確認が困難な場合がある（図1.39）。われわれはこれを防ぐために乳房にテガダームを貼って撮像する方法を考案し実用化している（coffee break，27ページ参照）。

通常，乳房腫瘤の質的診断にはダイナミックMRIが用いられ，病変全体の広がりを把握するために

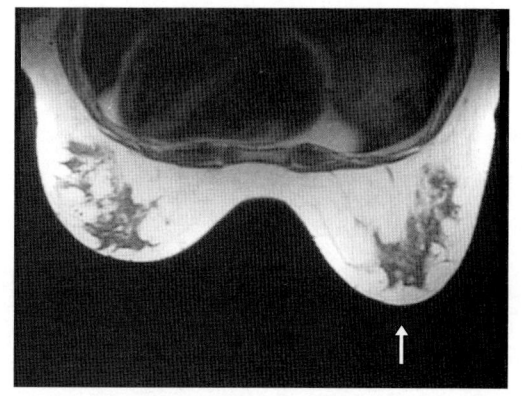
図1.39 テガダームの効果
右乳房(矢印)は撮像体位による影響で乳房が下垂している。対側の乳房はテガダームを貼っているためほとんど下垂していない。

は3D-グラジエントエコー法が用いられている。本書では3D-グラジエントエコー法でダイナミック造影を施行することで，腫瘍の質的診断，病変の広がり診断の両方を評価している。

Ⅵ. 乳腺MRI検査の位置づけ

乳腺疾患は多彩であり，従来のマンモグラフィ，超音波検査では診断が困難な症例に遭遇することもまれではない。最近ではこれらの病変に対して乳腺MRI検査または乳腺CT検査を行う施設が増えてきている。特に乳腺MRI検査は，近年めざましい進歩を遂げ，超音波検査に比較して組織分解能に優れ，従来の検査法では描出されない微小な病変も認識可能となっている。

1. 質的診断としての有用性

臨床的には悪性が疑われるが細胞診で確定できない症例は，乳腺MRI検査を施行することによって，その後の方針決定に役立つことが多い。また，乳腺内に多発する腫瘍性病変の場合に，細胞診の対象となる病変の絞り込みやそれらの病変の経過観察に用いられる。以下に乳腺MRIの有用性を示す症例を掲げる。

●症例1 (図1.40)
49歳女性。触診は所見なし。超音波検査にて左C領域に内部不均一な等～高エコー域がみられ，限局性の乳腺症が疑われた。穿刺吸引細胞診も［鑑別困難］であった。MRIでは，非腫瘍性の病変を呈し，早期の造影効果を示したことから非浸潤性乳管癌が疑われた。針生検を施行し非浸潤性乳管癌であった。

●症例2 (図1.41)
42歳女性。超音波検査で両乳房に多発する低エコー腫瘤が認められた。MRIでは，そのうちのひとつの腫瘍(右D領域)のみに強い造影効果がみられ要精検との結果となった。同部位の穿刺吸引細胞診にて悪性が指摘された。

2. 術式決定に対する有用性

乳房温存術を施行する症例が増えてきているが，問題点は切除断端における局所再発である。最も重要な点は残存乳房内に癌遺残(主に乳管内巣)をなくすことである。このためには術前の正確な乳管内進展の把握が必要であるが，超音波検査では微小な乳管内進展巣を正確に診断することには限界がある。超音波検査に比べて乳腺MRIはより詳細に微小病変を検索できる。

また，乳癌は同一乳房内に多発病巣が存在していることが少なくないが，その検出方法としても乳腺MRIは有用であり，乳房温存術を行ううえでは欠かせない検査法といえる。

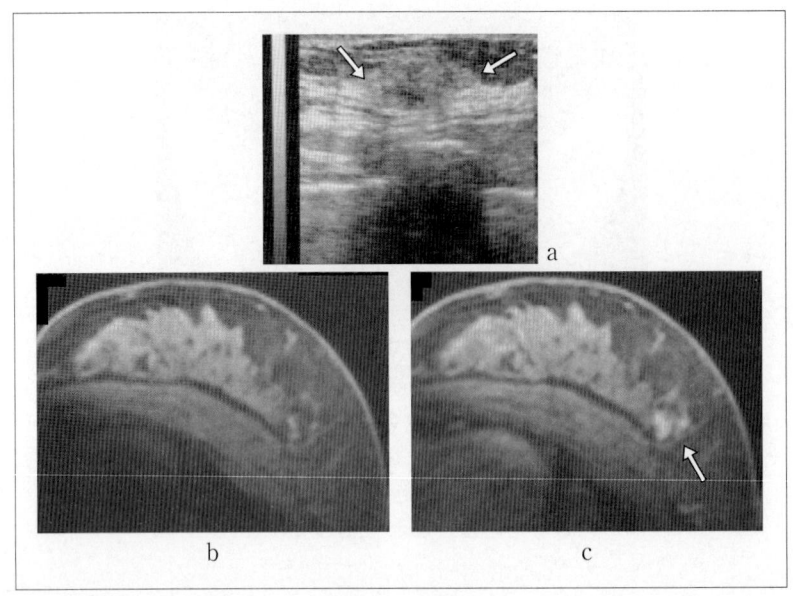

図1.40 症例1
a 超音波像：左C領域に内部が不均一な等〜高エコー域（矢印）がみられ，限局性の乳腺症が疑われた。
b 造影前，c ダイナミックMRI（105〜135秒）：左C領域に非腫瘤性網目状の造影効果（矢印）がみられ，非浸潤性乳管癌が疑われた。

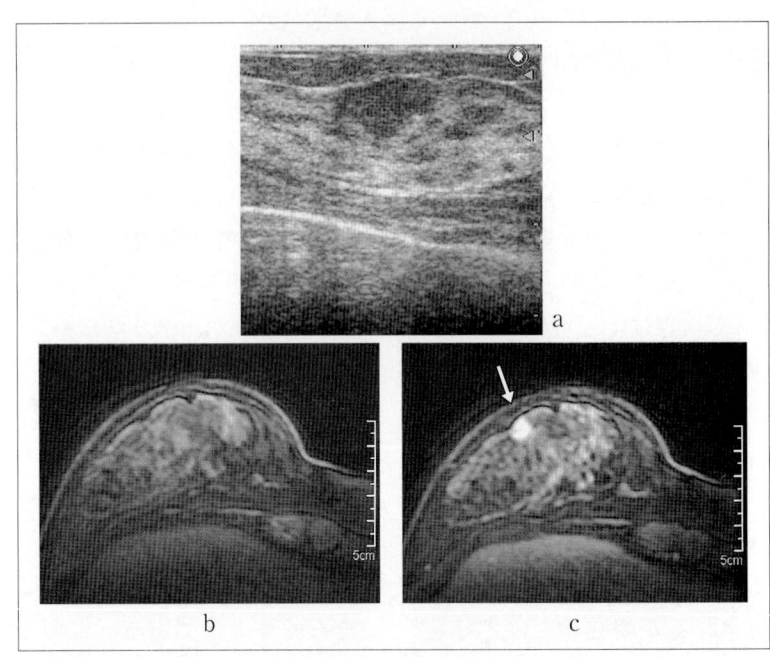

図1.41 症例2
a 超音波像：多発した低エコー領域がみられ乳腺症が疑われた。
b 造影前，c ダイナミックMRI（105〜135秒）：右D領域の腫瘤（矢印）に強い造影効果が認められ，乳癌が疑われた。

●**症例3**（図1.42）

31歳女性。主訴は右乳頭異常分泌症。超音波検査にて右A領域に約8mmの低エコー腫瘤像を認め，同部に限局した乳癌が疑われた。マンモグラフィでは病変は指摘されず，MRIでは右A領域全体に網目状造影効果を認め広範囲の非浸潤性乳管癌の所見を呈した。病理学的に組織学的腫瘍径92mmの広がりを持ち，一部に浸潤巣を伴うものの癌巣のほとんどは非浸潤性乳管癌であった。

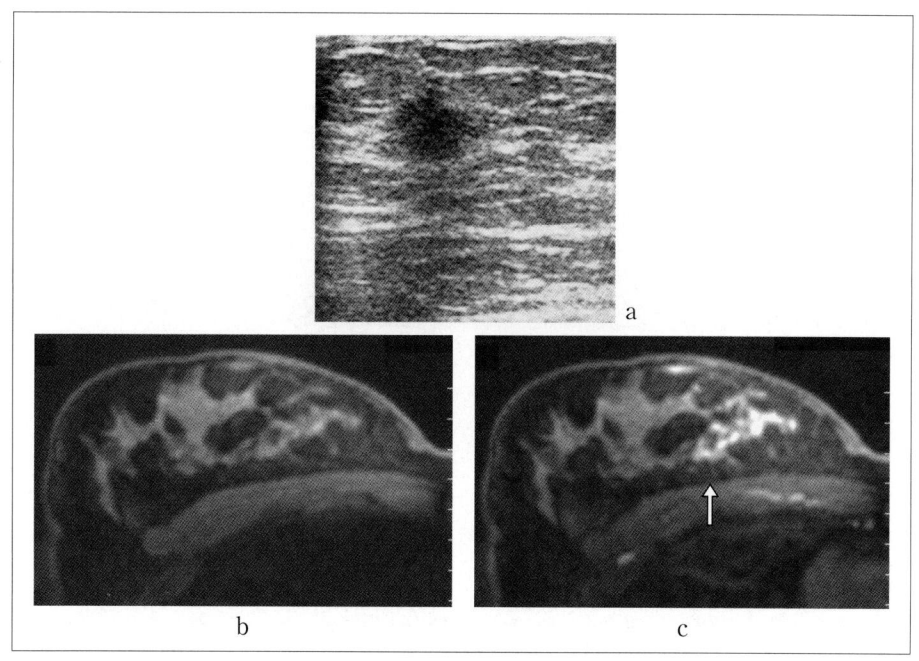

図1.42 症例3
a 超音波像：右A領域に約8mmの低エコー腫瘤を認めた。
b 造影前，c ダイナミックMRI（105〜135秒）：右A領域全体に網目状造影効果（矢印）を認め広範囲の非浸潤性乳管癌が疑われた。

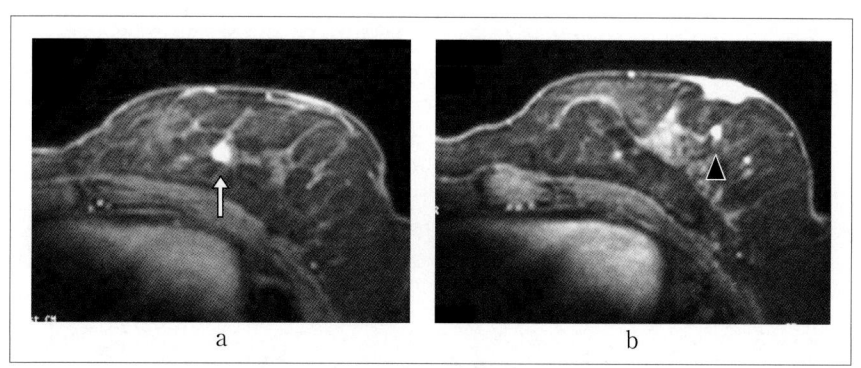

図1.43 症例4
a 主病変のダイナミックMRI（105〜135秒），b 副病変のダイナミックMRI（105〜135秒）：左A領域の主病変（矢印）のほかに，左E領域に3mm大の副病変（矢頭）が認められた。

●症例4（図1.43）
　64歳女性。左A領域に0.8cmの腫瘤を自覚。超音波検査，マンモグラフィでは同部位に腫瘤を認めた。MRIでは，左A領域の腫瘤性病変と左E領域に3mm大の病変が認められ，副病変が疑われた。病理学的にE領域に副病変（非浸潤性乳管癌）がみられた。

3. 術後の経過観察としての有用性

　乳房温存術後の局所再発の検出法として乳腺MRIは，マンモグラフィ，超音波検査に比べて術後変化の影響を受けにくく，局所の評価法として優れている。

●症例5（図1.44）
　61歳女性。左乳房温存術後，事情により無観察

臨床と病理のための乳腺MRIアトラス

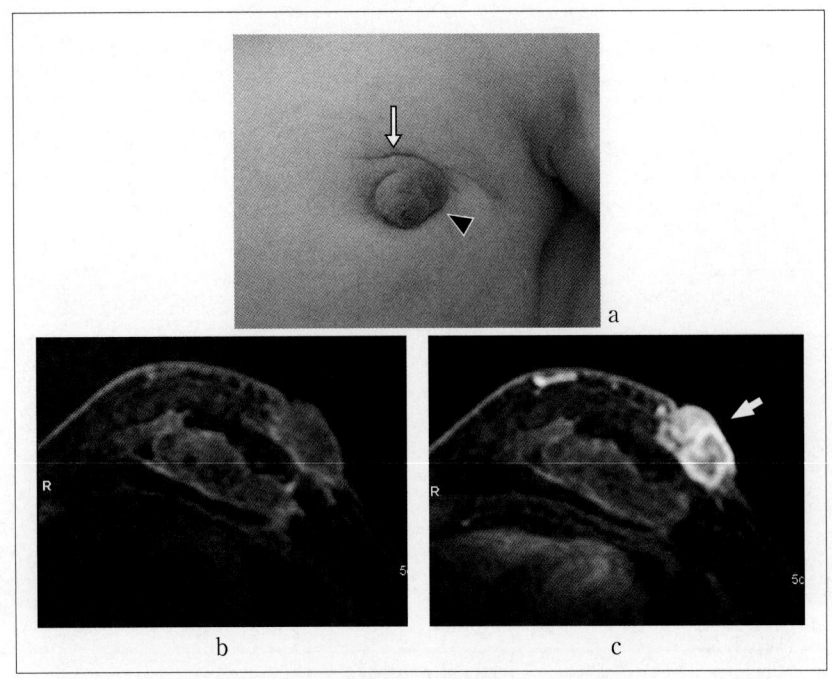

図1.44　症例5（乳房温存術後の局所再発）
a 左乳房外見：前回の術創（矢印）と乳頭の変形（矢頭）がみられた。
b 造影前，c ダイナミックMRI（105〜135秒）：乳頭に連続し強い造影効果を呈する腫瘤性病変（太矢印）が認められる。

期間ののち来院。ダイナミックMRIにて左乳頭を中心に高信号の腫瘤性病変が認められ，局所再発が疑われた。穿刺吸引細胞診にて悪性の診断であった。

coffee break

スライス方向はどれが良いのか？

乳腺MRIの撮像方向は，水平断，冠状断，矢状断があるが，各施設で異なっている。それぞれの方向には長短所があるが，MR装置の能力が大きく影響するため，各施設で十分に検討する必要がある。理想的には撮像方向は乳腺の位置情報を正確に把握し，術後の病理組織との対比が可能な方向が望ましい。冠状断では，撮像範囲が乳腺の厚さだけでよいので撮像枚数が少なく，撮像時間が短縮でき，心拍動のアーチファクトも少ないが，病変と乳頭の位置関係が把握しにくいことと，外側乳腺（CD領域）は外側の肋骨に乗るように斜めになっているため，肋骨にかかってしまう欠点がある。矢状断でも水平断に比べ少ないスライスで全乳線をカバーできるという利点があるが，冠状断と同様な欠点が認められる。多くの施設では，ダイナミックMRIは矢状断を用いている。水平断は頭尾方向の乳腺量が多いため，スライス枚数が増えるという欠点があるが，病変と乳頭との位置関係は把握しやすい。また，病変と大胸筋との関係も評価しやすく，病理標本との対比も容易である。MR装置の性能が許すのであれば水平断が理想的である。

表　各撮像断面の利点と欠点

撮像断面		利点	欠点
水平断 axial image		病変と乳頭の位置関係が正確。大胸筋浸潤の評価が可能。病理との対比が容易。	頭尾方向は乳腺量が多くスライス枚数が増え撮像時間がかかる。
冠状断 coronal image (coronal oblique image)		最もスライス枚数が少なく短時間で撮像することが可能。	病変と乳頭の関係が把握できない。病理との対比が困難。
矢状断 sagittal image		少ないスライス枚数で乳腺全体をカバーでき撮像時間を短縮できる。冠状断より位置関係をつかみやすい。	病変と乳頭の関係が把握できない。病理との対比が困難。

coffee break

MRIの撮像法の見分け方

　MRIはCTとは画像の構成，見え方がまったく異なる。そのため，ある程度見慣れないとどの撮像法で撮った画像であるかの判別が難しい。実際にどう見分ければいいのか？

　近道としては，パラメーター（TR，TE，TI，フリップ角）に注目することである。パラメーターは画像撮像時の外的因子の条件であるが，通常はそれぞれのMRI画像の隅に表記されている（**図1，図2**）。T1強調像はshort TR・short TEといわれTR：200～600msec，TE：15～20msec程度である。T2強調像はlong TR・long TEといわれTR：2000～4000msec，TE：70～100msec程度である。TIの表示があればinversion recovery法ということである。STIRの場合，TIの値は1T-MR unitで110msec，1.5T-MR unitで150～165msecである。グラジエントエコー法はフリップ角に注目すれば区別できる。造影の有無は通常，"＋C"，"post enhancement"など施設ごとに決まった目印が入っている。他にもスライスの位置情報，スライス厚，ギャップなど撮像条件が多く盛り込まれているので，一度それらをじっくりと検討されることをお勧めしたい。

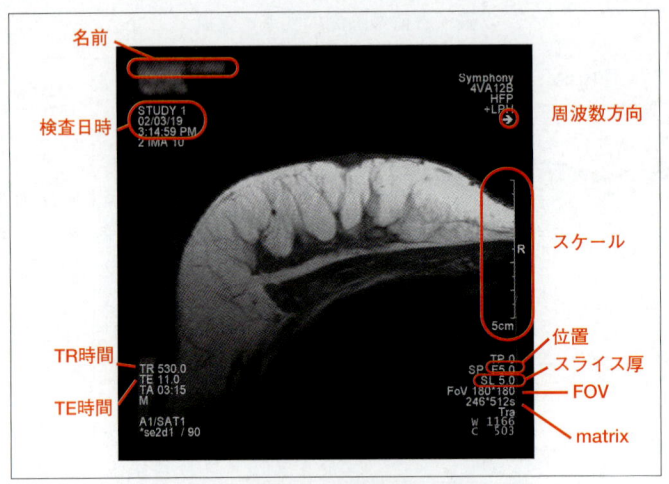

図1　T1強調像

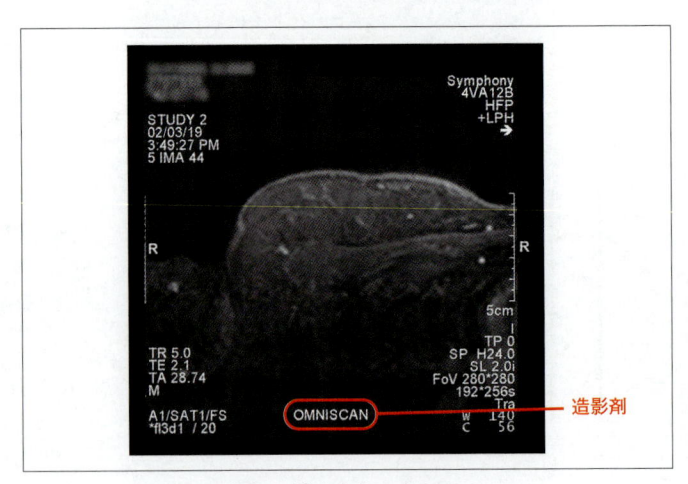

図2　ダイナミックMRI

coffee break

撮像時の乳房変形を抑える工夫

　MRIはその質的診断，広がり診断ともにCTに勝るが，腹臥位で撮像するために乳房の変形（乳房の下垂と乳腺のE領域への集中）をきたし，背臥位での病変の位置とMRIでの病変の位置が大きくずれてしまうという問題が生じてくる。この問題を改善するためにTransparent Dressing（Tegaderm，3M社製，以下テガダーム）を用いた簡便な手技が考案されている（**図1**）。

実際の方法

①テガダームは20×30cm大のものを使用し，乳頭をつぶさないために短辺から約10cmの位置に1.5cm程度の切り込みを十字（または円）に入れて用いる（**図2**，**図3**）。

②検査前に背臥位にて患側乳房の正中側よりテガダームの図3で示したA部をゆるまないように貼り，切り込み部分を乳頭に合わせ（**図4a**），さらに張力を維持しながらテガダームのB部を，側胸部の皮下脂肪が落ち込まないように背側にまわしこんで貼る（**図4b**）。

参考文献

1) 草間　律，高山文吉，土屋眞一・他：乳腺MRI検査における乳房変形を防ぐ工夫—Transparent Dressing（Tegaderm）の使用経験とその有用性について—．乳癌の臨床，17，86〜90，2002．

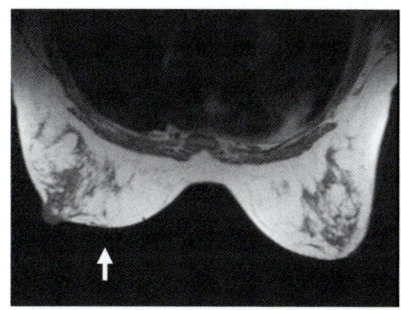

図1　矢印の左乳房にテガダームを貼り，反対側は貼っていないT1強調像。テガダームを貼らない乳房はE領域に乳腺が集まっている。

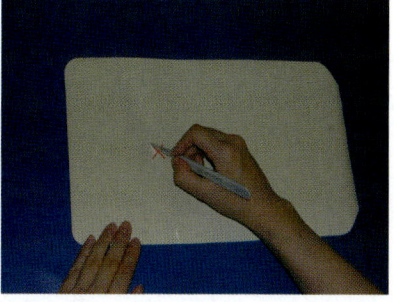

図2　20×30cm大のテガダーム，10cmの位置に1.5cm程度の十字の切り込みを入れて用いる（または円形に切り抜く）。

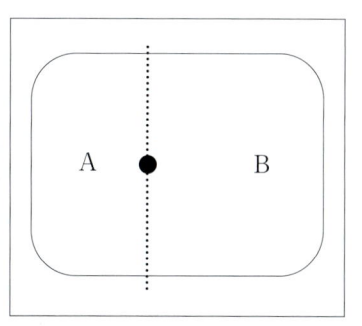

図3　開口部より左の面積の小さな部分（A）と大きな部分（B）になる。

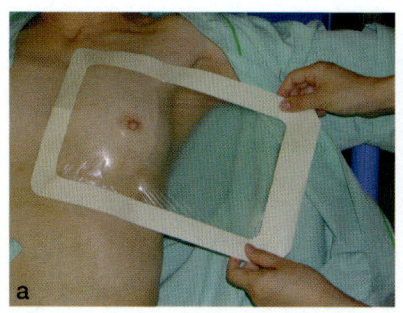

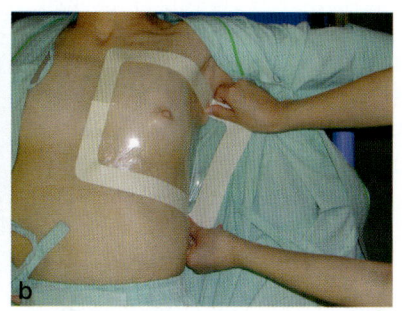

図4　テガダームのA部を乳房内側に貼り，開口部を乳頭に一致させ，さらに張力を維持しながらテガダームのB部を，側胸部の皮下脂肪が落ち込まないように背側にまわしこんで貼る。

第2章　MRIをみるための乳腺病理

I. 乳腺の基本構造

　乳房（乳腺）は胎生期に表皮が皮膚組織のなかに落ち込んで生じる皮膚付属器官の一種で，生後ヒトでは通常，前胸部の左右一対のみが発達する。機能的には二次性徴の発現および妊娠，出産に伴って腺終末部の形成，増殖が行われる。
　乳腺実質は皮下脂肪中に存在し，クーパー靱帯によって支えられ，胸壁側は大胸筋膜で境されている（図2.1）。乳房の中央部には，皮膚の盛り上がった乳頭とその周囲にメラニン色素が沈着した乳輪がある。乳輪には小結節状の隆起が多数みられ，モンゴメリー腺（結節）といわれている。
　乳頭表皮には輪状に並んだ15～25本の主乳管（lactiferous duct）が独立して開口しており，各々の主乳管は葡萄の房に似た乳腺葉（mammary lobe）を形成する（図2.2）。乳頭直下の主乳管には乳管洞（lactiferous sinus）と呼ばれる拡張部がみられ，乳汁分泌を調整する。
　1つの乳腺葉は太い乳管（大乳管）が乳頭深部から乳腺実質に広がり小葉間乳管（interlobular duct）として分岐を繰り返し，小葉外末梢乳管（extralobular terminal duct），小葉内終末乳管（intralobular terminal duct），終末細乳管（terminal ductule）からなる小葉単位（terminal duct lobular units：TDLU）を形成して終わる（図2.3）。このTDLUは豊富な毛細血管網を含む疎な線維性結合織に取り囲まれ，卵円形の形態として観察される。内分泌ホルモンの影響に鋭敏に反応することから乳癌の発生母地に関与しているといわれている。
　組織学的には妊娠，授乳期以外は休止期の乳腺と呼ばれており，小葉を形成する末梢乳管から乳頭開口部に近い乳管洞まではほぼ同様な像を呈する。すなわち，乳管腔を取り巻く乳管上皮細胞（腺上皮細胞）と，その外層の筋上皮細胞の2種類の細胞から構成されており（図2.4），その周囲の結合織とは基底膜で境されている。なお，乳腺疾患の良・悪性の組織学的鑑別でよく使用される"二相性"とは腺上皮細胞と筋上皮細胞の存在を意味している。

II. 乳腺の機能的変化

　乳房の形状や乳腺実質は性，年齢，妊娠，授乳などの生理的状態により著しく変化する（図2.5）。乳房の発達や乳汁分泌はホルモンに依存しており，女性の思春期には成長ホルモンやエストロゲンなどが持続的に分泌され，実質および脂肪組織が増加し，十分な発育（ふくらみ）を遂げる。
　妊娠および授乳期の乳腺はエストロゲン（乳管の発達），プロゲステロン（小葉の発達），プロラクチン（乳汁の合成・分泌）などのホルモン作用により乳汁を分泌する。組織学的には小葉の終末乳管は過形成に増殖し，その腺上皮細胞には分泌物（ラクトアルブミン，カゼイン，脂肪，乳糖など）を含む空胞が多数観察される（図2.6）。また，腺上皮細胞を取り囲む筋上皮細胞は平滑筋細胞と類似した機能を有し，腺腔内に貯留した乳汁を乳頭開口部に向かって移送する役目を果たしている。この筋上皮細胞は妊娠後期から分娩後に分泌されるオキシトシンによって収縮が活発になり，乳頭から乳汁が射出される（射乳）。射乳は乳頭や乳輪に触れると反射的にオキシトシン分泌が促進されることにより起こるといわれている。
　閉経後の乳腺組織は，小葉内終末乳管や終末細乳管の萎縮，間質結合織の硝子化や脂肪組織化が

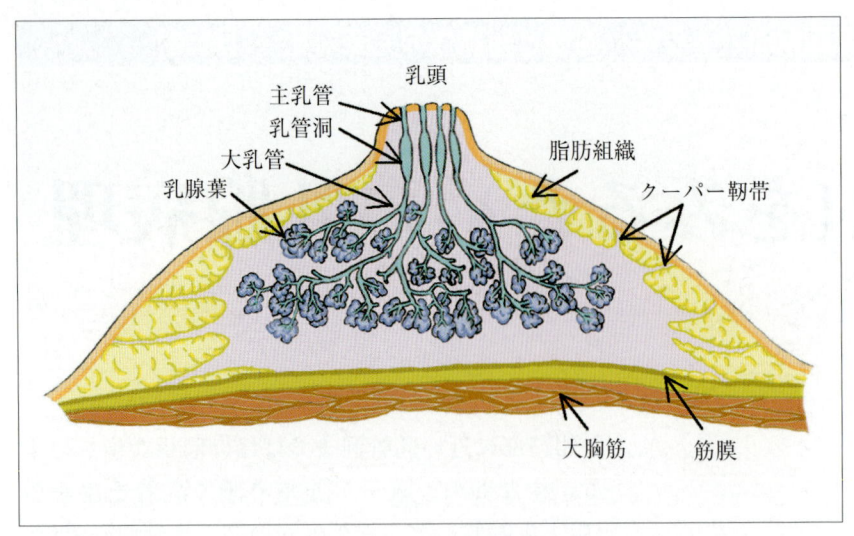

図2.1 乳房の模式図

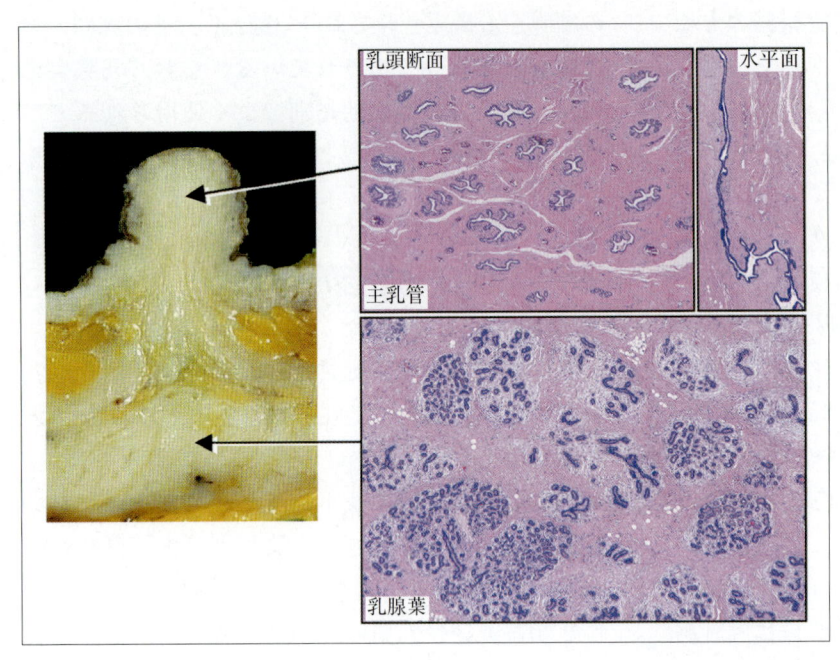

図2.2 主乳管と乳腺葉の組織像

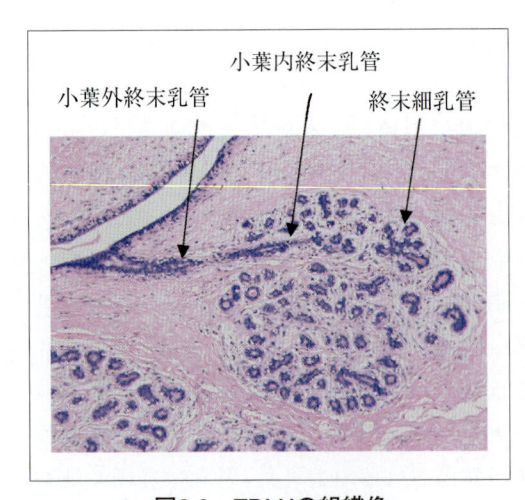

図2.3 TDLUの組織像
TDLUは乳管から分岐した小葉外終末乳管と小葉内終末乳管，終末細乳管からなる。

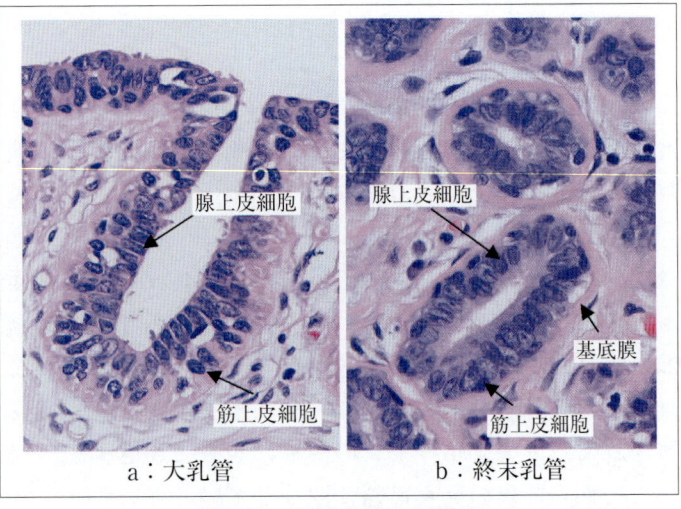

図2.4 正常乳管の組織像
太い乳管（a：大乳管）や末梢の終末乳管（b：終末乳管）は内腔面に腺上皮細胞とその外層にある筋上皮細胞の2種類（二相性）から構成されている。

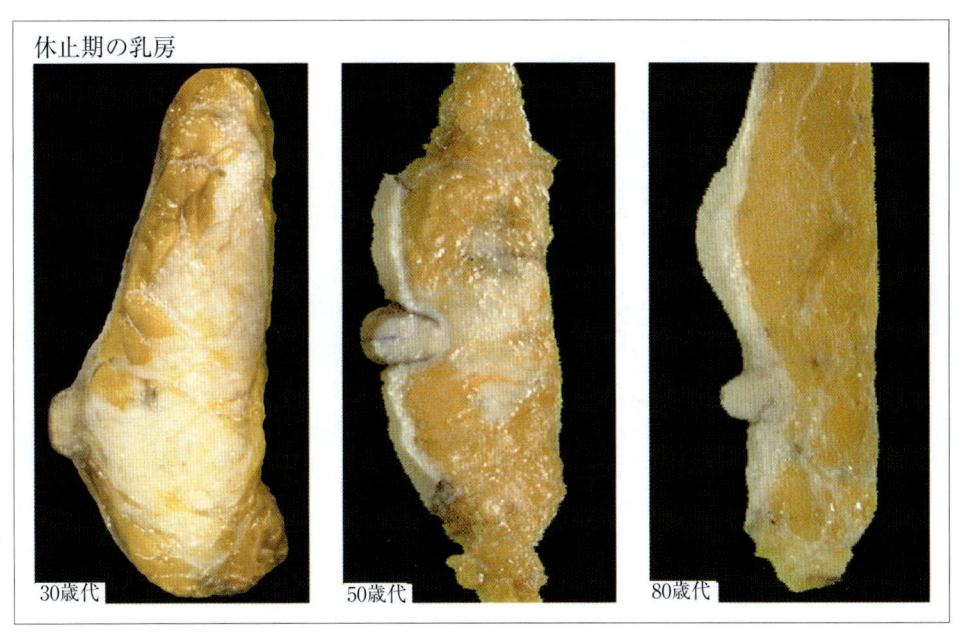

図2.5　乳腺実質の変化
乳腺実質は加齢とともに変化する。

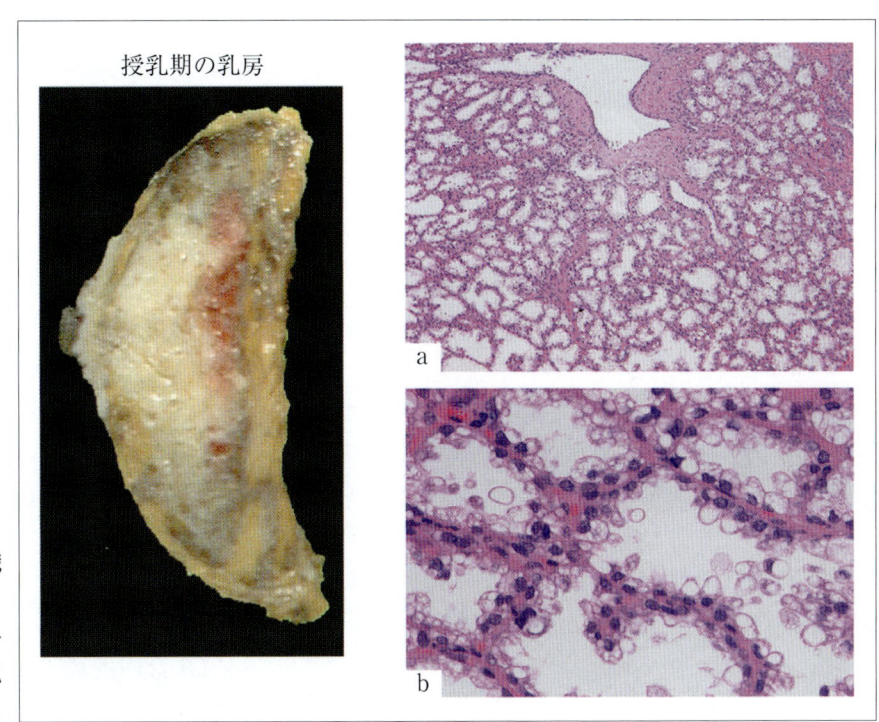

図2.6　授乳期の乳腺組織
授乳期の実質は小葉の過形成により著しく増大する (a)。小葉の終末乳管は拡張し、その腺上皮細胞には多数の空胞が観察される (b)。

認められるようになる。

このように，乳腺はホルモンと密接な関係にあり，乳癌においても約60％はホルモン依存性で，癌の発生から増殖にわたって大きな影響を受けている（図2.7）。その根拠としては幼少時期に卵巣摘出術を受けた女性の乳癌発生率はきわめて低いことやラット乳癌で卵巣摘出を行うと腫瘍は退縮するが，エストロゲンを投与すると再び腫瘍が増大することなどがあげられる。

III. 乳腺疾患の病理診断

他臓器の一般的な組織診断は細胞の大きさ，核の異型度，構造異型などによってなされるが，乳腺にはその基準に合致しない病変が数多くみられる。その結果，良悪性の鑑別に難渋する症例や，過小診断（underdiagnosis）あるいは過剰診断（overdiagnosis）されることが少なくない。

適切な診断，治療を行うにあたって，乳腺の疾患には多彩な組織像と多数の組織型で構成されて

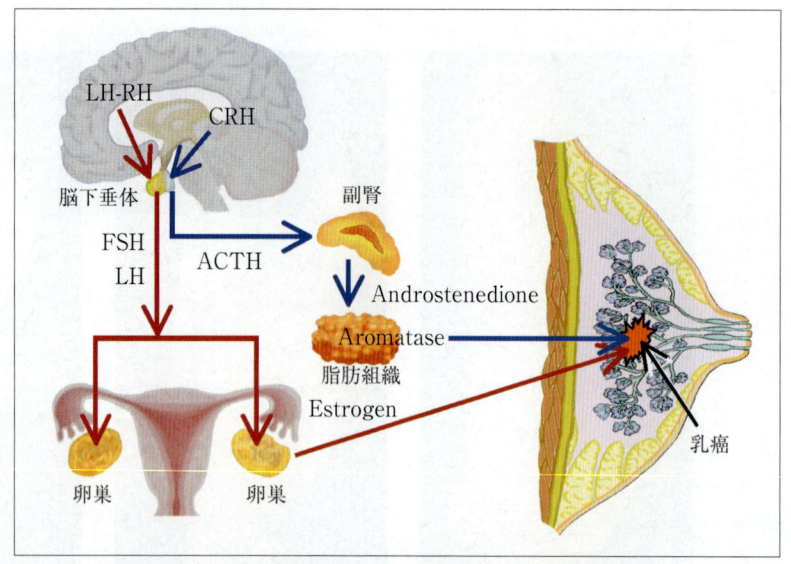

図2.7 乳癌の増殖とエストロゲンの分泌メカニズム
エストロゲンは主に脳下垂体から分泌されるLH（黄体形成ホルモン）やFSH（卵胞刺激ホルモン）の刺激により卵巣から分泌される。また，閉経後においては卵巣外（副腎由来のアンドロステジオンが脂肪組織内のアロマターゼによりエストロゲンに変換される）からも分泌され，乳癌細胞の増殖が刺激される。
LH-RH（luteinizing hormone-releasing hormone：LH，FSHの分泌促進作用）
CRH（corticotropin-releasing hormone：ACTHの分泌促進作用）
ACTH（副腎皮質刺激ホルモン）

いることを知るべきで，個々の病名，分類名およびそれらの組織学的特徴の習熟が十分なされなければならない。言い換えれば，マンモグラフィや超音波，さらにMRIなどの画像診断および細胞診断においても可能なかぎり組織型を推定し，総合的に診断することが重要である。また，病理組織像をフィードバックし，画像診断および細胞診断の推定組織型との整合性を臨床側と病理側の双方でディスカッションすることが診断精度の向上には大切な点である。

IV. 乳癌の増殖─浸潤と乳管内進展

乳癌の発生母地は乳管の二相構造のうち，腺腔面を構成する腺上皮細胞である。1つの細胞の癌化から始まり，増殖を繰り返して進展していくが，その進展形態には2つある（図2.8）。癌細胞が乳管の基底膜を破り，間質に浸潤していく「浸潤」と，癌細胞が乳管内を伸びていく「乳管内進展」である。通常は両者に程度の差はあれ，混在していることが多い。取扱い規約上は浸潤の有無により非浸潤癌，浸潤癌に大別されるため，二相構造が保たれているかを見極めることがポイントとなる。

乳腺の間質内には微小リンパ管，血管が存在しており，前述のように癌細胞が基底膜を破って（浸潤）間質に到達し，初めて転移の可能性が出てくる。つまり，非浸潤癌は理論的には転移を起すことはないため，浸潤の有無は臨床上，非常に重要である。なお，非浸潤癌と病理診断されても標本にされなかったごくわずかな浸潤部分から転移することがないとは言えず病理学的検索には限界がある。

乳管内進展とは乳癌が乳管内を広がることで，組織学的には二相構造は保たれている。温存術後の局所再発を抑えるためには，この進展を正確に把握しておく必要がある。その診断のために最近ではCT，MRI検査を導入する施設が増えてきている。

V. 乳腺腫瘍の組織分類

本邦の乳腺腫瘍の組織分類は日本乳癌学会の"乳癌取扱い規約[1]"が基本となっている（表2.1）。この分類の特徴は上皮性腫瘍，非上皮性腫瘍に加えて，他の臓器には必ずしも一般的でない結合織性および上皮性混合腫瘍や，非腫瘍性増殖疾患で

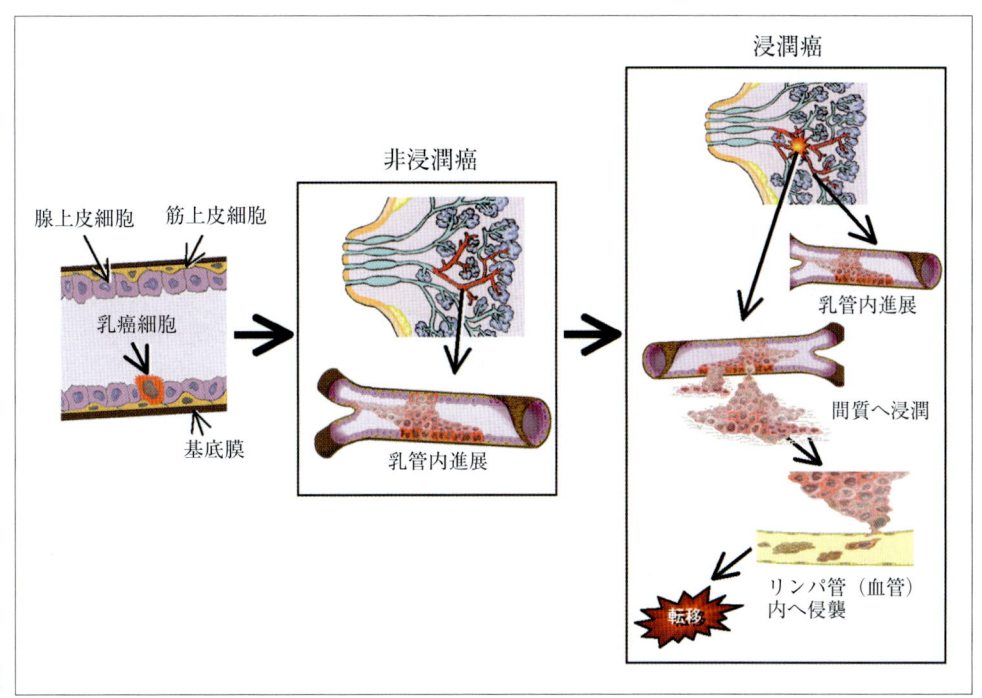

図2.8 乳癌の増殖

ある乳腺症，腫瘍様病変が含まれていることである。さらに，悪性上皮性腫瘍（乳癌）の組織型が多岐にわたることも特徴の1つと言える。本項では，臨床的に比較的遭遇することが多い良性病変（非腫瘍性，腫瘍性）と悪性上皮性腫瘍（乳癌）について，特に画像診断に参考となる肉眼，病理所見などを中心に概説する。

1. 非腫瘍性の良性病変

1）乳腺炎（mastitis）

乳腺炎は急性乳腺炎と慢性乳腺炎に分けられる。

急性乳腺炎は臨床的に乳房の浮腫状腫脹や皮膚表面の発赤をきたし，疼痛や熱感を伴うこともあり，授乳中の若い女性に多くみられる。一方，これらの症状は炎症性乳癌（臨床診断名）にも認められるが，これはきわめて予後不良であり，両者の診断には十分留意する必要がある。

慢性乳腺炎（図2.9）は発赤や疼痛などの炎症所見がなく，腫瘍様の硬結や境界不明瞭な硬い腫瘤として触知されることがあり，臨床的には乳癌との鑑別が難しいことがある。また乳腺症や乳管拡張症，外傷性脂肪壊死などと合併することが多い。

2）乳腺症（mastopathy, fibrocystic disease）

乳腺症は非炎症性，非腫瘍性病変の範疇に入り，乳腺疾患のなかで最もポピュラーな病変であり，臨床上遭遇する機会が多い。発生年齢は40歳代に最も多く，症状としては硬結あるいは境界不明瞭な腫瘤，疼痛（自発痛，圧痛），乳頭分泌などを呈する。組織学的には単一の組織像から構成されることは少なく，乳管上皮細胞ならびに間質結合織の増生が混在し，多彩な病変を形成してくる（図2.10）。以下に各亜型について簡単な説明を加える。

乳管過形成（ductal hyperplasia）：乳管乳頭腫症（duct papillomatosis）とも呼ばれ，上皮細胞が乳管内に乳頭状増殖を示しており，乳癌との鑑別に注意を払わなくてはならない病変である。なお，乳管内乳頭腫（良性上皮性腫瘍の項で後述）は用語が類似しているが，まったく異なる病変であることを知っておく必要がある。

小葉過形成（lobular hyperplasia）：小葉内の細乳管上皮が増生した病変で，鑑別すべきものとしては非浸潤性小葉癌があげられるが，細胞異型，組織構築像に差がみられる。

腺症（adenosis）：比較的境界明瞭な腺腫様病巣を形成し，乳管の増殖形態により硬化性腺症（sclerosing adenosis），開花期腺症（florid adenosis），閉塞性腺症（blunt duct adenosis）がある。硬化性腺症は線維性間質の著明な増生により，乳管が圧排，捻曲された像で，浸潤性乳管癌である硬癌との鑑別を要する。鑑別点は良性である硬化性腺症は二相性を保っているのに対し，硬癌は腫瘍細胞のみの単一性増殖である。開花期腺

表2.1　乳腺腫瘍の組織学的分類〔日本乳癌学会・編：乳癌取扱い規約（第15版），金原出版．より改変〕

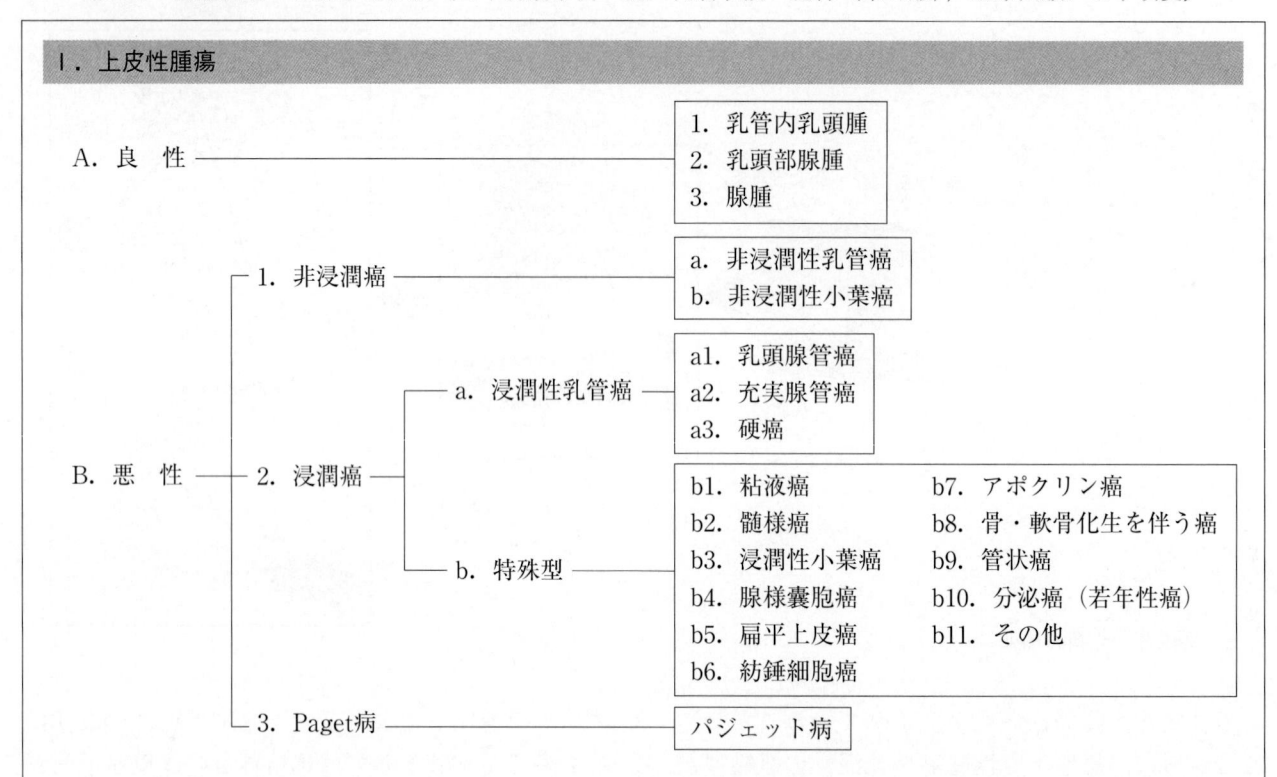

Ⅰ．上皮性腫瘍

- A．良　性
  1. 乳管内乳頭腫
  2. 乳頭部腺腫
  3. 腺腫
- B．悪　性
  1. 非浸潤癌
     - a. 非浸潤性乳管癌
     - b. 非浸潤性小葉癌
  2. 浸潤癌
     - a. 浸潤性乳管癌
       - a1. 乳頭腺管癌
       - a2. 充実腺管癌
       - a3. 硬癌
     - b. 特殊型
       - b1. 粘液癌
       - b2. 髄様癌
       - b3. 浸潤性小葉癌
       - b4. 腺様嚢胞癌
       - b5. 扁平上皮癌
       - b6. 紡錘細胞癌
       - b7. アポクリン癌
       - b8. 骨・軟骨化生を伴う癌
       - b9. 管状癌
       - b10. 分泌癌（若年性癌）
       - b11. その他
  3. Paget病 — パジェット病

Ⅱ．結合織および上皮性混合腫瘍

- A．線維腺腫
- B．葉状腫瘍
- C．癌肉腫

Ⅲ．非上皮性腫瘍

- A．間質肉腫
- B．軟部腫瘍
- C．リンパ腫および造血器腫瘍
- D．その他

Ⅳ．分類不能腫瘍

材料採取不良や治療後のため分類不能

Ⅴ．乳腺症

乳管過形成　　　嚢胞
小葉過形成　　　アポクリン化生
硬化性腺症　　　線維腺腫様過形成
閉塞性腺症　　　線維症

Ⅵ．腫瘍様病変

- A．乳管拡張症
- B．炎症性偽腫瘍
- C．過誤腫
- D．女性化乳房症
- E．副乳
- F．その他

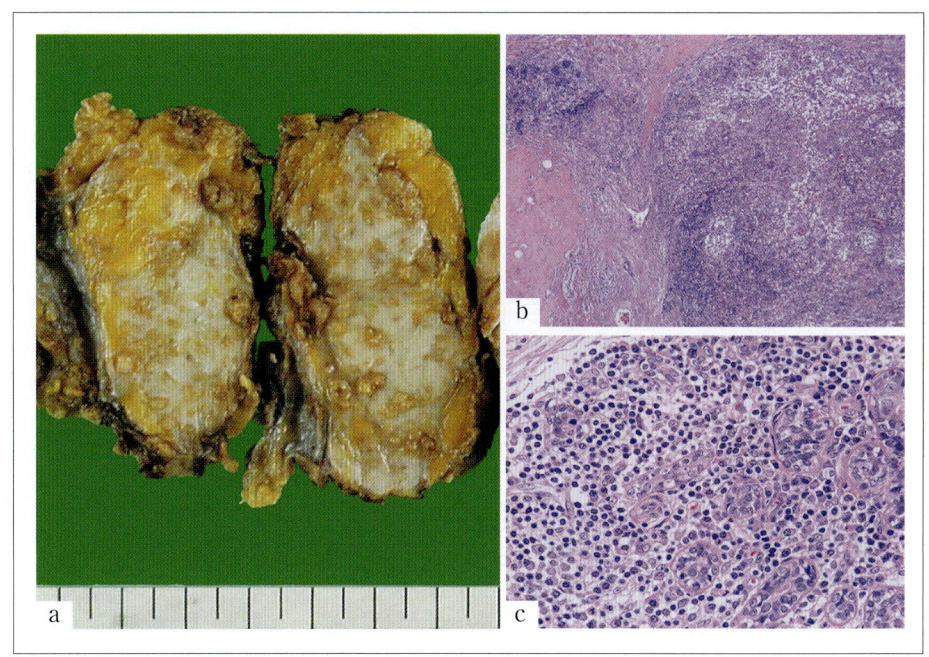

図2.9 慢性乳腺炎
発赤や疼痛などの炎症所見がなく，硬結や境界不明瞭な硬い腫瘤として触知される（a）。組織学的には乳管内や周囲間質に慢性炎症性細胞浸潤が認められる（b, c）。

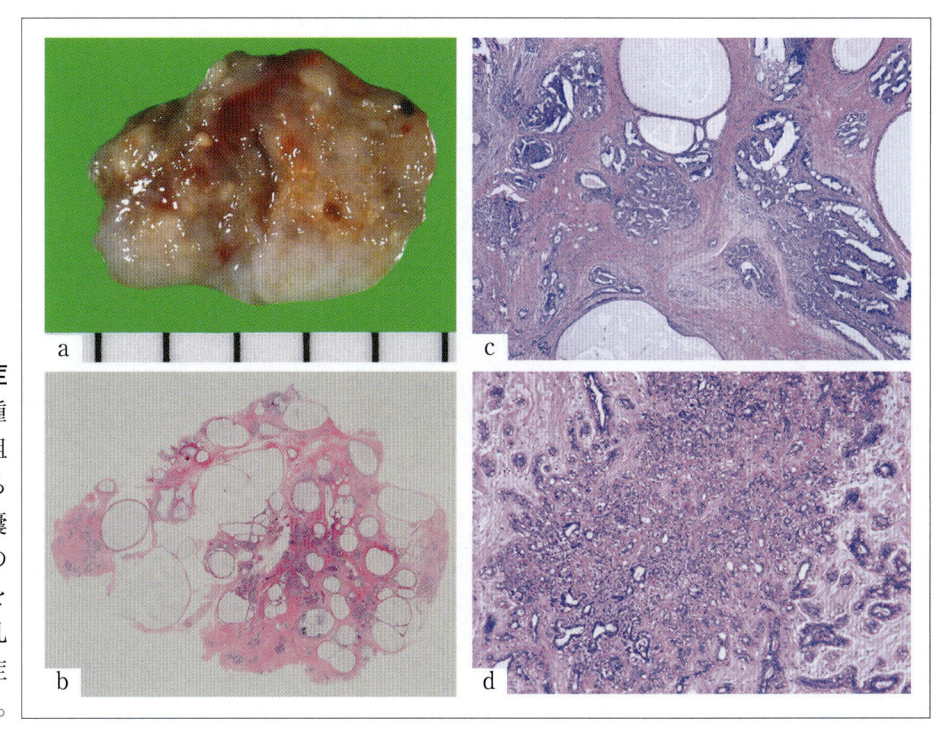

図2.10 乳腺症
硬結あるいは境界不明瞭な腫瘤として認められる（a）。組織学的には単一の組織像から構成されることは少なく，囊胞や乳管上皮，間質結合織の増生が混在し，多彩な病変を形成してくる（b）。また，乳管過形成（c）や硬化性腺症（d）などは癌と鑑別を要する。

症は間質に乏しく腺管の増殖が主体を示す。閉塞性腺症は小葉外末梢乳管に発生し，小型で囊胞状に開大した乳管が集合した像を呈する。

囊胞（cyst）：乳腺症の部分像としては頻度が高い病変で，囊胞内には液状の分泌物貯留がみられる。多くは割面で確認できる大きさのものである。

アポクリン化生（apocrine metaplasia）：細胞に好酸性顆粒がみられ，いわゆる皮膚付属器腺であるアポクリン腺の細胞に類似している。乳管内乳頭腫，乳管過形成の一部にも認められることがある。

線維腺腫性過形成（fibroadenomatous hyperplasia）：組織学的には線維腺腫と同じ形態をとるが，腫瘤として発見される線維腺腫とは異なり，大きさは顕微鏡的で多発，散在性のことが多い。

線維症（fibrosis）：乳腺の間質結合織の線維性増生を特徴とし，乳管および小葉はむしろ萎縮し

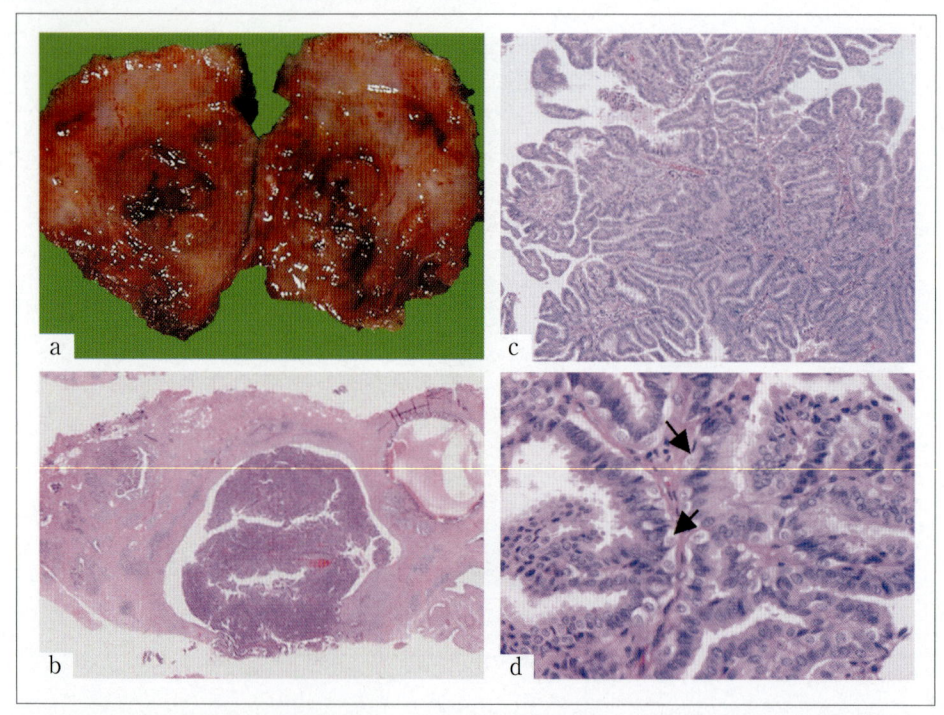

図2.11　乳管内乳頭腫
限局性の腫瘤として認められ（a），拡張した乳管壁から乳頭状に増殖した形態を有する（b, c）。腫瘍細胞は腺上皮細胞と筋上皮細胞（矢印）の二相性構造を保ちながら増殖する（d）。

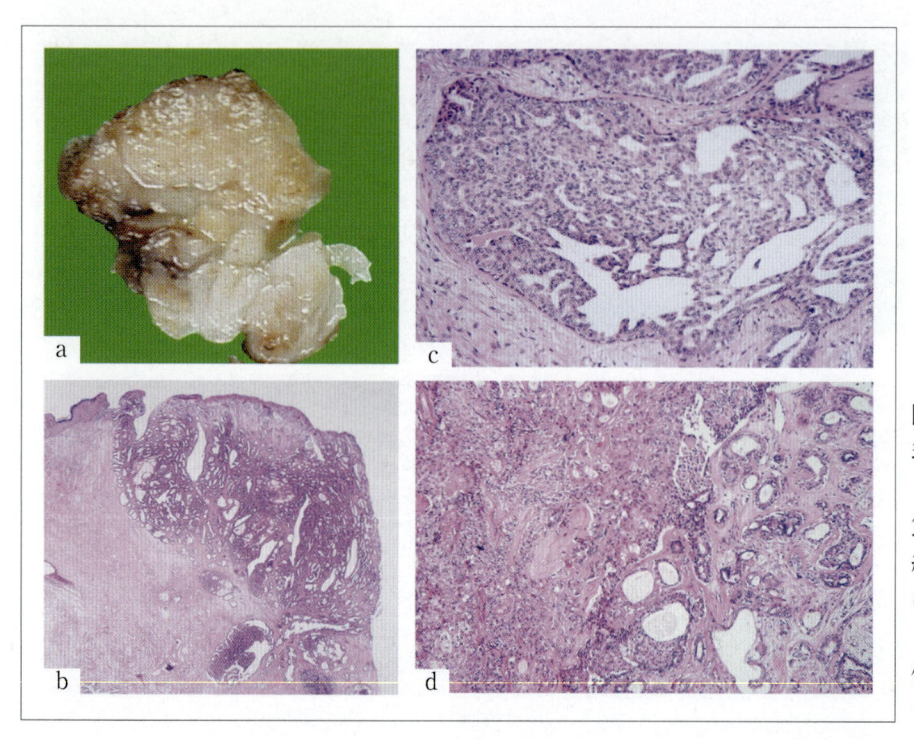

図2.12　乳頭部腺腫
乳頭びらんや湿疹，潰瘍を形成し，乳頭直下に比較的明瞭な結節をつくる良性腫瘍である（a）。組織学的には乳頭から乳頭直下に限局性の乳頭状病変を認め（b），多彩な乳管上皮の増殖や偽浸潤像がみられることが多い（c, d）。

ている。

2. 良性上皮性腫瘍

表2.1に示すように乳管内乳頭腫，乳頭部腺腫および腺腫があげられる。発生頻度からみると乳管内乳頭腫が最も多い。

1）乳管内乳頭腫（intraductal papilloma：図2.11）

肉眼的には拡張した乳管内に増殖した腫瘍として認められる。臨床的には限局性の腫瘤形成のほかに血性あるいは漿液性の乳頭分泌物を伴うことが多い。ほとんどが乳頭，乳輪近傍の太い乳管に発生するが，末梢乳管に多発することもあり，多発性乳頭腫（multiple papilloma）と呼ばれている。非浸潤性乳管癌（乳頭型）と鑑別を要する。なお，乳管が囊胞状に拡張したものは囊胞内乳頭腫

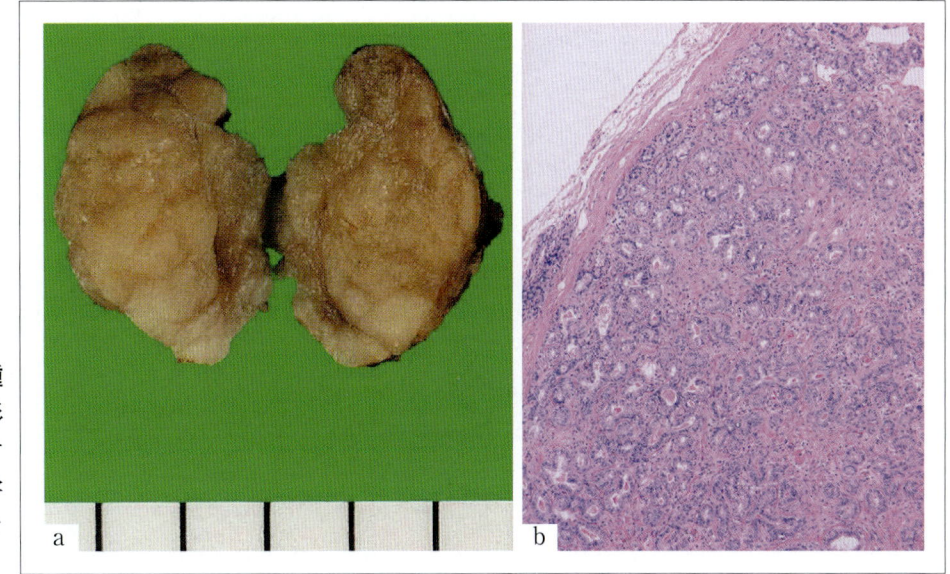

図2.13　管状腺腫
境界明瞭な可動性腫瘤を形成し，割面は褐色調を呈することが多い（a）。組織学的には小腺管の密な増殖を示す（b）。

(intracystic papilloma) と呼称されている。嚢胞内乳頭癌（intracystic papillary carcinoma）との鑑別が必要である[2]。

2）乳頭部腺腫（adenoma of the nipple：図2.12）

乳腺腫瘍の約0.1%とまれであり，乳頭直下に比較的明瞭な結節をつくる良性腫瘍である。臨床的には30～40歳代に好発し，乳頭血性分泌，乳頭びらん，湿疹，潰瘍を形成し，しばしばPaget病あるいは単なる湿疹と誤診されることがある。組織学的には旺盛な乳管上皮の増殖を特徴とし，充実状，篩状，乳頭状形態をとり，間質に偽浸潤像（乳管上皮細胞の周囲に強い硬化性変化を伴う）がみられることがある。良・悪性の鑑別が難しい症例が多く，臨床側は腫瘍が乳頭部あるいはその近傍に存在していたことを依頼書に明記することと，治療にあたっては組織診断を加味した総合的な診断に基づいて行うことが肝要である。

3）腺腫（adenoma：図2.13）

線維性間質に囲まれた境界明瞭な良性腫瘍で，腫瘍内は上皮成分の密な増殖を呈する。取扱い規約には管状腺腫（tubular adenoma）と授乳性腺腫（lactating adenoma）が掲載されている。そのほかには，1984年に提唱された乳管腺腫（ductal adenoma：図2.14）があげられる。この腫瘍は発生年齢が50歳前後で，触診，画像診断で癌と非常に似た所見を呈し，特に微小石灰化や間質増生の所見から乳頭腺管癌や硬癌と見誤りやすい。肉眼的には数ミリから20mm前後の大きさで，比較的境界明瞭な単発または多発性充実性腫瘍を形成し，割面は灰白色を呈する。組織学的にも結合織成分の増生と腺管状の上皮増殖が著しい。その結果，腺管の歪曲や分布の乱れが生じ，偽浸潤像を示すことがあり，非浸潤癌もしくは微小浸潤癌との鑑別が問題となることが多い。また，異型の強いアポクリン化生を伴うものもあり，細胞診でアポクリン癌と誤診されやすい。

これらの良性上皮腫瘍と乳癌の組織学的鑑別点は"乳腺の基本構造"の項で述べたように，二相性の有無に着目することである。すなわち癌，特に浸潤癌では癌細胞の単一増殖からなるため，腺上皮細胞，筋上皮細胞の二相性は消失している。ただし，後述する非浸潤癌は間質に浸潤を起こしていないため，良性腫瘍ほど明瞭ではないが二相性が保たれていることを忘れてはならない。

3．結合織性および上皮性混合腫瘍

1）線維腺腫（fibroadenoma：図2.15）

線維腺腫は20～30歳代に好発する良性腫瘍とされていたが，発生年齢は上昇傾向にある。通常は単発で，境界明瞭の腫瘍として認められ画像で比較的容易に診断される。組織学的には管内型（intracanalicular type），管周囲型（pericanalicular type），類臓器型（organoid type）に分類されているが（図2.16），近年，線維腺腫内に乳腺症の構成成分を有する乳腺症型（mastopathic type）も追加

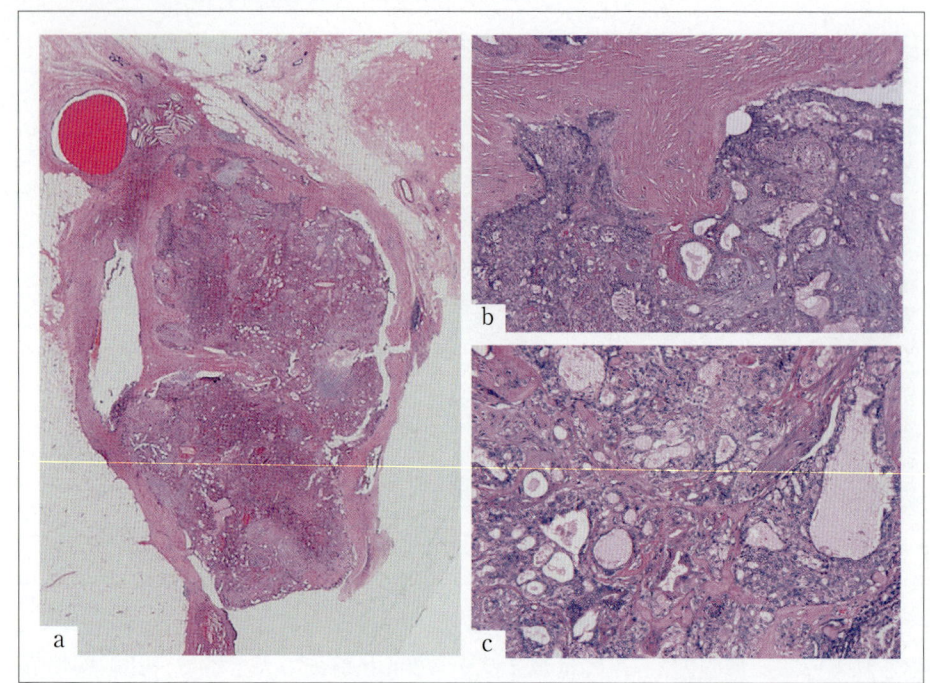

図2.14 乳管腺腫の組織像
比較的境界明瞭な充実性腫瘤を形成する（a）。周囲結合織は肥厚し，偽浸潤像を認めることが多く（b），腫瘍内は線維成分の増生や大小さまざまな腺管状の上皮増殖が著明である（c）。なお腺管を形成する細胞には，腺上皮と筋上皮細胞の二相性が保持されている。

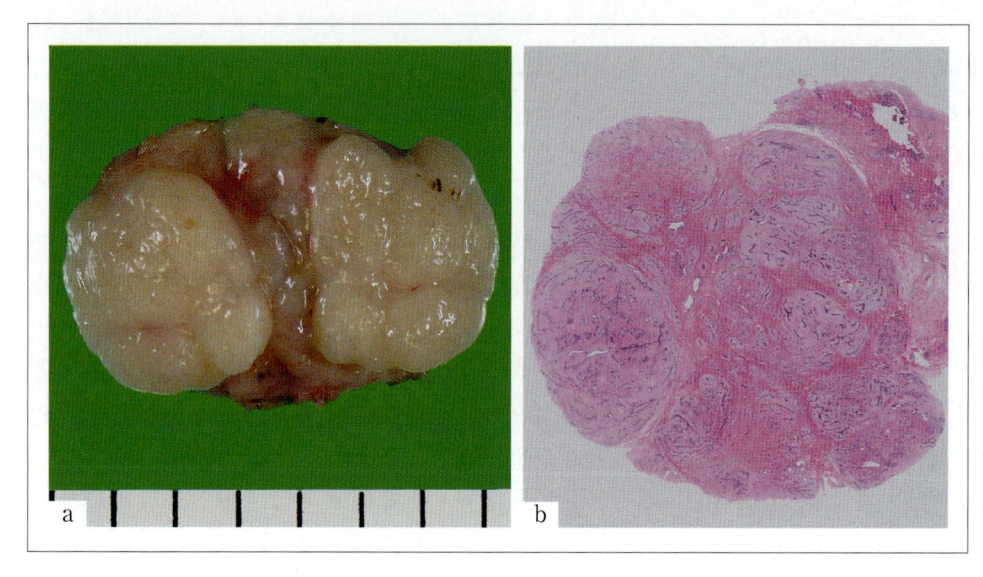

図2.15 線維腺腫
孤立性の境界明瞭な腫瘤として認められ（a），割面では灰白色の粘液腫様間質をみることが多い（b）。

されている。本型は上皮の増生，腺症，アポクリン化生などといった乳腺症の亜型が認められ，細胞診や組織診で癌と誤診されやすい良性疾患のひとつである（図2.17）。臨床サイドで気をつける点としては，線維腺腫が疑われながら，組織診断で非浸潤性乳管癌とされたとき，細胞診で乳頭腺管癌，硬癌などといった悪性診断がなされたときは，乳腺症型を念頭に置いて病理サイドへ再確認を求めることが重要である。また，若年者で10cm大（500g程度）の巨大な線維腺腫をみることがあるが，これは巨大線維腺腫（giant fibroadenoma）と呼ばれている。なお巨大線維腺腫は臨床的な用語であり，葉状腫瘍と混同してはならない。

2）葉状腫瘍（phyllodes tumor：図2.18）

葉状腫瘍は比較的急速に大きくなる腫瘍で，phyllodes（葉状）という名が示すとおり割面では充実状線維成分の中にスリット状の狭い間隙がみられる。組織学的には良性，境界，悪性の3型に亜分類されるが，この鑑別は間質結合織の性状によって診断される。すなわち，悪性葉状腫瘍（図2.19）は細胞密度や細胞異型・核分裂像の増加，周囲へ

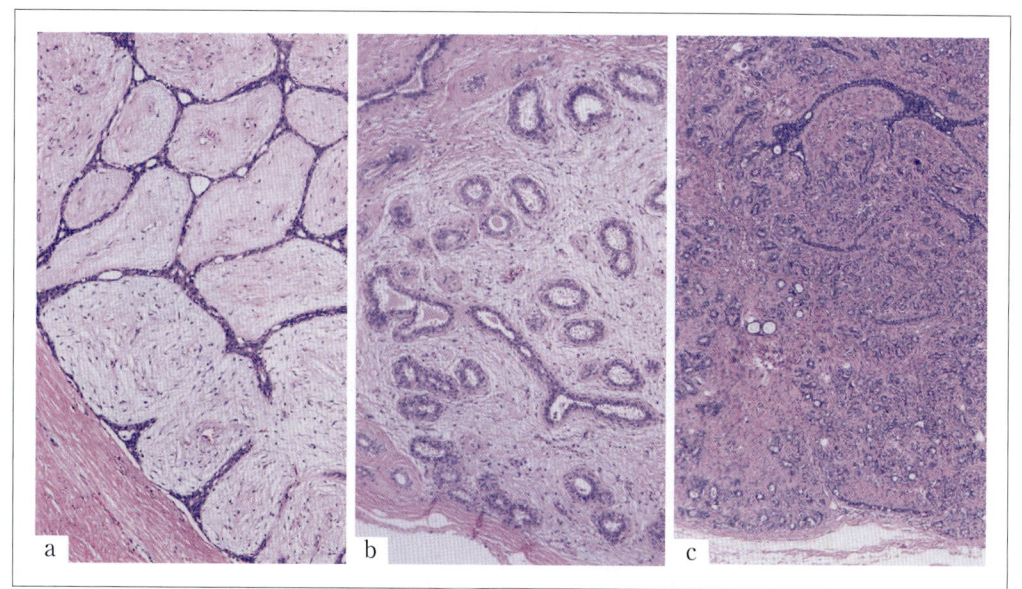

図2.16 線維腺腫の組織像

上皮細胞と間質結合織の増殖形態から管内型（a），管周囲型（b），類臓器型（c）に亜分類される。

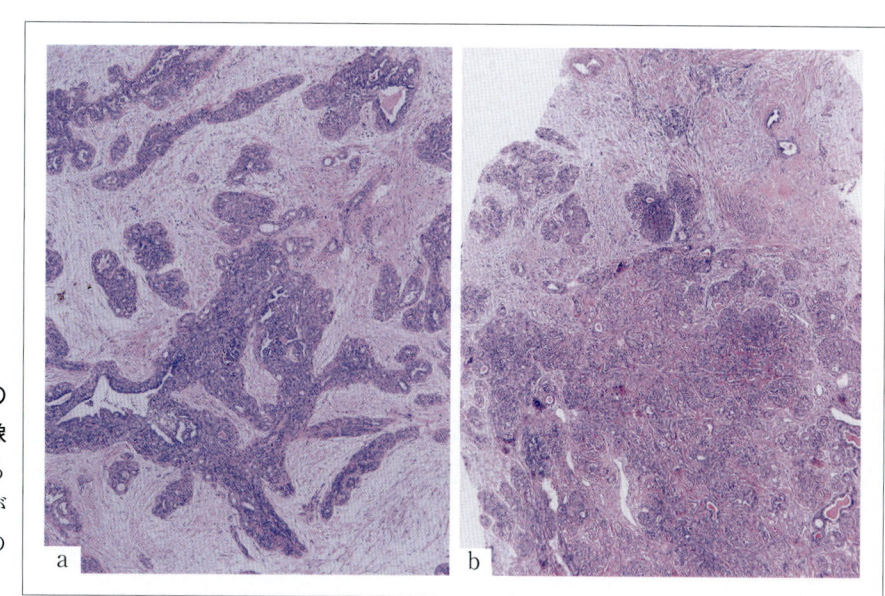

図2.17 乳腺症型線維腺腫の組織像

線維腺腫内に乳腺症の亜型である乳管乳頭腫症や硬化性腺症などが認められる（a）。特に針生検での診断は注意が必要である（b）。

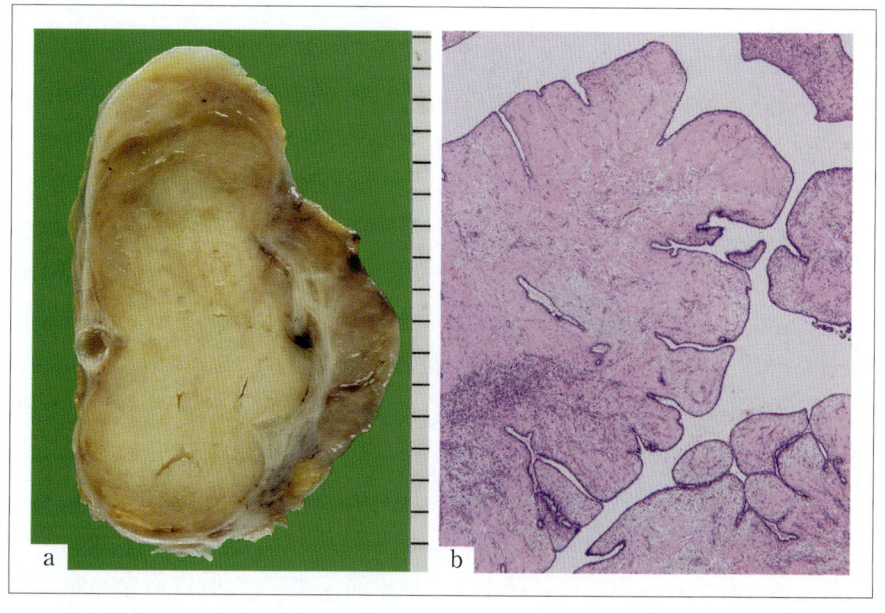

図2.18 良性葉状腫瘍

境界が比較的明瞭で，充実状線維成分の中にスリット状の狭い間隙がみられ（a），組織学的には間質結合織の増生と浮腫により葉状構造を呈する（b）。

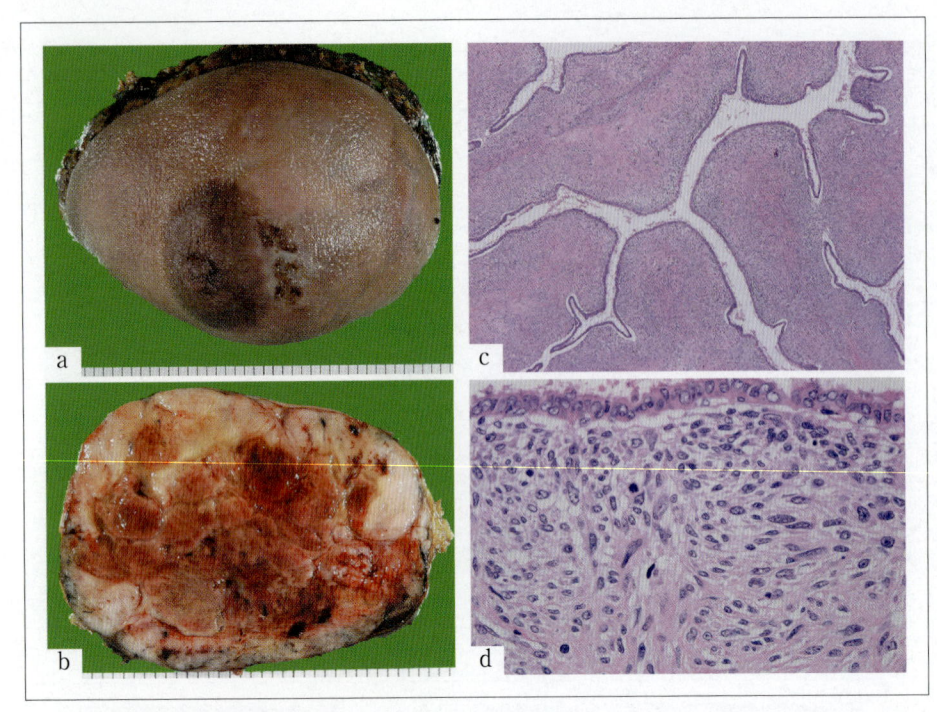

図2.19 悪性葉状腫瘍
悪性葉状腫瘍は急速に大きくなることがあり（a），腫瘍内に出血や壊死を伴うことが多い（b）。組織学的には間質細胞の密度や異型度が高く，核分裂像の増加が認められる（c, d）。

の浸潤，出血・壊死，上皮・間質成分のアンバランスが認められ，葉状腫瘍の約10％がこれに相当する。発生年齢では良性は小児から高齢者まで分布しているが，悪性は良性よりやや高齢である。

4. 悪性上皮性腫瘍（癌腫）

　取扱い規約では，悪性上皮性腫瘍（乳癌）は，まず非浸潤癌，浸潤癌，Paget病の3型に大別され，非浸潤癌はさらに非浸潤性乳管癌と非浸潤性小葉癌に，浸潤癌は浸潤性乳管癌（3型）と特殊型（11型）に分けられている。

1）非浸潤癌

　乳癌の発生母地は枝分かれした細い乳管上皮細胞と小葉内の終末細乳管上皮細胞（terminal duct lobular unit：TDLU）といわれており，それぞれ増殖パターンと細胞形態が異なっている。非浸潤癌は乳癌細胞の増殖が乳管内もしくは小葉内にとどまり，間質結合織への浸潤がみられないものを指し，前者を非浸潤性乳管癌（noninvasive ductal carcinoma, intraductal carcinoma），後者は非浸潤性小葉癌（lobular carcinoma in situ）と呼ばれている。

　非浸潤癌は間質結合織に浸潤を示さないことから，理論的にはリンパ節転移や遠隔転移は起こすことがないため，この診断は臨床的には非常に重要である。したがって，真の非浸潤癌と確定診断するには多数の組織標本を作製し，さらに必要に応じて免疫染色（平滑筋アクチン抗体等による癌巣周囲の筋上皮細胞を証明）で浸潤部位がまったくないことを確認することが大切である。また，非浸潤癌の組織診断を行ううえで，以下に示す組織亜型のほかに乳管内進展による癌の広がりを臨床に提供することも必要不可欠である。これは画像診断との対比や治療法の選択，さらに予後の予測などに重要な情報となるためである。

（1）非浸潤性乳管癌（図2.20）

　本型は乳管内癌（ductal carcinoma in situ）とも呼ばれ，DCISと略記することが多い。近年，画像診断の進歩やマンモグラフィを併用した乳癌検診の普及に伴い，触知不能な微細石灰化病変の発見率が向上したことにより，非浸潤性乳管癌の割合が増加している[3]。

　非浸潤性乳管癌の病理診断は乳管内病変での良悪性の鑑別が問題となる。特にごく早期の組織像は乳管内での増生が弱く，構造異型や細胞異型も乏しい場合があり，その診断には苦慮することがある。さらに，微細石灰化病変に対する針生検の普及によって，微小標本での診断が増え，難しさに拍車をかけている。

①組織亜型分類
　組織学的には乳管内で増殖する癌巣はそれぞれ特徴的な形態を示し，いくつかの組織亜型に分類

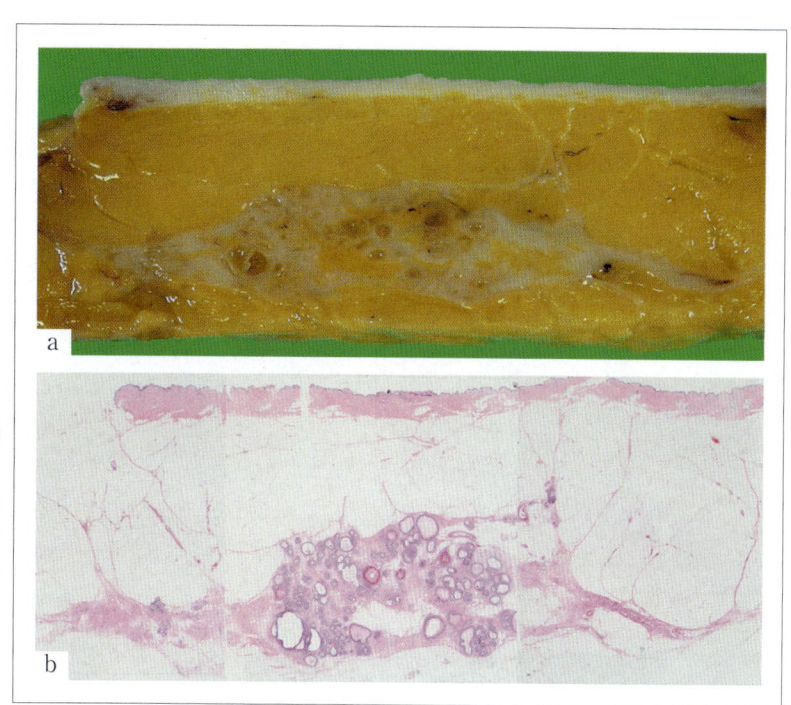

図2.20 非浸潤性乳管癌
画像診断の進歩やマンモグラフィ併用による乳癌検診の普及に伴い，非浸潤性乳管癌の割合が増加している。組織学的には乳癌細胞の増殖が乳管内にとどまり，間質結合織への浸潤がみられないものを指している。なお，乳管内病巣はさまざまな形態をとる。

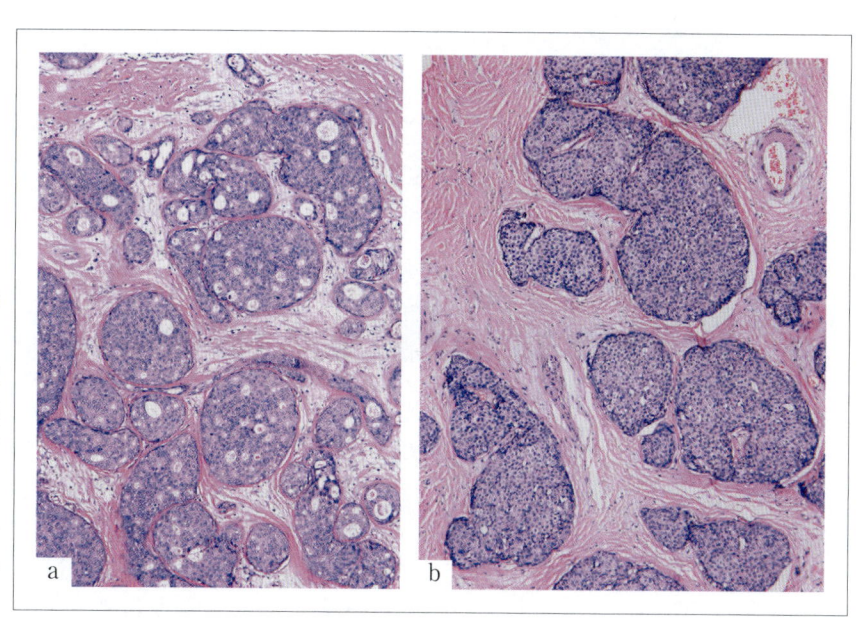

図2.21 非浸潤性乳管癌の組織亜型（1）
篩状型（a）：真の篩状構造を癌巣内に認める。真の篩状構造は一相の癌細胞がほぼ円形の腺腔面に向かって極性を呈して配列している。
充実型（b）：乳管内を癌細胞が埋め尽くした型で，癌細胞は単一で細胞膜は明瞭（敷石状配列）である。

されている。現在，わが国でこれらを頻度の高い順に並べると，篩状型，充実型，低乳頭型，面疱型，乳頭型の順である。なお，上記の組織亜型は単一もしくは複合して病巣を形成することが多いことから，癌巣の半分以上を占める形態を主診断とし，同程度の場合は混合型（mixed type）に分類する。以下にこれらの亜型について簡単な組織学的特徴を述べる。

篩状型（cribriform type；図2.21a）：篩状構造を癌巣内に認める癌で，ほぼ円形の小腺腔を形成する癌細胞が腺腔面に向かって極性を示す点が特徴である。この篩状構造は癌としての有力な所見のひとつで，乳管過形成や良性乳頭状病変にみられる偽篩状構造（細胞の重なりや歪な腔に対して細胞がばらばらに配列）とは異なる。

充実型（solid type；図2.21b）：乳管内を癌細胞が埋め尽くした型で，細胞は立方形で単一，細胞膜は明瞭で敷石状形態をとる点が良性病変と異なっている。

低乳頭型（lower papillary type；図2.22a）：間

— 41 —

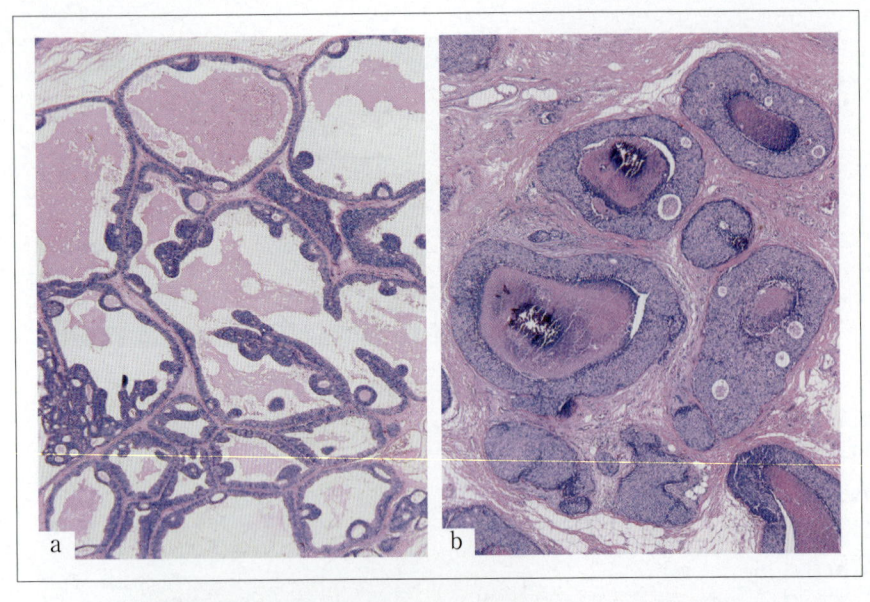

臨床と病理のための乳腺MRIアトラス

図2.22 非浸潤性乳管癌の組織亜型（2）
低乳頭型（a）：癌細胞が乳管内に向かって乳頭状に突出したり，あるいはアーチ状の橋渡し状構造を呈する。
面疱型（b）：乳管内癌胞巣の中心部に壊死を認める型で，癌細胞は大型で異型の強い点が特徴である。

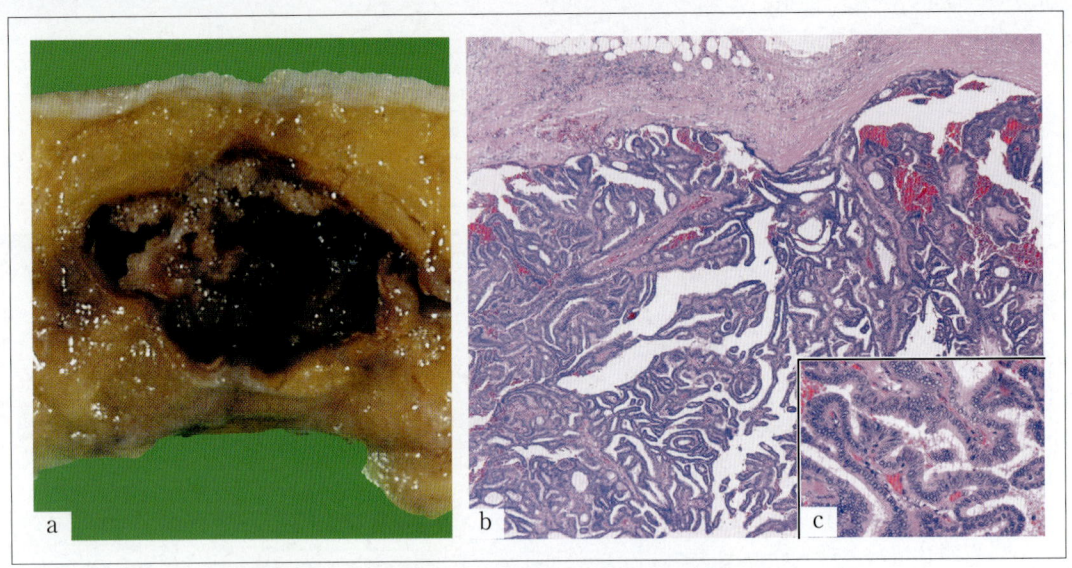

図2.23 非浸潤性乳管癌（嚢胞内乳頭癌）の組織亜型（3）
乳頭型：乳管（嚢胞）内に乳頭状増殖を示す型（a, b）で，基底面には筋上皮細胞は認めない（c）。

質結合織および筋上皮細胞を伴わない細胞が乳管内に向かって乳頭状に突出したり，あるいはアーチ状の橋渡し状構造を呈している。細胞異型は弱く，診断にあたっては構造異型が優先する。本型は細胞学的には低悪性度に相当するが，乳管内進展が著しいことが多い。

面疱型（comedo type；図2.22b）：乳管内中心部に壊死を認め，これを層状に異型の強い癌細胞が取り囲んでいる型で，壊死物質は癌細胞が変性，壊死を起こしたものである。壊死とともに石灰化を伴うことが多く，マンモグラフィで石灰化病変として指摘されやすい組織型である。本型は広範な乳管内進展や浸潤癌に移行しやすいといわれ，他の亜型を非面疱型として対比することがある。

乳頭型（papillary type；図2.23）：乳管内乳頭腫と鑑別を要するが，乳頭状に増殖した癌細胞には筋上皮細胞がほとんど認められず，一相性を呈する。また，癌細胞は基底層に向かって核配列が不揃いで，いわゆる打釘状配列が特徴である。

その他：核異型が著しい癌細胞（N/C比が高い）が乳管壁を這うように増殖する匍匐型（clinging type）や，一層の異型細胞が閉塞性腺症様に増殖し，癌としての認識が難しい平坦型（flat type）がある。

②広がり亜型分類
乳管内進展の程度により治療法の選択や局所再発のリスクなどに影響を及ぼすことから，組織亜型のみならず癌の広がり診断も要求されるように

— 42 —

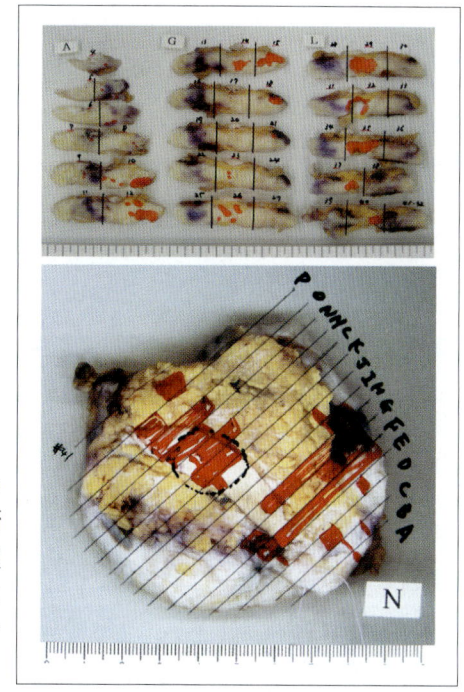

図2.24 全割標本による癌巣の広がり診断
乳癌の病理診断には組織亜型のほかに乳管内進展による癌の広がりを明らかにすることが重要である。

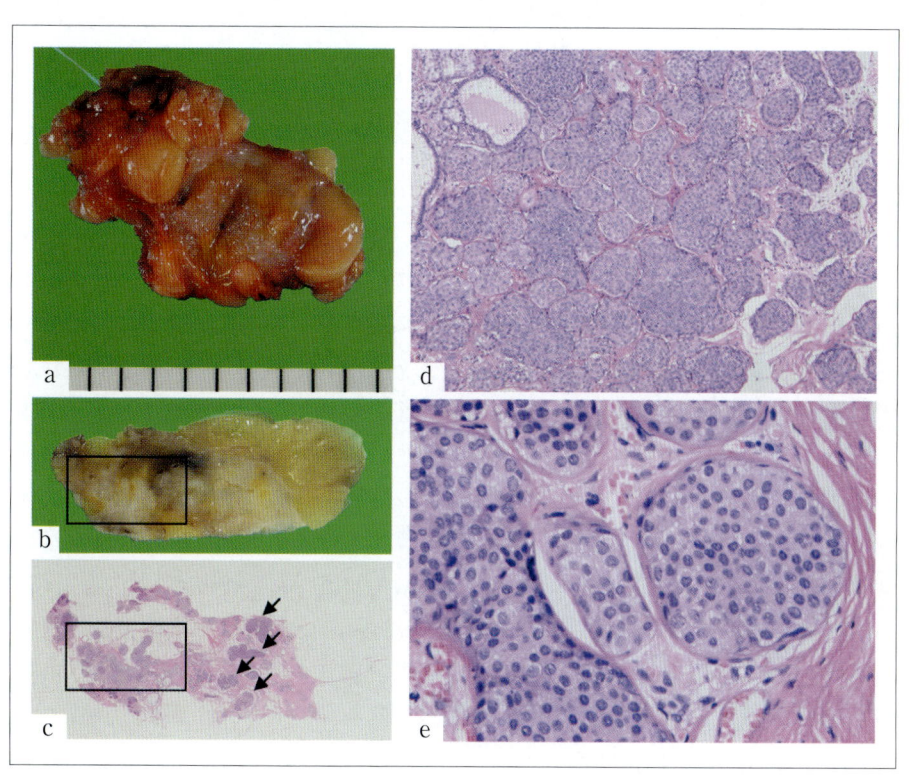

図2.25 非浸潤性小葉癌
良性病変の生検時に偶然発見されることが多く，非浸潤性小葉癌が乳腺症（乳管乳頭腫症；矢印）の生検標本内に認められている（四角内）。組織学的には小葉内終末細乳管に異型の乏しい円形核（クロマチンに乏しく，均一な染色性）を持つ小型の癌細胞が充満し，腺腔形成はみられない。

なっている（図2.24）。坂元らの提唱している分類は下記に示す3型がある[3]。

腫瘤形成型：乳管内癌巣が集簇して結節状の腫瘤を形成する。

乳管進展型：乳管内癌巣が乳管の走行に沿ってみられる。

微小局在型：微小で局在した乳管内癌巣。坂元らは10mm以下の広がりと定義している。

また，この分類の頻度は乳管進展型（50%），腫瘤形成型（37%），微小局在型（13%）の順であったと報告している。

(2) 非浸潤性小葉癌（図2.25）

小葉内の終末細乳管上皮から発生する癌で，癌巣のほとんどが小葉内に限局している。なお，間

表2.2 浸潤性乳管癌の性状

浸潤性乳管癌	割合	進展形式	分化度	リンパ節転移	予後
乳頭腺管癌	1	管内進展性	高分化	低率	良好
充実腺管癌	1	管外圧排性	中〜低分化	中間	中間
硬癌	2	管外浸潤性	低分化	高率	不良

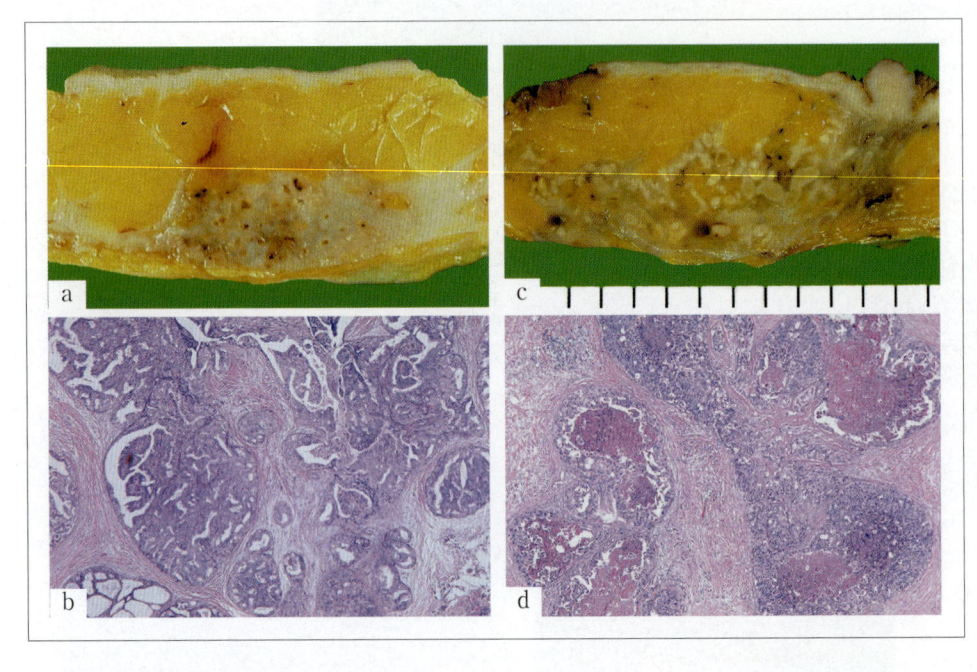

図2.26 乳頭腺管癌
割面は境界不明瞭で黄褐色調の斑紋を認める。乳頭状増殖や腺管形成が特徴で、種々の非浸潤巣が混在することが多い（a, b）。また、面疱型が優位の場合は予後不良なことが多く、これは面疱癌（c, d）として付記する。

質へ浸潤を起こした癌は浸潤癌の特殊型である浸潤性小葉癌に分類される。本型は非触知病変であり、画像診断で発見されることはほとんどない。組織学的には小葉内終末細乳管に異型の乏しい円形核（クロマチンに乏しく、均一な染色性）を持つ小型の癌細胞が充満するように増殖し、腺腔形成はみられない。鑑別すべきものとしては異型小葉過形成（atypical lobular hyperplasia：ALH）があるが、これは小葉増生症（lobular hyperplasia：乳腺症の一亜型）と非浸潤性小葉癌の中間に属する病変で、質的、量的に癌とするには不十分な所見を呈するものとされている。

2）浸潤癌

浸潤癌とは癌細胞がたとえ一部でも周囲の間質結合織に浸潤しているものを指している。乳癌取扱い規約では浸潤癌は浸潤性乳管癌（invasive ductal carcinoma）と特殊型（special type）の2つに大別されている。

(1) 浸潤性乳管癌

乳頭腺管癌、充実腺管癌、硬癌の3型があげられる。浸潤性乳管癌は乳癌全体の約80％を占め、乳頭腺管癌：充実腺管癌：硬癌の比率はおおよそ1（20％）：1（20％）：2（40％）である。これらの組織型はわが国独自の亜分類であり、その臨床的意義は、組織型によって生物学的性状（進展形式、組織学的分化度、リンパ節転移）や患者の予後に違いがみられる点にある（表2.2）。組織学的にはこれら3型は混在してみられることが多く、より広範囲な組織型を主診断とし、同程度の割合の場合には分化度の低い組織型を優先とする。

乳頭腺管癌（papillotubular carcinoma；図2.26）：乳頭状増殖と腺管形成を特徴とし、高分化で乳管内成分が多い癌である。乳管内成分（非浸潤巣）は乳頭型、篩状型、面疱型、充実型などが混在してみられるが、面疱型が優位の場合は予後との関連から面疱癌（comedo carcinoma）として付記することがある。

充実腺管癌（solid-tubular carcinoma；図2.27）：充実性増殖を特徴とする中〜低分化の腫瘍で、圧排性〜膨張性発育を示す。周囲との境界はほぼ明瞭で癌巣内には線維性結合織に乏しく、腺

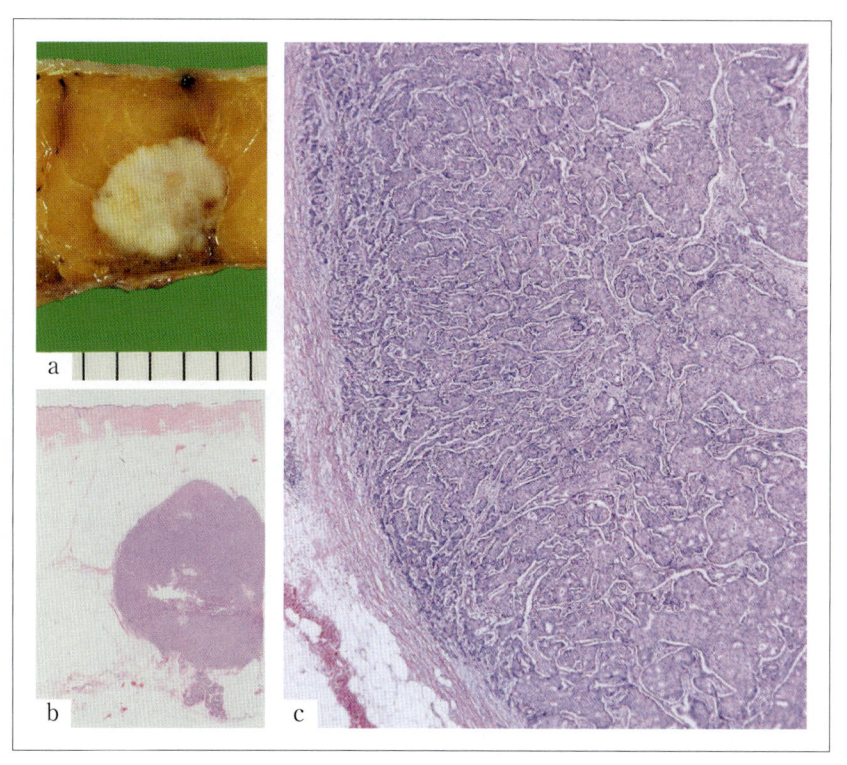

第2章　MRIをみるための乳腺病理

図2.27　充実腺管癌
周囲との境界が明瞭で，圧排性〜膨張性に発育する。組織学的には癌細胞は充実性に増殖し，線維性結合織に乏しく，腺管形成も乳頭腺管癌ほど目立たない。

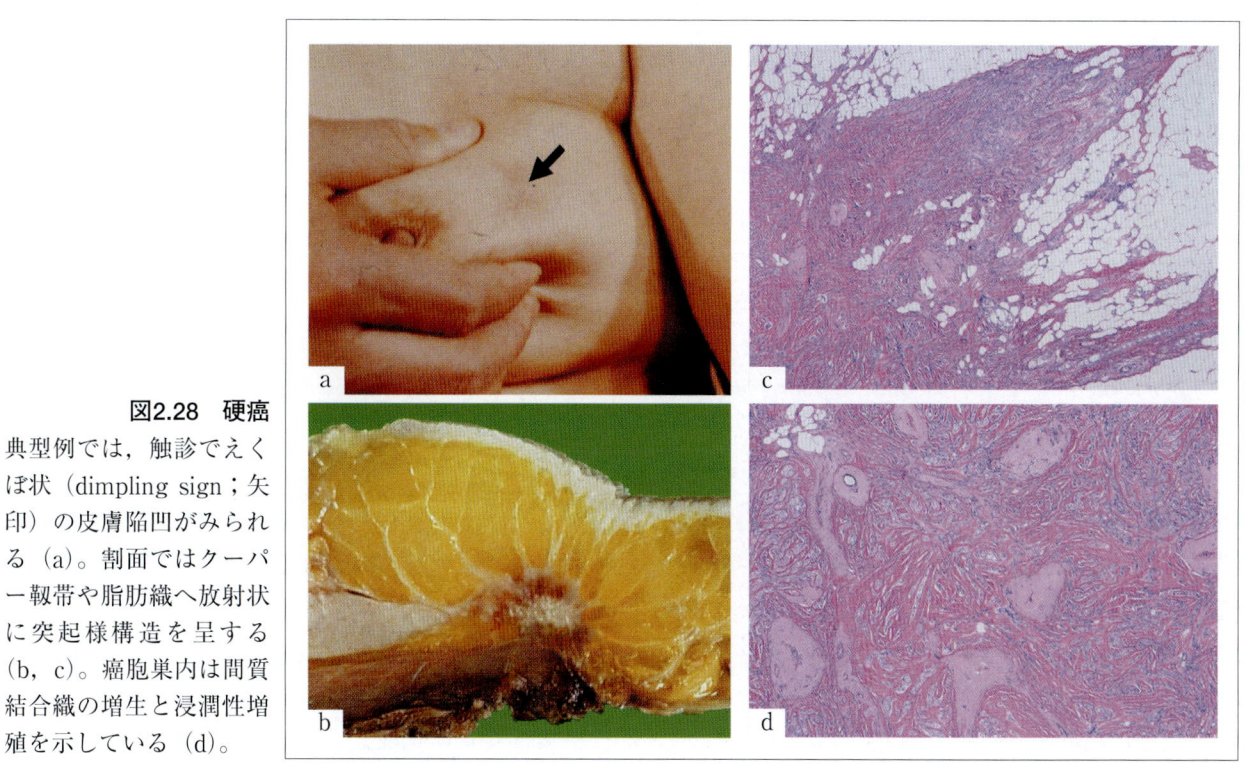

図2.28　硬癌
典型例では，触診でえくぼ状（dimpling sign；矢印）の皮膚陥凹がみられる（a）。割面ではクーパー靱帯や脂肪織へ放射状に突起様構造を呈する（b，c）。癌胞巣内は間質結合織の増生と浸潤性増殖を示している（d）。

管形成も乳頭腺管癌ほど目立たない。

　硬癌（scirrhous carcinoma；図2.28）：周囲間質への強い浸潤性増殖や間質結合織の増生を特徴とし，低分化で予後不良の組織型とされる。硬癌はその組織学的特徴を反映した臨床所見を呈することが多く，間質結合織の増生は触診で硬い腫瘤として触れる。また，超音波検査では後方エコーの減弱や欠損像として観察される。周囲間質への高度な浸潤はクーパー靱帯や脂肪織へ放射状に広がり，マンモグラフィでは特徴的なspicula像を呈する。組織学的には2種類に大別されている。1つは狭義の硬癌で，間質に索状，線状，小胞巣状に浸潤し乳管内成分がきわめて少ない型で，他の1つは広義の硬癌と呼ばれるもので，乳頭腺管癌ないし

— 45 —

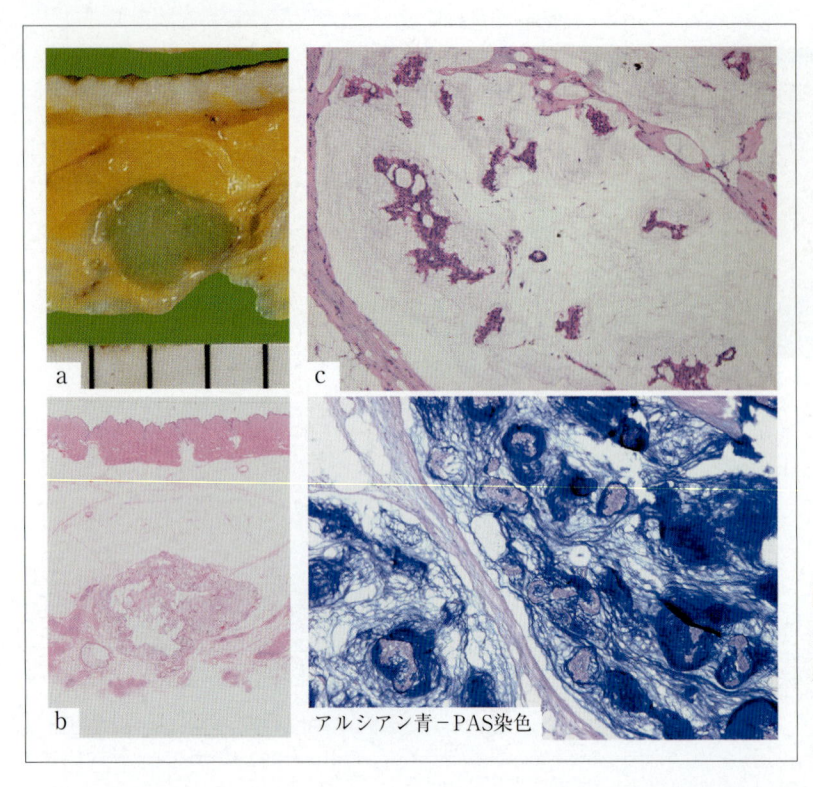

図2.29 粘液癌
通常みられる粘液癌（純型）は境界明瞭な腫瘤を形成し、内部に多量の粘液が存在する。組織学的には豊富な粘液巣のなかに癌巣が浮遊するように観察される。

は充実腺管癌由来の癌がびまん性に間質へ浸潤してきたものである。

(2) 特殊型

乳癌取扱い規約では発生頻度が比較的まれで特異な組織形態を示す乳癌を特殊型とし、11種類に亜分類している。また、特異な組織形態が癌巣の大部分（少なくとも2/3以上）を占める場合に本型とするが、一部にみられる場合は浸潤性乳管癌とし、その旨を付記する。特殊型の頻度は全型合わせても浸潤癌の10％前後を占めるに過ぎない。

粘液癌（mucinous carcinoma；図2.29）：細胞外の粘液貯留を特徴とする浸潤癌で、境界明瞭な限局性腫瘤として認められる。発生頻度は1～4％で、特殊型のなかでは頻度の高い組織型のひとつである。また、他の乳癌と比較してリンパ節転移が少なく、予後は良好と言われている。組織学的には癌巣全体に粘液がみられる純型（pure type）と、癌巣の一部に他の組織型を有する混合型（mixed type）の2種類がある。

髄様癌（medullary carcinoma）：大型の異型の強い核と明るい細胞質および明瞭な核小体を有する腫瘍で、充実圧排性増殖を示す。発生頻度は1～2％である。癌巣周囲に著明なリンパ球浸潤を伴うものもみられるが、この所見は付随的なもので病理診断には必須条件ではない。細胞異型が強いにもかかわらず、予後が非常に良好である。充実腺管癌との鑑別が問題となるが、癌細胞の形態で判断できる。

浸潤性小葉癌（invasive lobular carcinoma；図2.30）：非浸潤性小葉癌が間質結合織に浸潤をきたした腫瘍で、日本では1～2％、欧米では10～15％と発生頻度に差がみられていたが、現在では本邦でも5％前後と増加してきている。本型は晩期再発傾向が多いことから長期の経過観察が必要であり、また多中心性発生という臨床病理学的特徴を有しており、温存術式選択にあたっては十分な留意が必要とされる。なお、ER、PgRの陽性率が他の乳癌と比べて有意に高いといわれている。腫瘍細胞は小型で孤立散在性、線状配列を示し、細胞質は概ね好酸性で、核はクロマチンに乏しく、異型が弱い。また、浸潤形態として正常乳管を輪状に取り囲むように増殖するtargetoid patternや癌細胞が小葉外乳管に進展した場合、正常の乳管上皮と筋上皮細胞の間に分け入るように増殖した像（pagetoid spread）がしばしばみられる。

腺様嚢胞癌（adenoid cystic carcinoma）：発生頻度は1％以下とされている。発生年齢は60歳前後と高く、境界明瞭で可動性のある腫瘤を呈することが多く、線維腺腫と間違えられやすい。腫瘍径は2.5cm以下の報告が多く、またリンパ節転移も例外的で、温存手術の良い適応例である。しばしば痛みを伴うことも特徴のひとつとされる。組織学

図2.30　浸潤性小葉癌
肉眼的にはびまん性の腫瘍として認められることが多い（a）。
組織学的には硬癌よりは間質結合織の増生が少なく，癌巣が広範囲に広がっている場合も多い（b）。
癌細胞は小型で孤立散在性に増殖し，線状配列（indian file）を示す点が特徴である（c）。
また，核は円形で，染色性は淡く均一である（d）。

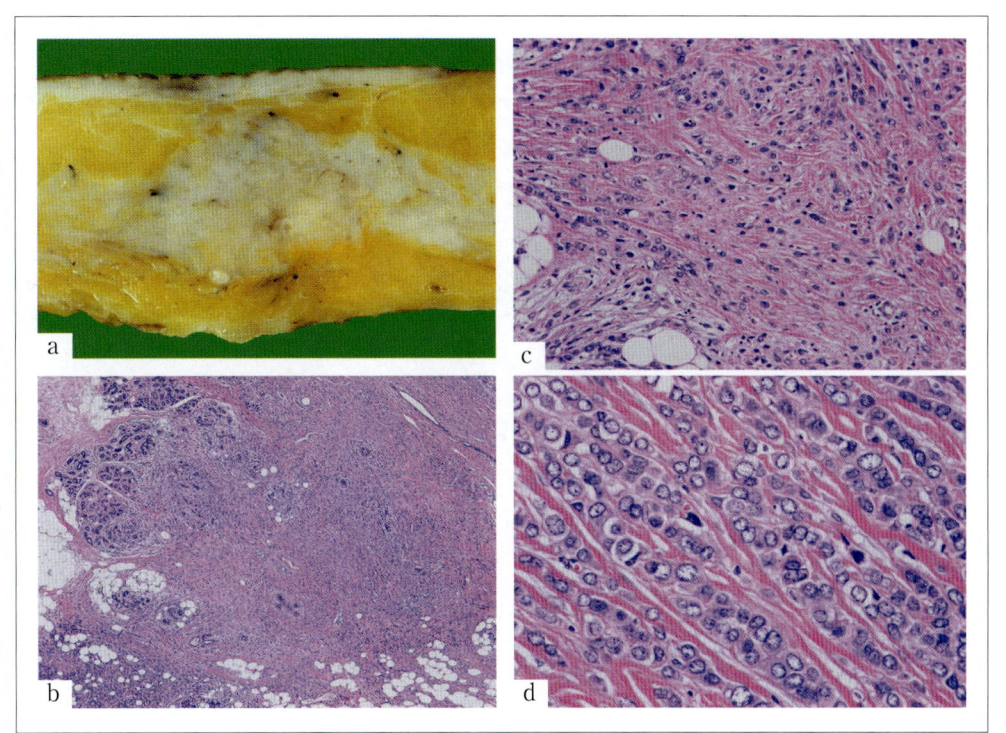

的には唾液腺，耳下腺と同様で，腺上皮細胞と筋上皮細胞が混在しており，癌巣内には真の腺管と偽嚢胞が認められる点が特徴である（biphasic pattern）。

扁平上皮癌（squamous cell carcinoma）：発生頻度は乳癌の0.1%程度で，腺癌が扁平上皮化生を起こしてきたものと解されている。腫瘍は急速に増大することが多く，腫瘍中心部に壊死や嚢胞を伴うことがある。組織学的には，その特徴である角化傾向あるいは細胞間橋を認める癌巣が優位なものを本型とし，乳頭腺管癌や充実腺管癌の一部に扁平上皮化生を認める症例は扁平上皮癌としてはならない。

紡錘細胞癌（spindle cell carcinoma；図2.31a）：発生頻度は0.1%以下で，きわめてまれである。本型の特徴として扁平上皮癌と同様，腫瘍径が大きく，嚢胞化傾向を示すことが多いとされる。組織学的には肉腫様の紡錘形細胞の浸潤が主体を占めるが，腫瘍内には癌胞巣（上皮性成分）が認められ，これらには移行像がみられる。したがって，肉腫様部分も癌細胞が紡錘形細胞に化生を起こしてきたものである。

アポクリン癌（apocrine carcinoma）：癌細胞の化生により細胞質が好酸性を呈する腫瘍で，発生頻度は0.1%以下であるが，最近増加傾向にある。

なお，アポクリン癌は浸潤癌であることから，非浸潤性乳管癌にアポクリン化生がみられた場合はアポクリン癌とは診断しない。癌細胞がアポクリン化生を起こしたものであるが，アポクリン化生自体は良性病変である乳腺症などにも存在することから，その良・悪性の鑑別には注意を要する。免疫組織化学的にはアポクリン細胞はgross cystic disease fluid protein-15（GCDFP-15）が陽性を呈する。

骨・軟骨化生を伴う癌（carcinoma with cartilaginous and/or osseous metaplasia；図2.31b）：きわめてまれで，化生を伴う癌のなかでは最も頻度が低い。また，予後不良で，肺，骨，脳などに血行性転移をきたしやすい。組織学的には癌巣内に骨あるいは軟骨化生病変が認められる。

管状癌（tubular carcinoma）：予後の良い腫瘍であり，発生頻度は1%前後で，年齢は閉経前が多いといわれている。腫瘍径は2cm前後と小さく，同側，対側乳房に多発する傾向にある。組織学的には高分化で，管腔形成を特徴とする浸潤癌である。細胞は管腔面に沿ってほぼ1層に配列し，個々の異型性は弱く，周囲には線維性間質を伴っていることが多い。

分泌癌（secretory carcinoma）：若年者に多いことより若年性乳癌（juvenile carcinoma）と呼ば

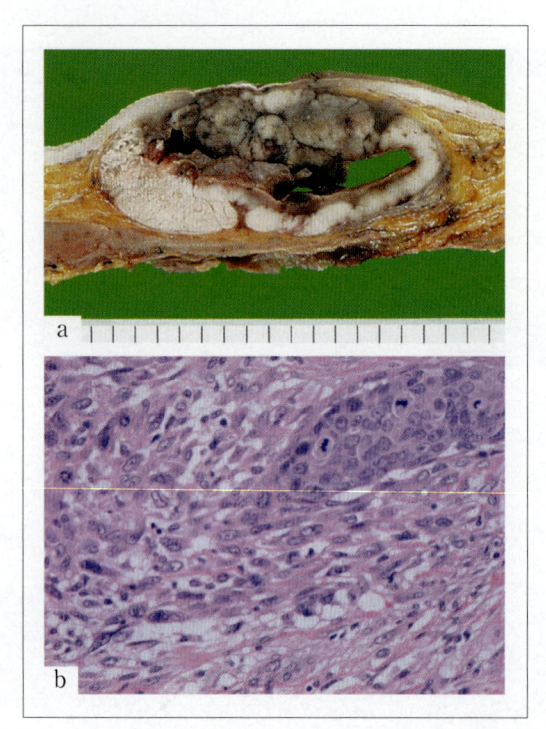

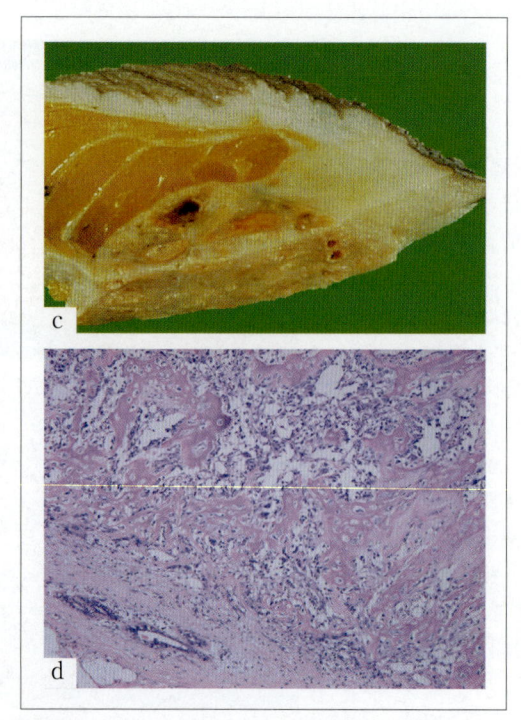

図2.31　特殊型
紡錘細胞癌（左）：腫瘍径が大きく，囊胞化傾向を示すことが多い（a）。組織学的には癌腫部分から，肉腫様形態を呈する紡錘形細胞への移行像を認める（b）。
骨・軟骨化生を伴う癌（右）：腫瘍は骨化生や軟骨化生の性状により硬度が異なる（c）。組織学的には癌巣内に骨あるいは軟骨化生病変が広範囲に認められる（d）。

れていたこともあったが，近年ではその旺盛な分泌像から分泌癌の名称で統一されている。発生頻度はきわめてまれである。組織学的には乳頭状，管状構造をとり，細胞の内外には好酸性の分泌物が認められ，甲状腺濾胞様にみえる像もある。

　カルチノイド腫瘍（carcinoid tumor）：特殊型の「その他」に分類されており，腫瘍細胞のほとんどが好銀性の神経内分泌顆粒を有している点が特徴である。最近はカルチノイド腫瘍という名称に代えて，内分泌細胞癌（endocrine cell carcinoma）あるいはcarcinoma with endocrine featuresなどの診断名が一般的になりつつある。好銀顆粒陽性細胞の証明には従来よりグリメリウス染色が行われてきているが，この染色法は非常に不安定であるため，現在ではクロモグラニンAなどの免疫染色による神経内分泌顆粒の同定がごく一般的となっている[4]。

3）Paget病

　Paget病（パジェット病；図2.32）は，臨床的には乳頭の湿疹，ビランを示し，組織学的には乳腺内に乳癌が存在し，それが乳頭部乳管を経由して乳頭皮膚に進展してきた組織型を指している。Paget病は非浸潤癌や浸潤癌と同格に扱われている3大組織型であるが，発生頻度は低く，0.5％程度である。なお，取扱い規約では，Paget病にみられる乳癌は非浸潤癌もしくは軽度の浸潤癌と規定されている。一方，他の乳癌で，乳管外浸潤を経由して皮膚に癌細胞が直接浸潤してきたものはPagetoid癌（図2.33）とし，Paget病と区別している。発生年齢は高く，閉経後が80％以上を占めている。組織学的には前述のように，乳腺内では概ね管内病変を示し，それが乳管を経由して，乳頭表皮内への進展をきたした癌であり，表皮内に認められる癌細胞はパジェット細胞と呼ばれている。パジェット細胞は大型で明るい細胞質と大きな核小体が目立ち，これらが表皮の重層扁平上皮内に孤立散在もしくは集簇して存在している。

Ⅵ. MRIと同一面を作るための病理標本の取扱いについて

　乳癌取扱い規約では，固定後の切除標本に対する割の入れ方について乳頭と腫瘍を結ぶ線に平行に割を入れ，この割線に沿って割を加えると記載されている[1]。しかし，MR画像の理解のためには，

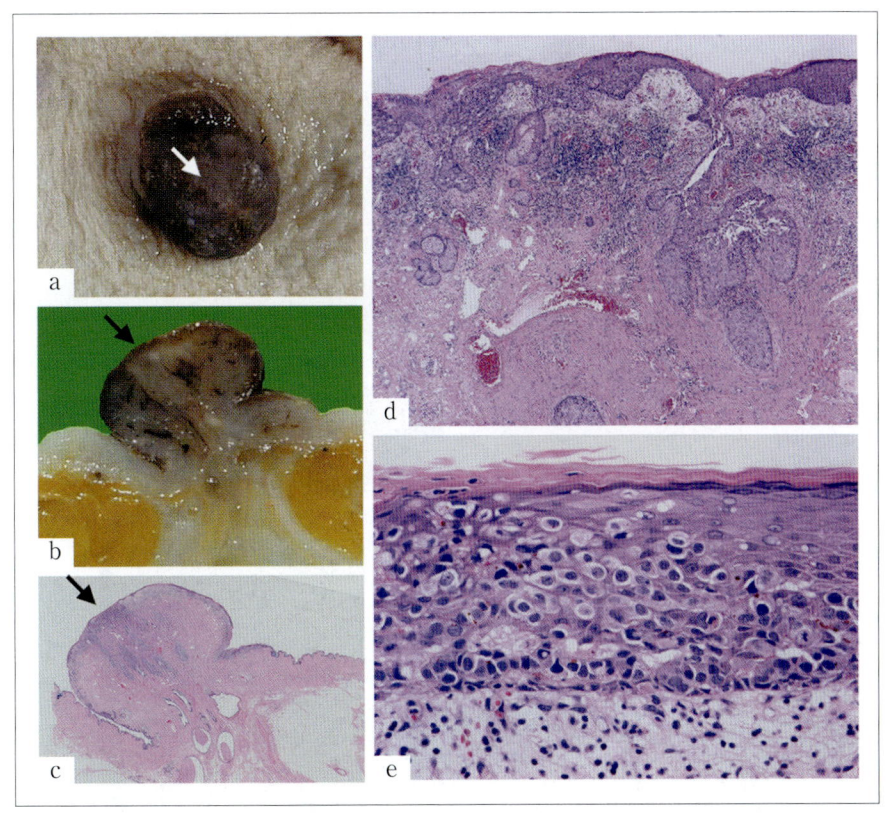

第2章　MRIをみるための乳腺病理

図2.32　Paget（パジェット）病

臨床的には乳頭の湿疹様皮膚病変（矢印）を持つ乳癌で，組織学的には乳腺内に乳癌が存在し，それが乳頭部乳管を経由して乳頭皮膚に進展してきた組織型である（a）。表皮内に認められる癌細胞はパジェット細胞と呼ばれ，大型で明るい細胞質と大きな核小体が目立つ（e）。

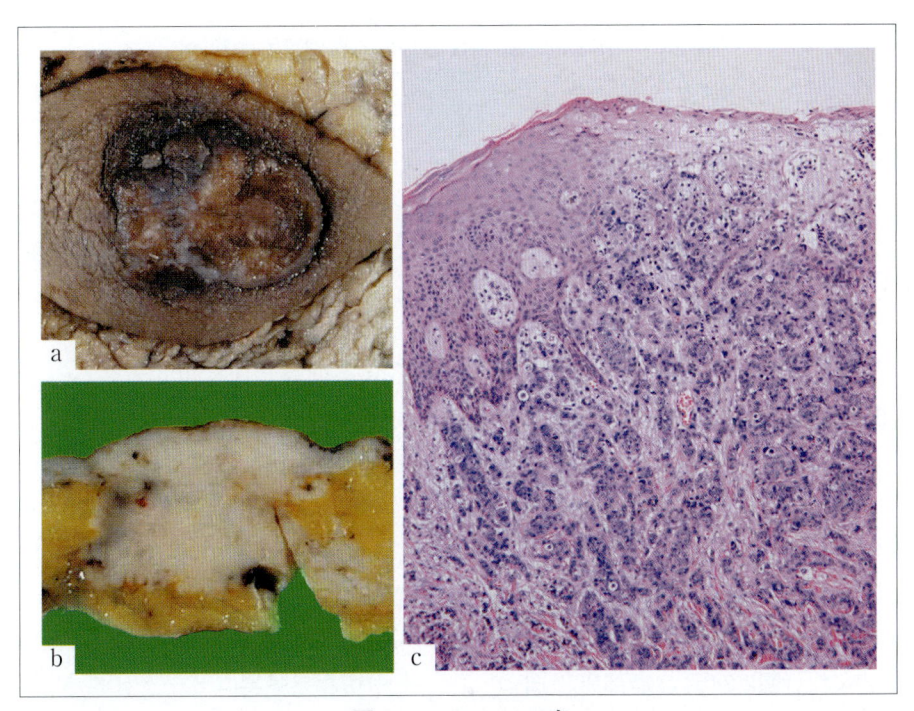

図2.33　Pagetoid癌

乳腺内癌巣の管外浸潤が著しく，癌細胞が皮膚に直接浸潤してきたもので，予後不良であるためPaget病と区別する必要がある。

— 49 —

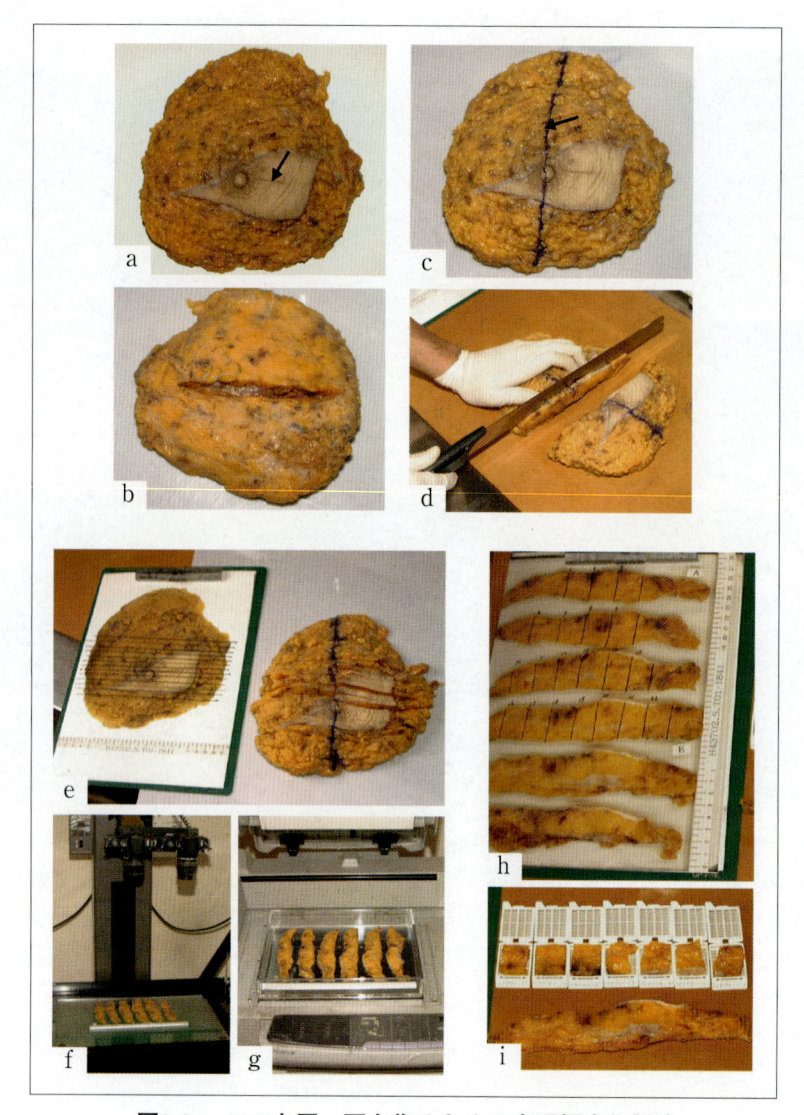

図2.34 MRIと同一面を作るための病理標本作製法

できるだけMR画像と同一面になるように組織標本を作製することが重要である。本書では，病理・放射線科・外科3者で組織標本をMRIと同じ水平断の方向で切り出しすることに決め，以下のような工夫を行った。

1. 乳房切除術標本の取扱いについて

1) 手術時に切除予定の皮膚に，メスでMRIの水平断と平行な割線を浅く入れておく（図2.34a）。
2) 免疫染色およびその他の目的で癌組織を採取する場合には，MRI水平断の方向と平行な線で大胸筋筋膜側より割を入れ（図2.34b），癌部露出面のうち，尾側面から組織を採取し（頭側の面がMRIの画像と同一面になるため），さらに，ホルマリン固定によって変形しないように，割を入れたところを絹糸で軽く合わせておく。
3) ホルマリン固定後の切り出し標本が左右にずれないように，ピオクタニン等の色素を用いて割線と垂直になるよう線を入れておく（図2.34c）。
4) 手術前にメスでつけた線に平行におよそ5〜8mmの間隔で切り出しを行い（図2.34d），さらに切り出した線をあらかじめ臓器コピーした乳房全体像の上にマジックでマークする（図2.34e）。
5) 標本がずれないように色素のラインを一致させて，並べた状態で写真と臓器コピーを撮影する（図2.34f, g）。
6) さらに各標本をカセットに入る大きさに切り，その切線を臓器コピー上に書き込む（図2.34h, i）。

2. 乳房温存手術標本の取扱いについて

　乳癌取扱い規約には，乳房温存手術の際は，乳頭と腫瘍を結ぶ線に直角に約5mm間隔で割を入れ，すべてを組織標本として作製し，断端の検索を行うことが望ましいと記載されている[1]。

　乳房温存手術標本もMRIと同一面にするため，術前に切除皮膚に水平方向のマーキングをつける。また，乳頭側の断端には絹糸をつけておく。術直後の病巣への割についても，乳房切除術と同様の操作を行い，絹糸で軽く縫合しておく。組織標本作製時は，水平線に平行に5mm間隔で割を入れて全割にて検索を行う。基本的には乳房切除と同じ操作法である。

3. 腫瘍摘出術標本の取扱いについて

　良性腫瘍や生検での腫瘍摘出術の際には，標本の頭側に2本の絹糸，正中側に1本の絹糸を術中につけて，組織標本作製時にはMR画像と同じ水平断の方向に割を入れて全割標本を作製する。

4. その他の標本の取扱いについて

　乳腺区域切除に関しても前述のような操作を行うが，特に乳頭に近い標本は約3mm間隔にして，詳細な病理学的検討を行っている。

VII. 乳腺細胞診および針生検の報告様式とその見方

　日本乳癌学会では2003年6月に「乳腺における細胞診および針生検の報告様式ガイドライン」[5]を冊子として発刊し，2004年5月の乳癌取扱い規約（第15版）[1]に再掲上されている。細胞診の報告様式は従来のパパニコロウのクラス分類（Class I～V）からの脱却を目指して策定されたもので，①検体の適正，不適正の設定，②診断基準の明確化，③推定される組織型の記載，および④判定区分による施設精度管理を付帯事項として設定している。特に穿刺吸引細胞診ではその病変部位の構成細胞や推定される組織型を記載することが細胞診断の基本姿勢である[6]ことを強調している。また，針生検においてはマンモグラフィで微細石灰化像を伴う非触知病変や存在する腫瘤の確定診断に施行される検査法であり，今後，急速な普及が予想される。乳癌取扱い規約に掲載されている針生検の診断報告様式には過剰診断（overdiagnosis）を防ぐ目的で「鑑別困難」というカテゴリーが細胞診と同様，設定されている。なお，細胞診や針生検の診断においては臨床側からの情報がきわめて重要であることから，臨床診断，経過，年齢，性別，部位，大きさの記載に加えて，マンモグラフィ，超音波，CT，MRI等の画像所見が得られている場合は併せて病理依頼書に記載することが望ましい。

1. 細胞診の報告様式

　報告書は判定区分とその所見より構成される。判定区分は検体不適正，適正に大別し，適正の場合はさらに4区分に分類する。

1) 判定区分と診断基準
①検体不適正（inadequate）

　標本作製不良（乾燥，固定不良，細胞挫滅・破壊，末血混入，厚い標本），または病変を推定するに足る細胞が採取されていないため診断が著しく困難な標本を指す。

　不適正とした標本はその理由を明記すること。
（付帯事項）本区分の占める割合は細胞診検査総数の10％以下が望ましい。
②検体適正（adequate）
a. 正常あるいは良性（normal or benign）

　正常乳管上皮および線維腺腫，乳管内乳頭腫，乳腺症，葉状腫瘍（良性），嚢胞，乳腺炎，脂肪壊死などが本区分に含まれる。

b. 鑑別困難（indeterminate）

　細胞学的に良・悪性の判定が困難な病変を指す。乳頭状病変（乳管内乳頭腫，乳頭癌），上皮増生病変（乳管過形成，ADH，低異型乳癌；篩状型等），上皮－結合織増生病変（葉状腫瘍；境界病変，一部の乳腺症型線維腺腫）など良・悪性判定が困難な細胞群が本区分に含まれる。

（付帯事項）本区分の占める割合は検体適正症例数の10％以下が望ましい。再検査，あるいは組織診（針生検，切開生検）を勧めることを考慮する。

c. 悪性の疑い（suspicious for malignancy）

主として異型の少ない非浸潤癌や小葉癌などが本区分に含まれる。
(付帯事項) その後の組織学的検索で「悪性の疑い」の総数の90％以上が悪性であることが望ましい。再検査，あるいは組織診（針生検，切開生検）を勧めることを考慮する。

d．悪性（malignant）
　乳癌，非上皮性悪性腫瘍などが本区分に含まれる。

2) 所見
　(1) 判定した根拠を具体的に記載する。
　(2) 乳癌取扱い規約組織分類に基づき可能なかぎり推定される組織型を記載する。

2. 針生検の報告様式

　報告書は判定区分と推定組織型より構成される。判定区分は細胞診と同様である。

1) 判定区分と診断基準
①検体不適正（inadequate）
　微小な標本，微細な病変および圧挫などによる変性のため診断に適さない標本を指す。
(付帯事項) 検体不適正の場合はその判断理由を明記する。
②検体適正（adequate）
a．正常あるいは良性（normal or benign）
　乳腺や脂肪，結合織のみで病変を同定できないか，目的の病変が採取されていない症例，あるいは明らかに良性と組織診断が可能な病変を指す。
b．鑑別困難（indeterminate）
　病変は確実に採取されているが，良・悪性の鑑別が難しい病変を指す。鑑別すべき組織型を明記すること。
(付帯事項) 経過観察を勧める，あるいは悪性の可能性が高いと思われる場合にはさらなる生検を勧めることを考慮する。

c．悪性の疑い（suspicious for malignancy）
　悪性が強く疑われるが，病変の量が少なく悪性としての確定診断ができない標本を指す。
(付帯事項) 再度の針生検またはさらなる生検を勧めることを考慮する。

d．悪性（malignant）
　明らかに悪性としての組織診断が可能な病変を指す。

2) 推定組織型
　乳癌取扱い規約組織分類に基づき可能なかぎり組織型を推定し，特に悪性の場合は非浸潤性，浸潤性の有無を記載する。なお，この組織型診断は病変のすべてを網羅していないことから，後の生検，手術標本の組織型と必ずしも一致しない可能性があることを付け加える。

参考文献
1) 日本乳癌学会・編：臨床・病理 乳癌取扱い規約 第15版，金原出版，2004．
2) 坂元吾偉：乳腺腫瘍病理アトラス 改訂第2版．篠原出版，1995．
3) 坂元吾偉，芳賀駿介・監：非浸潤性乳管癌の基礎と臨床．篠原出版新社，2001．
4) 土屋眞一：乳腺疾患Ⅰ・Ⅱ—おさえておきたい組織像とその鑑別診断—．病理と臨床，19，5，2001．
5) 日本乳癌学会・編：乳腺における細胞診および針生検の報告様式ガイドライン．金原出版，2003．
6) 土屋眞一・監：カラーアトラス乳腺細胞診．医療科学社，2000．

非浸潤性乳管癌とADH（atypical ductal hyperplasia）

　乳癌検診の普及につれ，早期乳癌の発見率が増加しているが，それに伴い前癌病変あるいは良悪性境界病変と呼ばれる存在が注目を集めるようになってきている。ADHもそのひとつで，その診断基準は「非浸潤性乳管癌の病理組織診断基準の一部を有するが，これを完全に満足していないもの」とされている（図[1]）。ADH登場の歴史的背景をみると，その個体の生命に影響を及ぼす浸潤癌であっても，微小の非浸潤性乳管癌でも乳房切除という画一的な治療が行われることを防ぐためにつけられた組織診断名である。すなわち微小な非浸潤性乳管癌に"癌"という診断名をつけないように考えられた診断名と理解してよい。本質的にはごく早期の乳癌であり，温存手術時の断端にADHがみられたときは追加切除が望ましい。

参考文献

1) Page, D. L., Rogers, L. W.: Combined histologic and cytologic criteria for the diagnosis of mammary atypical ductal hyperplasia. Hum. Pathol., 23, 1095～1097, 1992.

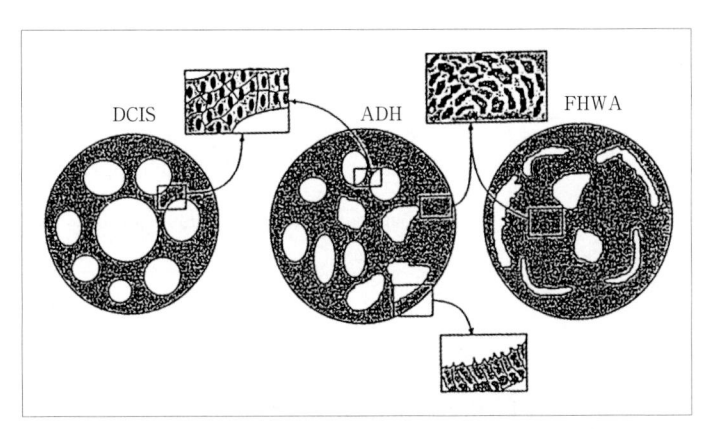

図　乳管内癌（DCIS），異型乳管過形成（ADH）および異型を伴わない高度乳管過形成（FHWA）の鑑別シェーマ〔文献1）より引用〕

乳腺症の考え方（ANDIの分類）

最近，良性乳腺疾患に対してANDI（aberration of normal development and involution）という概念が導入されている．すなわち，乳腺症とされたものの大部分は基本的には"病気"ではなく，加齢に応じた乳腺組織の退縮および逸脱であるという考え方である．乳腺症において臨床症状と病理組織像の間に明確な一貫性がなく，腫瘤を形成する組織像だけで，乳腺症と規定するに十分な整合性が認められなかったことがこの導入背景である．

ANDIでは表[1]で示すように，乳腺症を含む乳腺良性疾患を3つのカテゴリーに分けてあるが，これは将来，それぞれの病変が浸潤癌になる相対危険率によって分類してある．良性乳腺疾患の新たな分類として，わが国でも次第に定着してくるものと思われる．

参考文献
1) 渡辺騏七郎：乳腺症とその周辺．乳癌の臨床，9，194〜201，1994．

表　乳腺良性病変の新分類[1]
良性乳腺組織の病理検査に基づく将来の浸潤性乳癌発生の相対的危険率による分類

---

1. 非増殖性病変　Nonproliferative lesions
   —No increased risk—

Adenosis	Hyperplasia（mild）	Fibrosis
Apocrine metaplasia	Duct ectasia	Mastitis
Cyst	Fibroadenoma	Squamous metaplasia

2. 異型を伴わない非増殖性病変　Proliferative lesions without atypia
   —Slightly increased risk（1.5-2 times）—
   Hyperplasia（moderate or florid）
   Papilloma
   Sclerosing adenosis（well developed）

3. 異型を伴う非増殖性病変　Proliferative lesions with atypia（Atypical hyperplasia）
   —Moderately increased risk（4-5 times）—
   Atypical hyperplasia（borderline lesion）
   { ductal
   { lobular

coffee break

異型嚢胞腺管
（atypical cystic duct：ACD）

　乳癌の境界病変については現在のところ，諸説があり明確な結論は出ていないが，欧米では異型乳管過形成（atypical ductal hyperplasia：ADH）と異型小葉過形成（atypical lobular hyperplasia：ALH）が境界病変として認知されている。

　一方，土屋[1]は1998年にこれらとはまったく異なる概念で異型嚢胞腺管（atypical cystic duct：ACD）が乳癌の境界病変であると提唱している。ACDは肉眼的（割面）にはとらえられない微小病変であり，従来は乳腺症の一部（閉塞性腺症）として見逃されてきたと考えられる。その組織学的特徴は1層の円柱〜立方状の上皮細胞（N/C比は正常乳管上皮に比べて大きい）に裏打ちされた嚢胞状腺管で，内腔には淡灰色〜淡赤色に染まる分泌物を有しており，5〜数10個の腺管が集簇して1つの構成単位を形成する（図1）。形態学的には悪性と診断できない病変である。乳癌全割標本200例用いた検討[2]では，ACDの頻度は22％と高頻度に認められた。また多くのACD存在症例ではACDと癌巣が近接しており（図2），連続切片の検討にてもACDから低乳頭癌への連続性が証明された[2,3]。このことからACDと乳癌が非常に密接した関係を有することが推測される。ACD存在乳癌の組織型は乳管癌が多くを占め，小葉癌はわずかであったことから，ACDは乳管癌に関連する病変と考えられる。閉経との関係では，ACD存在乳癌が有意に閉経前に多く，閉経前の乳癌の発生に関与している可能性が示唆される。免疫組織学的な検討では，p53は癌巣で陽性のものはACDにおいても有意に陽性を示しているが，癌巣と異なりc-erbB2の発現はみられず，Ki-67 labeling indexが低値を示すことから，ACD部分の悪性度，増殖能は低いと思われる。p53は癌化の初期段階で変異を示す報告例があることから，ACDは乳癌の境界病変あるいは前癌病変としての位置づけがなされるものと考えられる。

　近年施行されるようになった針生検，マンモトーム生検においてACDが観察されたときは周囲に癌が存在している可能性があり，厳重な経過観察が必要である。MRIでは，ACDは乳腺症に近い像を呈することが多いが，造影効果が強く非浸潤性乳管癌に近似することもある。

参考文献
1) 土屋眞一：乳腺疾患での境界病変の現状と新たな境界病変の提言．癌の臨床，44，548〜555，1998.
2) Kusama, R., Fujimori, M., Tsuchiya, S., et al.: Clinicopathological characteristics of atypical cystic duct (ACD) of the breast: assessment of ACD as a precancerous lesion. Pathol. Int., 50, 793〜800, 2000.
3) 草間　律，松山郁生，土屋眞一：異型嚢胞腺管（ACD）．病理と臨床，19，467〜473，2001.

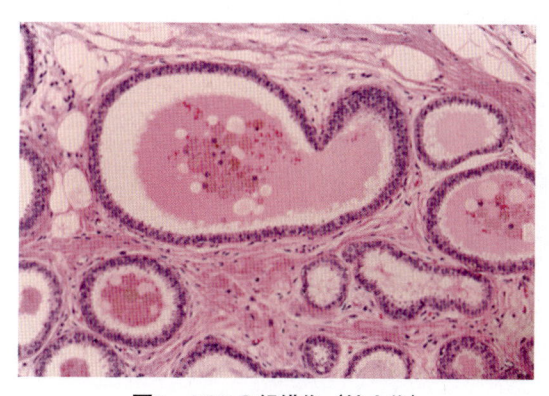

図1　ACDの組織像（拡大像）

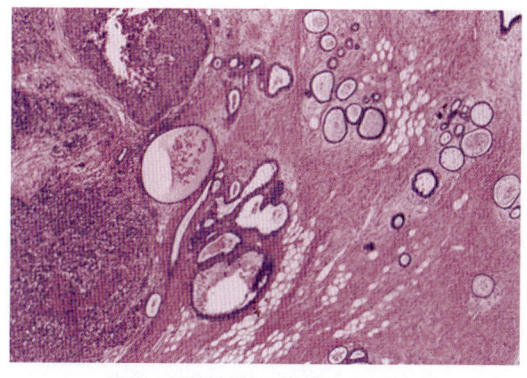

図2　浸潤癌巣に隣接するACD

日本人乳癌の現況

　1996年の地域がん登録から推定した乳癌罹患数（表1）は29,448人であり，全癌罹患数（女性）199,067人の14.8％を占め，大腸癌，胃癌についで第3位である。また，年齢構成の変化を補正した年齢調整罹患率は人口10万人あたり38.9で，臓器別の第1位となっている。2001年の日本人女性乳癌の死亡数は9,654人で，全癌死亡数（女性）119,265人中の8.1％を占める。臓器別にみた年齢調整死亡率は11.1で，胃癌，大腸癌，肺癌に次いで第4位である。年齢階級別死亡率では35歳以降急速に上昇し，30～50歳代のいわゆる壮年層の臓器別死亡率では第1位となっている（表2）。このように死亡年齢が比較的若い時期（壮年層）にひとつのピークにあることも乳癌の特徴で，女性にとって，心理面はもとより社会的にも大きな影響を与えている。乳癌死亡数の年次推移（表3）では1960年時の5.7倍に相当し，1988年に富永らは乳癌将来予測値として2000年の乳癌死亡数が8,000人と予測したが，同年の実測死亡数は9,171人で大幅に上回っている。以上のように日本人女性の乳癌罹患率および死亡率ともに急激なカーブを描いて欧米に近づいていくことは紛れもない事実である。したがって，乳癌の診断および治療において早期発見，早期治療が死亡率を低下させる最も重要な要素であり，乳癌に携わる臨床医，病理医ならびにコメディカルの専門スタッフの育成と正確な診療手順や技術の確立が急務である。

表1　臓器別癌罹患数および年齢調整罹患率（女性）

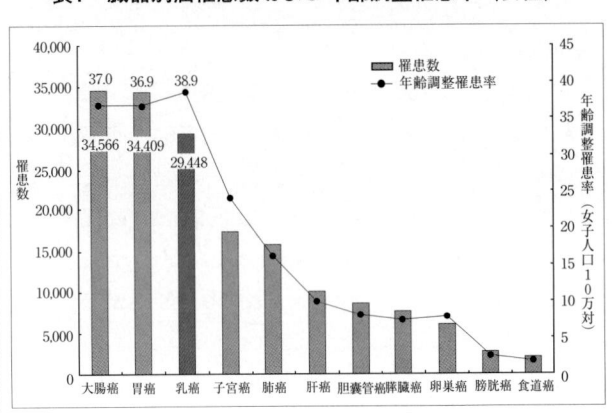

表2　壮年層（30～50歳女性）の年齢階級別死亡率（2001年）

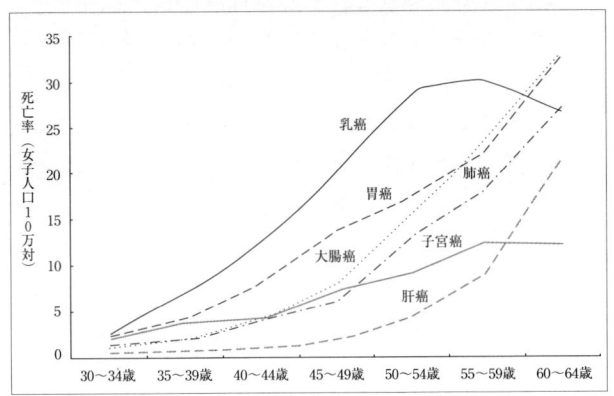

表3　乳癌（女性）死亡者数・死亡率の年次推移

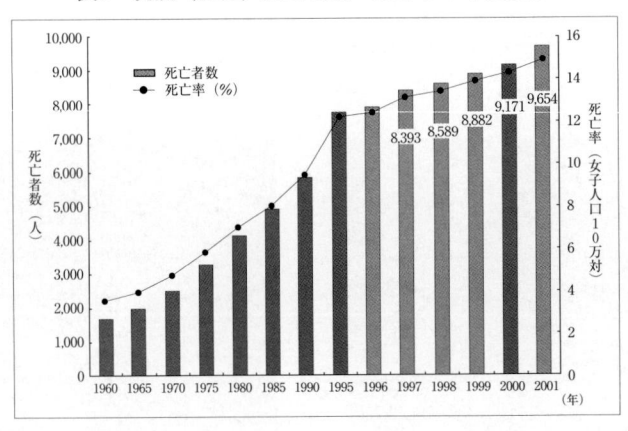

coffee break

Invasive micropapillary carcinoma

　乳腺のinvasive micropapillary carcinoma（IMPC）は，微小乳頭状の癌胞巣が明瞭な空間と細い結合織性間質に囲まれた特徴的な形態を示す浸潤性乳癌の一亜型である（図1）。

　Siriaunkgulら[1]によりはじめてその名称が用いられ，2004年のWHOには初めて本型が記載されている。また，近年の多数例の報告ではIMPCの占有面積および腫瘍径にかかわらず著明なリンパ管侵襲（図2）と広範なリンパ節転移を伴う特徴的な組織型であることが一致した見解である。さらに，術後追跡に関して津曲ら[2]は浸潤性乳管癌のなかで予後が悪いとされる硬癌とIMPCを比較して，IMPCの5年再発率（硬癌24.0%，IMPC 62.6%）や5年生存率（硬癌85.6%，IMPC 50.5%）で，有意に悪性度が高いことを指摘している。

　乳癌の手術療法はリンパ節郭清の省略を含め縮小化傾向にあるが，本組織型の診断，治療にあたっては病理医と臨床医との間で十分な情報を共有する必要がある。

参考文献

1) Siriaunkgul, S. et al.: Invasive Micropapillary Carcinoma of the Breast, Modern Pathology, 660～662, 6, 1993.
2) 津曲幸二・他：乳腺のInvasive Micropapillary Carcinomaの臨床病理学的検討．乳癌の臨床，341～348, 16, 2001.

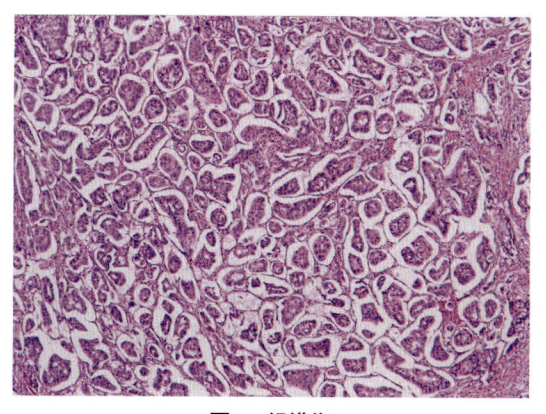

図1　組織像

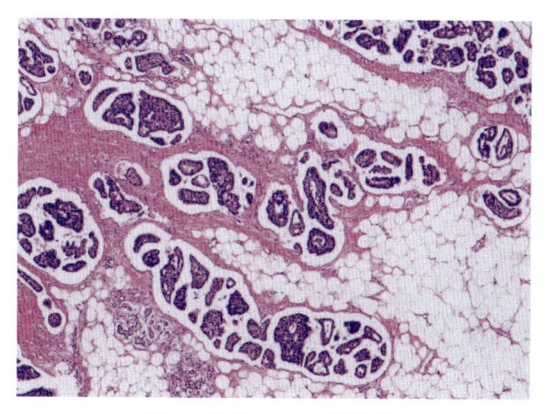

図2　著明なリンパ管侵襲

第3章　乳腺診療の実際とそのフローチャート

　本章では，乳腺疾患の診断の簡単な手順とその後の外科的治療について述べる。

I．外来での診断のながれ

　外来に乳腺疾患の患者が受診するきっかけは，以下のような理由によることが多い。
　①乳房の腫瘤または硬結を自覚，②乳房痛，③乳頭異常分泌，④検診等で精査を勧められた場合

1．問診

　患者背景から乳癌のリスクを考慮する（表3.1）。また，閉経の有無，閉経前であれば月経周期，妊娠の有無についても聞き取らなければならない。

2．視・触診

　視・触診の具体的な方法については他の成書を参照されたい。触診での病変の位置は乳癌取扱い規約で定められたA−E´の領域で記載する（図3.1）。日常診療で遭遇する代表的な乳腺疾患と典型的な所見を以下にあげる。
　○炎症，膿瘍──局所の発赤，熱感，圧痛
　○乳腺症──月経周期に関連した乳房痛，硬結
　○線維腺腫──境界明瞭，表面平滑で可動性良好な腫瘤
　○乳管内乳頭腫──乳頭異常分泌（乳癌のこともある）
　○女性化乳房症──青年や高齢者の男性。乳腺の腫大と痛み
　○乳癌──多くは無痛性の腫瘤として発見される。

3．マンモグラフィ，乳腺超音波検査

　問診と視・触診で疾患をある程度絞り込んだ後，マンモグラフィと超音波検査を行う。これらの検査の具体的な検査方法，所見の読み方については他の成書に譲る。

4．穿刺吸引細胞診，針生検

　マンモグラフィ，超音波検査で病変と判断された場合は，必要に応じて穿刺吸引細胞診，さらには針生検等が行われる。また，乳頭異常分泌症例に対しては，乳汁のCEA濃度の測定，乳頭分泌物細胞診が行われる。マンモグラフィでの微細石灰化病変に対しては，ステレオガイド下の針生検やマンモトーム生検が施行される。

5．乳腺CT，MRI検査

　マンモグラフィ，超音波検査の他に，質的診断，広がり診断を目的に，乳腺CT，MRI検査が追加される症例が増えてきている（付：これらの検査は穿刺吸引細胞診，針生検施行前後に行われるが，針生検の際に出血をきたし画像に影響を及ぼす可能性があるため，針生検前に行われるほうが望ましい）。

6．乳管内視鏡検査

　乳頭異常分泌症例に対して直接乳管内を観察する検査であり，生検も併せて行われることがある。

　乳腺疾患は多様であり，各々の症例で検査法の選択，診断手順が異なる。乳房腫瘤，乳頭異常分

表3.1　女性乳癌のリスク因子

因子	高危険群	低危険群	関連の強さ
年齢	高齢	若年	＋＋＋
国	北米，北欧	アジア	＋＋＋
地域	都市部	農村部	＋
職業，社会階層	高	低	＋
婚姻状態	未婚	既婚	＋＋
初産年齢	高齢，30歳以上	若齢，20歳以下	＋＋
授乳	なし	数年	＋
初潮年齢	早い，11歳以下	遅い，16歳以上	＋
閉経年齢	遅い，55歳以上	早い，44歳以下	＋
肥満，閉経後	肥満群	標準体重群	＋
良性乳腺疾患既往	あり	なし	＋＋
乳汁中の異型細胞	あり	乳汁分泌なし	＋＋＋
マンモグラフィの結節性濃度	乳腺高濃度＞75％	実質が脂肪	＋＋
ホルモン補充療法	長期使用	なし	＋
経口避妊剤	若年の長期使用	なし	＋
放射線被曝	頻回または高線量	最小線量	＋＋
アルコール飲用	飲用	非飲用	＋
母と姉妹の乳癌	あり	なし	＋＋＋
母または姉妹の乳癌	あり	なし	＋＋
乳癌の既往	あり	なし	＋＋＋
卵巣／内膜癌既往	あり	なし	＋

＋＋＋：相対リスク（RR）＞4.0，＋＋：2.1＜RR≦4.0，＋：1.1＜RR≦2.0
(黒石哲生：日本の乳癌の動向とリスク因子．癌の臨床．46・5，423〜431，2000.より）

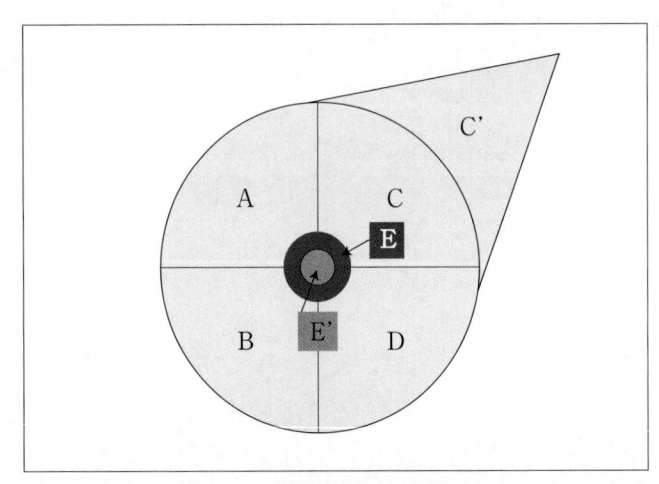

図3.1　乳房内の領域取り決め
〔日本乳癌学会・編：乳癌取扱い規約（第15版），金原出版．より改変〕

図のように内上部（A），内下部（B），外上部（C），外下部（D），乳輪部（E），乳頭部（E'）の領域に分け，癌の浸潤が各領域内のみに存在するものは相当する略号をもって表し，2つ以上の領域にわたるものはより多く占める領域から順に記載する。なお，C'はいわゆる腋窩乳腺部に発生したものを示す。腫瘍の初発部位を推定できる場合はその記号の下に下線を引く（例：DBE）。

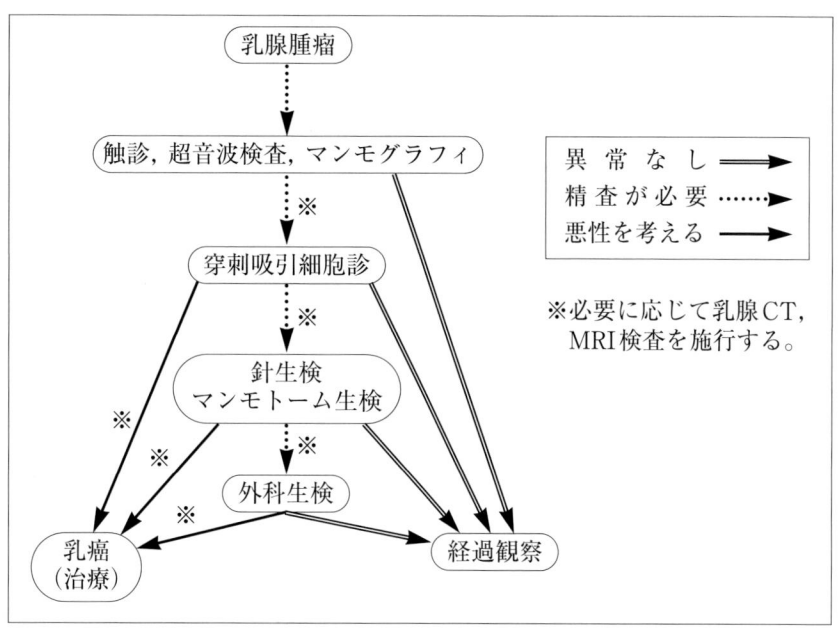

図3.2　乳房腫瘤を認めた場合の診断の進め方

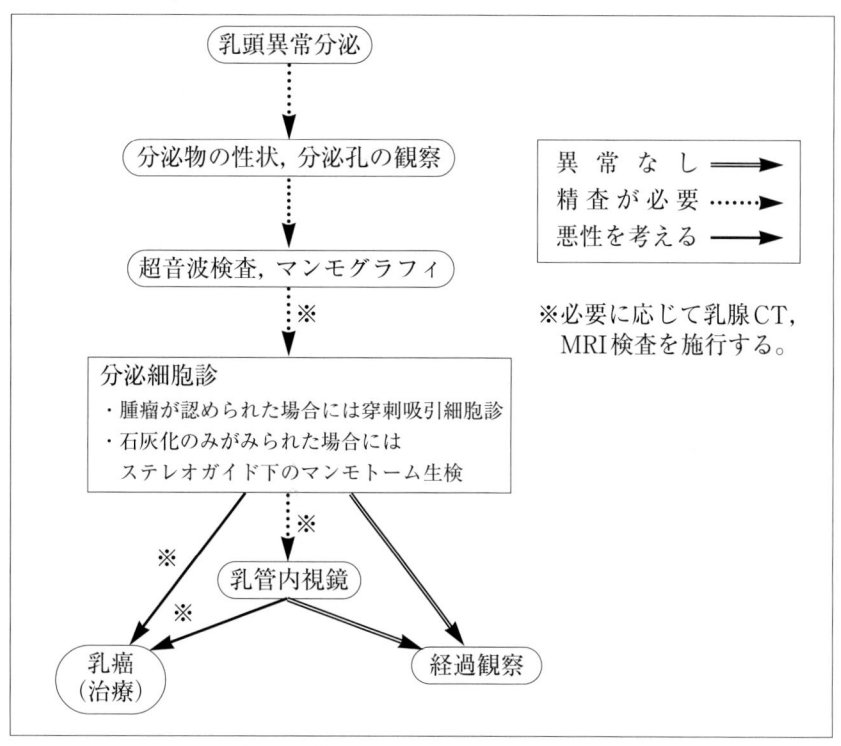

図3.3　乳頭異常分泌を認めた場合の診断の進め方

泌，微細石灰化病変の診断の進め方をフローチャートで示す（図3.2～図3.4）。

Ⅱ．病理組織学的検査

　細胞診，組織診の一般的な適応としては乳癌である可能性を除外できない病変に対して行われる。通常は侵襲度の低い細胞診が優先されるが，診断の確実性は組織診と比べて低い。また，最近は標本採取の確実性を高めるため，超音波，マンモグラフィなどのガイド下に細胞診，組織診が施行されることがある。以下に侵襲度の低いものから記述する。図3.5は，生検法の診断の確実性と侵襲度を示す。

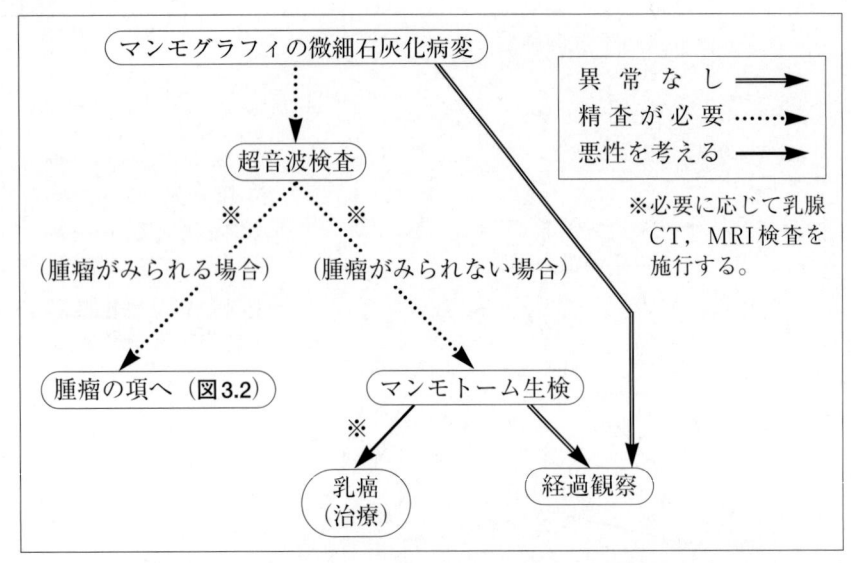

図3.4 マンモグラフィの微細石灰化病変の診断の進め方

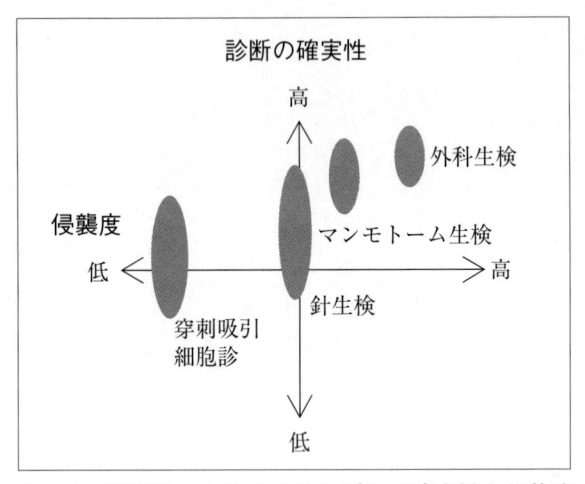

図3.5 細胞診，生検法のそれぞれの確実性と侵襲度

図3.6 穿刺吸引細胞診の手技
（土屋眞一・監：カラーアトラス 乳腺細胞診．医療科学社，2000．より）

1. 穿刺吸引細胞診
（fine needle aspiration：FNA）

　腫瘤を触知する場合と超音波検査やマンモグラフィなどで病変が認められる場合に施行される。通常はディスポの注射器と21〜23ゲージ程度の細い注射針を使用する。腫瘤の直上の皮膚を消毒後，腫瘤に穿刺し陰圧をかけ採取した細胞集塊をスライドガラスに吹き出して，すりあわせをせずにすばやく固定を行う（図3.6）。手技が比較的簡単で，無麻酔下に外来で施行可能である。触診，画像診断を併せてFNAで確定診断が得られれば，生検を省くことができる。広く行われている方法である。

付）乳頭分泌細胞診

　乳頭異常分泌のある症例に対して行われる。直接塗抹法は患側の乳頭を軽く圧迫すると乳管洞に貯留していた分泌物が乳管口より出てくるので，スライドガラスを押し当てて採取し，すばやく固定する（図3.7）。しかし採取細胞量が少なく，標本状態が悪いことがあるため細胞判定が容易ではない場合が多い。乳頭分泌液中のCEA濃度を測定する市販キットを用いて同時に検査することがある。

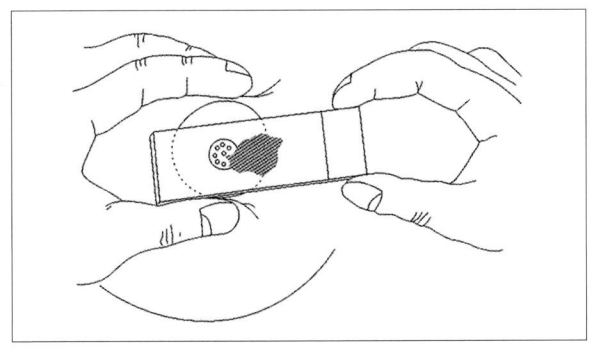

図3.7　乳頭分泌細胞診の手技
（土屋眞一・監：カラーアトラス　乳腺細胞診．医療科学社，2000．より）

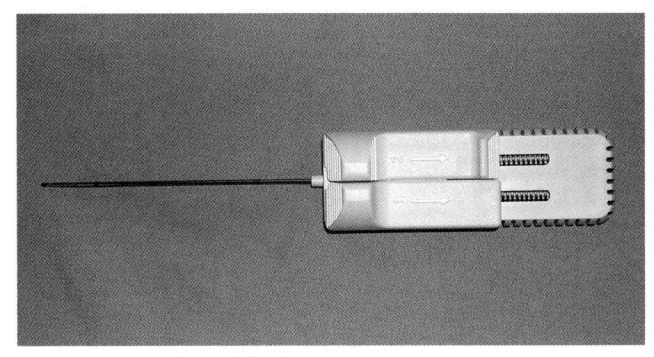

図3.8　針生検の器具
Disposable Biopsy System Tru-Core Ⅱ（MD Tech社）

2. 針生検（core needle biopsy：CNB）

　針生検はごく小さな切開で，目的とする腫瘍の組織片を採取し病理組織診断を行う検査である。前述の穿刺吸引細胞診よりは侵襲度は高くなるため，FNAにて確定診断に至らず，かつ悪性を否定できない症例に施行されることが多い。

　実際の手順は，少量の局所麻酔で3mm程度の皮膚切開を行った後，16ゲージ（または14G）のcore needle（図3.8）を用いて1回の刺入で1片の棒状の組織を採取する。採取の際に針先端が大胸筋筋膜を貫通して筋肉内への癌細胞の撒布が起こらないように注意しなければならない。しかし，最近，次項のマンモトーム生検の登場以来，針生検よりマンモトーム生検が行われる施設が次第に増えてきている。

3. マンモトーム生検（vacuum-assisted breast biopsy system：mammotome）

　従来の針生検が組織の回収に際して，そのつど針の抜き差しを行う必要があるのに対し，吸引装置を利用したマンモトームは1回の刺入で目的とする病変から多数の検体の採取が可能である（図3.9）。さらに針生検と比較して検体量が多く組織の挫滅が少ない利点があげられる。最近はハンディタイプのものが開発され，操作性が一段と向上し，マンモグラフィガイド下のみならず，超音波検査で認識される腫瘍性病変に対しては超音波ガイド下マンモトーム生検も可能である。

4. 外科的生検（incisional biopsyおよびexcisional biopsy）

　外科的生検には，局所麻酔下で皮膚切開し腫瘍の一部を生検するincisional biopsyと，腫瘍全体を取りきるexcisional biopsyの2つがある（図3.10）。incisional biopsyの目的が診断の確立にあるのに対し，excisional biopsyは良性病変と一部の悪性病変の治療を兼ねることがある。しかし，針生検，マンモトーム生検に比較して，より侵襲の高い方法であり，適応として穿刺吸引細胞診，針生検にて確定診断が困難な症例に対し施行されてきたが，最近では低侵襲のマンモトーム生検が優先され，同法が行われる機会は減少している。また，マンモグラフィのみで微細石灰化病変が認められる症例に対してフックワイヤーを挿入して切除する生検もあるが，これに対しても前述のマンモトーム生検が施行されることが多い。

5. プローベランペクトミー（probe lumpectomy）

　主に乳癌の可能性のある病変に対して施行される方法であるが，生検的円状切除で周囲に正常組織をつけて切除する方法である。excisional biopsyよりも腫瘍周囲に約1cmの肉眼的な正常乳腺をつけて切除するため，操作による癌の撒布を考慮するとより安全な方法である（図3.11）。

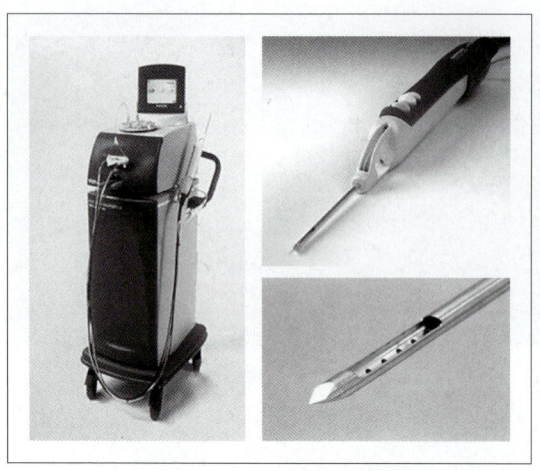

図3.9a　マンモトーム機器
ハンディーマンモトーム®とマンモトーム生検針

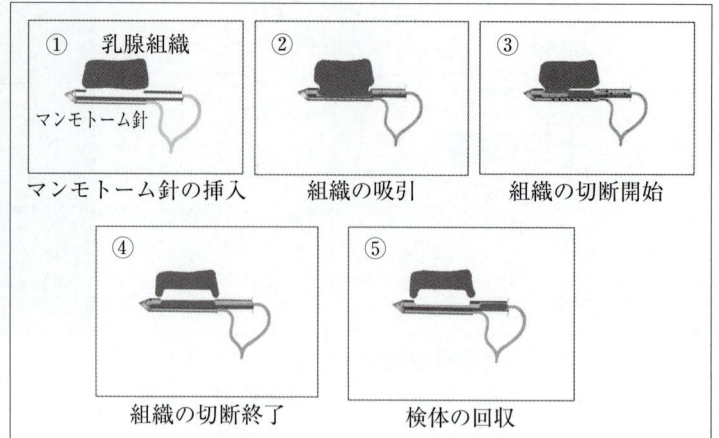

図3.9b　マンモトームの操作

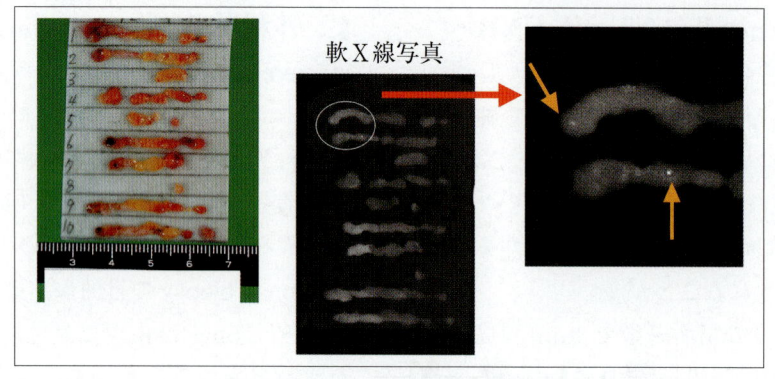

図3.9c　マンモトームの検体
取れた検体の軟X線写真を撮影し，石灰化（→）を確認する。

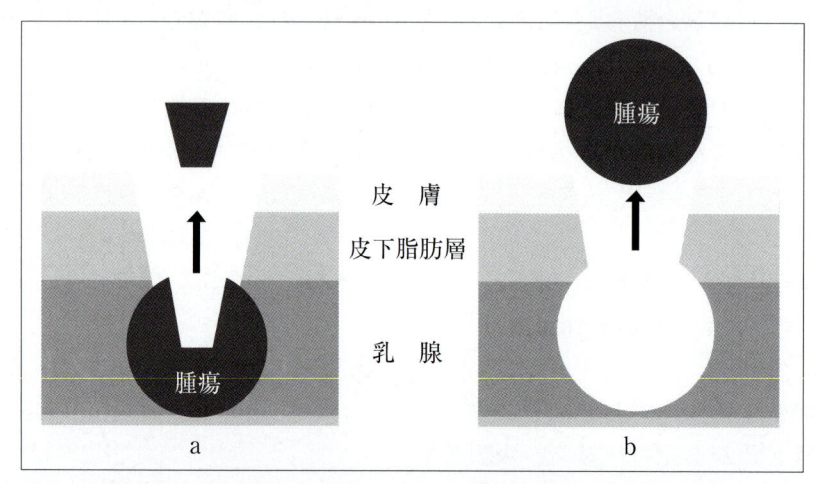

図3.10　Incisional biopsy（a）と Excisional biopsy（b）

6. 乳管腺葉区分切除術
   （microdochectomy）

　主に，乳頭異常分泌症例に対して病的乳管を切除する方法で，治療的要素も含まれる。手技は，分泌乳管開口部から色素を注入し，乳輪外縁切開下に染色範囲を切除する方法である。

III. 乳癌の手術法について

1. 手術法の変遷

　乳癌に対する治療として，外科手術，化学療法，

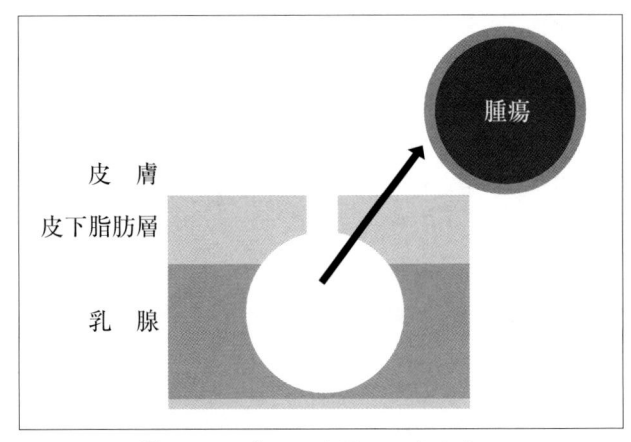

図3.11　プローベ ランペクトミー
腫瘍周囲に約1cm厚の正常部をつけて切除する。

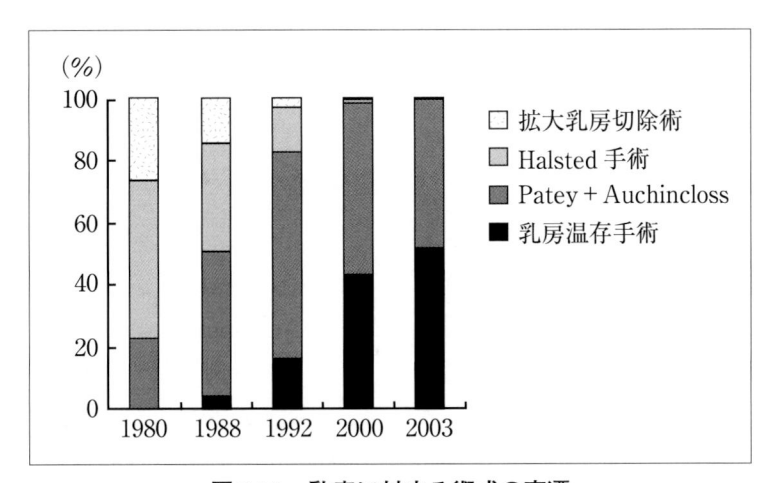

図3.12　乳癌に対する術式の変遷
(Sono, H.: Results of questionnaires concerning breast cancer surgery in Japan 1980-2003. Breast Cancer, 12, 1〜2, 2005. より改変)

内分泌療法，放射線照射などがあるが，早期に発見し外科的治療を行うことの重要性はいうまでもない。術式に関してはHalstedの手術法が長い間，定型手術として行われてきたが，1970年代に入り胸筋を温存した縮小手術によってもHalsted法と同程度の術後生存期間が得られることが明らかになり，胸筋温存手術はHalstedの手術に十分代わりうる治療であることが認知された。さらに術式の縮小化の波は続き，最近の10年間ではわが国においても乳房切除術に変わり乳房温存手術の占める割合が増え，乳癌手術の40％以上を占めるに至っている（図3.12）。また形成外科分野のめざましい進歩もあり，乳房再建術が術式の選択肢のひとつとなり手術方法はますます多様化してきている。本項では，再建術については他の成書に譲る。

2．手術法

手術記載については，乳癌取扱い規約（第15版）に準じて術名の他，侵襲部位の略号を付記し，カッコ内に通称名（術式提案者名など）をつける。

侵襲部位の略号

全乳房；Bt，乳房四分一切除；Bq，乳房部分切除；Bp

腫瘍；Tm，腋窩；Ax，鎖骨下リンパ節；Ic，胸骨傍リンパ節；Ps，鎖骨上リンパ節；Sc，大胸筋；Mj，小胸筋；Mn

1）拡大乳房切除術

（記載例）Bt + Ax + Ic + Mj + Mn + Ps

胸骨傍のリンパ節まで郭清する方法。次項の

表3.2　乳房温存手術の適応（新しい乳房温存療法のガイドラインから）

1. 腫瘍の大きさ：推奨される腫瘍径は3cm以下で，良好な整容性が保たれるのならば4cmまで許容される。
2. 年齢：特に35歳以下の症例では再発率が高いということを認識したうえで対策を立てるべき。
3. リンパ節転移の程度：現在ではリンパ節転移の程度で乳房温存療法の可否は決められていない。
4. 乳頭−腫瘍間距離：乳頭−腫瘍間距離は乳房温存手術の適応範疇には入らず，乳頭・乳輪下に位置する症例に対して行いうる。
5. 多発病巣：2個の病巣が近傍に存在し，整容性と安全性が保たれれば適応外とはならない。
6. 乳管内進展の画像評価：明らかな広がりが予想されるときには，乳房温存療法の適応から除外すべきである。
7. 放射線照射：乳房温存術後の放射線治療は原則として施行されるべきである。
8. 再手術（乳房切除）の適応：乳房温存手術後の病理検索によって，断端陽性であればブースト照射か（陽性の程度が高度でない場合），追加の部分切除か，乳房切除が推奨される。また，高度なリンパ管侵襲，高度なリンパ節転移が認めれられる場合には，断端陰性であっても乳房切除も選択肢の1つと捉えるべきである。
9. 非浸潤性乳管癌：乳房温存手術の適応は断端を陰性にできることであり，さらに悪性度の低い症例であることが望ましい。
10. 術前化学療法：乳房温存手術を目指した術前化学療法は腫瘍径の大きい例などに対し有用であり，推奨される。

標準的な乳房温存療法の実施要項の研究班：乳房温存療法のガイドライン（2005）．日本乳癌学会．より抜粋

Halsted手術に胸骨傍リンパ節（Ps）郭清を加え，進行症例に対して施行されてきたが，最近では手術法の縮小化傾向の流れで，症例を限定して行われている。

2）胸筋合併乳房切除

（記載例）Bt + Ax + Ic + Mj + Mn（Halstedなど）

乳房，腋窩リンパ節郭清の他に，大胸筋，小胸筋を合併切除する方法である。最近は，拡大乳房切除術と同様に施行される症例が激減している。

3）胸筋温存乳房切除術

ここでいう胸筋とは，大胸筋のことを指す。代表的なものは，以下の4術式であるが，④の全乳房切除術は，現在のところ一般的ではない。①，②，③の術式のどれを選択するかは各施設によって異なる。基本的には，Auchincloss法はPatey法，Kodama法に比較してリンパ節郭清の確実性の点から劣るため，病状の進んでいない症例に対して行われることが多い。

①Patey法

（記載例）Bt + Ax + Ic + Mn（Patey）

小胸筋切除により，レベルⅡ～Ⅲ（67ページ参照）までのリンパ節郭清が完全に行える利点がある。したがってより内側のリンパ節まで郭清範囲を広げる場合にPatey法またはKodama法を選択している。

②Auchincloss法

（記載例）Bt + Ax + Ic（Auchincloss）

小，大胸筋を運動神経とともに温存し，腋窩リンパ節郭清は通常レベルⅡ（67ページ参照）までとしている。

③Kodama法

（記載例）Bt + Ax + Ic（Kodama）

大胸筋間溝開排によりレベルⅢまでの郭清が確実なものとなる。小胸筋は，原法では付着部で切断し大胸筋に縫着するが，小胸筋を切断せずに牽引して郭清することもある。

④全乳房切除（記載例）Bt

上記の術式に比較して低侵襲であるが，適応として高齢者，重篤な合併症のある場合に選択されることがある。さらに今後は腋窩リンパ節転移のない症例に対して本術式が選択されるケースが出てくると予想される。

4）乳房温存手術

日本における温存手術の適応基準として，1999年にはじめて温存療法のガイドラインが提唱された。さらに，2005年には「標準的な乳房温存療法の実施要項の研究」班に基づく治療指針として「乳房温存療法のガイドライン」が新たに提唱された（**表3.2**）。現在では，乳癌治療の基本的姿勢とし

ては乳房温存術が目標とされているが，温存術後の局所再発の問題があり，手術時にいかにして残存乳房に癌遺残をなくすかが問題といえる。そのため，術前での正確な乳癌の広がり診断がますます重要になってきているが，従来のマンモグラフィ，超音波検査では把握できなかった小さな乳管内進展巣の存在もあり，術中切除断端の迅速病理診断を併用して断端陽性例を減少させる方法も一般的になりつつある。しかし，最近の乳腺MRIの進歩により，比較的小さな乳管内進展巣についても描出が可能で，温存術の可否，乳腺切除量の決定に大きな武器となり得ることから，術前検査として施行する施設が急速に増えてきている。

①乳房円状部分切除

（記載例）Bp + Ax

腫瘍縁から1.0～2.0cm程度の正常乳腺をつけて円状に切除する方法である。

②乳房扇状部分切除

（記載例）Bq + Ax

乳管の走向に沿った癌の広がりがある場合に行う。必ずしも扇状でなくてよい。

③腫瘤摘出術

（記載例）Tm + Ax

肉眼的に腫瘍縁に沿って腫瘍を全切除する。

3. 腋窩のリンパ節郭清

乳癌取扱い規約では，腋窩のリンパ節については図3.13cのように小胸筋の内縁と外縁でレベルⅠ，Ⅱ，Ⅲに分類されている。さらに，胸骨傍リンパ節（Ps）と鎖骨上リンパ節（Sc）に分類されている。

最近，センチネル（見張り）リンパ節生検（sentinel lymph node biopsy）が注目されており，腋窩リンパ節郭清省略の可能性について大規模な臨床試験が行われている。

参考文献

1) 日本乳癌学会・編：臨床・病理乳癌取扱い規約 第15版，金原出版，2004.
2) 日本医学放射線学会，日本放射線技術学会，マンモグラフィガイドライン委員会・編：マンモグラフィガイドライン．医学書院，1999.
3) 上野 映：リアルタイム乳房超音波診断．南光堂，1991.
4) 小西 豊・編：わかりやすい乳房超音波診断．文光堂，1995.
5) 土屋眞一・監：カラーアトラス 乳腺細胞診．医療科学社，2000.
6) 田島知郎，太田正敏，鈴木育宏・他：乳腺腫瘍の生検と切除の基本手技．外科治療，85，135～140，2001.
7) The Japanese Breast Cancer Society. Breast Cancer, 12, 1～2, 2005.
8) 標準的な乳房温存療法の実施要項の研究班：乳房温存療法のガイドライン（2005）．日本乳癌学会．

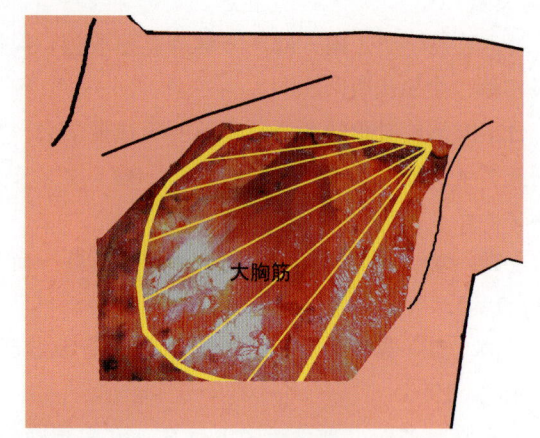

a：左前胸部

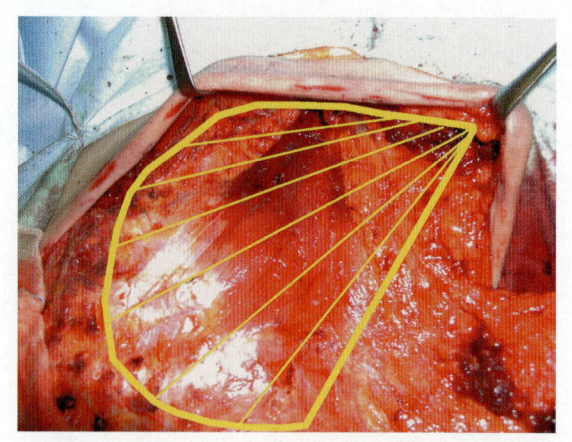

b：黄色の斜線で示した大胸筋の下には小胸筋がある。

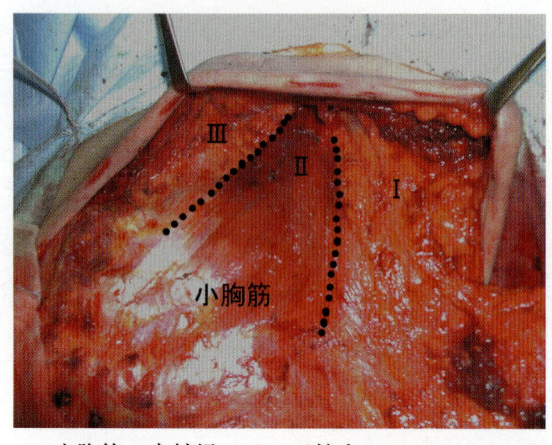

c：小胸筋の内外縁でリンパ節をレベルⅠ，Ⅱ，Ⅲに分ける。

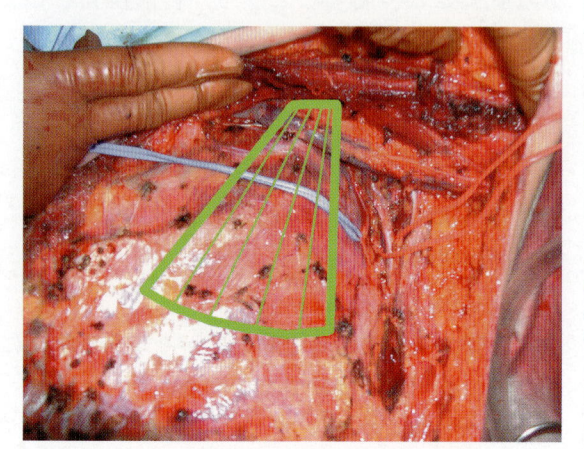

d：緑の斜線で示した小胸筋

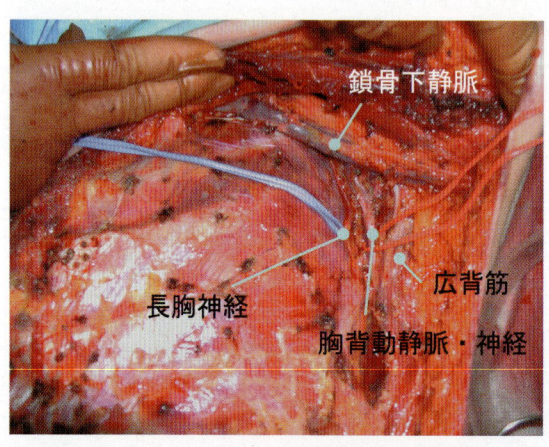

e：鎖骨下静脈がみられ，長胸，胸背神経，広背筋が認められる。ここでは肋間上腕神経は切断されているため認められない。

図3.13　左乳房の解剖

coffee break

Skin sparing mastectomy

　Skin sparing mastectomy（SSM）は，1991年にTothらが報告した術式で，切除皮膚をなるべく少なくし（節約：sparing），乳腺そのものを皮下で切除する方法である。当初は乳頭・乳輪とともに全乳腺を切除する術式であったが，最近ではSSMの名称が拡大解釈され，乳頭・乳輪を温存する（乳腺全摘）術式にも用いられるようになってきた。SSMの利点は，乳房本来の皮膚と乳房下溝を温存できる整容性と乳管内病変の遺残がなく局所制御の面で優れている点である（図1）。

　欧米においては早期の浸潤性乳癌と非浸潤性乳管癌に対して行われており，Simmonsら[2]はSSMを行った群とSSMを行わなかった群の局所再発率を検討しているが，2群間に有意差を認めなかったとしている。SSMの具体的な皮膚切開の方法であるが，皮膚割線に沿って行うことによって皮膚壊死の発生はみられなかった[3]。近年増加傾向の非浸潤性乳管癌症例や，Paget病に対してはSSMが有用であると考えられている[4]。SSM術式決定にあたって皮下脂肪層をどのくらいの厚さで残すかの決定に際して，MRI画像が非常に有用である。具体的にダイナミックMRIでの病変の位置確認と，T1強調画像で残す皮下脂肪層を決定する（図2，図3）。

参考文献
1) Toth, B. A., Lappert, P.: Modified skin incisions for mastectomy; The need for plastic surgical input in preoperative planning. Plast. Reconstr. Surg., 87, 1048～1053, 1991.
2) Simmons, R. M., Fish, S. K., Gayle, L., et al.: Local and distant recurrence rates in skin-sparing mastectomies compared with non-skin-sparing mastectomies. Ann. Surg. Oncol., 6, 676～681, 1999.
3) 草間　律，高山文吉，土屋眞一・他：Skin-sparing mastectomy―乳腺MRIの活用と手技の工夫―．乳癌の臨床，19, 185～190, 2004.
4) 草間　律，高山文吉，土屋眞一・他：Skin-Sparing Mastectomyと広背筋皮弁を用いた一期的乳房再建術を行った乳房Paget病の1例．乳癌の臨床，17, 349～353, 2002.

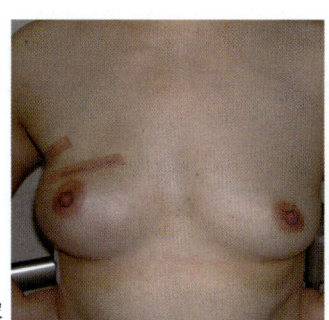

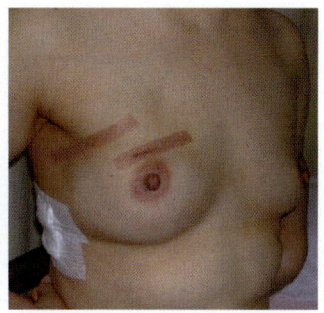

a：正面像　　b：右前斜位
図1　SSM術後外見

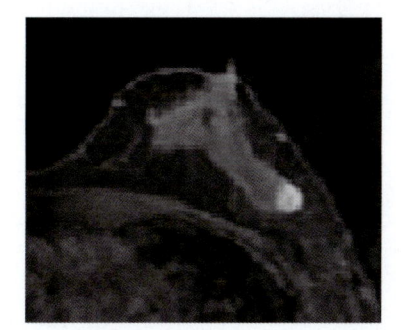

図2　ダイナミックMRI（105～135秒） 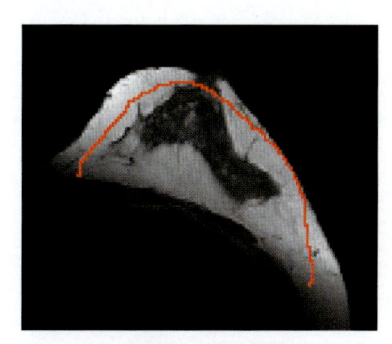　　図3　T1強調像（線は切除ライン）

第4章　乳腺MRI診断の進め方

　乳腺MRI検査の目的は病変の「質的診断」，「広がり診断」および「病変の位置，個数の診断」である。質的診断は，良悪性の診断にとどまらず，悪性の場合には可能なかぎり組織型推定まで行うことが重要である。また，乳房温存術が全乳癌手術の50％に迫る現在，術前に病変の位置・広がりの情報を正確に臨床にフィードバックさせることが必要不可欠である。本章では，正常乳腺のMRI，次に病変の読影手順を解説する。それに先立ち乳腺MRIの基礎的事項について述べる。

I．乳腺内組織の信号強度について

　MRIは信号強度の差を利用した画像であり，対象となる部位の濃淡を調節することが可能である。MR信号の強度は，CT画像におけるCT値のような絶対値ではなく相対値であるため，CTで用いる濃度（density）という言葉は使わず，信号強度（signal intensity）という用語を用いている。信号強度を形容する低信号（黒く見える：low signal intensity），高信号（白く見える：high signal intensity）という表現は，なにを基準にして低または高信号であるのかを明確にさせておく必要がある。一般的に基準となるものは筋肉で，乳腺の場合は大胸筋が基準となる。本書での記載はこのルールに沿っている。また，乳腺を基準にして比較する場合は，そのつど「乳腺と比較して」と表記する必要がある。これは画像情報を共有するための約束事である。

1．脂肪成分（例：乳房皮下脂肪層など）

　脂肪成分は，T1強調像で著明な高信号を呈し，T2強調像でも高信号となるが，脂肪抑制併用画像およびSTIRでは信号は抑制されるため低信号になる（図4.1）。

2．水成分（例：囊胞など）

　一般にはT1強調像で低信号，脂肪抑制T2強調像（またはSTIR）で著明な高信号になる（図4.2）。しかし，囊胞の内容液の蛋白濃度が増すとT1強調像の信号は上昇し，脂肪抑制T2強調像（STIRとは必ずしも合致しない）の信号は低下する。脂肪との鑑別では，T1強調像で低信号を示す点から鑑別可能である。

3．細胞密度の高い組織（例：腫瘍など）

　細胞内の豊富な水分を反映して，T1強調像では等～低信号，脂肪抑制T2強調像（またはSTIR）では中等度～著明な高信号となる（図4.3a，b）。脂肪抑制T2強調像で著明な高信号を呈する場合には，造影MRIで造影効果を認めることで囊胞と鑑別が可能である（図4.3c）。

4．線維成分

　典型的な線維成分は含有する水分が少ないため，T1強調像で低信号，脂肪抑制T2強調像（またはSTIR）で低信号を示す（図4.4a，b）。しかし線維の内容や間質，血管などの並存によってT2強調画像（またはSTIR）での信号強度が変わることがある。造影効果は線維化の度合いによって異なる。すなわち線維化の弱く線維芽細胞の多いものは比較的造影効果がみられ（図4.4c），逆に線維化の強い器質化した組織では造影効果がほとんどみられない（図4.4d）。

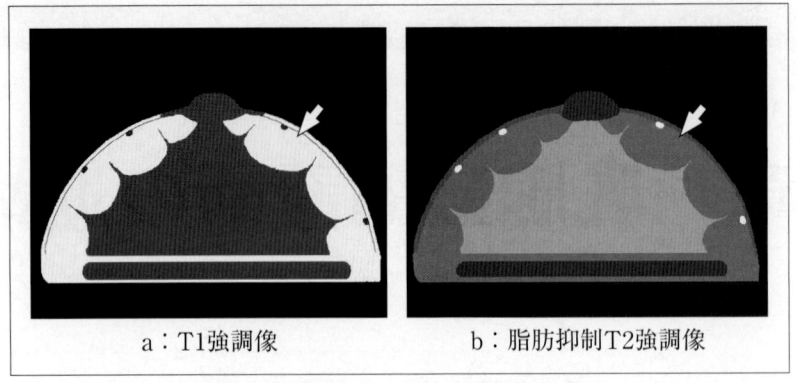

図4.1　代表的なMR像：脂肪（矢印）

a：T1強調像
b：脂肪抑制T2強調像

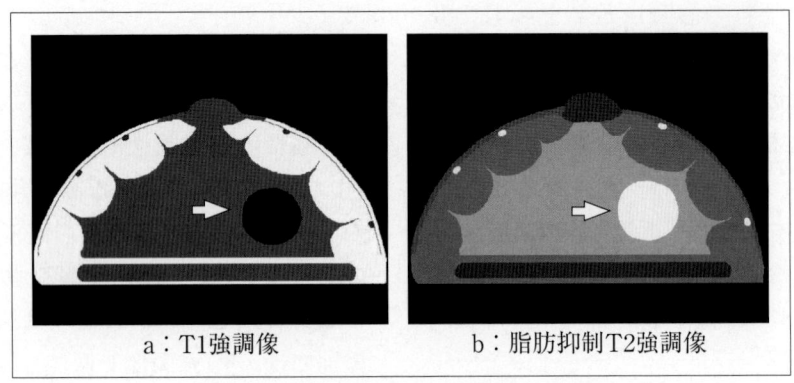

図4.2　代表的なMR像：水成分（矢印）

a：T1強調像
b：脂肪抑制T2強調像

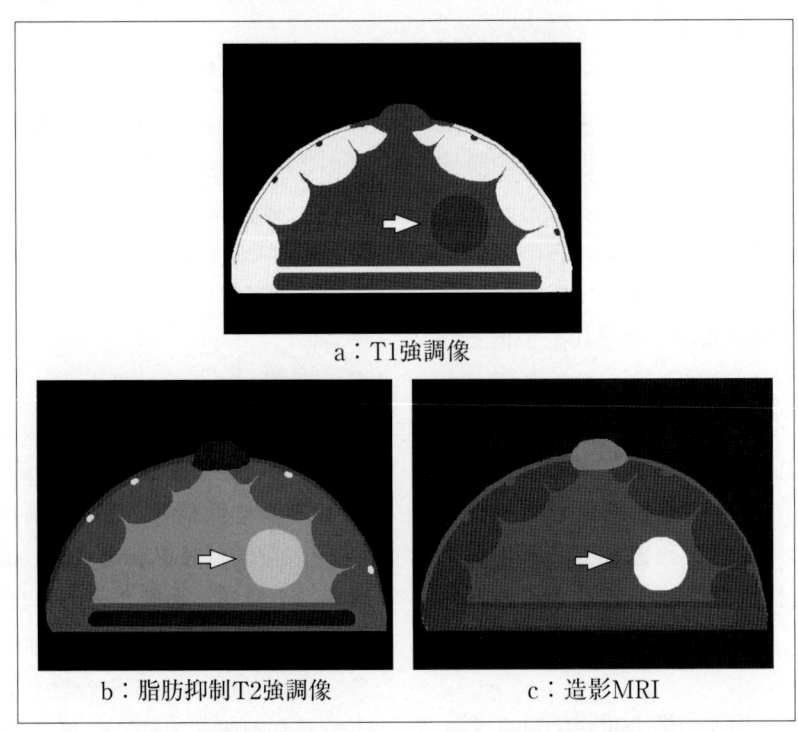

a：T1強調像
b：脂肪抑制T2強調像
c：造影MRI

図4.3　代表的なMR像：細胞密度の高い組織（矢印）

	a：T1強調像	b：脂肪抑制T2強調像
	c：線維化の弱い症例の造影MRI	d：線維化の強い症例の造影MRI

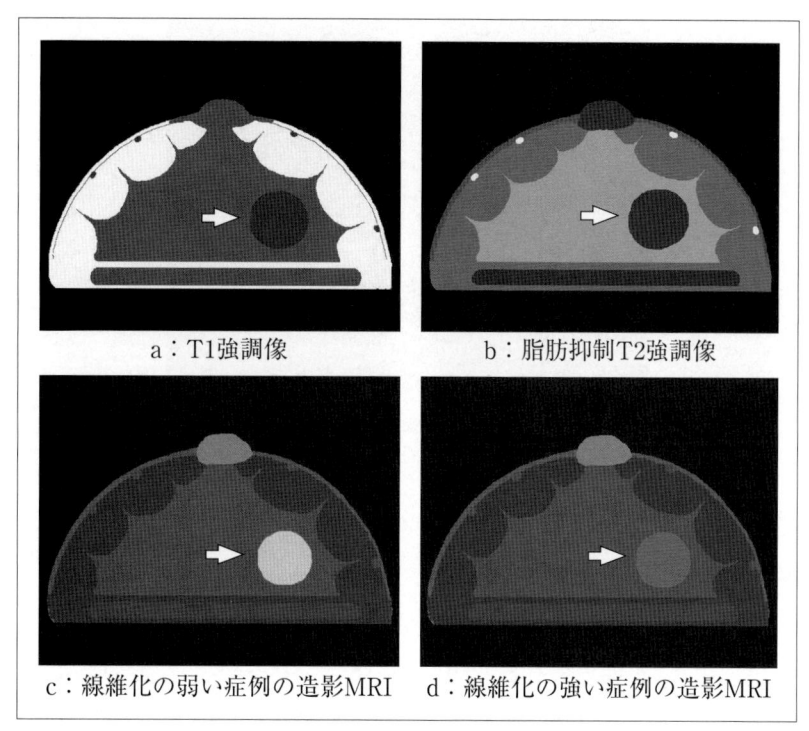

図4.4 代表的なMR像：線維成分（矢印）

表4.1 血腫の信号強度の経時的変化

	～24時間	1～3日	3日～1か月	1か月以降
T1	軽度低信号	軽度低信号	高信号	軽度低信号
T2	軽度高信号	低信号	低～高信号	低信号

※上記の経時的な変化は，酸素化の順調な脳内血腫にあてはまり，乳腺内では必ずしもこのような経過をとらないことがある。

	a：T1強調像	b：脂肪抑制T2強調像

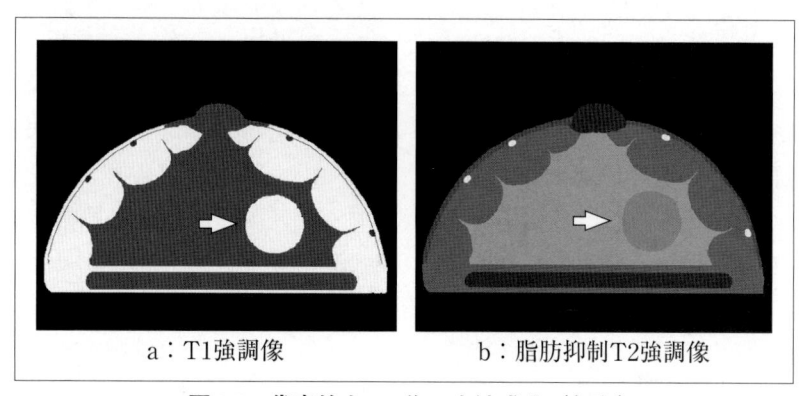

図4.5 代表的なMR像：血液成分（矢印）

5. 血液成分（例：血腫など）

　血液成分は，赤血球内の磁性体であるヘモグロビンの変化とともに信号強度は変化していく。経時的に**表4.1**のように変化するが，一般的にはT1強調像で高信号，脂肪抑制T2強調像（またはSTIR）で等～低信号になる（**図4.5**）。脂肪抑制のMRIで高信号になることで脂肪成分と鑑別が可能になる。
付）嚢胞内の出血の場合，時間が経過すると血漿と血球成分に分離していることが多く，嚢胞内にfluid-fluidレベル（鏡面像）を認める（**図4.6**）。

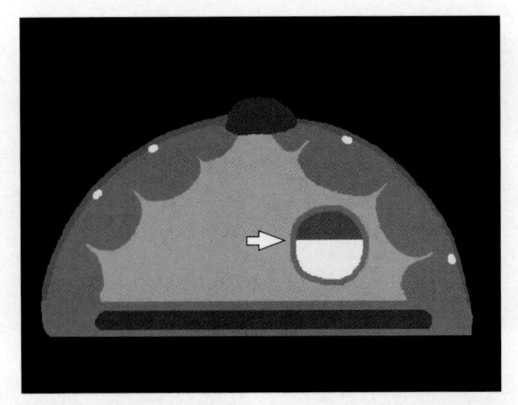

図4.6　代表的なMR像：fluid-fluid level（矢印）

II. 正常乳房のMRIについて

乳房解剖の詳細について第2章を参考にされたい（29ページ）。乳房切出し割面とT1強調像，脂肪抑制T2強調像を並べて供覧する（図4.7～図4.9）。

1. T1強調像

皮下脂肪層は著明な高信号となり，乳腺実質は等～低信号である。乳頭は等信号で，皮下の点状の低信号は血管である。

2. 脂肪抑制T2強調像またはSTIR

皮下脂肪層は乳腺よりも低信号，乳腺実質は不均一な高信号となる。乳頭は等信号となり，皮下の点状の高信号は血管である。

脂肪抑制T2強調像は脂肪の信号を選択的に抑制したT2強調像である。この撮像法は，高磁場と乳腺専用コイルを用いても不均一な画像になりやすい。良好な画像が得られない場合にはSTIRで代用する。脂肪抑制T2強調像とSTIRは異なる撮像法であるがほぼ同じ像を呈する（図4.10）。

III. 乳腺の造影MRIについて

1. ダイナミックMRI

撮像法は，脂肪抑制3D-GRE法（10ページ参照）を用いている。造影前では皮下脂肪層は低信号，乳腺は等～不均一な高信号である（図4.11）。造影剤注入後，正常乳腺はゆっくりと造影される。腫瘍は個々の病変で異なるが，一般に早期より造影効果が認められる。詳細は後述する。

ダイナミックMRIの具体的なプロトコールは，第1章（20ページ）を参照していただきたい。診断のうえで着目する点は病変のダイナミックカーブと造影パターンである。

1）ダイナミックカーブ

ダイナミックカーブとは，関心領域（ROI）（16ページ参照）での造影効果の経時的変化をグラフ化したものである。横軸は時間，縦軸は相対信号強度を示している。通常，関心領域は病変内で最も強い造影効果を示す部位と正常乳腺部を設定する。乳癌は120秒以内に造影効果が最大になるため，その間の撮像をなるべく多くすることが重要である。本書では，以下の4型に分けている（図4.12）。一般に乳癌の場合には3，4型を示すことが多い。

・1型：平坦なダイナミックカーブで造影効果がほとんどないもの。―正常乳腺，囊胞，脂肪，石灰化，高度な線維化など
・2型：右肩上がりのダイナミックカーブで，ダイナミック撮像時間内で造影効果が漸増するもの。―良性腫瘍の大部分，乳腺症の多く，炎症性病変，または乳癌（粘液癌の多く，非浸潤性乳管癌，浸潤癌の一部）など
・3型：ダイナミックカーブが早期に急峻に立ち上がり，途中から平坦またはやや漸増するもの。乳癌の場合は一般に造影早期（120秒以内）に平坦になる。―乳癌，一部の良性腫瘍など
・4型：造影早期に急峻に立ち上がり，120秒以内にピークを形成し，その後低下するもの。―

第4章 乳腺MRI診断の進め方

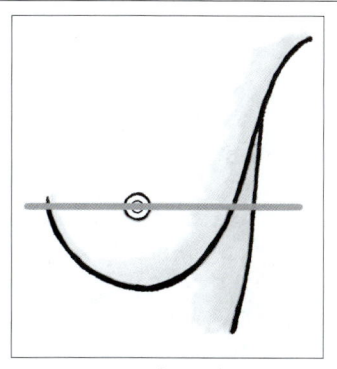

a：水平断
①乳頭，②乳輪，③皮下血管，④皮下脂肪層，⑤クーパー靭帯，⑥乳腺，⑦乳腺後脂肪層，⑧大胸筋

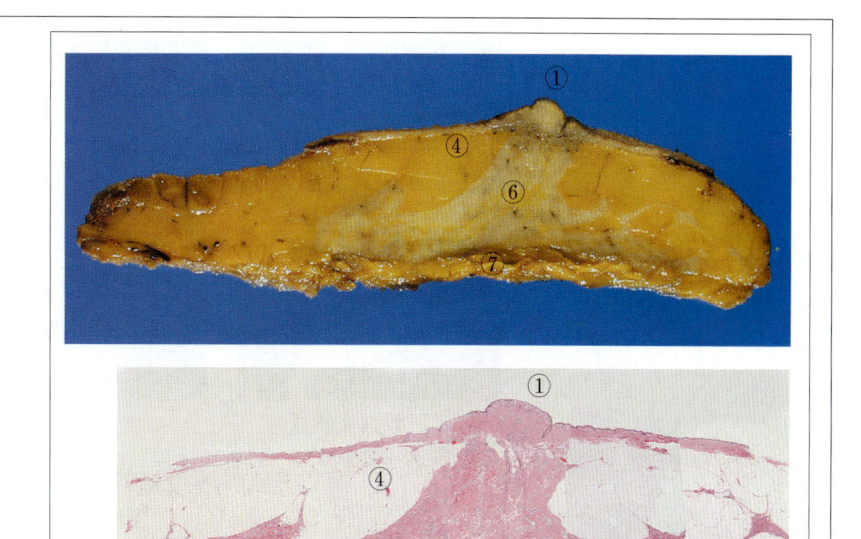

b：乳頭水平断方向の切り出し割面図（上）とルーペ像（下）（大胸筋は認められない）

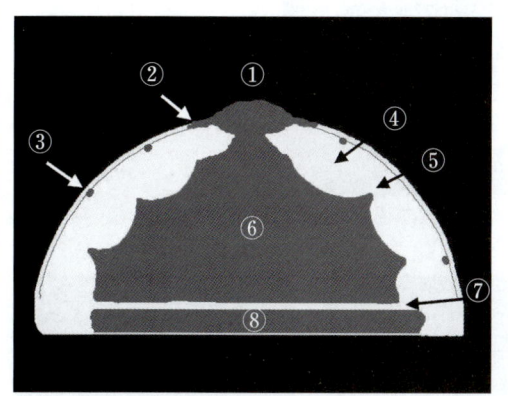

c：T1強調像模式図

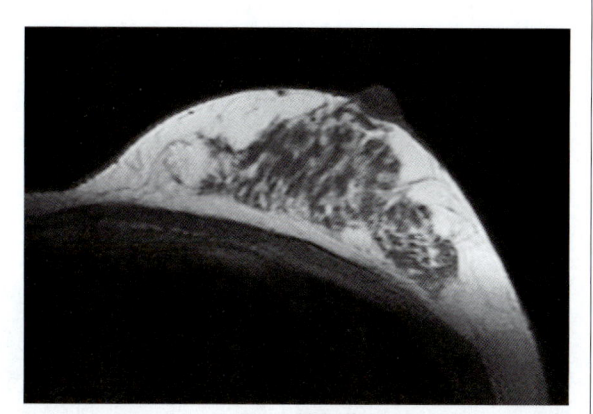

d：T1強調像

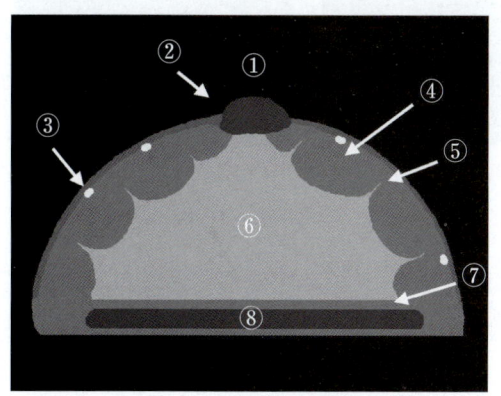

e：脂肪抑制T2強調像模式図

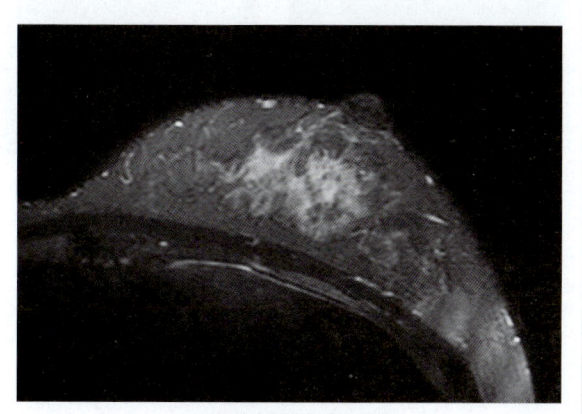

f：脂肪抑制T2強調像

図4.7 水平断

― 75 ―

臨床と病理のための乳腺MRIアトラス

a：矢状断　　b：T1強調像模式図　　c：T1強調像　　d：脂肪抑制T2強調像

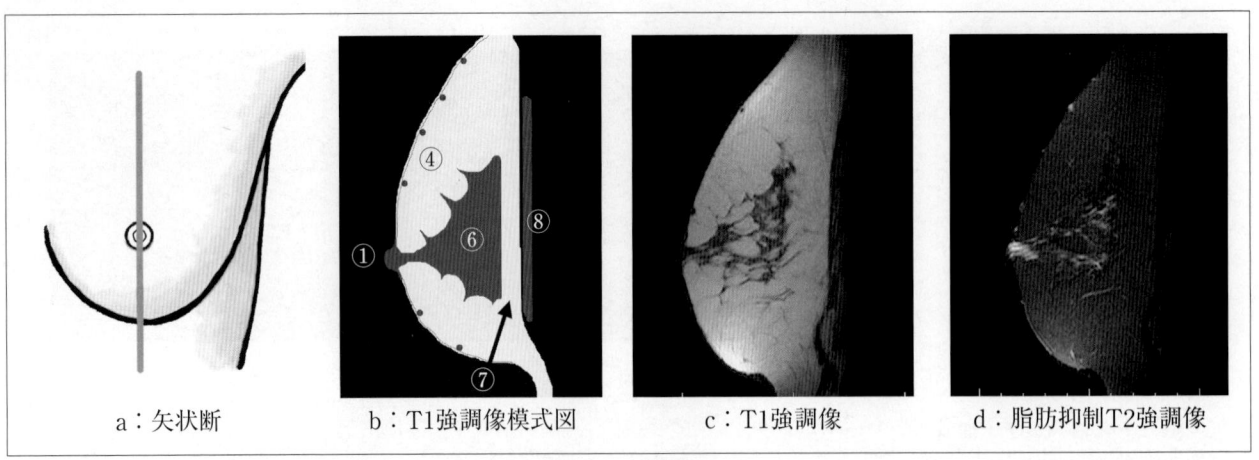

図4.8　矢状断

a：冠状断　　b：T1強調像模式図

c：T1強調像（A）　　d：T1強調像（B）乳腺の一部（矢印）と肋骨（矢頭）がみられる。　　e：脂肪抑制T2強調像（A）　　f：脂肪抑制T2強調像（B）

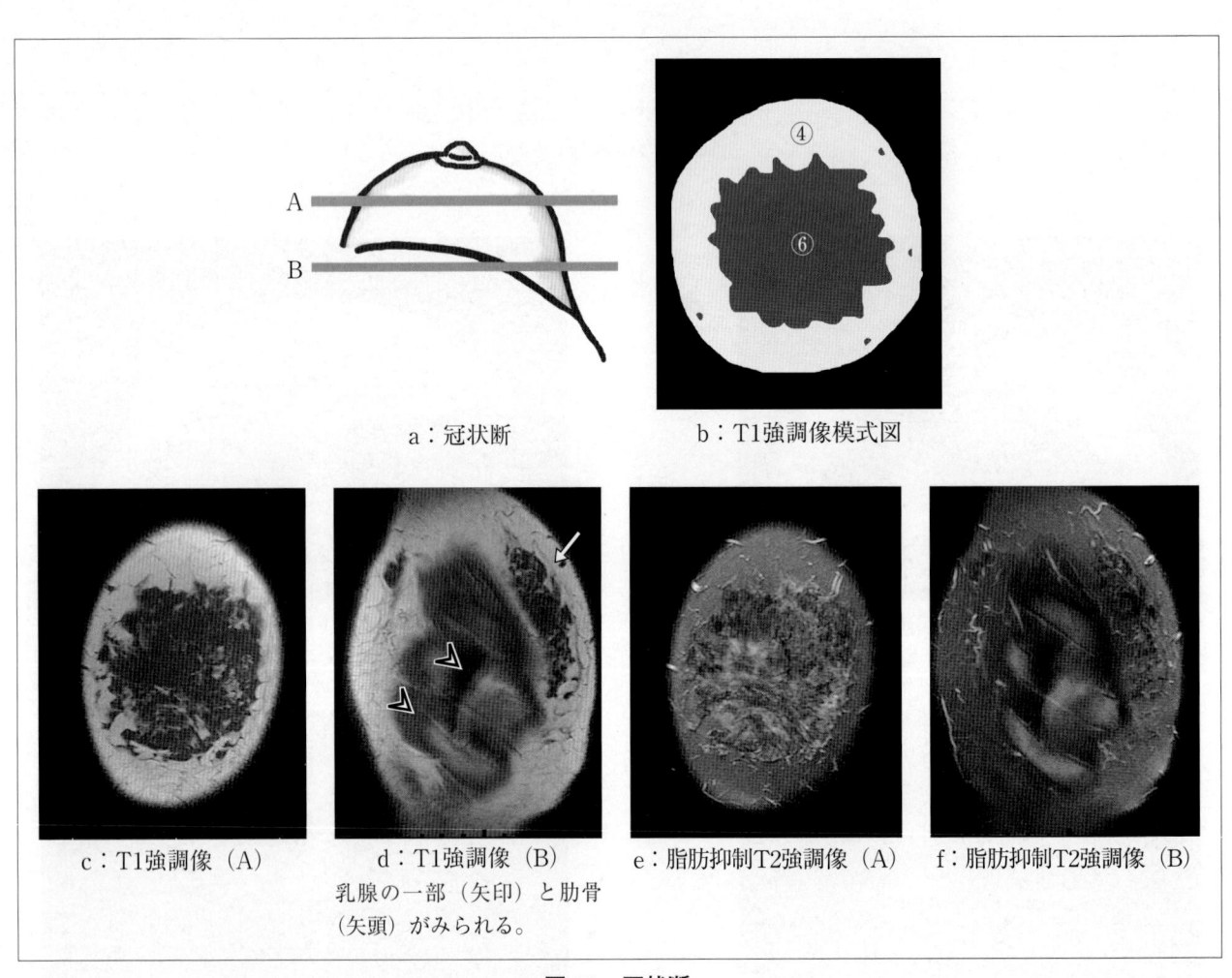

図4.9　冠状断

― 76 ―

第4章 乳腺MRI診断の進め方

a：脂肪抑制T2強調像　　　　b：STIR

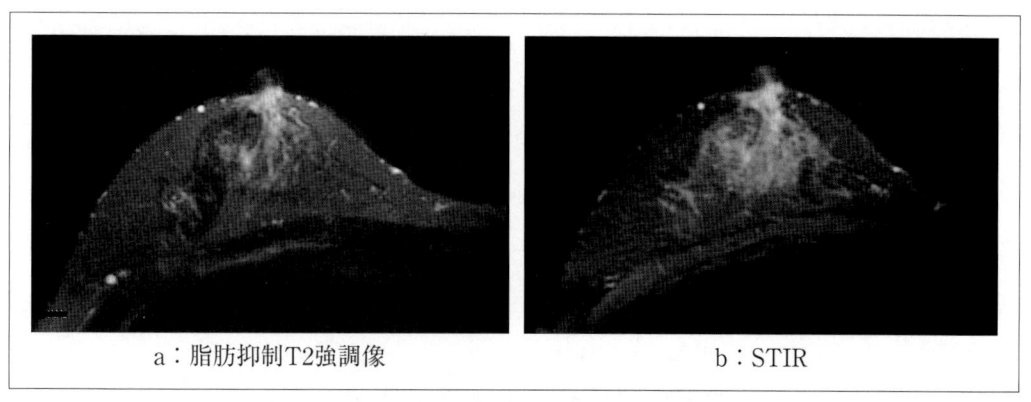

図4.10　脂肪抑制T2強調像とSTIR
同一症例の脂肪抑制T2強調像とSTIR。両者とも皮下脂肪層は低信号で，乳腺は高信号を呈する。

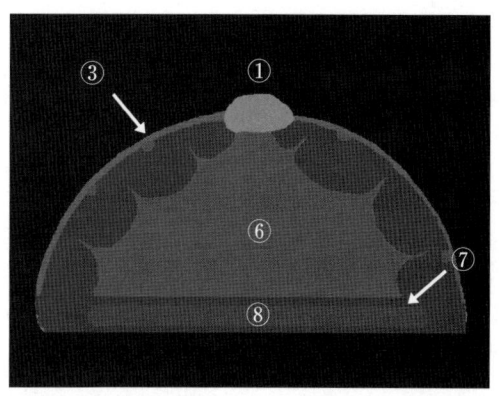

図4.11　造影前ダイナミックMRI（脂肪抑制GRE法）の模式図
図内の番号は図4.7と同じ

a：ダイナミックカーブ

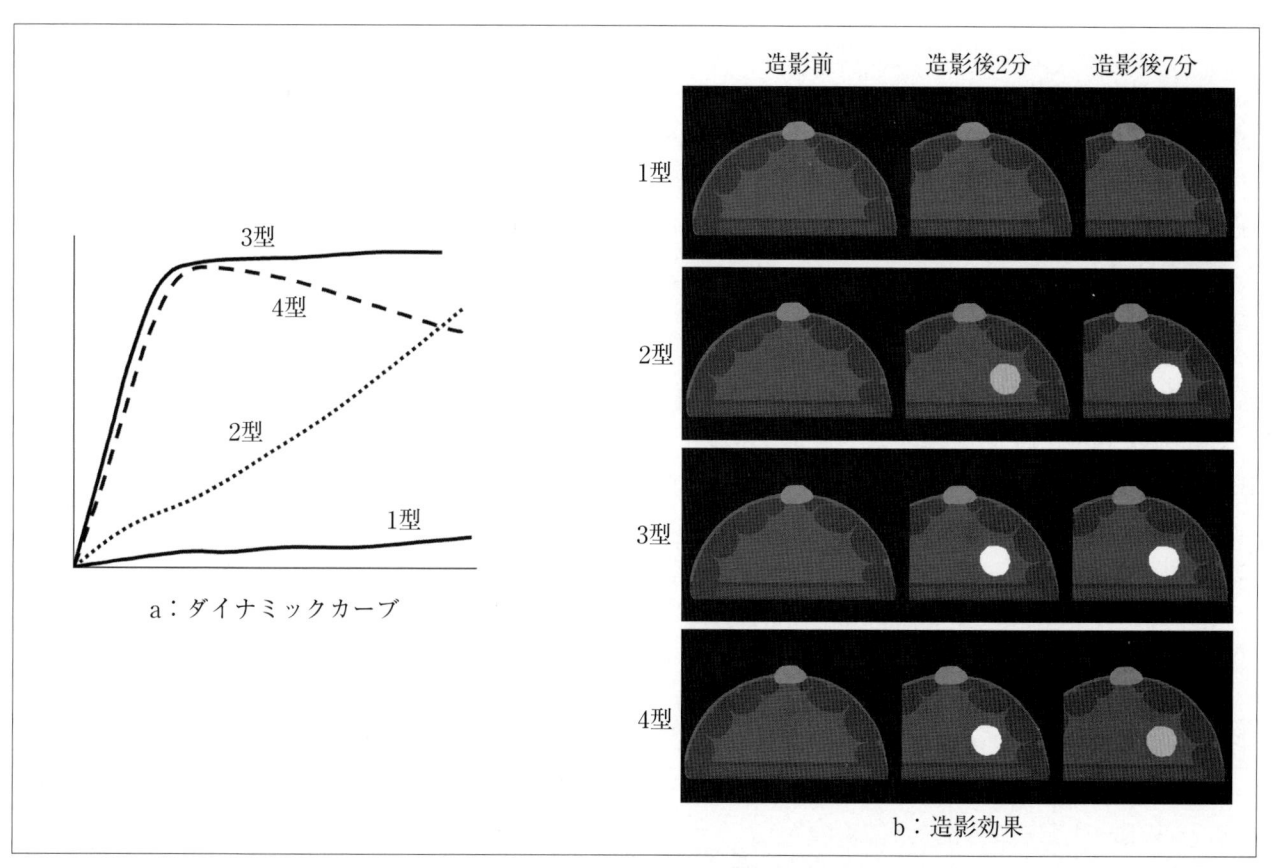

b：造影効果

図4.12　ダイナミックカーブの分類と造影効果

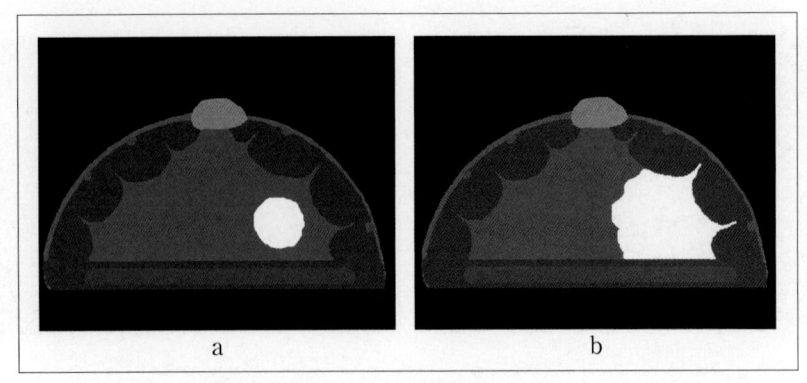

図4.13 腫瘤性病変（a）と非腫瘤性病変（b）の模式図
腫瘤性―病変が腫瘤として認めるもの。
非腫瘤性―病変が乳腺を置換するように分布して認めるもの。

乳癌（ただし，乳腺症型線維腺腫は4型を呈することがある）

2）造影パターン

本書での造影パターンとは，病変内部がどのような形で造影されるかをダイナミックMRIで評価したものである。一般に120秒以内の早期像が有用である。良悪性診断のみならず，病変内の組織構築が推定できるため乳癌の組織型推定にも役立つ。詳細に検討するためにはスライス厚を薄く設定（2〜3mm）して撮像する必要がある。

まず，形状から腫瘤性または非腫瘤性に分類する。腫瘤性とは病変を腫瘤として認めるもの，非腫瘤性は腫瘤として認識されず，乳腺を置換するように分布しているものである。本書では水平断を用いて病変をこのように表現している（図4.13）。

＜腫瘤性病変＞

腫瘤性病変の場合，造影パターンを以下のように分類する。

A. 造影効果を認めないパターン（図4.14a）―囊胞（図4.14b），高度な線維化，石灰化，血腫
B. 均一な造影パターン（図4.15a）―硬癌（図4.15b），粘液癌，線維腺腫，乳管内乳頭腫
C. 不均一な造影パターン
　a. Type A peripheral enhancement（図4.16）―中心に線維化を伴った硬癌を疑う。
　b. Type B peripheral enhancement（図4.17）―充実腺管癌，粘液癌など
　c. 斑紋状（図4.18）―乳頭腺管癌
　d. その他―上記病変の混在するもの

付）peripheral enhancementは，腫瘤性病変の場合に限って用いられる。造影後2分以内の早期に，腫瘍中心部よりも辺縁部の造影効果が高いことからリング状に描出される。リング状の造影部の内縁のコントラストとリングの厚さから，Type A，Bに分類する。Type Aはリングの内縁が比較的不明瞭であり，リングの厚さが均等でないものを指す。一方，Type Bはリングの内縁のコントラストが明瞭で厚さは均等であるものとする。Type Aの方が，Type Bよりも厚いことが多い（coffee break，94ページ参照）。peripheral enhancementが認められる場合には悪性が強く疑われる。後述のダイナミック後脂肪抑制T1強調像にみられる腫瘍辺縁の線状高信号とはまったく別のものである。peripheral enhancementの内側の組織構築に関しては，T1強調像，脂肪抑制T2強調像の信号強度から線維化，壊死，細胞成分であるのかを判定する。

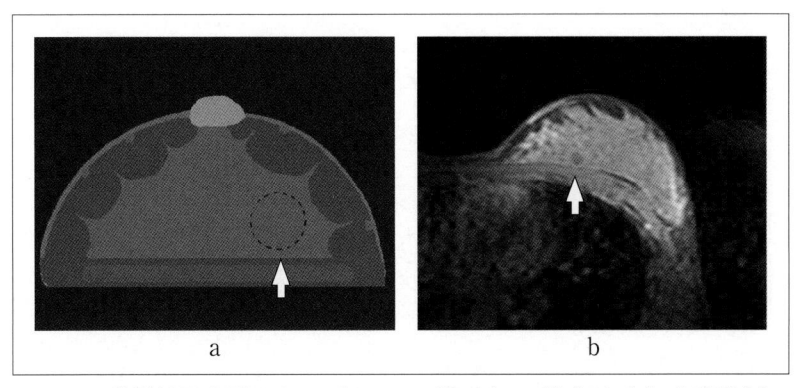

図4.14 造影効果を認めないパターン（矢印）の模式図（a）と嚢胞例の
ダイナミックMRI（105〜135秒）（b）

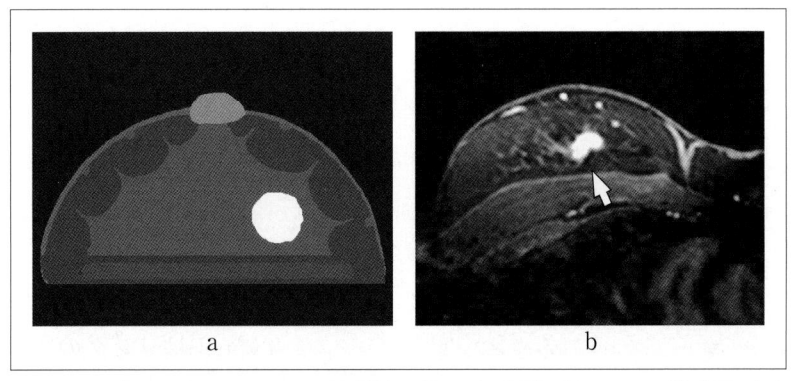

図4.15 ダイナミックMRI：腫瘤性―均一な造影パターンの模式図（a）
と硬癌例（矢印）のダイナミックMRI（105〜135秒）（b）

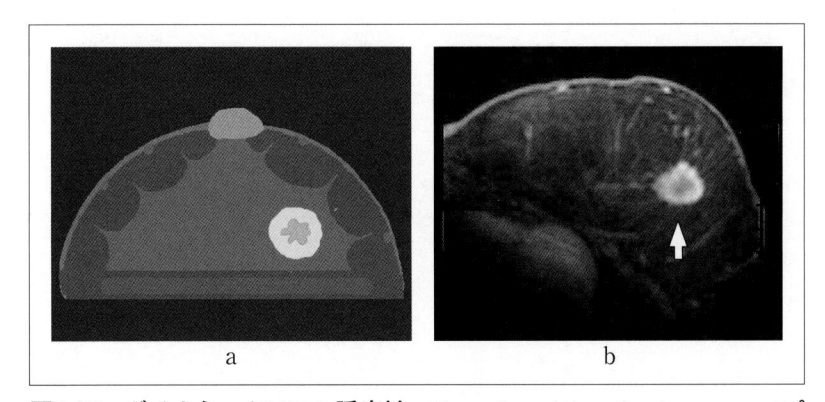

図4.16 ダイナミックMRI：腫瘤性―Type A peripheral enhancementパ
ターンの模式図（a）と中心に線維化を伴った硬癌例（矢印）の
ダイナミックMRI（105〜135秒）（b）

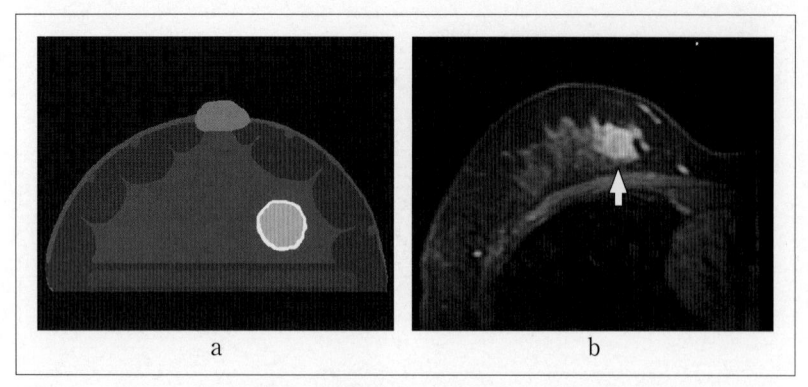

図4.17 ダイナミックMRI：腫瘤性－Type B peripheral enhancementパターンの模式図（a）と充実腺管癌例（矢印）のダイナミックMRI（105～135秒）（b）

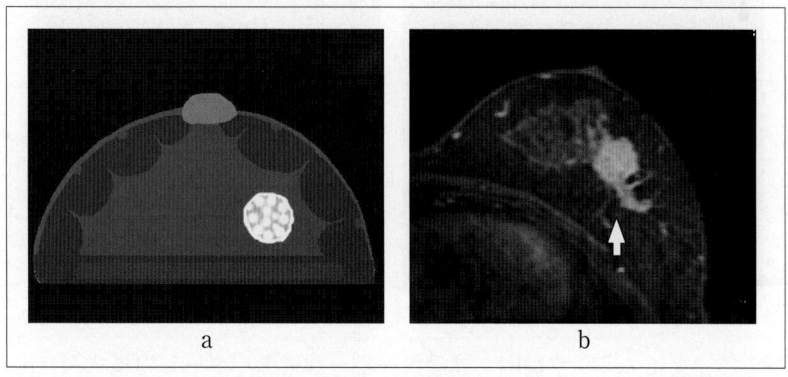

図4.18 ダイナミックMRI：腫瘤性－斑紋状の造影パターンの模式図（a）と乳頭腺管癌例（矢印）のダイナミックMRI（105～135秒）（b）

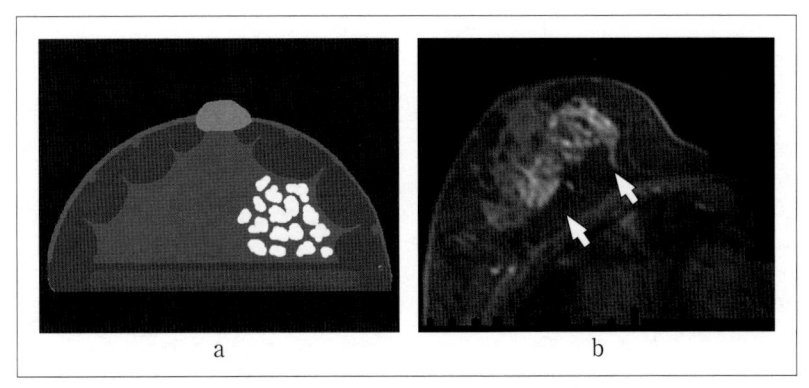

図4.19 ダイナミックMRI：非腫瘤性―網目状の造影パターンの模式図（a）と非浸潤性乳管癌例（矢印）のダイナミックMRI（300〜330秒）（b）

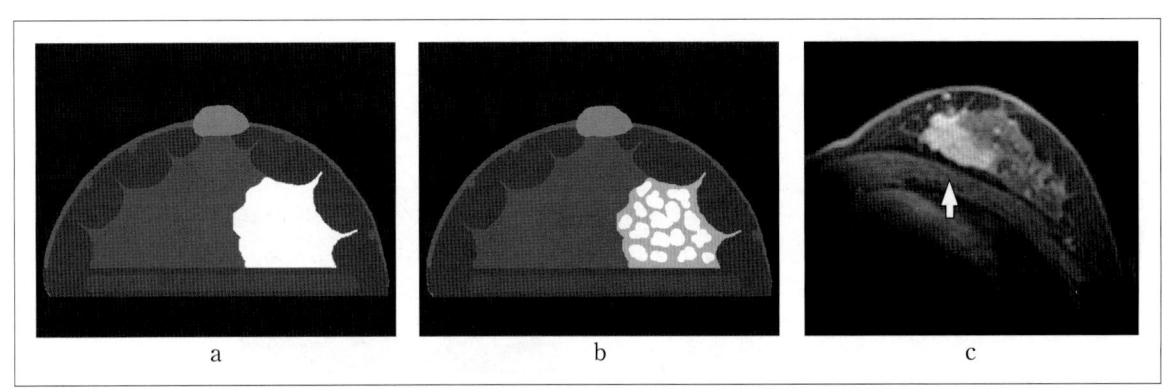

図4.20 ダイナミックMRI：非腫瘤性―均一な造影パターンの模式図（a），斑紋状の造影パターンの模式図（b），斑紋状の造影パターンを呈した浸潤性小葉癌例（矢印）のダイナミックMRI（300〜330秒）（c）

<非腫瘤性病変>

非腫瘤性病変はダイナミックMRIの後期(5〜8分)の造影パターンが組織型推定に有用であり，以下の2型に分けている。
A. 網目状（**図4.19**）―主に乳腺症，非浸潤性乳管癌
B. 均一または斑紋状（**図4.20**）―主に浸潤性小葉癌
付）非浸潤性乳管癌でも，癌巣の間に介在する間質が小さい場合には，斑紋状または均一な造影パターンを呈することがあるので注意が肝要である。
付）浸潤性小葉癌は非腫瘤性病変を呈することが多いが，腫瘤性病変を形成することがある。

「網目状」とは，病変内の造影される部分の間に，造影されない部分が存在し，造影後期になってもそのパターンが変わらない。対して「斑紋状」とは，病変内に明らかに造影される部分の間に，弱く造影される部分があり時間の経過とともに，病変内の造影の強弱が不明瞭になり「均一」なものに近くなるものを指す。

2. ダイナミック後脂肪抑制T1強調像

ダイナミックMRI後の造影後期相で脂肪抑制T1強調像を撮像することは，腫瘤性病変の質的診断に有用である。ポイントは腫瘤の境界と辺縁の性状である。本書では境界明瞭，境界不明瞭と辺縁線状高信号が認められるタイプの3つに分類している（**図4.21〜図4.23**）。境界不明瞭もしくは辺縁に線状高信号がある場合には乳癌が強く疑われる。一方，線維腺腫をはじめとする多くの良性腫瘍は境界明瞭である。腫瘤性病変では有用であるが，非腫瘤性病変では，その病変自体の境界や辺縁の評価は困難であるため良悪性の診断には用いられない。

組織学的には，病変と隣接する乳腺間質との境界がMRIのダイナミック後脂肪抑制T1強調像における境界と辺縁の性状に反映される。境界明瞭タイプを示す線維腺腫の病変では，組織学的に病変の境界が明瞭に判別でき，かつ隣接する間質には

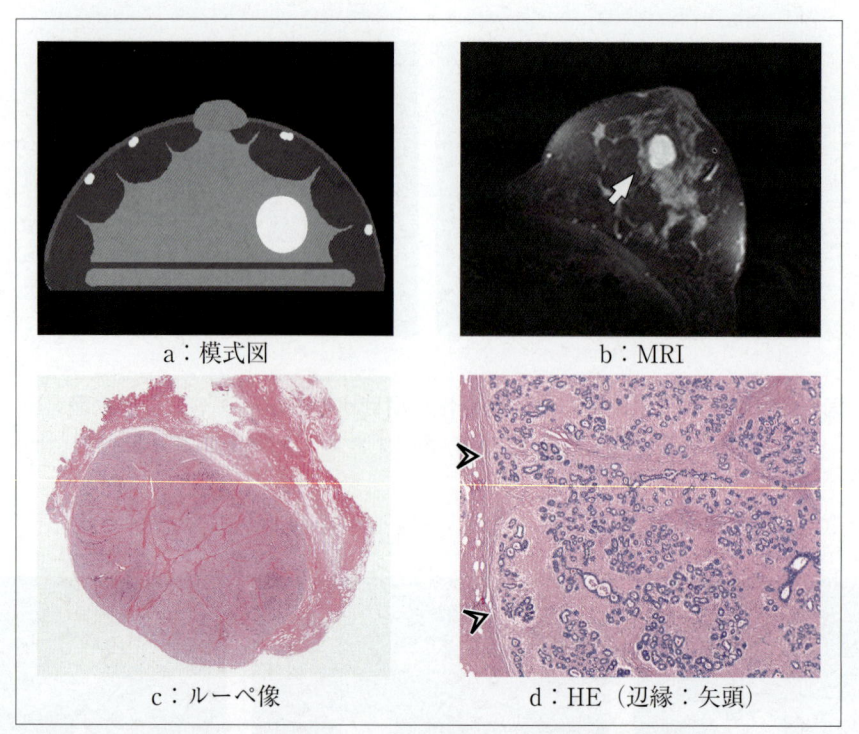

臨床と病理のための乳腺MRIアトラス

a：模式図　　　　　　　　　b：MRI

c：ルーペ像　　　　　　　　d：HE（辺縁：矢頭）

図4.21　ダイナミック後脂肪抑制T1強調像：境界明瞭タイプ（線維腺腫）
MRI（b）で境界明瞭に描出されている腫瘤（矢印）は線維腺腫である。ルーペ像およびHEでも境界は明瞭である。

リンパ球等の浸潤がみられない（**図4.21d**）。境界不明瞭タイプの乳癌症例の組織像は，癌細胞が周囲間質に浸潤し境界が明瞭ではない（**図4.22d**）。辺縁線状高信号タイプを示す乳癌では，癌細胞が周囲へ圧排性に浸潤する傾向が強く，また辺縁にリンパ球浸潤や線維芽細胞の増生がみられる（**図4.23d**）。

第4章　乳腺MRI診断の進め方

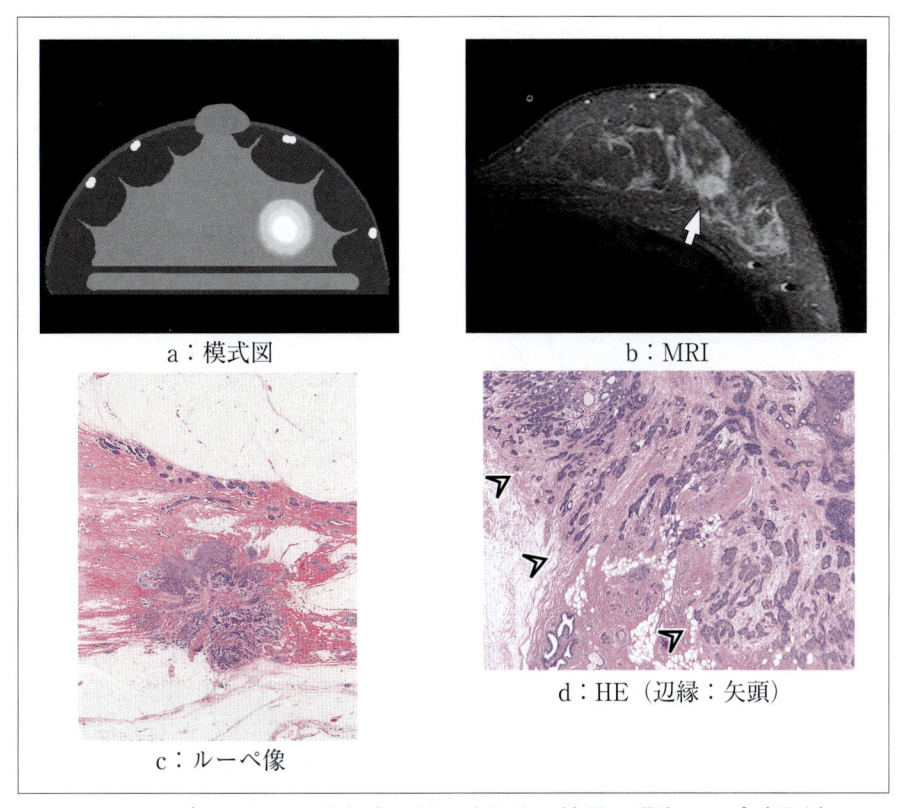

図4.22　ダイナミック後脂肪抑制T1強調像：境界不明瞭タイプ（硬癌）
MRI（b）で腫瘍（矢印）は境界不明瞭である。組織学的には癌細胞が周囲間質に浸潤し，境界が明瞭ではない。

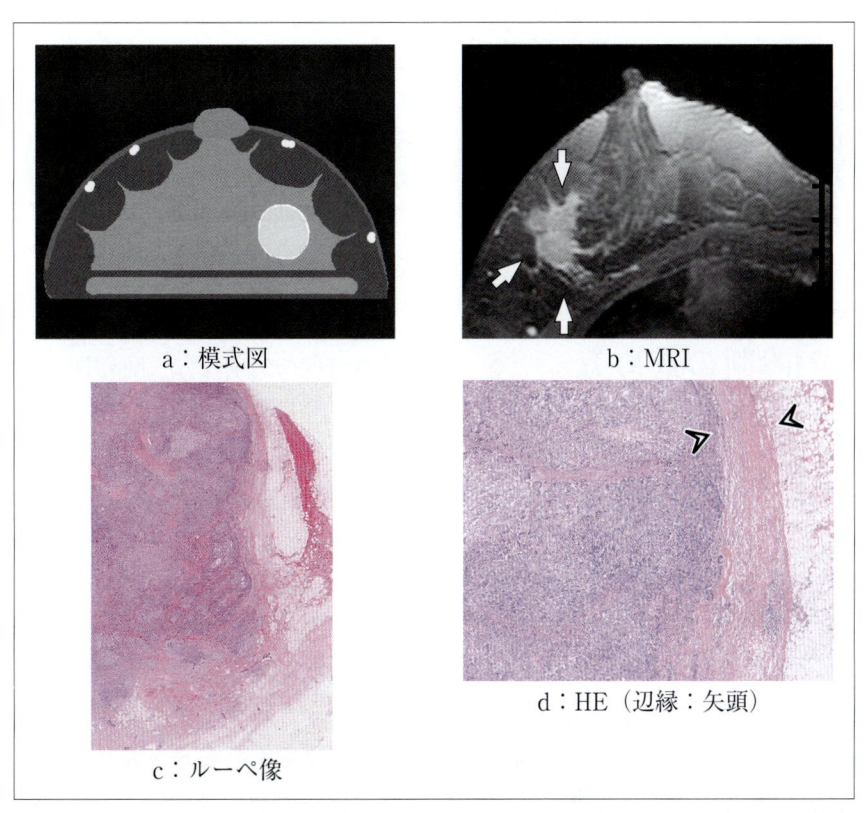

図4.23　ダイナミック後脂肪抑制T1強調像：辺縁線状高信号タイプ（充実腺管癌）
MRI（b）で腫瘍辺縁に線状の高信号（矢印）が認められる。組織学的には癌細胞が周囲へ圧排性に浸潤し，辺縁にはリンパ球浸潤と線維芽細胞の増生がみられる。

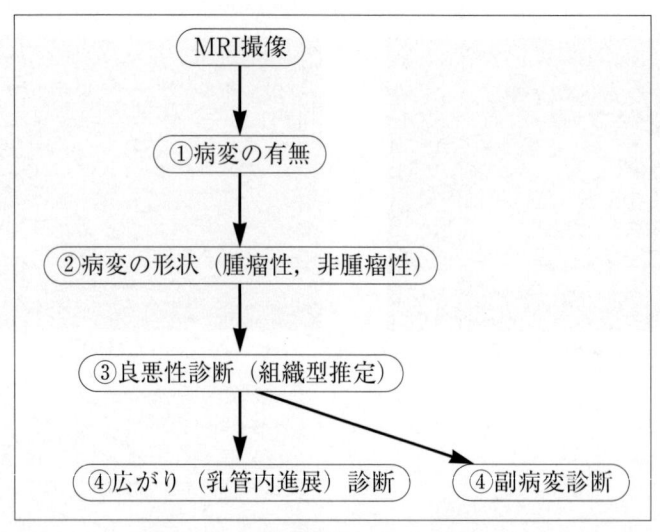

図4.24 MRI診断のフローチャート

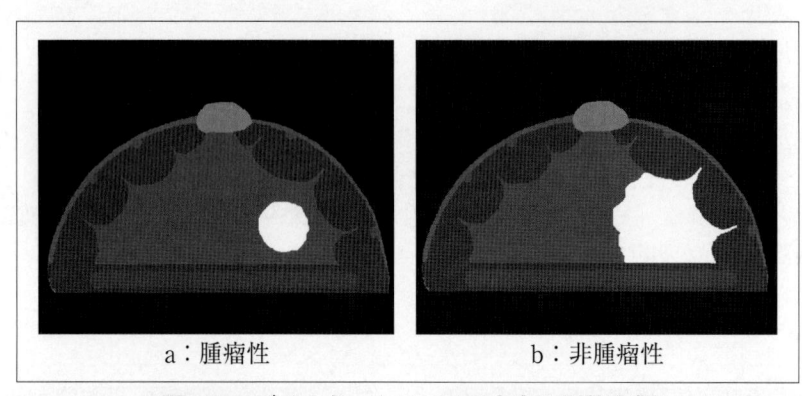

図4.25 ダイナミックMRIでの病変の形状分類
a：腫瘤性─病変を腫瘤として認めるもの。
b：非腫瘤性─病変が乳腺を置換するように分布しているように認めるもの。
なお，病変の広がりが乳腺最大横径の1/2以下のものは限局型，病変の広がりが乳腺最大横径の1/2以上のものをびまん型と分けることもある。

Ⅳ．実際のMRI診断の進め方

　MRIは画像診断のひとつであり，実際の診療では触診，マンモグラフィ，超音波検査などの他の所見も参考に判断する。それぞれの画像所見の整合性をはかり，合致しない場合には慎重な対応が必要である（図4.24）。なお本書では，水平断を基本にしている。
①T1強調像，脂肪抑制T2強調像（またはSTIR），ダイナミックMRI，ダイナミック後脂肪抑制T1強調像で異常の有無を評価する。
②その病変を形状から腫瘤性または非腫瘤性に分類する（前述）。ただし，両者が混在する場合もある（図4.25）。
③良悪性の鑑別点は，腫瘤性と非腫瘤性で分けて行う。腫瘤性の場合は形状（スピキュラを含む），ダイナミックカーブ，ダイナミック後脂肪抑制T1強調像での境界と辺縁の性状で判断するが，非腫瘤性の場合はダイナミックカーブを主に用いる。組織型の推定は，主にダイナミックMRIの造影パターンを用い，その他の画像を参考にしながら病変の組織構築を類推する。
④ダイナミックMRIと3D-MIP画像で，病変の広がりと副病変の有無を確認する。

　以下に，腫瘤性と非腫瘤性病変に分けて良悪性鑑別，組織型推定について述べる。

第4章 乳腺MRI診断の進め方

```
                            ┌──────────┐
                            │ 腫瘍性病変 │
                            └──────────┘
           ┌──────────────────┼──────────────────┐
    ┌──────────────┐   ┌──────────────┐   ┌──────────────────┐
    │ダイナミックカーブ1型│   │ダイナミックカーブ2型│   │ダイナミックカーブ3,4型│
    └──────────────┘   └──────────────┘   └──────────────────┘
                        ┌──────┴──────┐    ┌──────┴──────┐
                   ┌─────────┐ ┌─────────┐ ┌─────────┐ ┌─────────┐
                   │ダイナミック後│ │ダイナミック後│ │ダイナミック │ │ダイナミック │
                   │脂肪抑制T1強調像│ │脂肪抑制T1強調像│ │MRIで    │ │MRIで    │
                   │境界明瞭  │ │境界不明瞭 │ │peripheral│ │peripheral│
                   │        │ │また辺縁高信号│ │enhancement有│ │enhancement無│
                   └─────────┘ └─────────┘ └─────────┘ └─────────┘
                                                        ┌────┴────┐
                                                 ┌─────────┐ ┌─────────┐
                                                 │ダイナミック後│ │ダイナミック後│
                                                 │脂肪抑制T1強調像│ │脂肪抑制T1強調像│
                                                 │腫瘍境界明瞭│ │腫瘍境界不明瞭│
                                                 │        │ │または辺縁高信号│
                                                 └─────────┘ └─────────┘
```

| 推定される組織型 | 囊胞
fibrous disease
脂肪腫
radial scar
術後瘢痕
石灰化 | 線維腺腫
葉状腫瘍
乳腺症
硬化性腺症など | 純型粘液癌
硬癌
浸潤性小葉癌 | 硬癌
充実腺管癌
混合型粘液癌
炎症性病変 | 線維腺腫
葉状腫瘍 | 乳癌 |

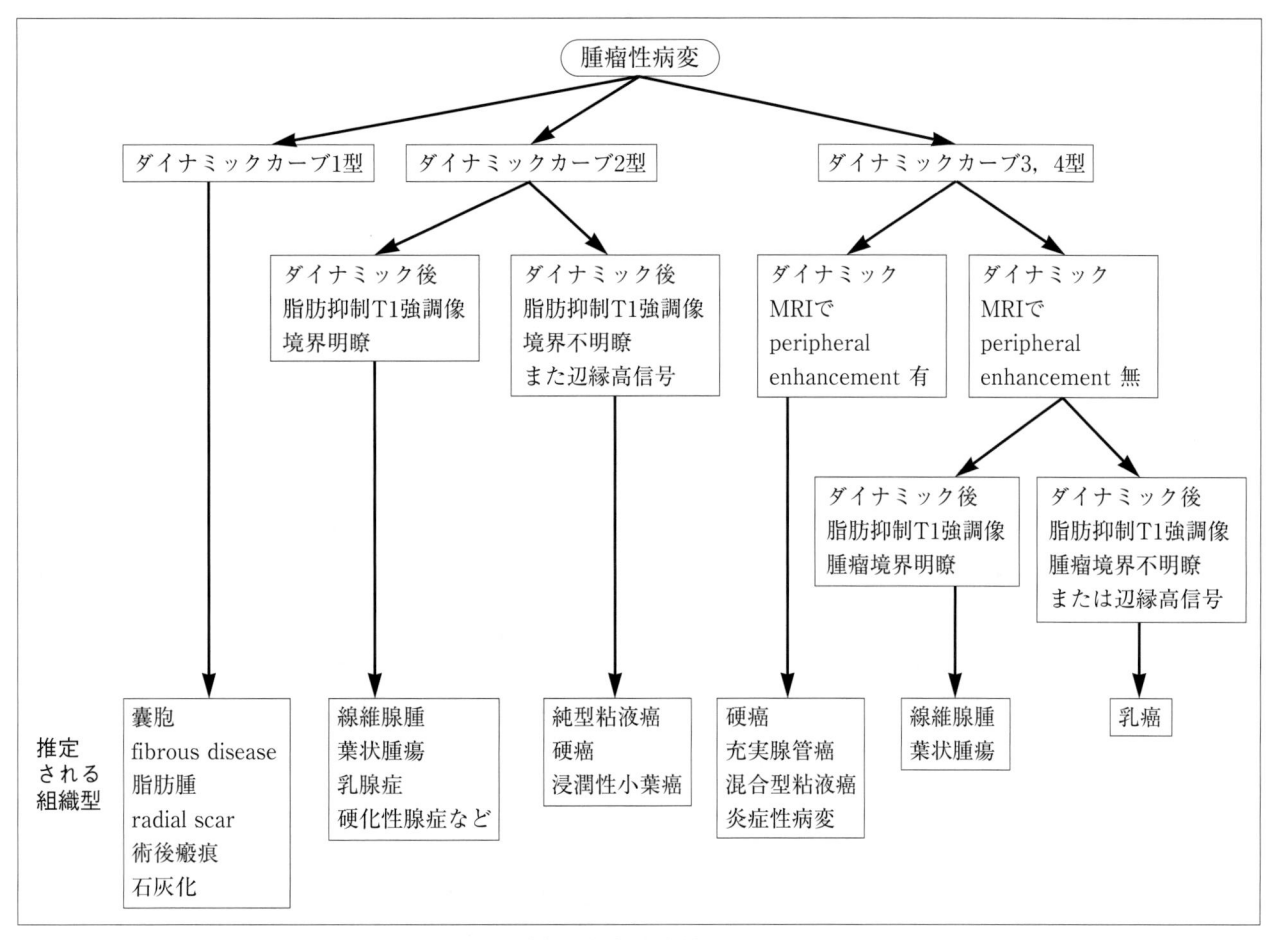

図4.26 腫瘍性病変の診断フローチャート

1. 腫瘍性病変の診断フローチャート
（図4.26）

1) 良悪性の鑑別

(1) ダイナミックカーブ1型（造影効果が認められない病変）

ダイナミックカーブが1型を示すものとしては囊胞などの非腫瘍性病変，細胞成分の非常に少ない良性腫瘍（陳旧性の線維腺腫，fibrous diseaseなど）があげられる。乳癌（微小病変を除く）の場合は，造影効果を認め1型を示すことはない。病変内部にT1強調像で著明な高信号部分があれば脂肪成分を含んだ病変を，脂肪抑制T2強調像（またはSTIR）で高信号の場合には囊胞を，T1強調像と脂肪抑制T2強調像（またはSTIR）ともに低信号であれば線維性のものを考える。

(2) ダイナミックカーブ2型（漸増する造影効果を示す病変）

良性病変を第一に考えるが，乳癌の一部（粘液癌，硬癌の一部）で2型のダイナミックカーブを呈することがある。この鑑別のためにダイナミック後脂肪抑制T1強調像での境界，辺縁の性状に着目し，境界が明瞭であれば線維腺腫などを考え，境界不明瞭または辺縁の線状高信号が認められる場合は乳癌を考える。

(3) ダイナミックカーブ3, 4型（急峻な造影効果を示す病変）

これは一般に乳癌を示唆する所見である。次にダイナミックMRIでperipheral enhancementの有無を確認する。peripheral enhancementがみられた場合には乳癌を強く疑うが，膿瘍などの炎症性病変も念頭に置く必要がある。peripheral enhancementが認められない場合には，ダイナミック後脂肪抑制T1強調像での境界と辺縁の性状に注目する。境界明瞭の場合は良性腫瘍（線維腺腫など）が疑われ，境界不明瞭，辺縁線状高信号がみられる場合には乳癌が考えられる。

2) 乳癌の組織型推定

ダイナミックMRIの造影パターンと代表的な乳癌

臨床と病理のための乳腺MRIアトラス

表4.2 腫瘍性病変のダイナミックMRIの造影パターンと代表的な乳癌の組織型

造影パターン	組織型
均一	硬癌，粘液癌
Type A peripheral enhancement	硬癌
Type B peripheral enhancement	充実腺管癌
斑紋状	乳頭腺管癌

a：模式図

b：ダイナミックMRI

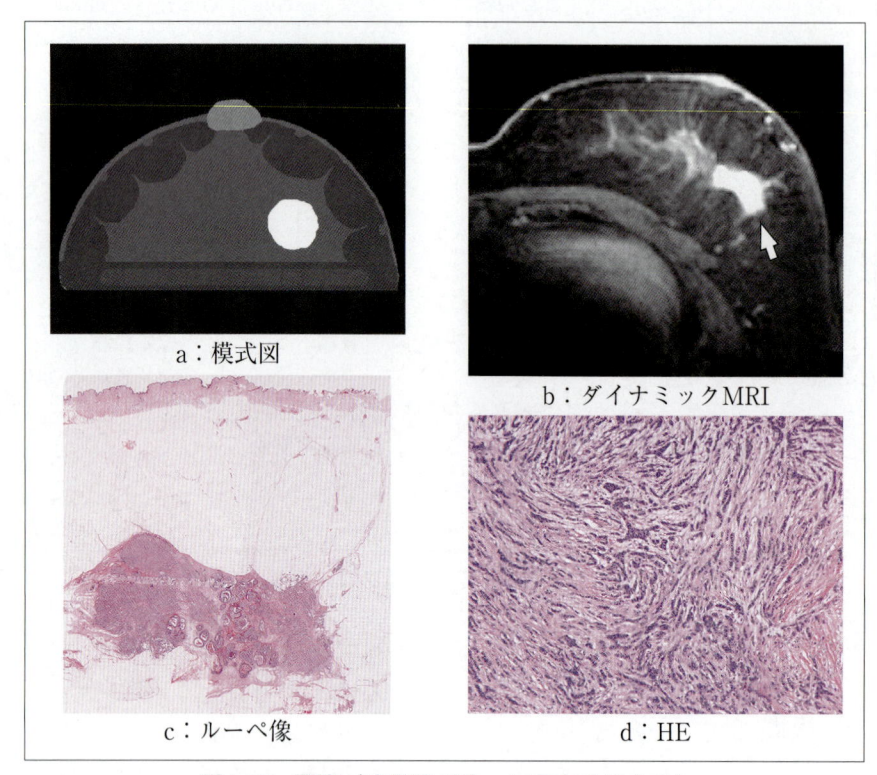

c：ルーペ像

d：HE

図4.27 硬癌（癌細胞が均一に分布するもの）
ダイナミックMRI（b）で腫瘤（矢印）は均一な造影パターンを呈している。組織学的には癌細胞が比較的均一に分布している（c, d）。

の組織型については表に示した（表4.2）。硬癌では均一に造影されるものと，Type A peripheral enhancement（94ページ参照）を呈するものが代表的である。均一な造影パターンを示す硬癌は組織学的には癌細胞が比較的均一に分布している（図4.27）。一方，Type A peripheral enhancementを示す硬癌は中心部に線維化が認められる（図4.28）。充実腺管癌はType B peripheral enhancement（94ページ参照）を伴い，内部は比較的淡く均一な造影効果を示す（図4.29）。乳頭腺管癌は，癌巣内の線維結合織や腺管形成を反映して斑紋状に造影される（図4.30）。粘液癌は，腫瘍内の粘液を反映して脂肪抑制T2強調像（またはSTIR）で高信号を呈する。内部は均一に造影されダイナミックカーブは2型となることが多く，線維腺腫との鑑別が問題になる。しかし，前述のダイナミック後脂肪抑制T1強調像で境界が不明瞭であることから鑑別は可能である（図4.31）。

推定される組織型を概説したが，頻度の少ない組織型については各論を参照されたい。

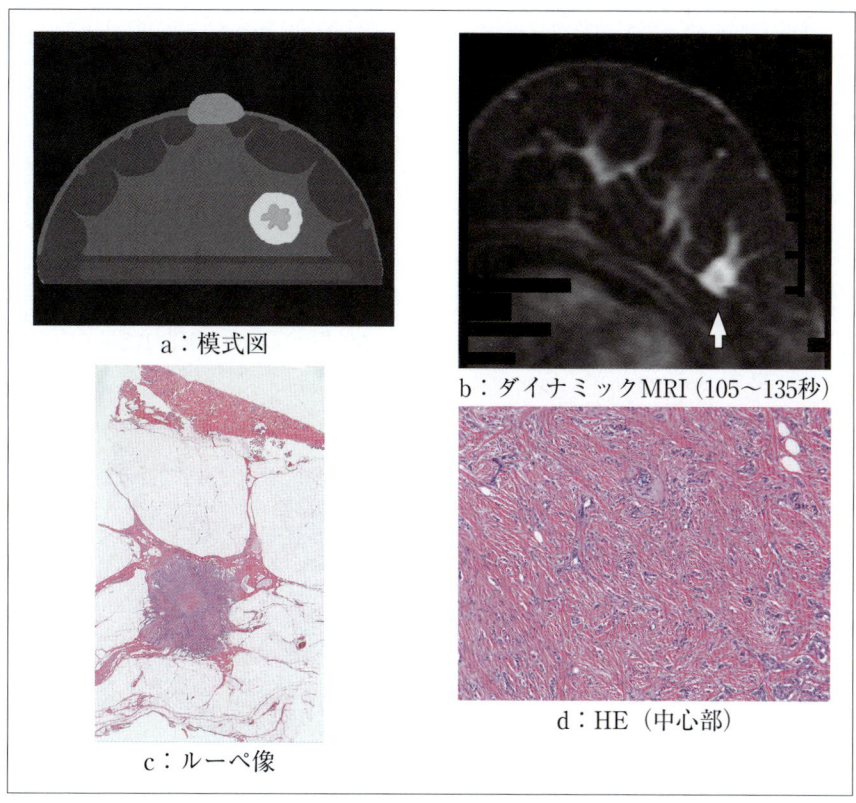

図4.28　硬癌（中心に線維化を伴うもの）

ダイナミックMRI（b）で腫瘍（矢印）の辺縁にType A peripheral enhancementが認められ，中心部の造影効果は弱い。組織学的には中心部に線維化を認める硬癌である（c, d）。

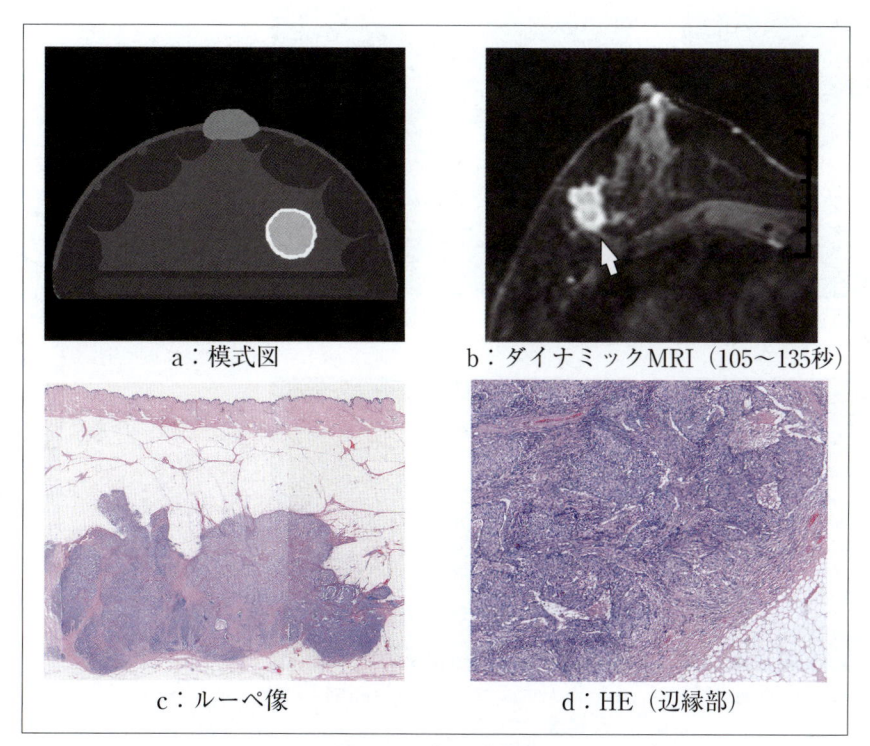

図4.29　充実腺管癌

ダイナミックMRI（b）で腫瘍（矢印）の辺縁にType B peripheral enhancementが認められる。組織学的には充実腺管癌である（c, d）。

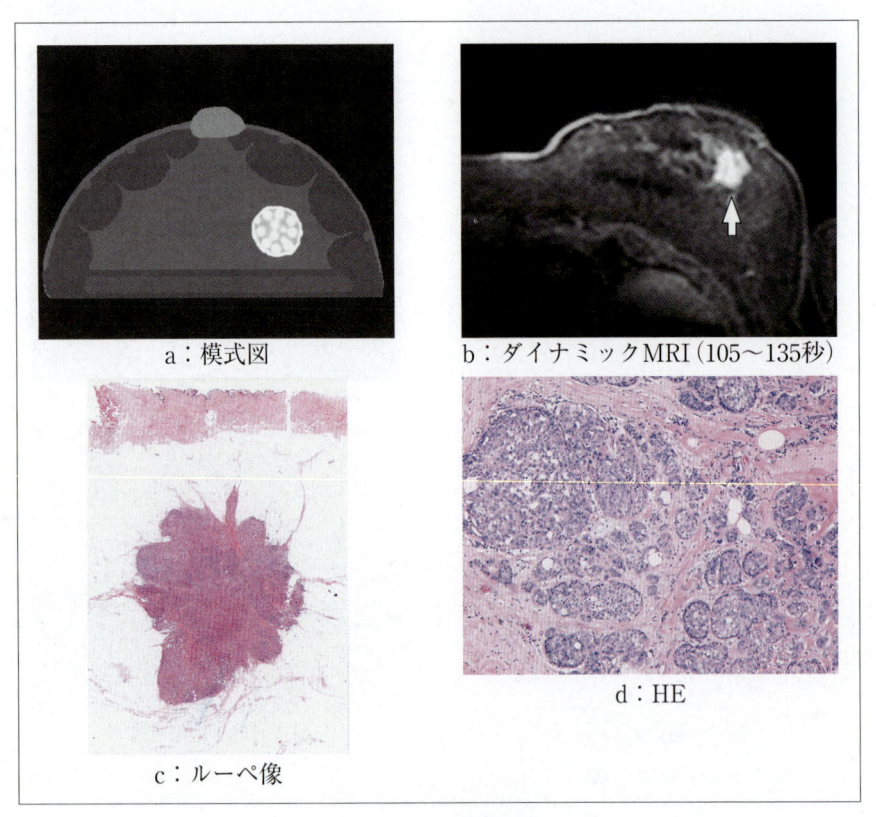

臨床と病理のための乳腺MRIアトラス

a：模式図
b：ダイナミックMRI（105〜135秒）
c：ルーペ像
d：HE

図4.30　乳頭腺管癌

ダイナミックMRI（b）で腫瘍（矢印）は斑紋状に造影されている。組織学的に乳頭腺管癌である（c, d）。

a：脂肪抑制T2強調像（またはSTIR）の模式図
b：STIR
c：ダイナミック後脂肪抑制T1強調像の模式図
d：ダイナミック後脂肪抑制T1強調像
e：ルーペ像（左上）とHE（辺縁部）

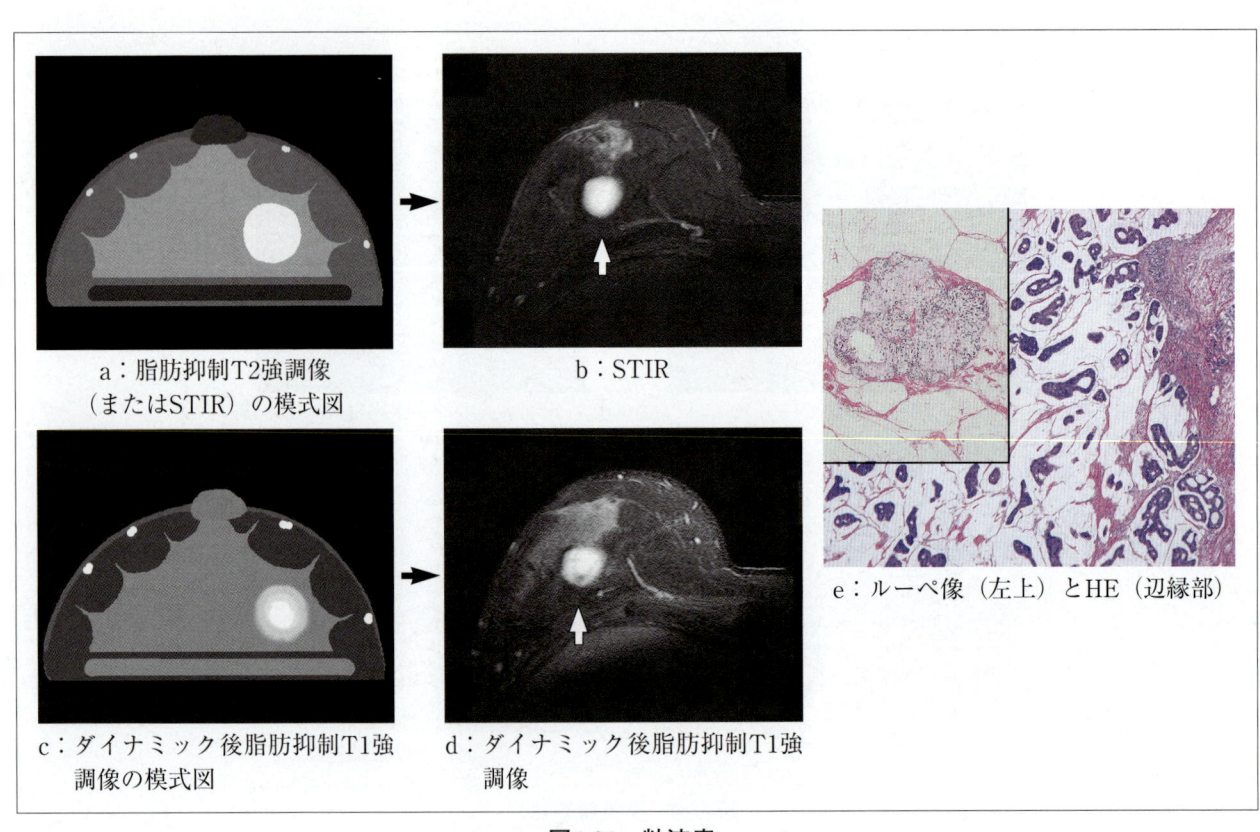

図4.31　粘液癌

STIR（b）で腫瘍（矢印）は著明な高信号を呈し，ダイナミック後脂肪抑制T1強調像（d）で境界は不明瞭である。組織学的には粘液の豊富な純型の粘液癌である（e）。

第4章 乳腺MRI診断の進め方

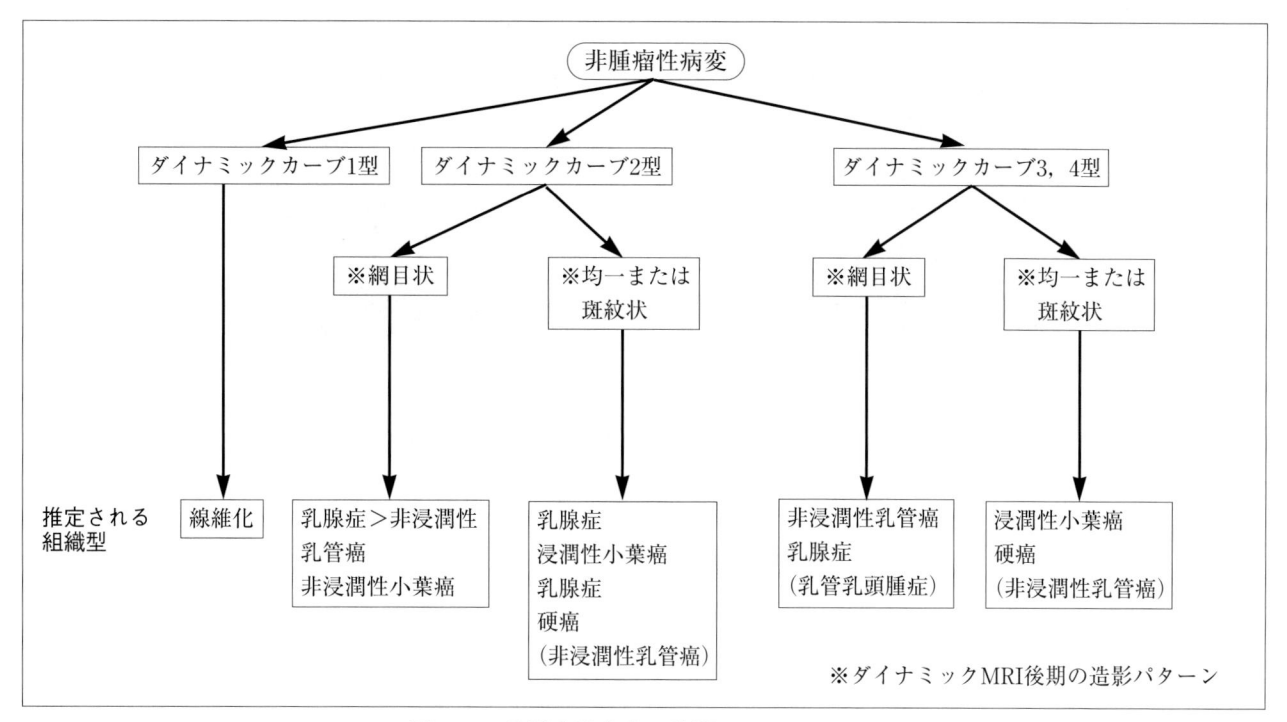

```
                        非腫瘍性病変
            ┌───────────────┼───────────────┐
    ダイナミックカーブ1型   ダイナミックカーブ2型   ダイナミックカーブ3, 4型
            │         ┌─────┴─────┐       ┌─────┴─────┐
            │       ※網目状   ※均一または  ※網目状   ※均一または
            │                  斑紋状                  斑紋状
            ↓         ↓          ↓          ↓          ↓
推定される  線維化   乳腺症>非浸潤性  乳腺症    非浸潤性乳管癌  浸潤性小葉癌
組織型              乳管癌         浸潤性小葉癌  乳腺症        硬癌
                    非浸潤性小葉癌   乳腺症       (乳管乳頭腫症)  (非浸潤性乳管癌)
                                  硬癌
                                  (非浸潤性乳管癌)

                                        ※ダイナミックMRI後期の造影パターン
```

図4.32 非腫瘍性病変の診断フローチャート

2. 非腫瘍性病変の診断フローチャート
（図4.32）

MRIで非腫瘍性病変として描出されるものには，乳腺症，非浸潤性乳管癌，浸潤性小葉癌がある。本書ではびまん型，限局型に分けるが，これは広がりを示す用語であり，良悪性診断には関連が少ない。

1) 良悪性の鑑別

良悪性の鑑別は，ダイナミックカーブを中心に判定する。乳腺症のほとんどは2型のダイナミックカーブで，悪性では3, 4型を示すことが多い。

(1) **ダイナミックカーブ1型（造影効果の認められない病変）**

造影効果が認められない病変で乳腺内の高度な線維化が考えられ，悪性は否定的できる。

(2) **ダイナミックカーブ2型（漸増する造影効果を示す病変）**

乳腺症がまず考えられるが，非浸潤性乳管癌，非浸潤性・浸潤性小葉癌でも2型になることがある。ダイナミックMRIの後期（5~8分）の造影パターンで網目状を示す乳腺症，非浸潤性乳管癌の鑑別は困難である。一方，均一または斑紋状にみられる場合には浸潤性小葉癌を疑う。

(3) **ダイナミックカーブ3, 4型（急峻な造影効果を示す病変）**

乳腺症よりも乳癌を考える。ダイナミックMRIの後期の造影パターンで網目状を示す場合，主に非浸潤性乳管癌を考える。また，均一または斑紋状を呈する場合には浸潤性小葉癌を疑う。しかし頻度は少ないが，狭義の硬癌，非浸潤性乳管癌で同様の像を呈することがある。

2) 乳癌の組織型推定

ダイナミックMRIの後期（5~8分）での病変の造影パターンをみることが重要である。網目状の造影効果が認められた場合には非浸潤性乳管癌，非浸潤性小葉癌が考えられ，このパターンは介在する間質結合織や脂肪組織を反映して網目状となってくる（図4.33）。均一または斑紋状の造影効果がみられる場合には，癌細胞が間質に線状あるいは孤立散在性に浸潤する浸潤性小葉癌の可能性が高い（図4.34）。造影パターンは一般に早期（120秒以内）で判断するが，非腫瘍性の場合には，斑紋状のパターンで造影早期には網目状にみられることがあり，造影後期で判別を行うようにする。

付）病変が小さい場合には，網目状あるいは斑紋状の区別が同定しがたいことがあるので，読影にあたっては十分に注意する必要がある。

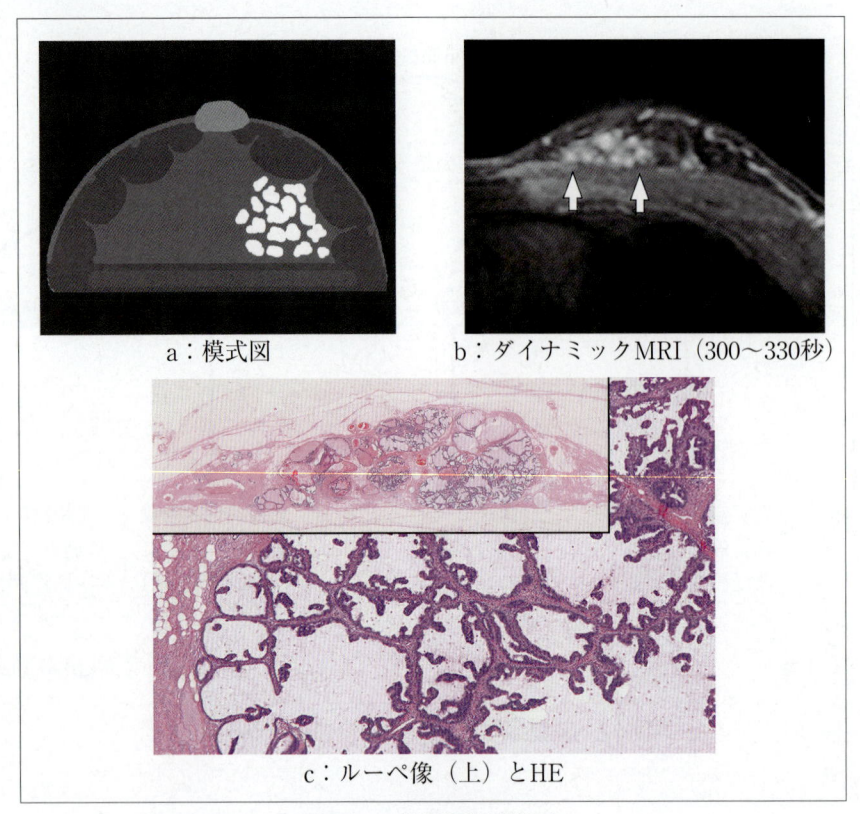

臨床と病理のための乳腺MRIアトラス

図4.33 非浸潤性乳管癌

ダイナミックMRI（b）で病変（矢印）は非腫瘤性で網目状に認められる。組織学的には非浸潤性乳管癌である。

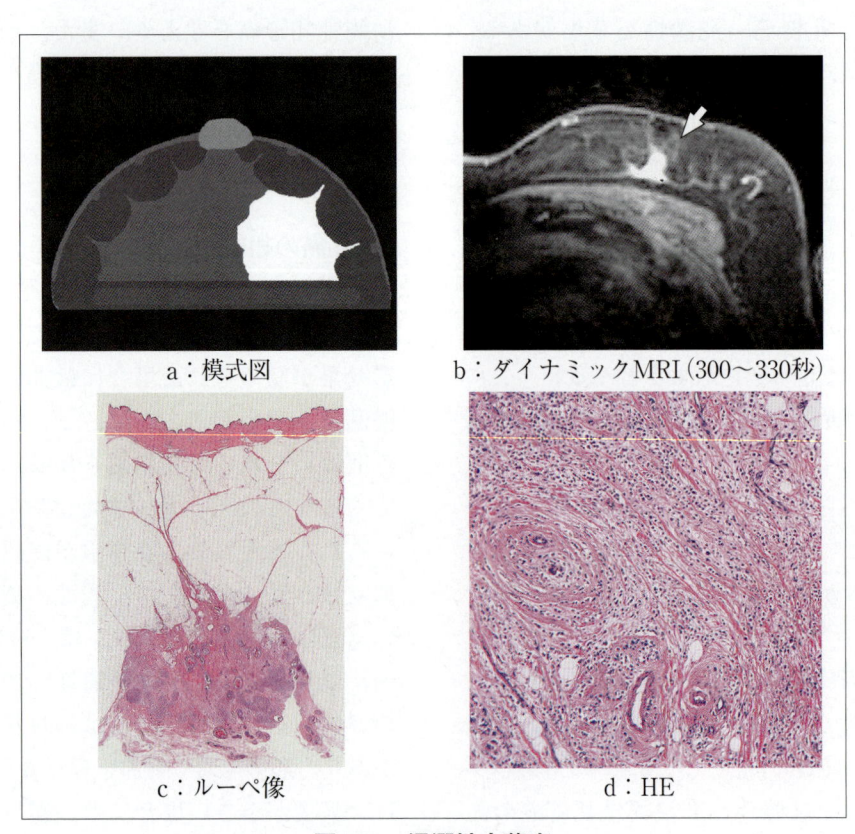

図4.34 浸潤性小葉癌

ダイナミックMRIで病変（矢印）は非腫瘤性で均一に造影されている。組織学的に間質に広がる浸潤性小葉癌である（c, d）。

— 90 —

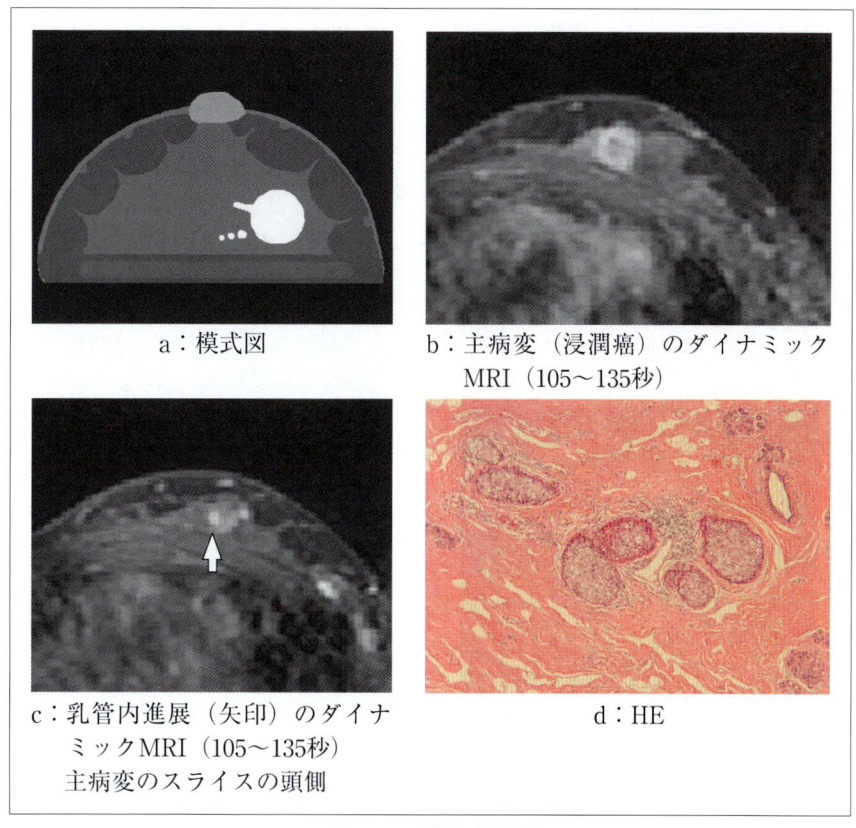

a：模式図
b：主病変（浸潤癌）のダイナミックMRI（105〜135秒）
c：乳管内進展（矢印）のダイナミックMRI（105〜135秒）主病変のスライスの頭側
d：HE

図4.35　乳管内進展
ダイナミックMRIにて主病変から頭側に伸びる点状の造影効果（矢印）が認められる。組織学的に同部に管内進展巣を認める（d）。

3. 乳管内進展の評価

　乳腺MRIの重要な役割のひとつに病変の広がり診断（乳管内進展）がある。この乳管内進展の診断には以下の2点に注目することが重要である。
①ダイナミックMRIで主病変に連続するように，あるいは近傍にスキップするように点状あるいは線状の造影効果として認められる（図4.35）。この所見は1つのスライスのダイナミックMRIだけではなく，頭尾方向の隣接スライスについても確認する。
②乳管内進展は主病変と同様なダイナミックカーブを呈することが多い。

　乳管内進展は，多くの場合非腫瘤性病変として描出される。背景に乳腺症がある場合，乳管内進展との鑑別が困難であるが，その際はダイナミックカーブと位置関係を主腫瘤と比較することで診断可能であることが多い。

4. 副病変（多発癌）の評価

　副病変は主病変と病理学的に連続性を認めない病変を指す（図4.36）。副病変のダイナミックカーブが3，4型を示し造影パターンが悪性を呈する場合は，質的診断は比較的容易である。しかし，病変が小さくダイナミックカーブが2型を呈するものでは乳腺症との鑑別が困難である。
付）乳房全割標本による検索で，副病変（悪性）が乳癌症例の18.9％に認められた報告があり[1]，外科治療において病変の広がり診断とともに術式に影響を与える大きな要素である。小葉癌，管状癌では副病変が比較的多く認められることから，術前に乳腺全体を慎重に評価する必要がある。

a：模式図

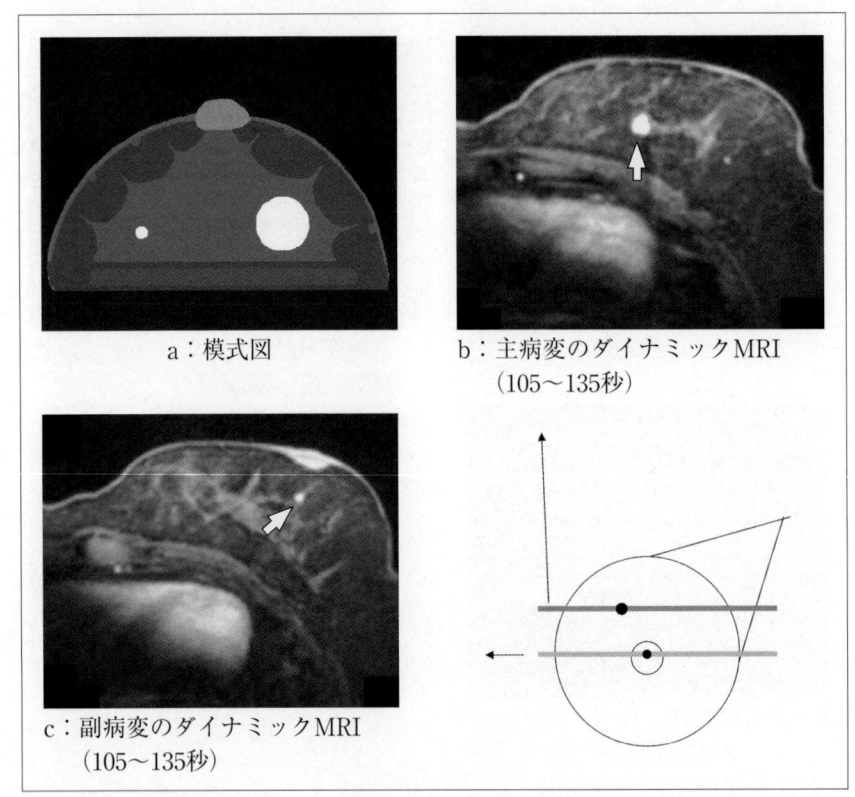

b：主病変のダイナミックMRI
（105〜135秒）

c：副病変のダイナミックMRI
（105〜135秒）

図4.36　副病変
ダイナミックMRI（b, c）にて連続性のない2つの腫瘤（矢印）が認められる。2つの病変は同様の造影効果を示し，組織学的には硬癌であった。

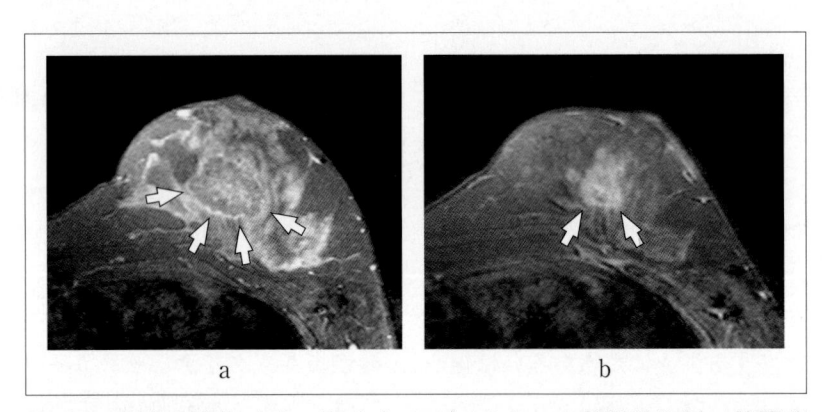

図4.37　化学療法前（a），後（b）のダイナミック後脂肪抑制T1強調像
（矢印が病変）

5. 化学療法によるMRIの変化

MRI施行前に化学療法が行われた場合に，腫瘤径や造影効果が変化することが知られている。すなわち，腫瘤の縮小，ダイナミックカーブのピーク低下，造影早期での信号の上昇率の低下などがある。化学療法前後で撮像したMRIで，造影効果の減弱を認めた乳癌症例を提示する。症例は，45歳女性。左乳癌症例。化学療法前のダイナミック後脂肪抑制T1強調像では左BD領域に34×24mmの腫瘤（図4.37a，矢印）を認め，ダイナミックカーブは3型を呈した。化学療法後では腫瘤は縮小し，ダイナミックカーブにおいて2型に類似してきた（図4.37b，矢印）。

6. 月経周期とMRI

　閉経前の乳腺は性周期によって，増殖性変化と退行性変化が起きている。この変化は乳腺MRIの造影効果，T1，T2強調像での信号強度に影響を与えることが知られている。正常であっても，乳腺内に不均一な造影効果や腫瘍様の造影効果が認められることがあるので，撮像のタイミングは月経前の乳腺の不安定な時期は避けて，月経終了後1〜2週間が望ましい。

参考文献

1) Wakabayashi, T., Tsuchiya, S., Asano, G.: Unilateral Multicentric Breast Carcinoma Studied by Whole Mammary Gland Serial Sectioning. Breast Cancer, 31, 91〜98, 1995.

coffee break

Peripheral enhancement

　Peripheral enhancementは，本書では早期相（造影後2分以内）で腫瘍の中心部の造影効果が弱く，その周囲がリング状に造影効果の増強が認められたものと定義している。peripheral enhancementの形成機序として腫瘍辺縁は周囲への浸潤のため血管密度が亢進し，中心は低酸素状態になる結果，変性，壊死，線維化をきたし，造影効果の低下につながると考えられている[1]。また，内縁のコントラストとリングの厚さからperipheral enhancementを2種類に分類し，それぞれType A，Bとした。Type Aは造影されたリングの内縁が比較的不明瞭であり，リングの厚さは腫瘍半径の1/2以上のもので，Type Bはリングの内縁のコントラストは明瞭で，厚さは腫瘍半径の1/2以下とした。ただしリング内縁のコントラストを優先することがポイントで，厚さは副次的なものである。硬癌ではType A peripheral enhancementを呈し，リング内部の造影効果は弱い傾向にあり，中心部は脂肪抑制T2強調像（またはSTIR）にて大胸筋よりも低信号を示す。組織像では，中心部は辺縁部に比較して線維化が顕著で血管密度が低い（図）。充実腺管癌症例はType B peripheral enhancementを呈し，その中心部は硬癌よりも造影効果がみられ，辺縁部よりは明らかに弱くかつ均一に造影される。中心部の造影効果が低い原因として，血管の形態に着目してCD34の免疫染色を行うと，辺縁と中心部での腫瘍細胞・血管密度に違いはみられなかったが，中心部の血管は腫瘍細胞によって圧排され，内腔が閉塞した血管の割合が硬癌に比較して高い結果を得ている。これは，充実腺管癌の腫瘍内部の血管が圧排閉塞されることが考えられ，結果として有効な血流が減少し，かつ周囲の腫瘍細胞の圧排により造影剤の漏出が減少する。一方，腫瘍辺縁の小範囲では周囲の間質から血流を受けるために造影効果が増強してType B peripheral enhancementを形成することが考えられる。

参考文献
1) 草間　律，土屋眞一，高山文吉・他：乳腺MRIにてPeripheral Ring Enhancement（PRE）を呈する乳癌の病理組織学的検討—CD34免疫染色による腫瘍内血管分布とその構造解析—．乳癌の臨床，17，539〜546，2002．

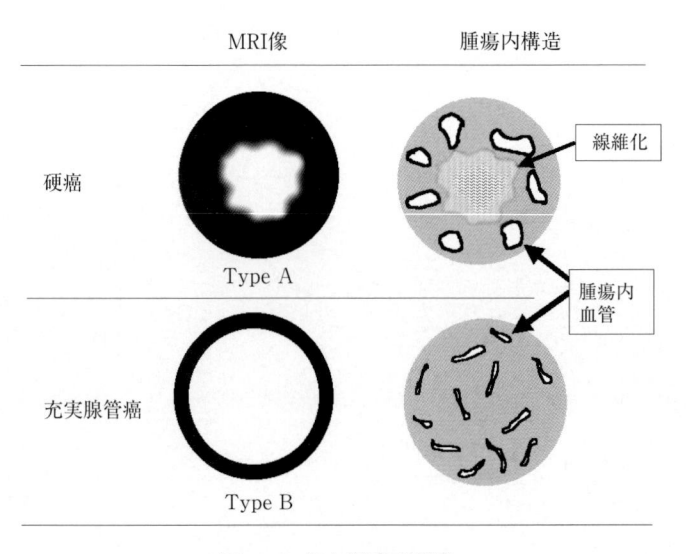

図　MRI像と腫瘍内構造

臨床と病理のための乳腺MRIアトラス
―― 画像と組織像の完全対比 ――

【各 論】

第5章　組織型別にみたMRI画像

症例1　乳管内乳頭腫（Intraductal papilloma）

【49歳，女性】
右乳頭より非血性の分泌物を認める。
触診：明らかな腫瘤を触知せず。

● ダイナミックMRI

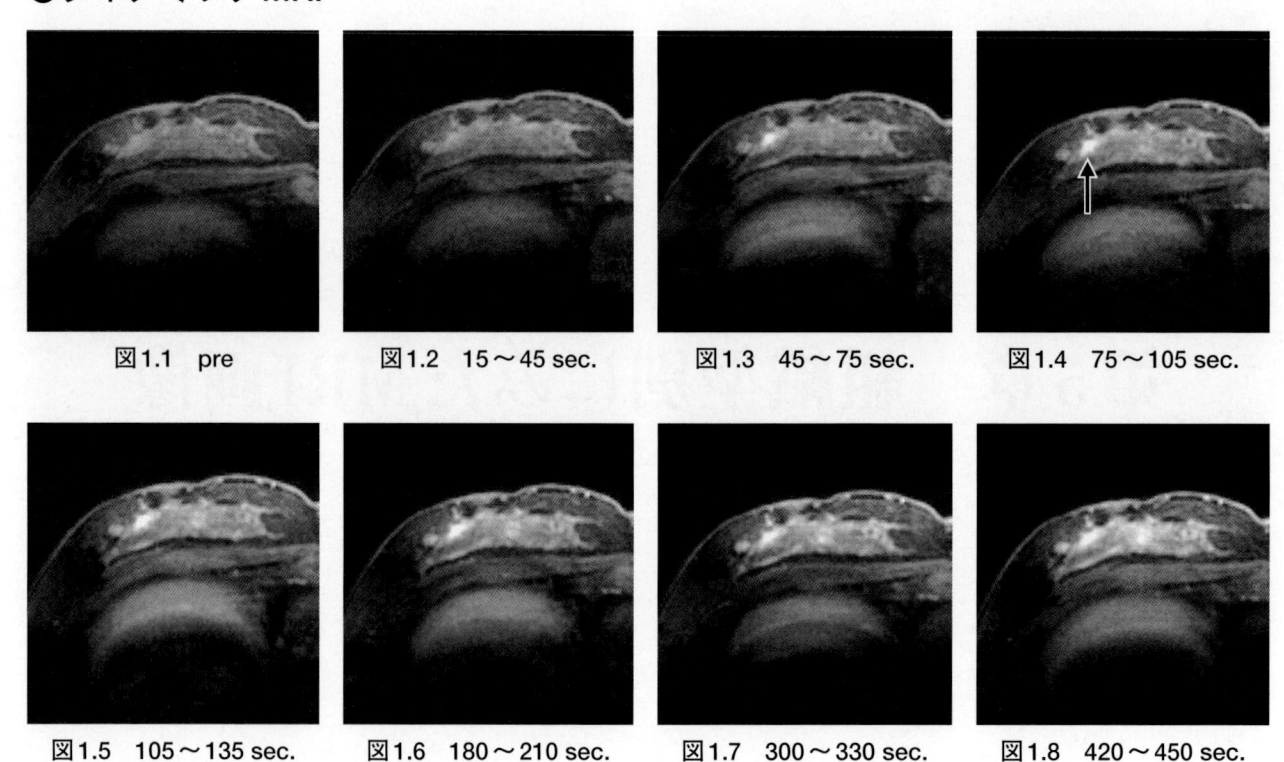

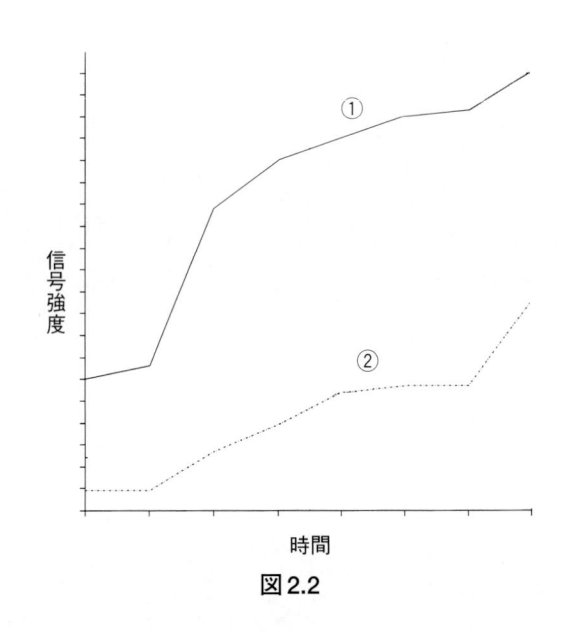

図1.1　pre
図1.2　15〜45 sec.
図1.3　45〜75 sec.
図1.4　75〜105 sec.
図1.5　105〜135 sec.
図1.6　180〜210 sec.
図1.7　300〜330 sec.
図1.8　420〜450 sec.

● ダイナミックカーブ（①病変，②正常乳腺）

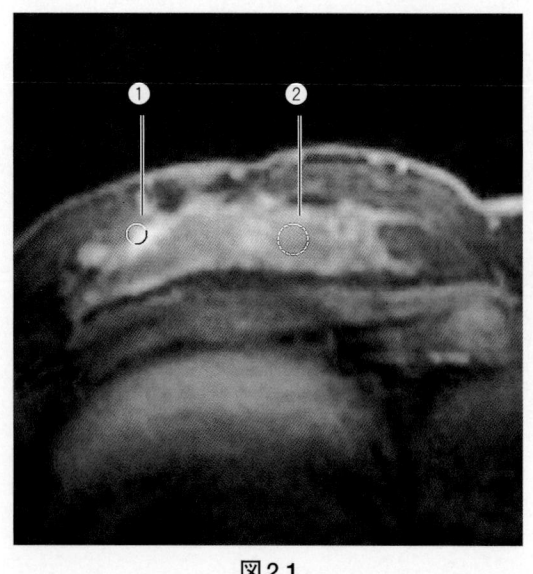

図2.1

図2.2

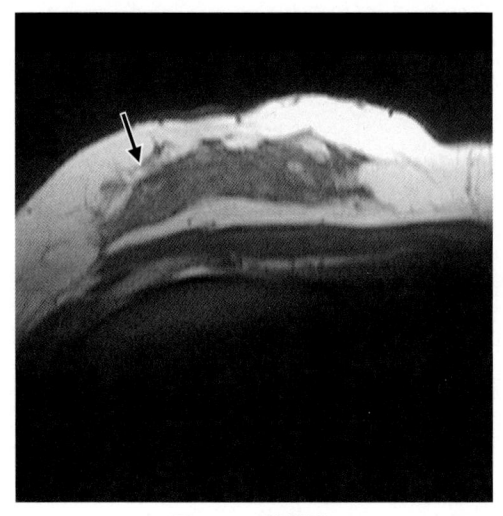

図3　T1強調像

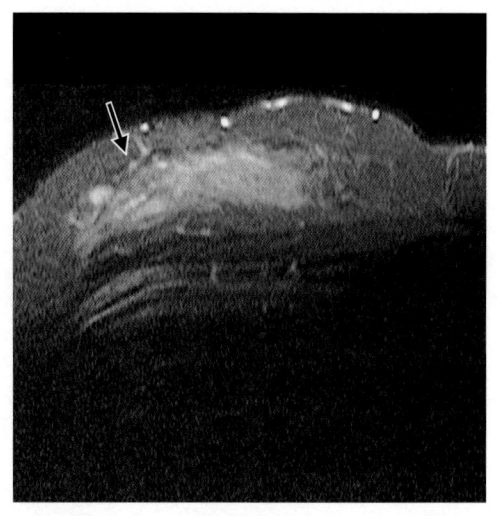

図4　STIR

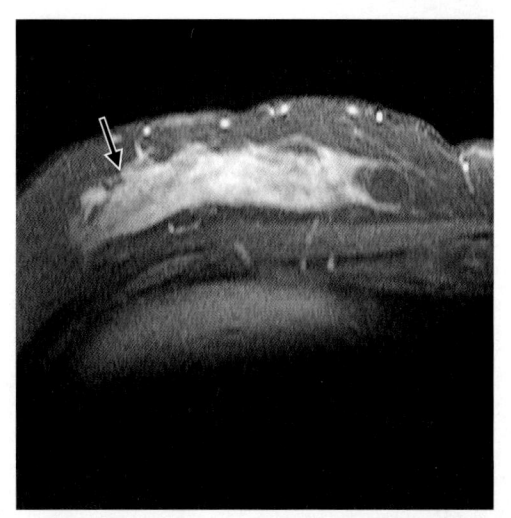

図5　ダイナミック後脂肪抑制T1強調像

【MRI所見】

　ダイナミックMRI（図1）で右CD領域に帯状に造影される病変（10×5mm，矢印）が認められる。ダイナミックカーブ（図2）は右肩上がりの2型を示す。T1強調像（図3）では低信号，STIR（図4）では乳腺と同程度の高信号を呈している。ダイナミック後脂肪抑制T1強調像（図5）では腫瘤ははっきりしない。

【MRI診断】

　2型のダイナミックカーブからは良性病変が疑われる。また乳管に沿うような帯状の形態から，乳管内乳頭腫あるいは乳腺症の一亜型である腺症（adenosis）などが考えられる。T1強調像，STIRともに非特異的な信号強度で診断の決め手にはならない。

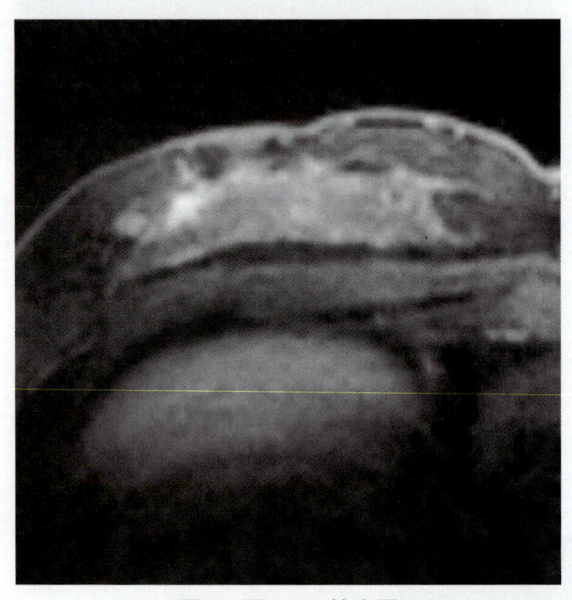

図6　図1.4の拡大図

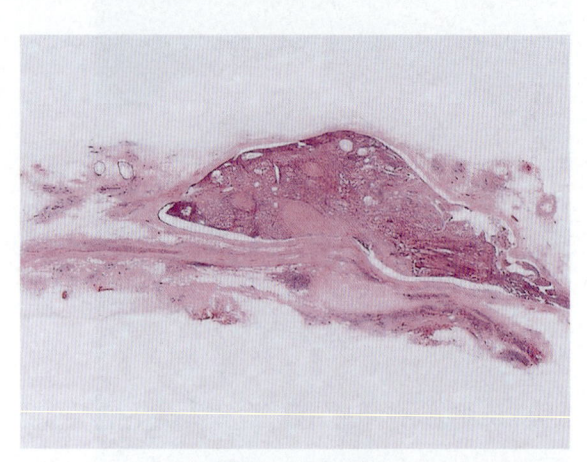

図7　ルーペ像

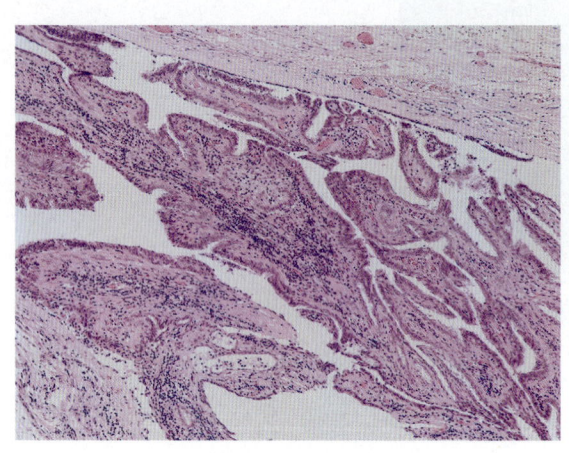

図8　HE

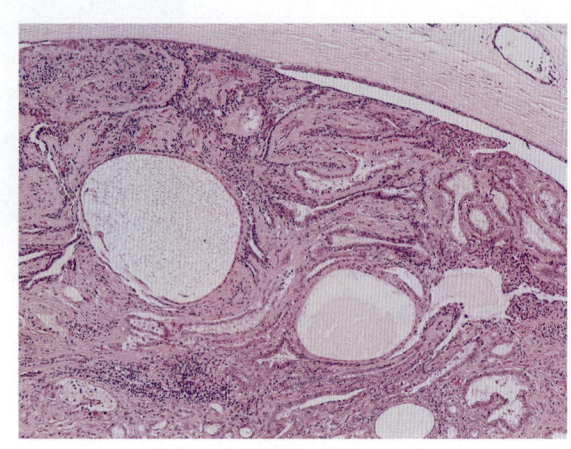

図9　HE

【病理診断】
　ルーペ像では10×3mmのほぼ三角形の病変（図7）で，乳管拡張を認め，内部には乳頭状の構造がみられる。組織学的には太い間質を有する乳頭状病変で，典型的な乳管内乳頭腫の像である（図8）。上皮にはアポクリン化生が認められる（図9）。

第5章　組織型別にみたMRI画像

症例1　乳管内乳頭腫

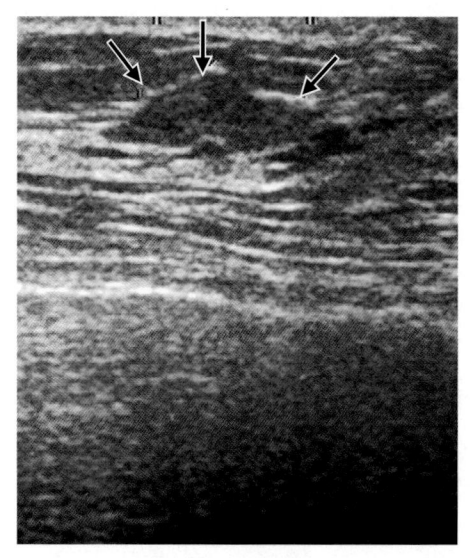

図10　超音波像

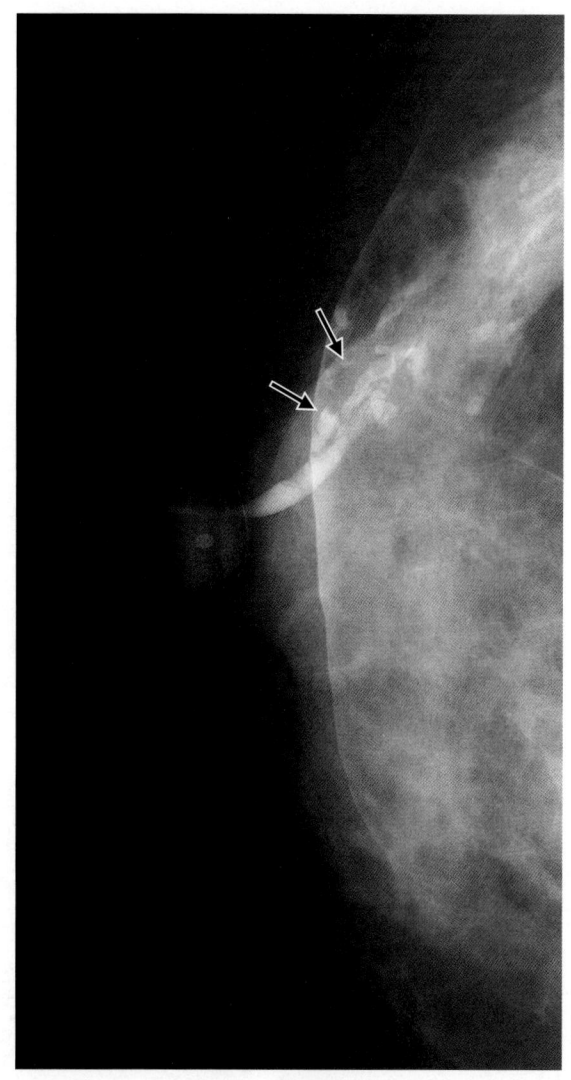

図11　乳管造影

【他の検査所見】

マンモグラフィでは異常所見を認めない。

超音波検査（図10）では，右CD領域に乳管の拡張と，その乳管に接して境界明瞭で内部はやや不均一な三角形の腫瘤像（矢印）が認められ，乳管内腫瘍が疑われた。

乳管造影（図11：CC方向）では，拡張した乳管に腫瘤によると思われる欠損像（矢印）を認める。

【本症例のポイント】

病変が小さい場合には，その形状，境界，造影効果の判定が難しく，質的診断に際し困難を伴うことが多い。乳管内腫瘍の良悪性診断はもっぱらダイナミックカーブによるが，乳管内乳頭腫のなかには悪性に多くみられる3，4型を示すものがあり，質的診断には他の検査も含めて総合的に行う必要がある。またROI（関心領域）の設定には，病変からずれないようにしてダイナミックカーブを作成する必要がある。

症例2　嚢胞内乳頭癌（Intracystic papillary carcinoma）

【74歳，女性】
触診：右AE領域に4.0×3.3cmの可動性良好で表面平滑な腫瘤を触知。

●ダイナミックMRI

図1.1　pre

図1.2　15〜45 sec.

図1.3　45〜75 sec.

図1.4　75〜105 sec.

図1.5　105〜135 sec.

図1.6　180〜210 sec.

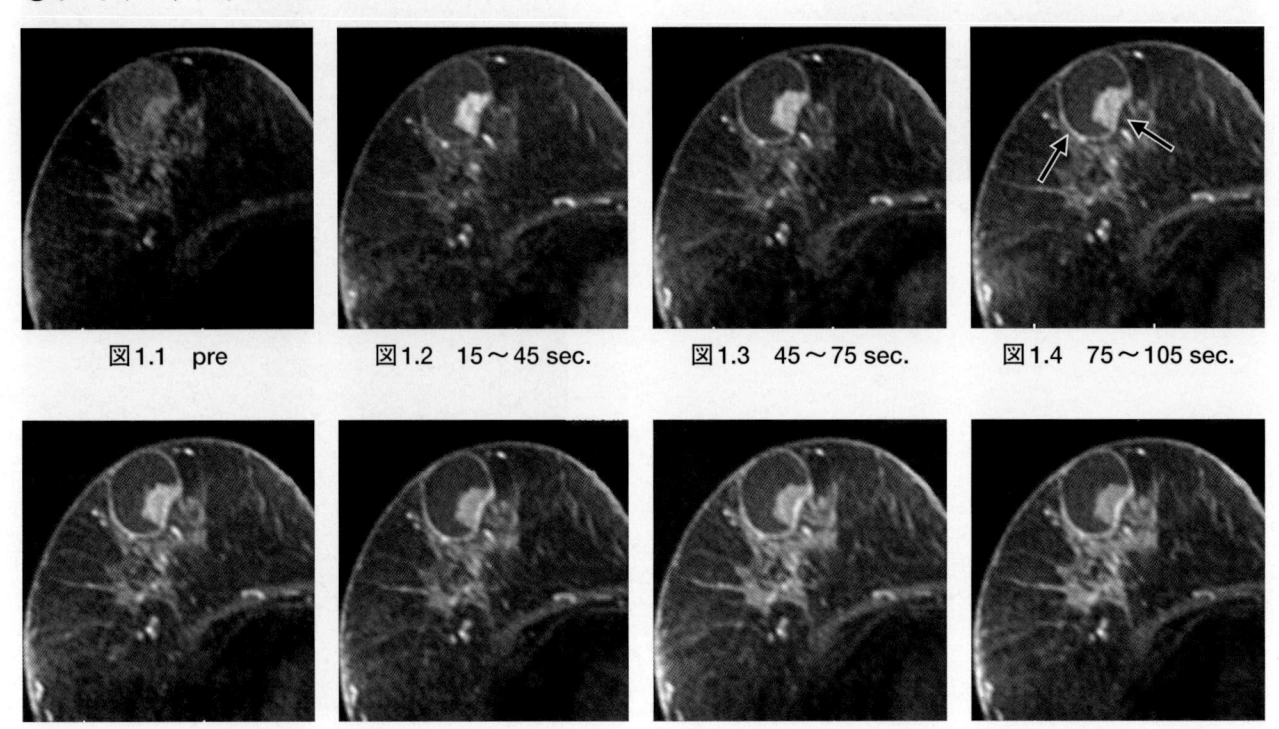

図1.7　300〜330 sec.

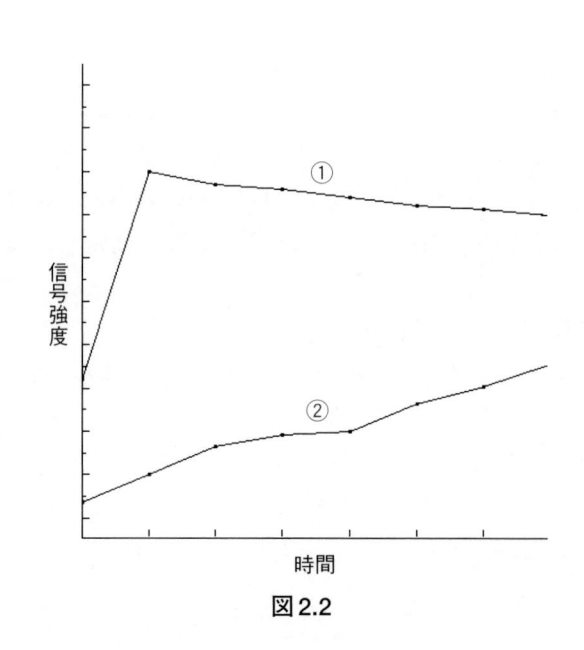

図1.8　420〜450 sec.

●ダイナミックカーブ（①病変，②正常乳腺）

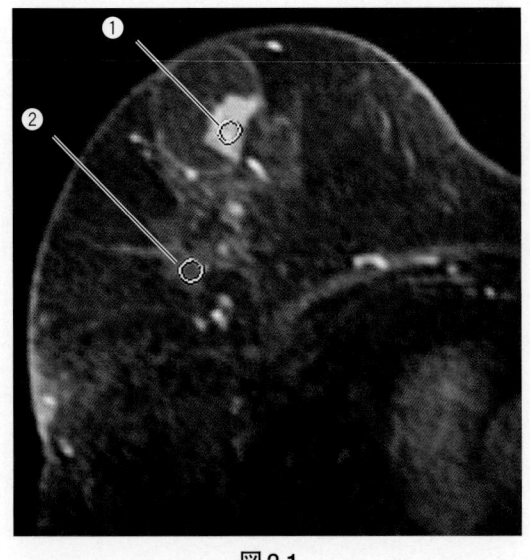

図2.1

図2.2

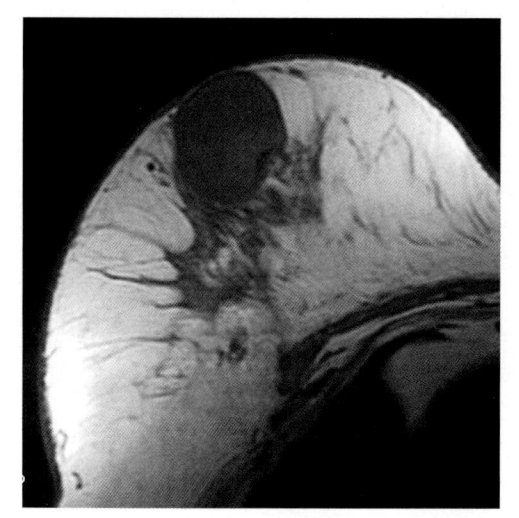

図3　T1強調像

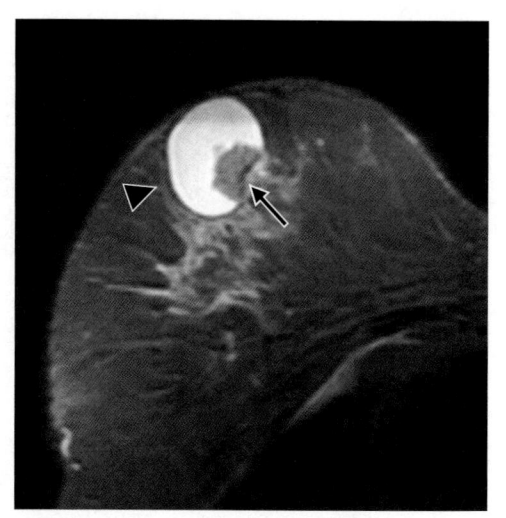

図4　脂肪抑制T2強調像

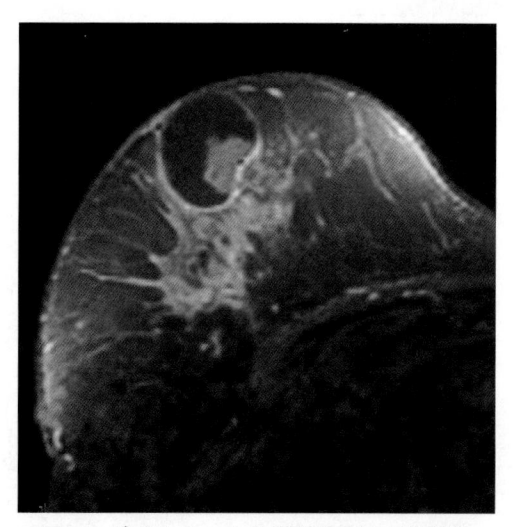

図5　ダイナミック後脂肪抑制T1強調像

【MRI所見】

　ダイナミックMRI（図1）で右AE領域に32×30mmの腫瘤性病変（矢印）を認める。病変の内部（乳頭状病変）は斑紋状に造影効果が認められ，造影効果のある部分のダイナミックカーブ（図2）は4型を示す。病変の境界は明瞭で，その皮膚側ではT1強調像（図3）で低信号，脂肪抑制T2強調像（図4）で著明な高信号（矢頭），ダイナミック後脂肪抑制T1強調像（図5）では低信号で造影効果がみられない。一方，病変の大胸筋側の壁から内腔に向かって乳頭状に突出する部分（図4矢印）は，T1強調像で等信号，脂肪抑制T2強調像でやや高信号を示す。

【MRI診断】

　腫瘤性病変の皮膚側は脂肪抑制T2強調像で著明な高信号を示し，造影効果がみられないことから液体成分（囊胞）が考えられ，また，大胸筋側に造影効果のある乳頭状の充実部分を認められることから囊胞内腫瘍が疑われる。充実部分のダイナミックパターンは4型を示し，その基部は広基性であることから悪性が示唆される。さらに，充実部の不均一な造影効果から囊胞内乳頭癌（intracystic papillary carcinoma）を第一に考える。なお，病変の囊胞外進展は，ダイナミックMRIとダイナミック後脂肪抑制T1強調像の所見から否定的であった。

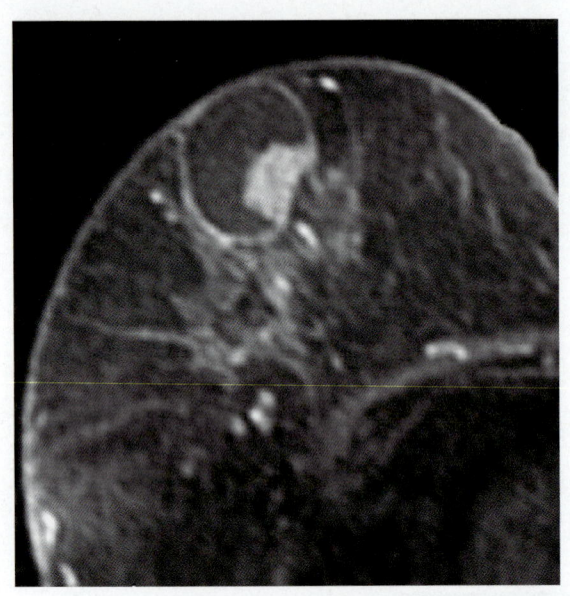

図6　図1.4の拡大図

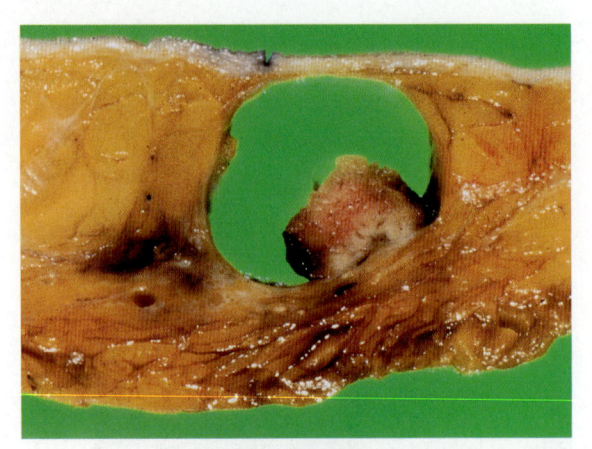

図7　割面像

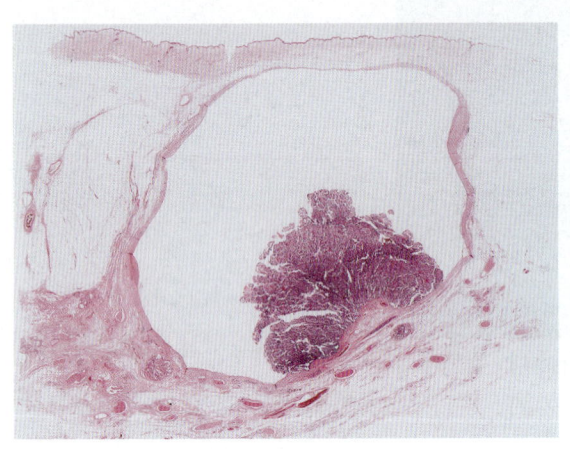

図8　ルーペ像

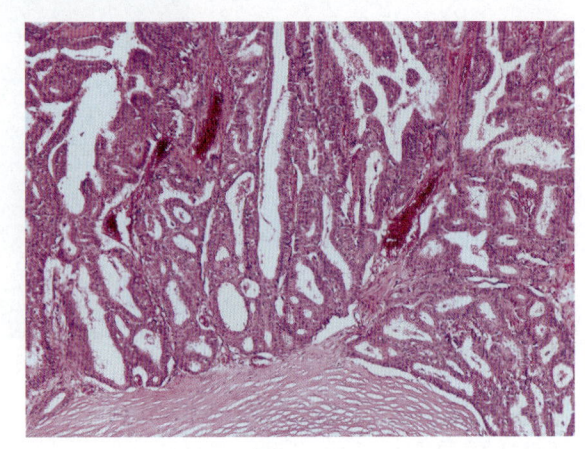

図9　HE

【病理診断】

　割面像では図6と同様の形状を呈している（図7）。ルーペ像では35×26mmの囊胞内腫瘍で，囊胞壁は表皮下3mmまで達している（図8）。一方，囊胞の大胸筋側には囊胞壁の一部から内腔に向かって15×11mmのやや楕円形の乳頭状病変が認められる。組織学的には，乳頭状病変は細い間質結合織を伴う癌細胞が直接囊胞壁に接している。筋上皮細胞は認められず，いわゆる二相性は観察されない。乳頭状病変以外の内腔面には腺上皮，筋上皮細胞の二相性を保持した上皮が裏打ちしている。腫瘍の壁外浸潤はみられず，囊胞内に限局している。典型的な囊胞内乳頭癌の像である（図9）。

症例2　囊胞内乳頭癌

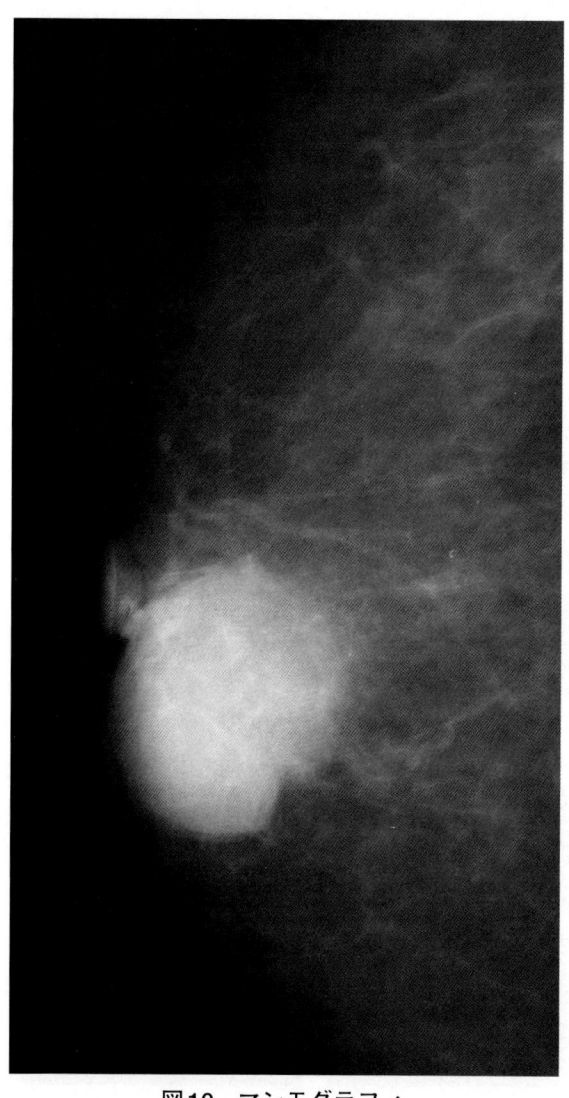

図10　マンモグラフィ

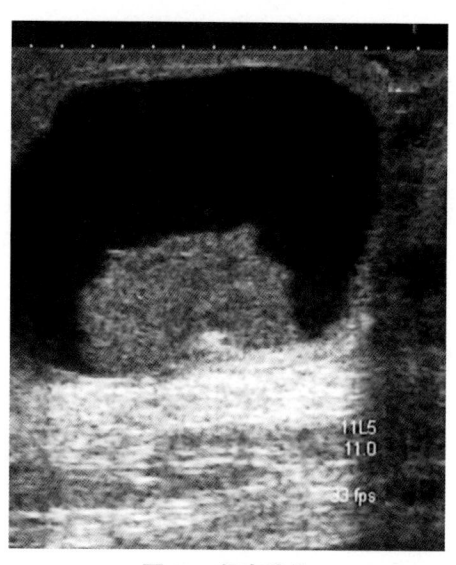

図11　超音波像

【他の検査所見】

　マンモグラフィ（図10：CC方向）では，高濃度の腫瘍を認める。境界は比較的明瞭で石灰化は伴っていない。高齢であることから乳癌が疑われる。

　超音波検査（図11）では，囊胞内に乳頭状に突出する病変が認められ，その基部は囊胞壁に沿うように広基状となっており囊胞内乳頭癌が考えられる。

【本症例のポイント】

　囊胞内病変は，MRIにてその囊胞壁がまったく造影されない病変も少なからず存在する。囊胞内腫瘍が大きい本例のような場合には，組織型推定が可能である。

症例3 乳管腺腫（Ductal adenoma）

【64歳，女性】
触診：右CD領域に1.0×1.0cmの腫瘤を触知。

● ダイナミックMRI

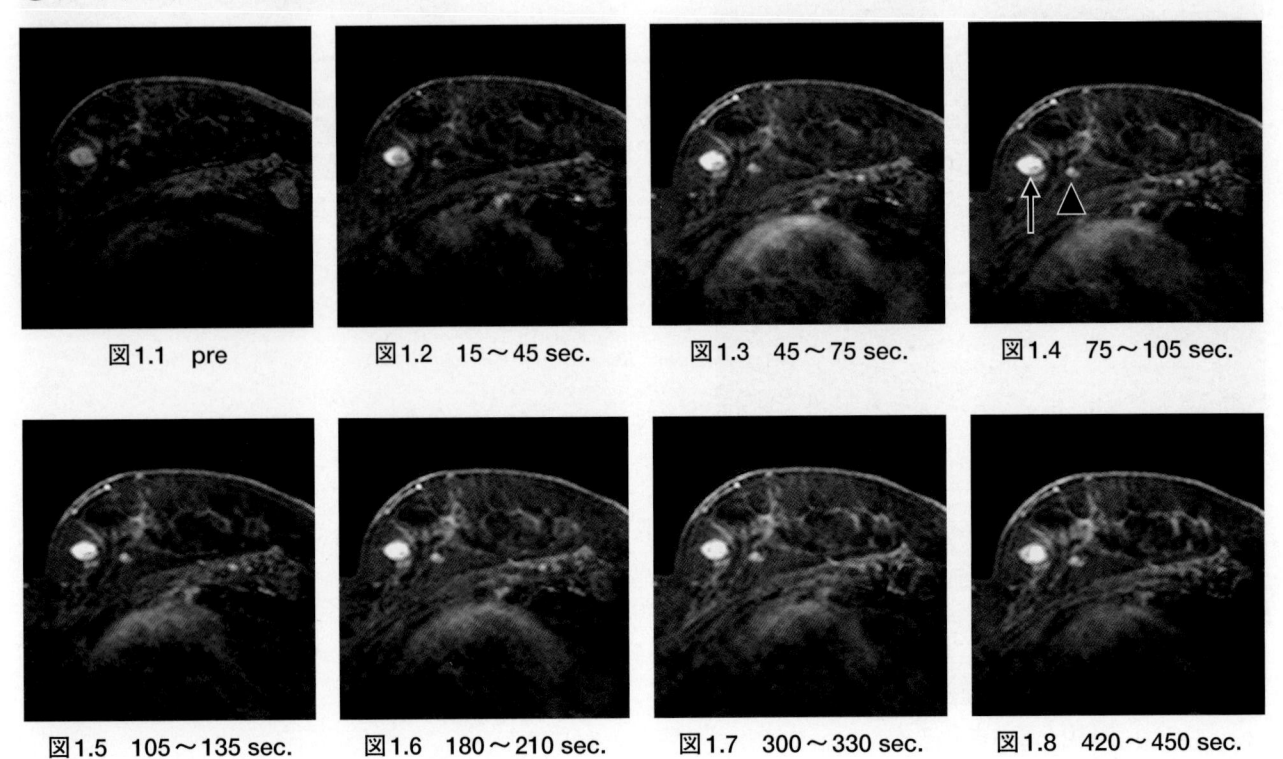

図1.1　pre

図1.2　15〜45 sec.

図1.3　45〜75 sec.

図1.4　75〜105 sec.

図1.5　105〜135 sec.

図1.6　180〜210 sec.

図1.7　300〜330 sec.

図1.8　420〜450 sec.

● ダイナミックカーブ（①病変，②副病変，③正常乳腺）

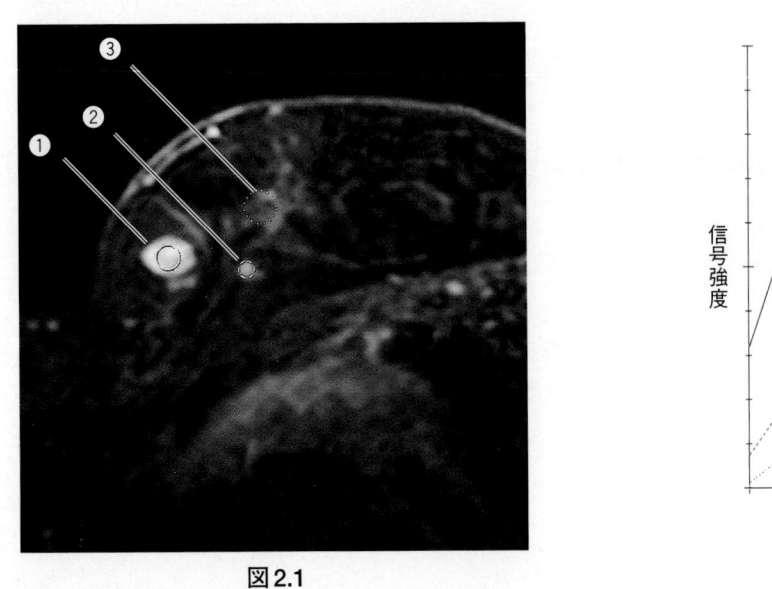

図2.1

図2.2

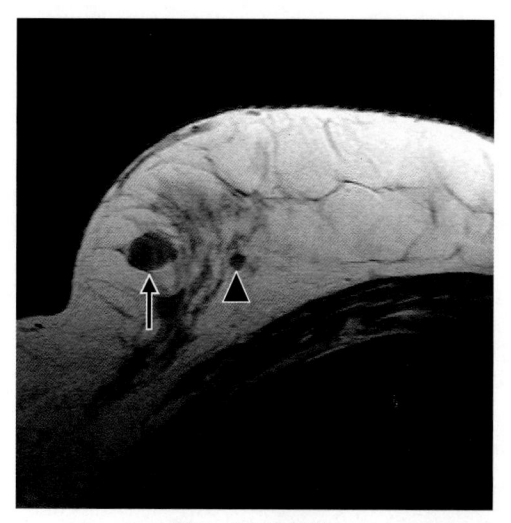

図3　T1強調像

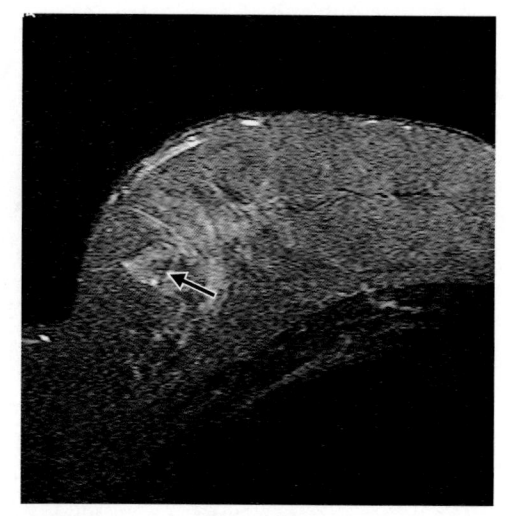

図4　STIR

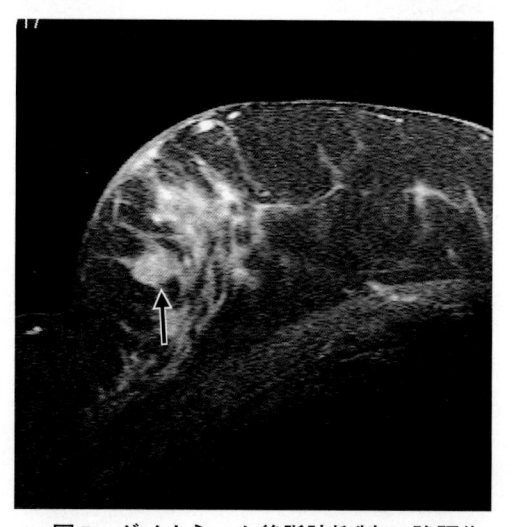

図5　ダイナミック後脂肪抑制T1強調像

【MRI所見】

　ダイナミックMRI（図1）で右CD領域に12mmの楕円形腫瘤性病変（矢印）を認める。病変は早期から不均一に造影され，ダイナミックカーブ（図2）は3型を示す。T1強調像（図3）で低信号，STIR（図4）で高信号（一部は低信号；矢印）である。ダイナミック後脂肪抑制T1強調像（図5）では，腫瘤の境界は不明瞭である。主腫瘤の内側に3mm大の腫瘤（副病変）が認められる（図1，図3矢頭）。

【MRI診断】

　ダイナミックカーブは3型で，病変内部の不均一な造影パターン，ダイナミック後脂肪抑制T1強調像での腫瘤の境界が不明瞭な点から乳癌（乳頭腺管癌）が疑われる。また，STIRで内部に低信号域が認められることから線維化を伴う乳癌と考えられる。

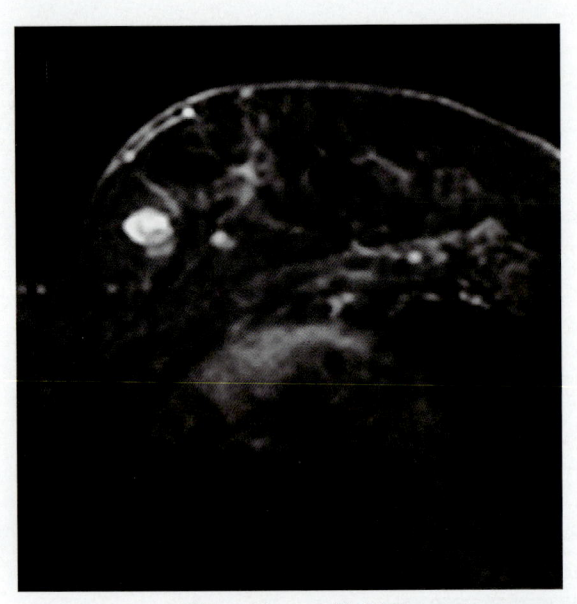

図6　図1.4の拡大図

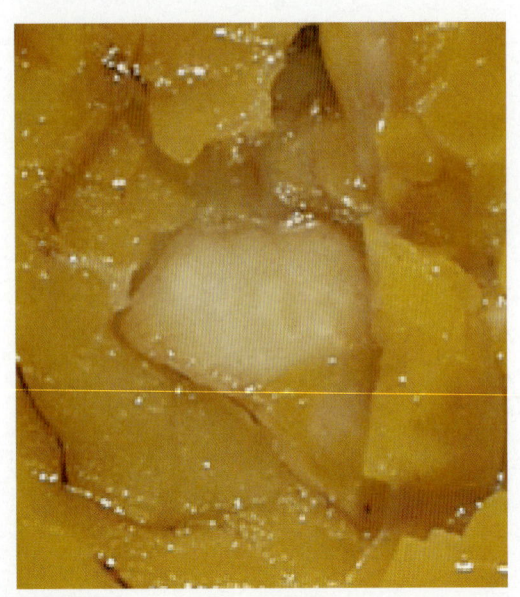

図7　割面像

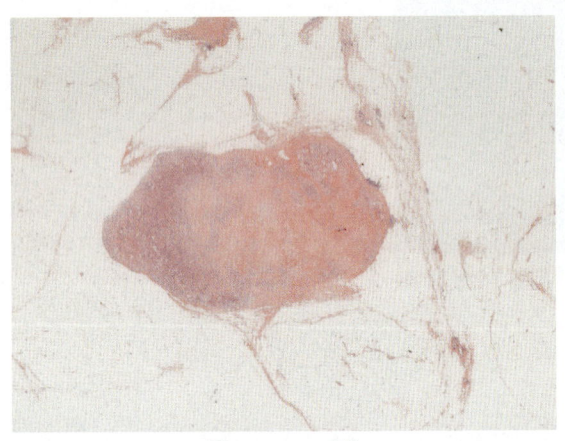

図8　ルーペ像

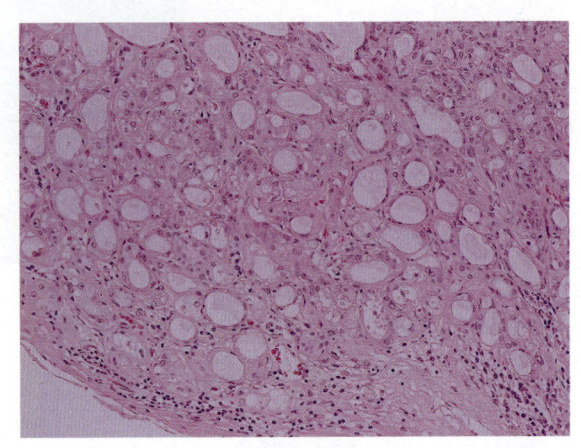

図9　HE

【病理診断】

　割面像では脂肪織内に白色無構造の腫瘤が存在している（**図7**）。ルーペ像では12×9mmの楕円形の腫瘤が認められる（**図8**）。組織学的にはアポクリン化生が目立つ乳管腺腫（ductal adenoma）で，大小さまざまな腺管の増生（**図9**）と線維性間質の著しい増生（**図10**）がみられる。腫瘍辺縁には偽浸潤があり，瘢痕様構造を呈している。乳管腺腫は画像や病理組織像で悪性と誤診されやすい良性病変といわれている。

　なお，図3で認められた3mmの腫瘤（矢頭）も乳管腺腫であった。したがって，本例は多発性乳管腺腫と考えられる。

症例3　乳管腺腫

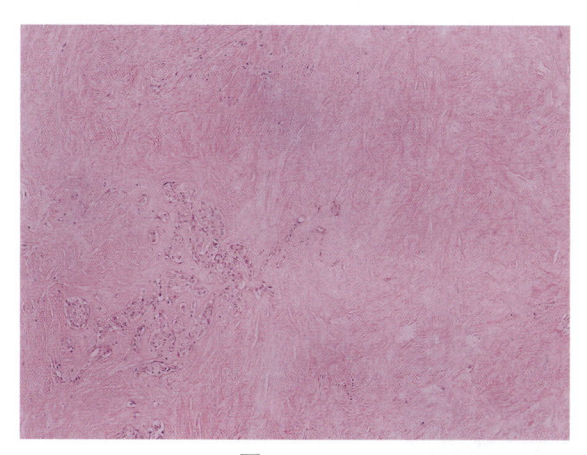

図10　HE

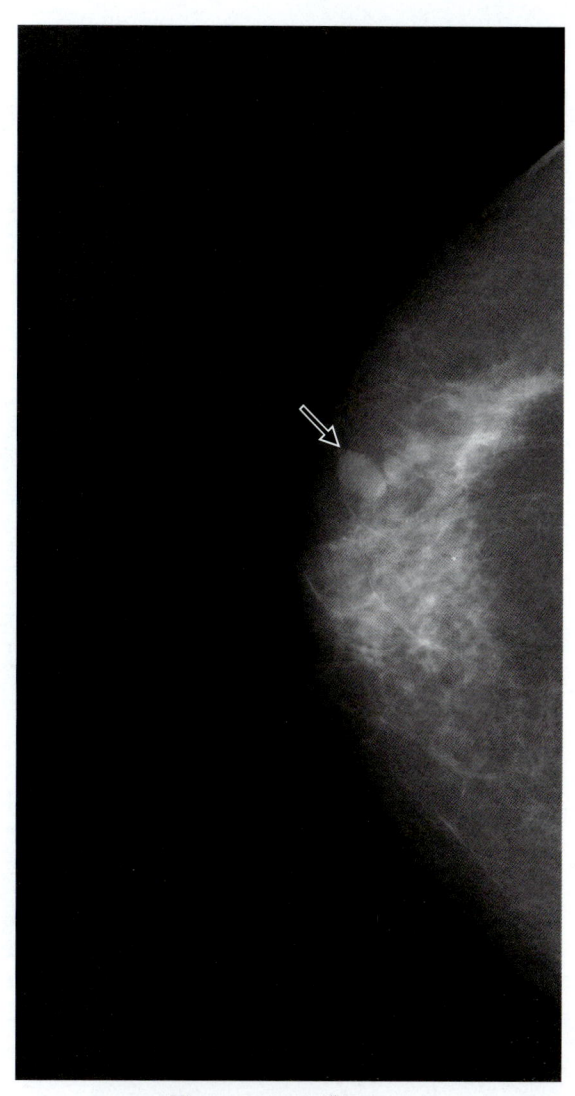

図11　マンモグラフィ

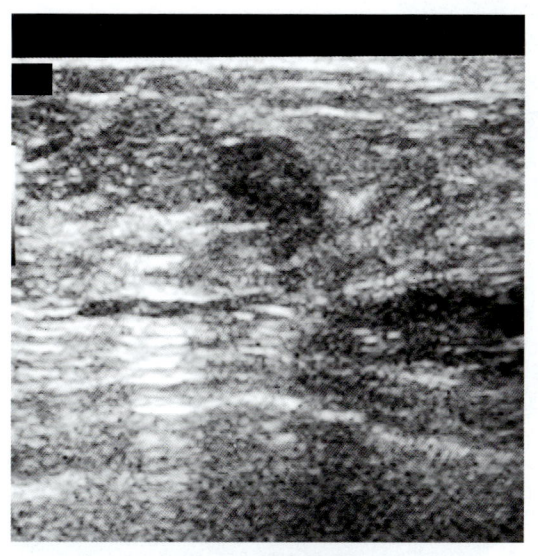

図12　超音波像

【他の検査所見】
　マンモグラフィ（図11：CC方向）では，腫瘤陰影が認められ（矢印），境界は一部不明瞭で乳癌が疑われる。
　超音波検査（図12）では，比較的境界明瞭な低エコー腫瘤であるが縦横比が高く悪性を否定できない。

【本症例のポイント】
　乳癌との鑑別が困難であった乳管腺腫の症例である。乳管腺腫は，本症例では組織学的に境界が明瞭であったが，ケースによってはダイナミック後脂肪抑制T1強調像で不明瞭な境界を示すことがある。また，細胞量が多いためダイナミックカーブも悪性に似た型をとることが予想される。MRI診断にあたり，乳癌と間違えやすい乳管腺腫という疾患があることを理解しておく必要がある。なお，本例の細胞診は良性であった。

（付） MRIで乳癌と鑑別できなかった乳管腺腫

【51歳，女性】
触診：左EBD領域に1.2×1.0cmの腫瘍を触知。

●ダイナミックMRI

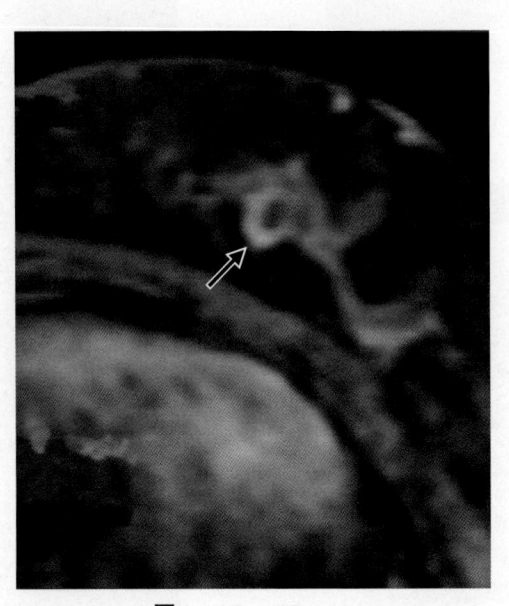

図1　15～45 sec.

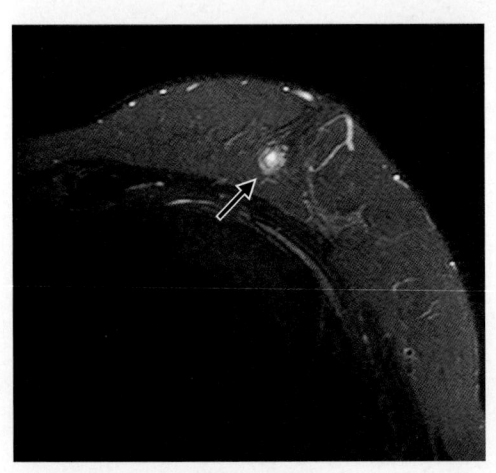

図2　STIR

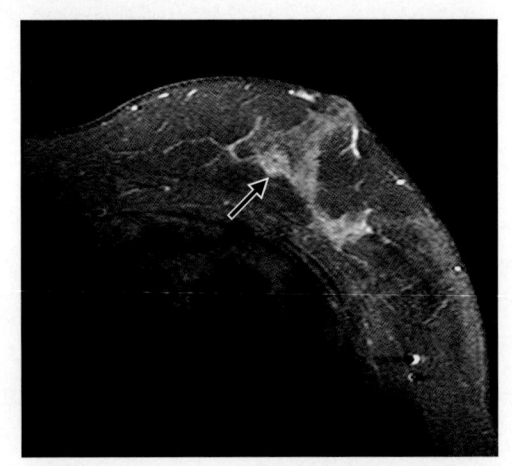

図3　ダイナミック後脂肪抑制T1強調像

【MRI所見と診断】
　ダイナミックMRI（図1）で左E領域に10×9mmの腫瘍性病変（矢印）が認められる。ダイナミックカーブは3型で，腫瘍の造影パターンは早期からperipheral enhancement（Type A）を呈している。STIR（図2）で中心部が著明な高信号を示し，ダイナミック後脂肪抑制T1強調像（図3）では境界が不明瞭である。MRIからは中心部が壊死に陥った乳癌が考えられる。

（付） MRIで乳癌と鑑別できなかった乳管腺腫

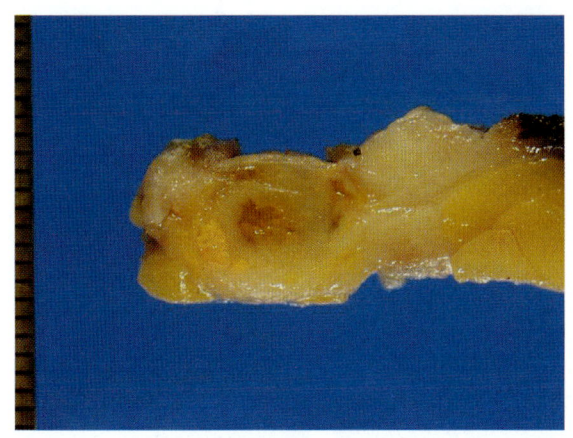

図4　割面像

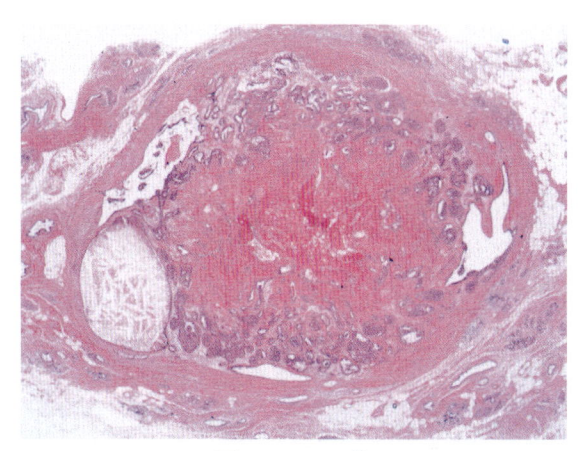

図5　ルーペ像

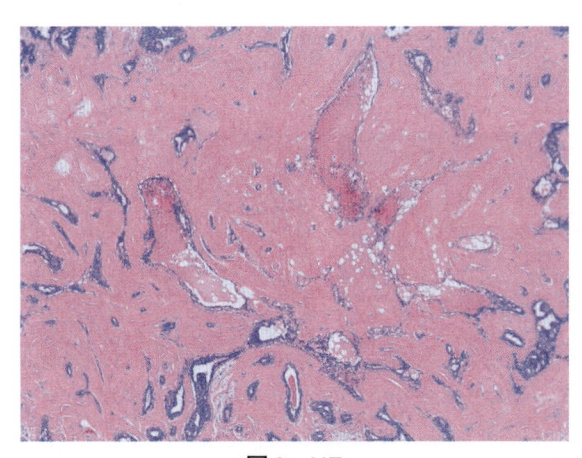

図6　HE

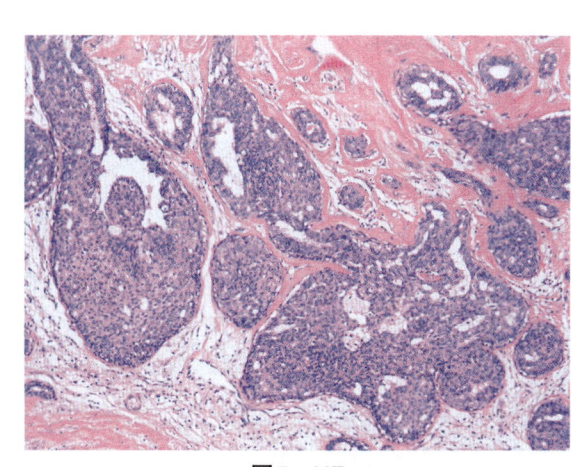

図7　HE

【病理所見】

　割面像では腫瘍の中心部は褐色を呈し，壊死または出血巣の存在が疑われる（図4）。ルーペ像では9×7mmの腫瘍が認められ，腫瘍辺縁部の細胞量と比較して中心部は出血あるいはうっ血がみられ細胞成分は少ない（図5）。組織学的には，腫瘍中心部は器質化した間質に加えて，腺管の囊胞状開大とその内腔分泌物が間質内に穿破している（図6）。辺縁部は腺管形成が目立ち，上皮の著しい増生と偽浸潤がみられる（図7）。いわゆる乳管腺腫の像である。なお，周囲との境界は線維腺腫ほど明瞭ではない。

【本症例のポイント】

　本例は，穿刺吸引細胞診，針生検ともに良性が考えられたが，乳癌を疑うMRIの所見（辺縁の状態，ダイナミックカーブ，Type A peripheral enhancement）との整合性がみられず，慎重な対応が必要とされた症例である。

症例4　管状腺腫（Tubular adenoma）

【17歳，女性】
触診：右AB領域に3.4×3.3cmの可動性良好な腫瘤を触知。

● ダイナミックMRI

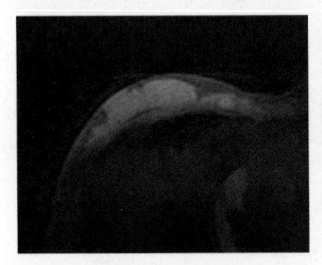

図1.1　pre

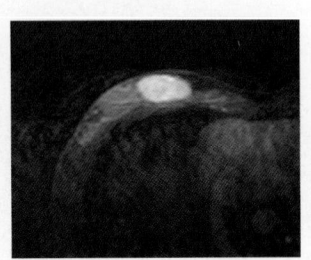

図1.2　15〜45 sec.

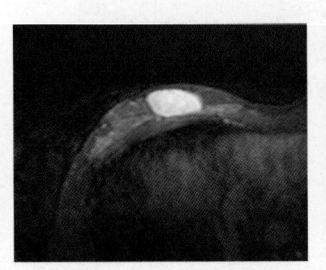

図1.3　45〜75 sec.

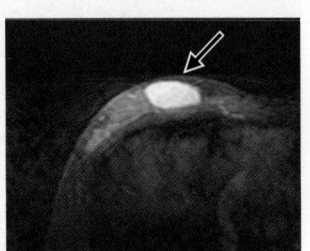

図1.4　75〜105 sec.

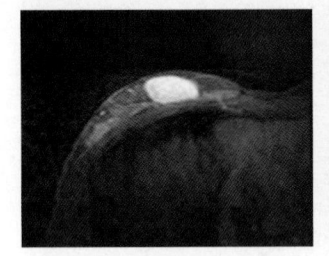

図1.5　105〜135 sec.

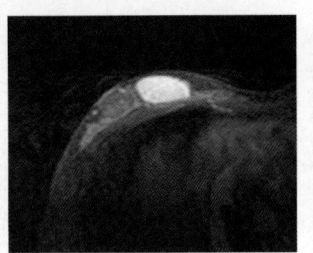

図1.6　180〜210 sec.

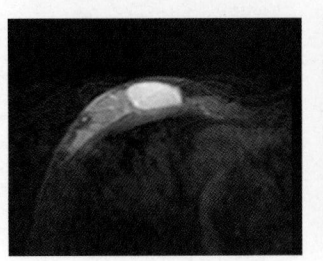

図1.7　300〜330 sec.

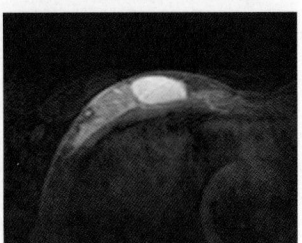

図1.8　420〜450 sec.

● ダイナミックカーブ（①病変，②正常乳腺）

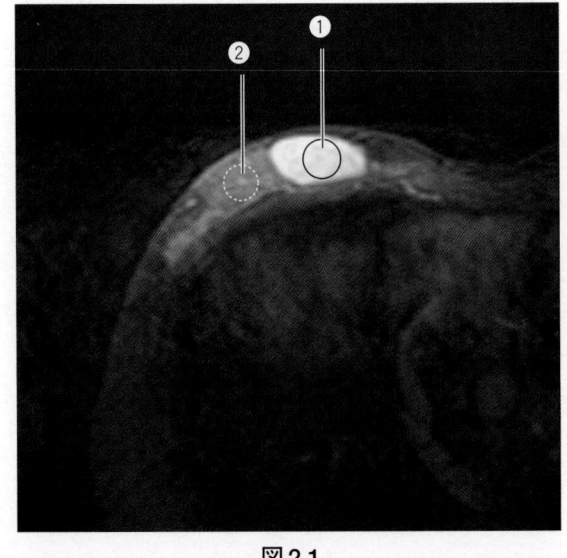

図2.1

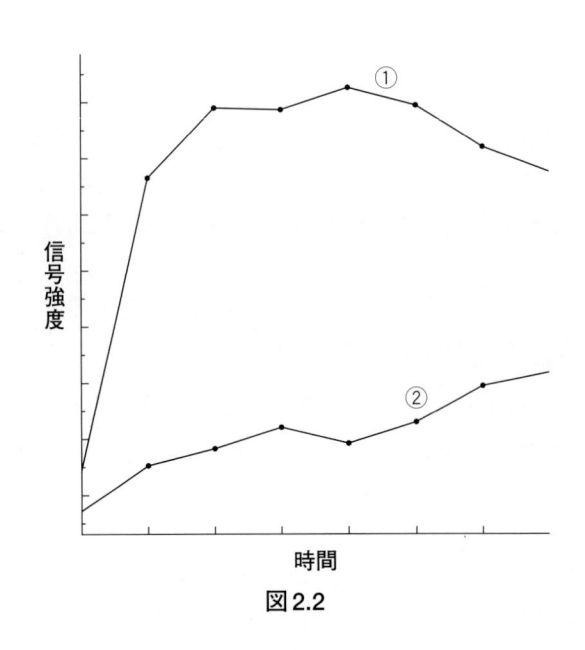

図2.2

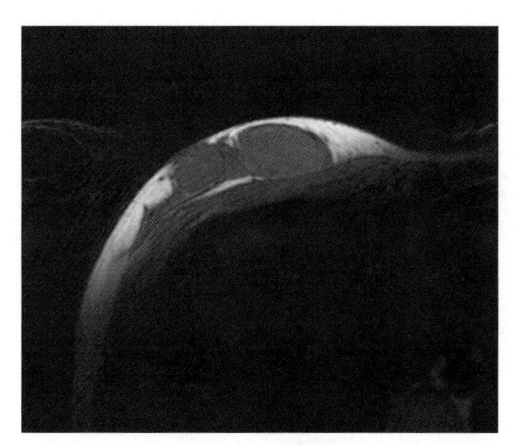

図3　T1強調像

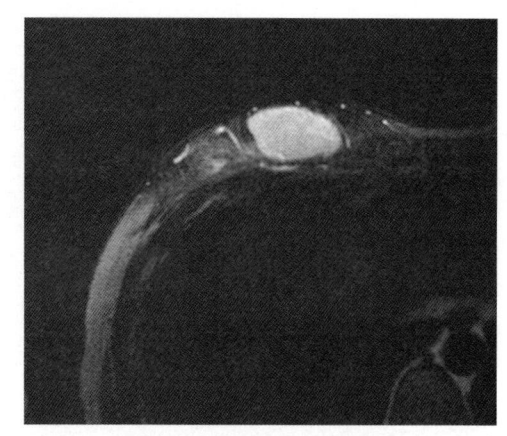

図4　脂肪抑制T2強調像

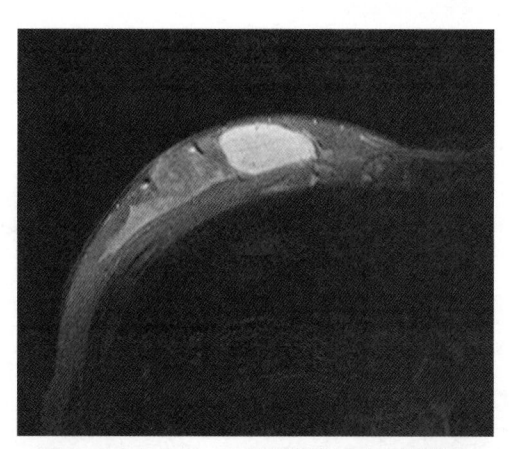

図5　ダイナミック後脂肪抑制T1強調像

【MRI所見】

　ダイナミックMRI（図1）にて右AB領域に境界明瞭で，内部が均一に造影される腫瘤性病変（矢印）が認められる。ダイナミックカーブ（図2）は4型を呈するが，造影効果のピークは120秒と遅い。T1強調像（図3）では乳腺よりわずかに高信号，脂肪抑制T2強調像（図4）で高信号を呈しており，ダイナミック後脂肪抑制T1強調像（図5）で腫瘤の境界は明瞭に描出されている。

【MRI診断】

　腫瘤内部が均一な信号，ダイナミック後脂肪抑制T1強調像で境界が明瞭なことから良性腫瘍を疑う。脂肪抑制T2強調像の信号が高く，細胞成分の多い線維腺腫が考えられる。

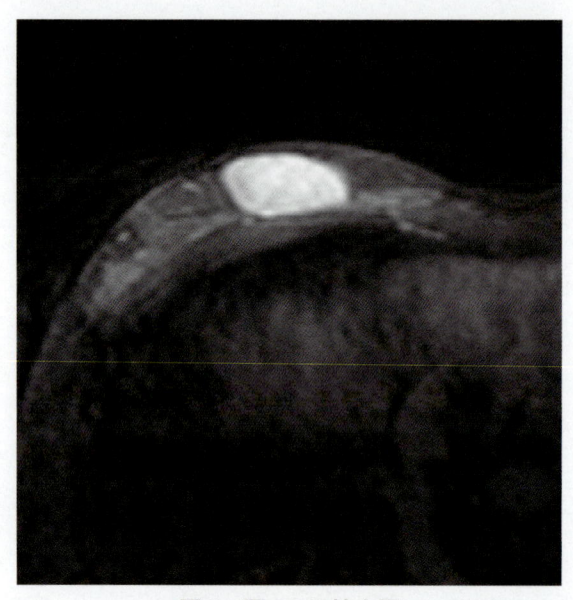

図6　図1.3の拡大図

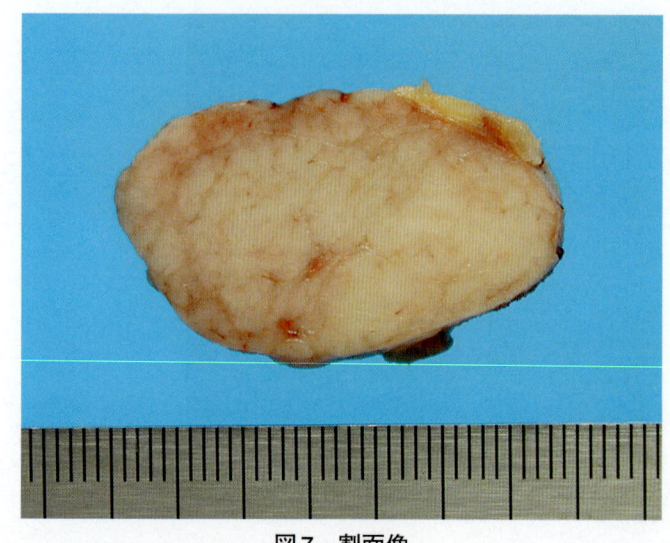

図7　割面像

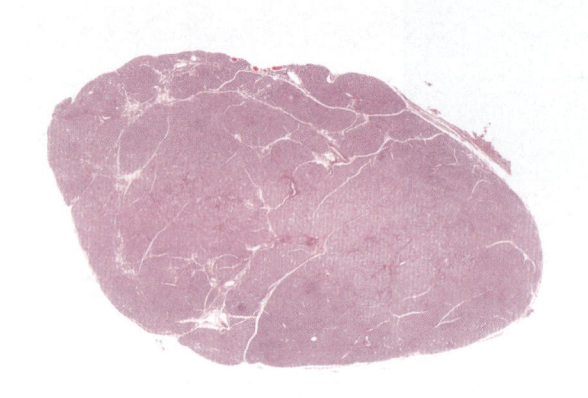

図8　ルーペ像

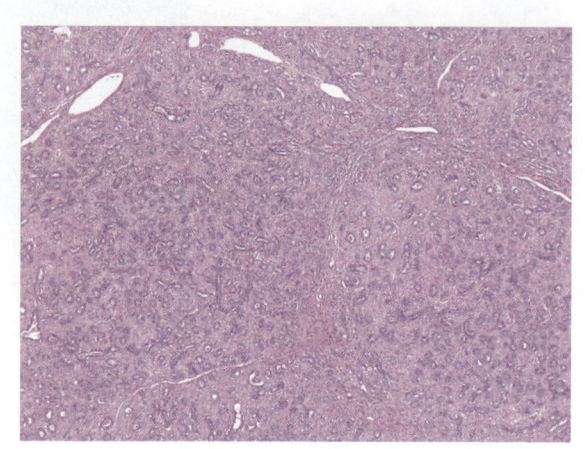

図9　HE

【病理診断】

　腫瘤（33×21mm）は楕円形で，境界は明瞭，黄白色を呈している（図7）。ルーペ像では，細い線維性結合織で分葉化されており，境界はきわめて明瞭である。ヘマトキシリン色素が優位で，細胞成分が多くを占めている腫瘍であることがわかる（図8）。組織学的には，小型末梢乳管の増生が著しい。それに伴い間質成分は少なく，線維腺腫にみられる線維芽細胞の介在・増生は乏しい傾向にある（図9, 図10）。鑑別診断として管周囲型の線維腺腫があげられるが，線維腺腫としての間質の特徴はみられない。

症例4　管状腺腫

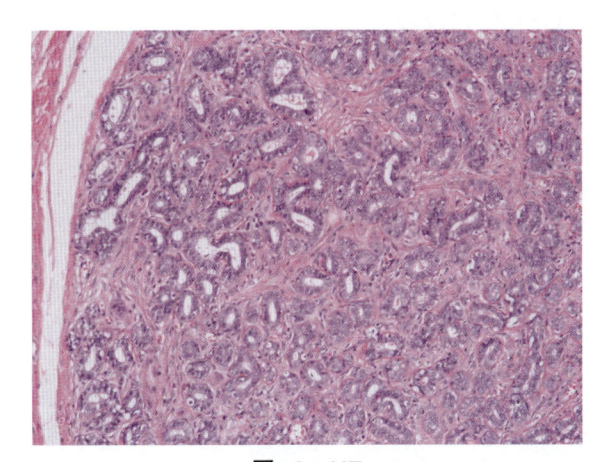

図10　HE

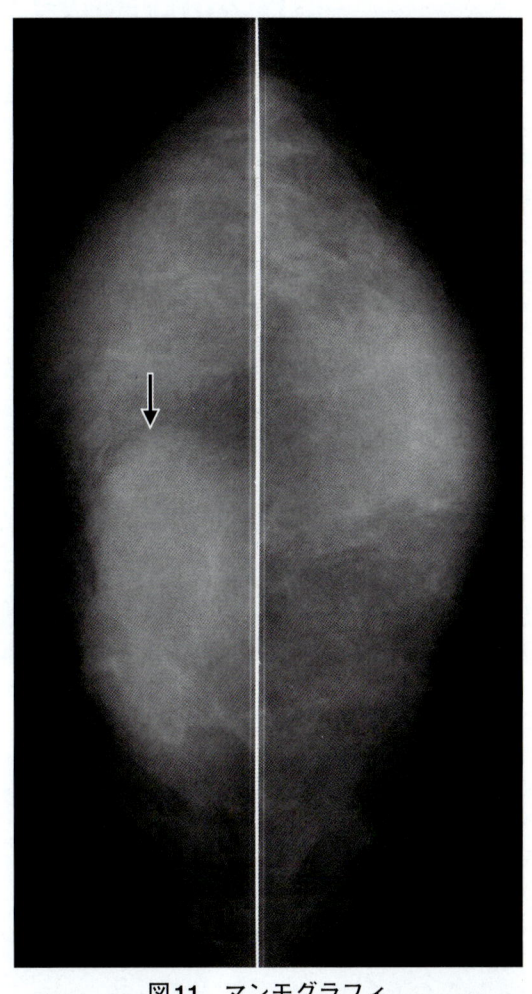

図11　マンモグラフィ

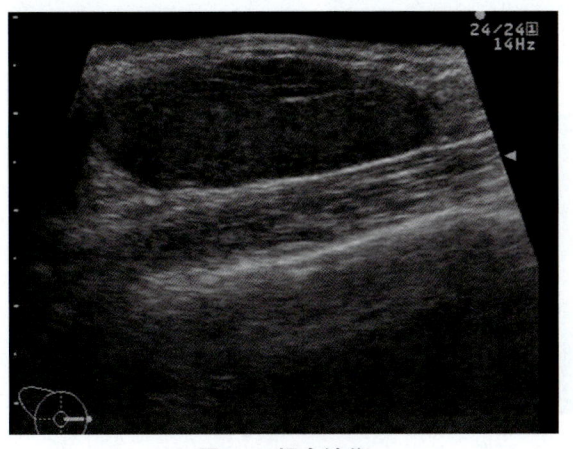

図12　超音波像

【他の検査所見】

マンモグラフィ（図11：CC方向）では，左内側領域に境界明瞭な腫瘤陰影（矢印）が認められる。
超音波検査（図12）では，境界明瞭で，内部が均一な低エコー腫瘤で後方エコーは不変である。線維腺腫が考えられる。

【本症例のポイント】

乳腺の代表的な充実性の良性腫瘍として，線維腺腫，葉状腫瘍，腺腫があげられる。MRI上は良性腫瘍の所見を呈するが，画像所見が上記組織型のなかでオーバーラップすることが多く，組織型の鑑別が困難な場合がある。管状腺腫の存在を知っておくことが診断の第一歩である。

症例5　非浸潤性乳管癌（1）
（Noninvasive ductal carcinoma）

【42歳，女性】
触診：右C領域に1.9×1.9cmの可動性やや不良，弾性硬の腫瘤を触知。

●ダイナミックMRI

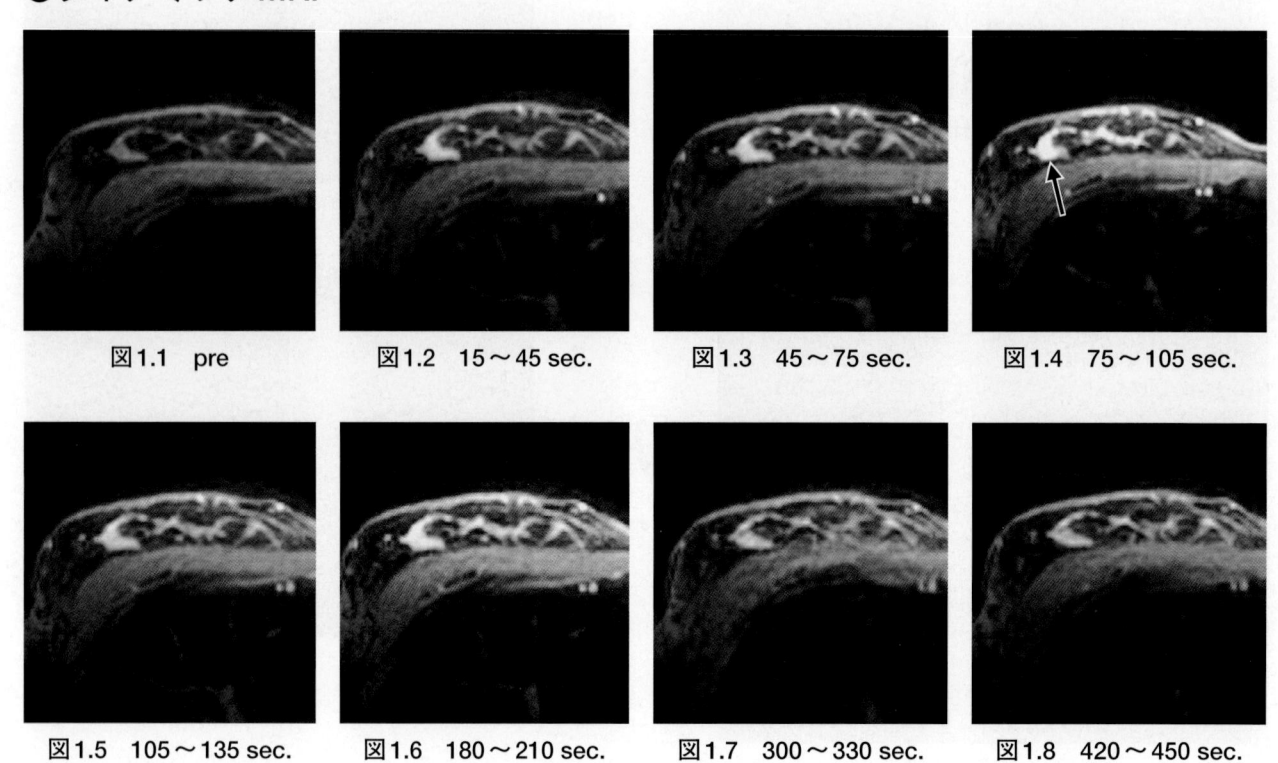

図1.1　pre
図1.2　15〜45 sec.
図1.3　45〜75 sec.
図1.4　75〜105 sec.
図1.5　105〜135 sec.
図1.6　180〜210 sec.
図1.7　300〜330 sec.
図1.8　420〜450 sec.

●ダイナミックカーブ（①病変，②正常乳腺）

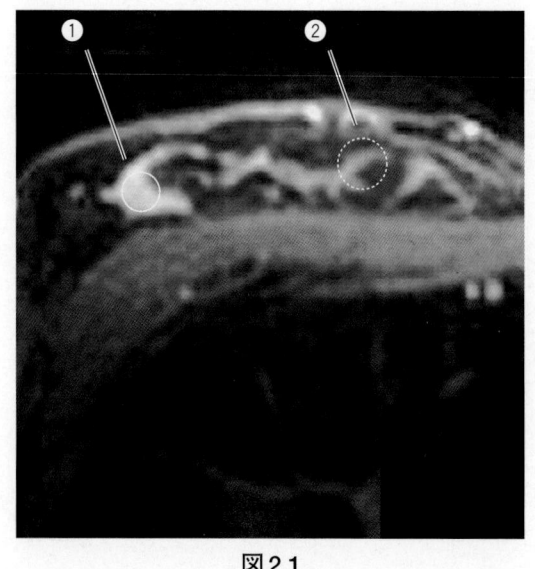

図2.1

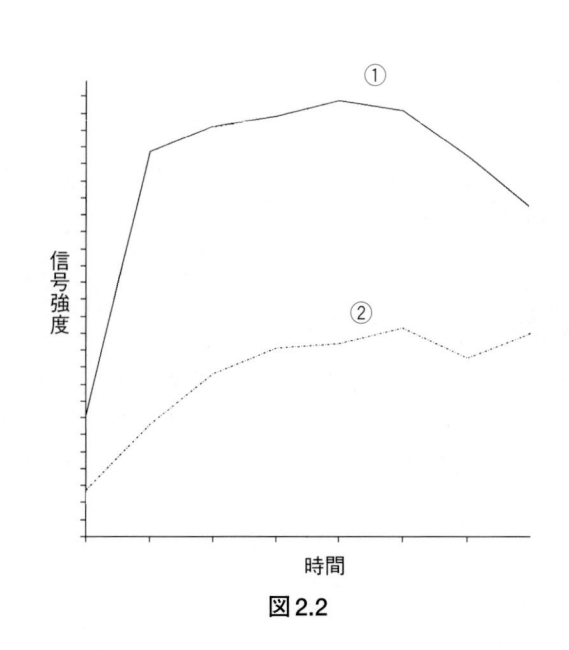

図2.2

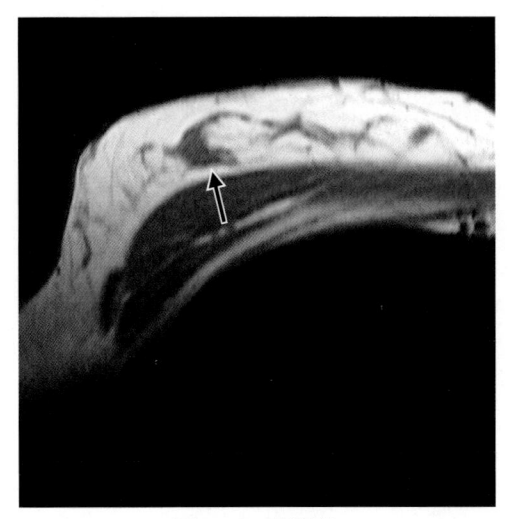

図3　T1強調像

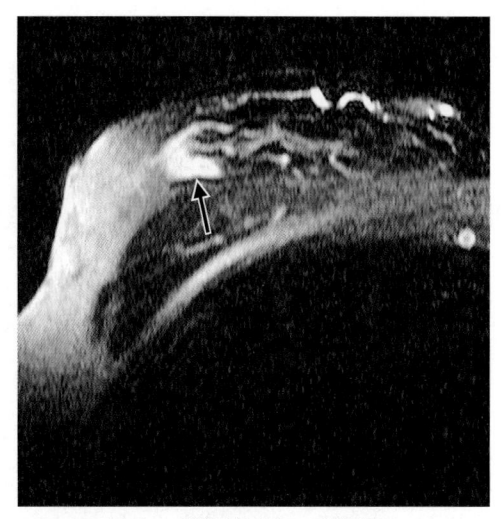

図4　脂肪抑制T2強調像

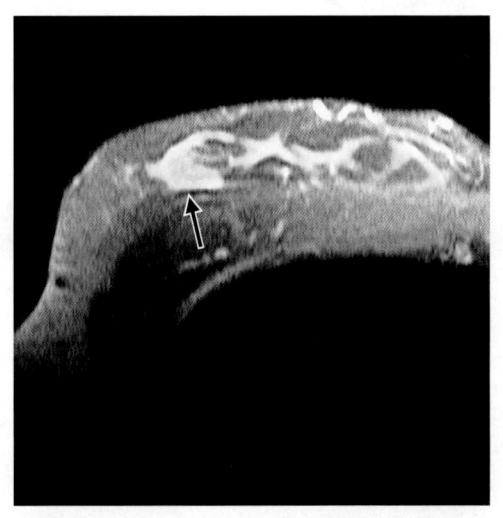

図5　ダイナミック後脂肪抑制T1強調像

【MRI所見】

　ダイナミックMRI（**図1**）にて，右C領域に早期より造影効果のある限局型の非腫瘍性病変（矢印）が認められる。病変は乳腺組織の形を保ちながら，網目状様の造影効果を呈している。ダイナミックカーブ（**図2**）は4型である。T1強調像（**図3**）で低信号，脂肪抑制T2強調像（**図4**）では高信号を示し，ダイナミック後脂肪抑制T1強調像（**図5**）では，ほぼ正常乳腺組織と同程度の信号強度である。

【MRI診断】

　非腫瘍性病変で，4型のダイナミックカーブの造影効果を示すことから乳癌が考えられる。組織型としては，ダイナミックMRIで病変内部が造影されない部分があり，いわゆる網目状様の造影パターンを示すことから非浸潤性乳管癌が推定される。

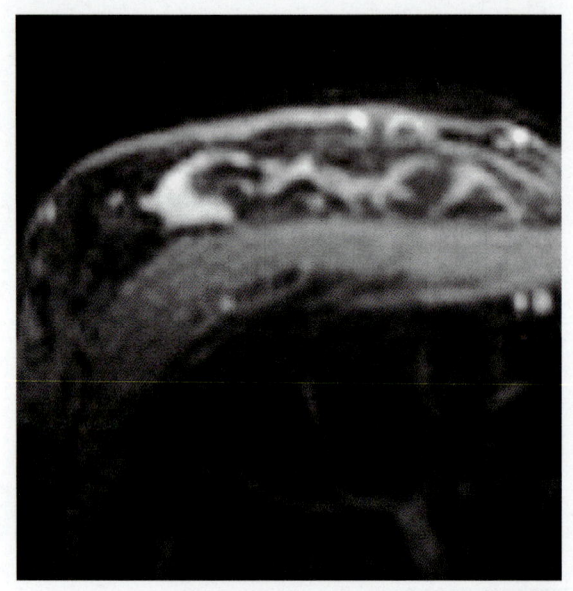

図6　図1.4の拡大図

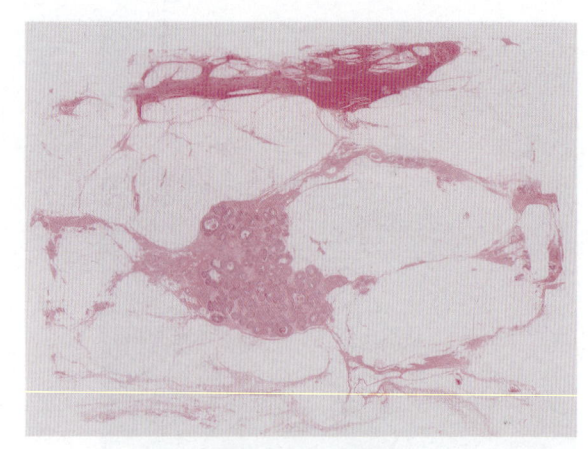

図7　ルーペ像

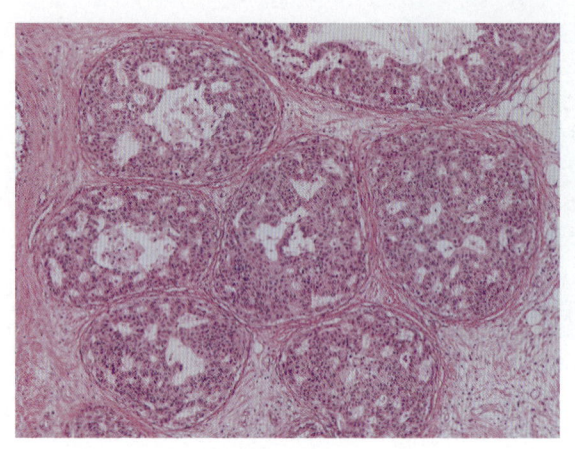

図8　HE

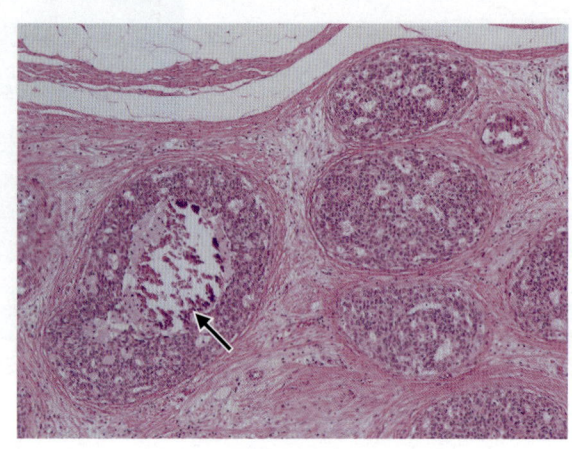

図9　HE

【病理診断】

　図6のMRI像とほぼ同一面のルーペ像では，乳腺実質内に11×7mmの癌巣が認められる（図7）。組織学的には非浸潤性乳管癌で篩状型を主体としており（図8），中心部には石灰化を伴っている像もみられる（図9矢印）。各々の癌巣の間には細い線維性結合織が観察される。

症例5　非浸潤性乳管癌（1）

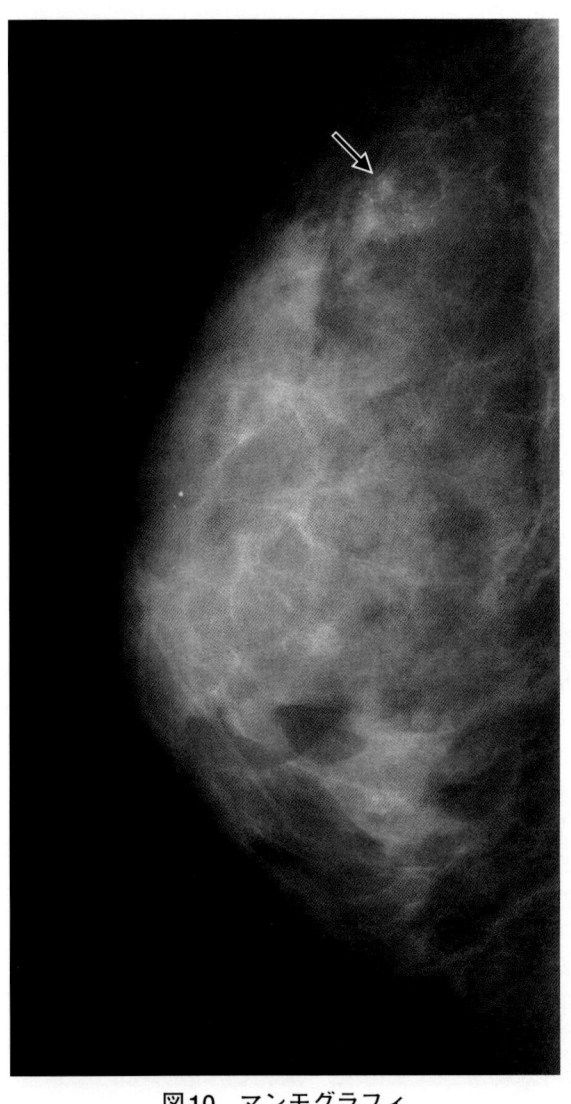

図10　マンモグラフィ

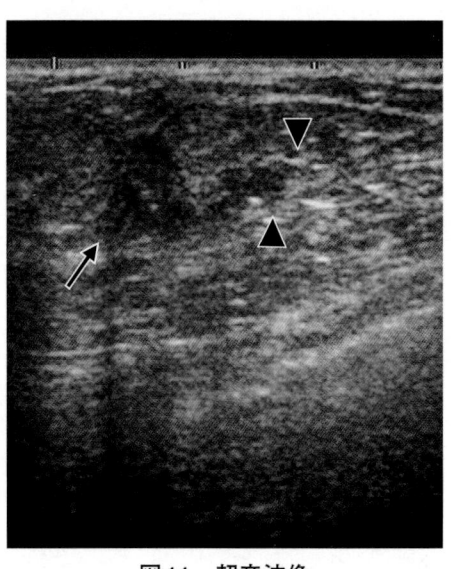

図11　超音波像

【他の検査所見】

マンモグラフィ（**図10**：MLO方向）にて右C領域に不整形の微細な石灰化を伴った腫瘤陰影が認められる（矢印）。乳癌が疑われるが組織型の推定，病変の広がり診断は困難である。

超音波検査（**図11**）では，右C領域に7×10mmの境界不明瞭な低エコー域（矢印）が認められ，内部に石灰化を示唆する点状の高輝度エコーが観察され，非浸潤癌が疑われる。さらに，乳頭方向に乳管内進展を疑う管状の低エコー域（矢頭）が連続している。

【本症例のポイント】

典型的な非浸潤性乳管癌では，ダイナミックMRIにて非腫瘤性で網目状の造影パターンを呈し，ダイナミックカーブは3,4型を示すことが多い。その網目状の成因は組織学的に病変が乳管内に存在することに加えて，非浸潤癌巣間に介在する線維性結合織である。

症例6　非浸潤性乳管癌（2）（Noninvasive ductal carcinoma）

【39歳，女性】
触診：左D領域に3.5×3.0cmの腫瘤を触知。

● ダイナミックMRI

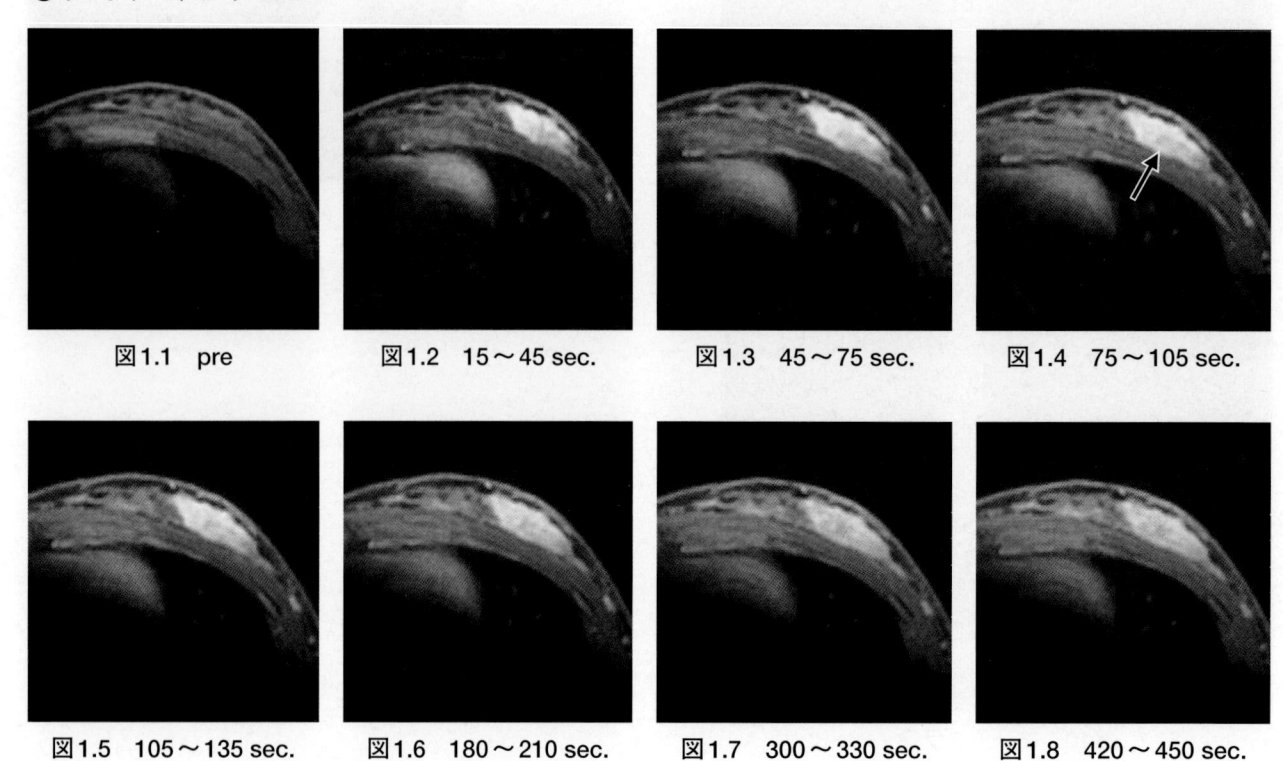

図1.1　pre
図1.2　15～45 sec.
図1.3　45～75 sec.
図1.4　75～105 sec.
図1.5　105～135 sec.
図1.6　180～210 sec.
図1.7　300～330 sec.
図1.8　420～450 sec.

● ダイナミックカーブ（①病変，②正常乳腺）

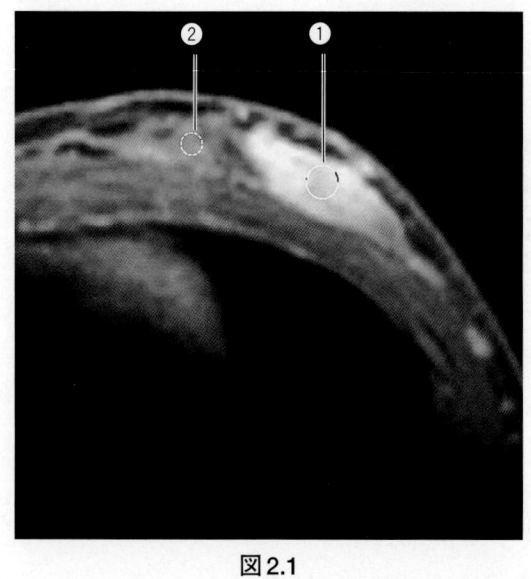

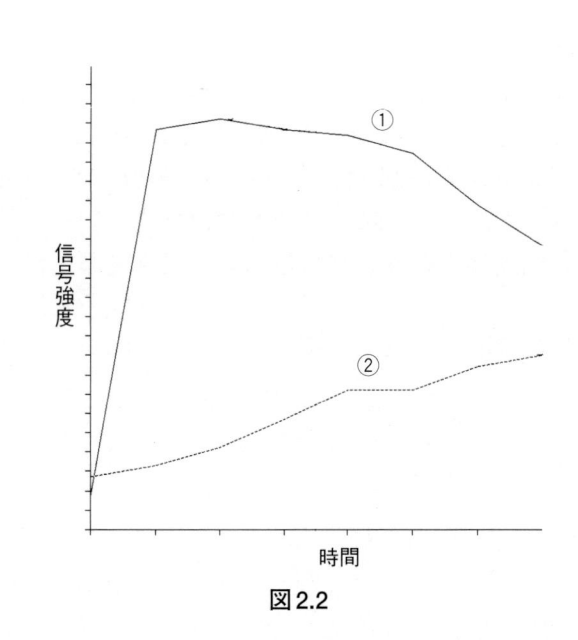

図2.1

図2.2

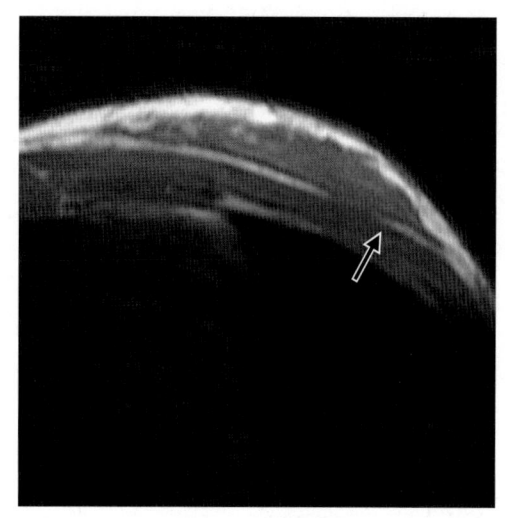

第5章　組織型別にみたMRI画像

図3　T1強調像

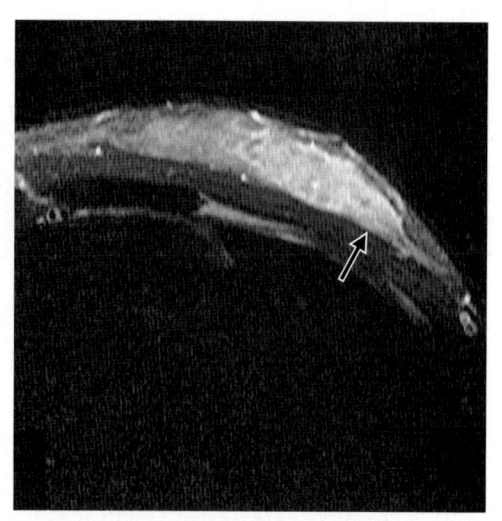

図4　脂肪抑制T2強調像

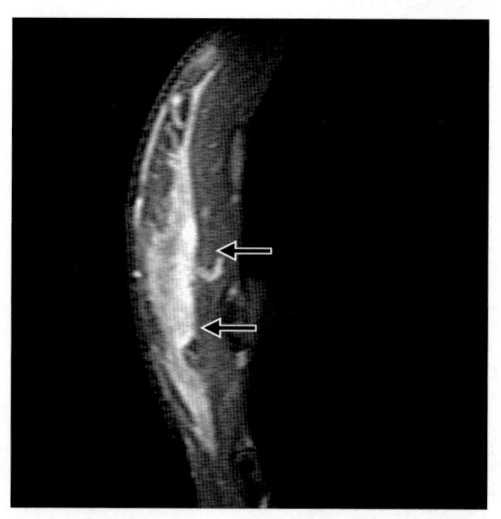

図5　ダイナミック後脂肪抑制T1強調像（矢状断）

【MRI所見】

ダイナミックMRI（図1）で，左D領域に早期より造影効果を認める非腫瘤性病変（矢印）が観察される。ダイナミックカーブ（図2）は4型である。T1強調像（図3）では等信号，脂肪抑制T2強調像（図4）では正常乳腺組織よりも高信号を呈している。ダイナミック後脂肪抑制T1強調像（図5）では非腫瘤性の造影効果（矢印）が認められる。

【MRI診断】

左D領域の病変は非腫瘤性の造影効果を呈し，4型のダイナミックカーブを示すことから乳癌が疑われる。ダイナミックMRIで内部は網目状に造影されることから乳管内病変が考えられ，特に非浸潤性乳管癌が推定組織型としてあげられる。

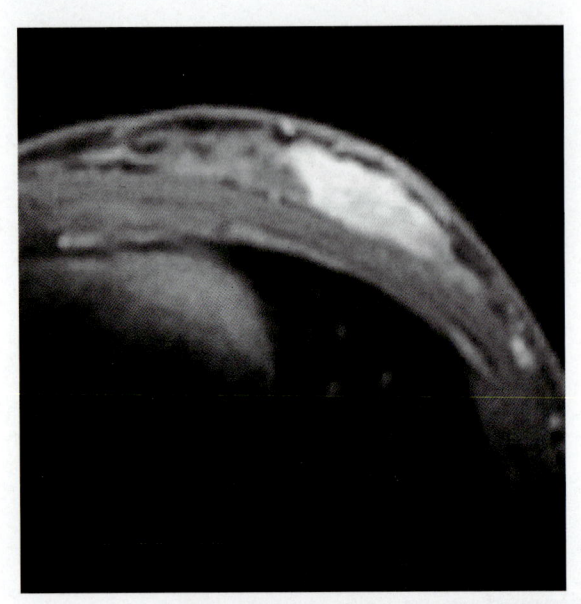

臨床と病理のための乳腺MRIアトラス

図6　図1.4の拡大図

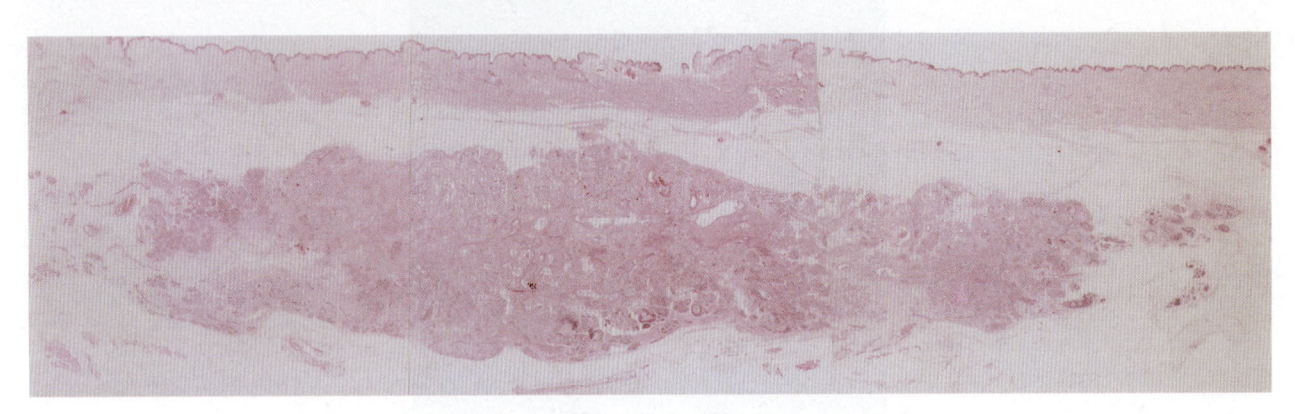

図7　ルーペ像

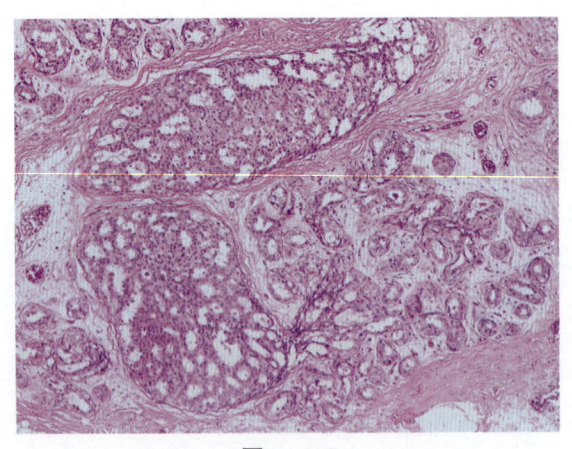

図8　HE

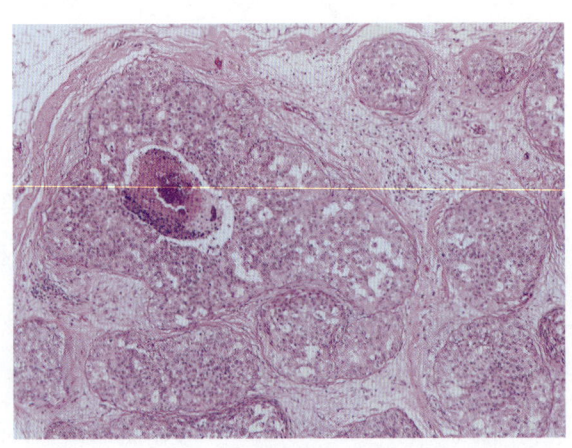

図9　HE

— 120 —

症例6　非浸潤性乳管癌（2）

【病理診断】

　図6のMRI像とほぼ同一面のルーペ像では，乳腺実質内に約50mmの癌巣が認められる（図7）。組織学的には非浸潤性乳管癌の篩状，面疱型（図8，図9）で，その広がりはMRIでの造影された領域にほぼ一致している。また，これらの癌巣は同時性に造影されていることから，個々の乳癌亜型像には若干の相違があるものの，造影効果という点からは非浸潤癌の亜型そのものには左右されないと考えられる。網目状に造影された原因は癌巣のそれを取り巻く間質部分の構築像に由来する。

【本症例のポイント】

　症例5（114ページ参照）と同じ非浸潤性乳管癌症例である。非腫瘤性で病変内部が網目状に造影される場合には，非浸潤性乳管癌を念頭に置く必要がある。

付）MIP像（15ページ参照）と病理マッピングの対比
　MIP像（図10）では病変は左D領域を中心として区域性に存在しており，病理のマッピング像（図11）の赤色で示した癌の広がりと相同性がみられる。

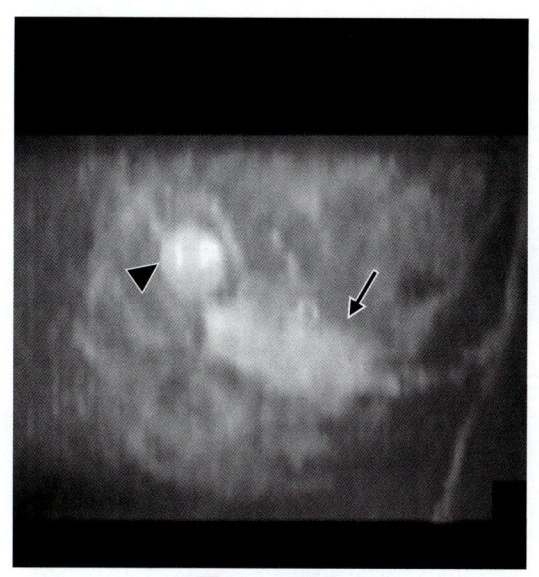

図10　MIP像
病変（矢印），乳頭（矢頭）

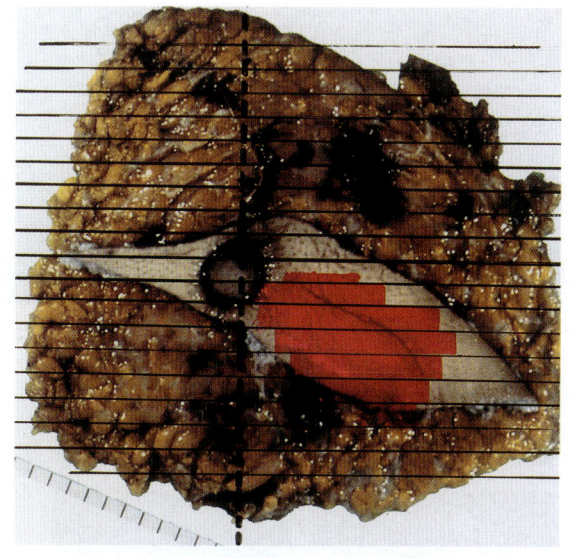

図11　病理マッピング像

症例7　非浸潤性乳管癌（3）
（Noninvasive ductal carcinoma）

【50歳，女性】
右乳癌術後，マンモグラフィにて左乳房に微細石灰化を認めた。
触診：腫瘤は触知せず。

● ダイナミックMRI

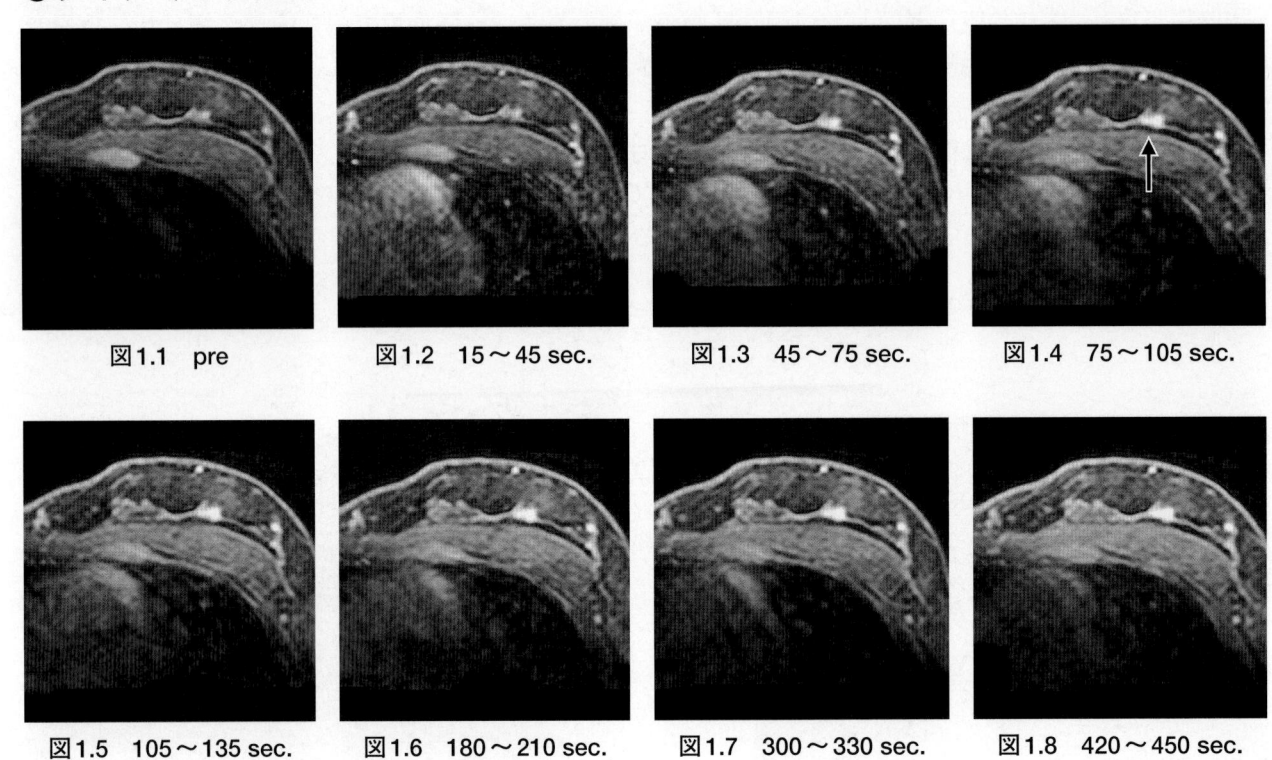

図1.1　pre
図1.2　15〜45 sec.
図1.3　45〜75 sec.
図1.4　75〜105 sec.
図1.5　105〜135 sec.
図1.6　180〜210 sec.
図1.7　300〜330 sec.
図1.8　420〜450 sec.

● ダイナミックカーブ（①病変，②正常乳腺）

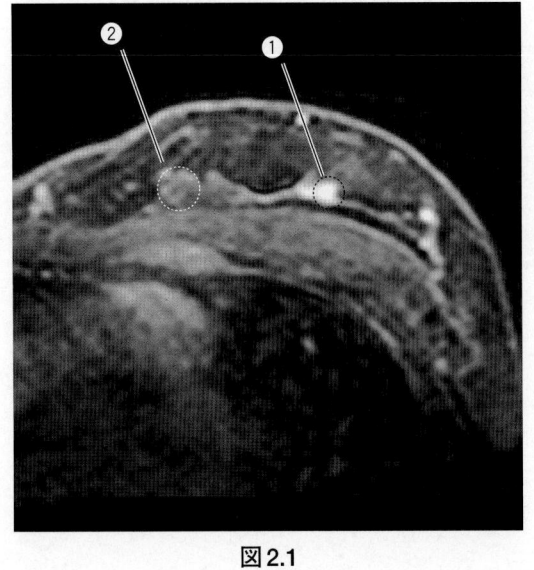

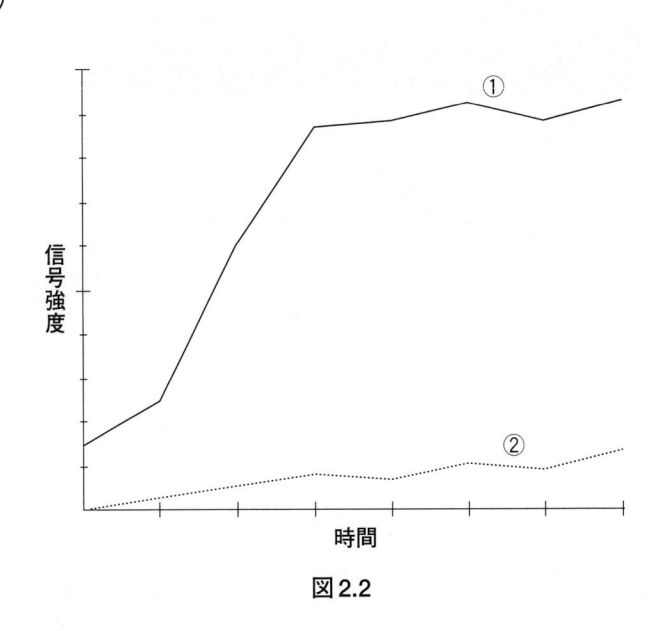

図2.1

図2.2

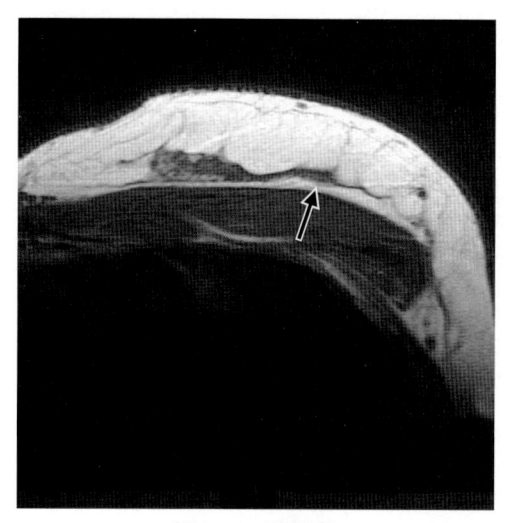

第5章　組織型別にみたMRI画像

図3　T1強調像

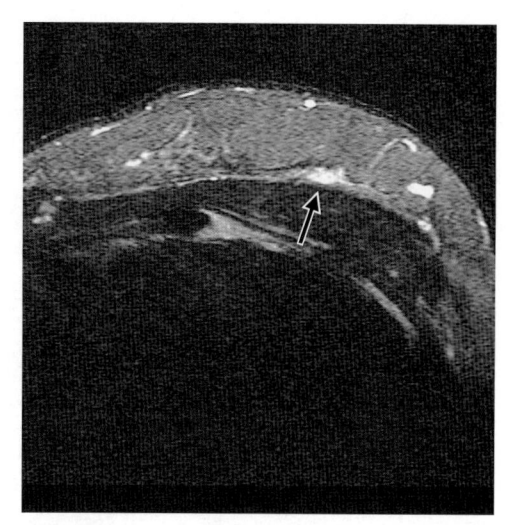

図4　STIR

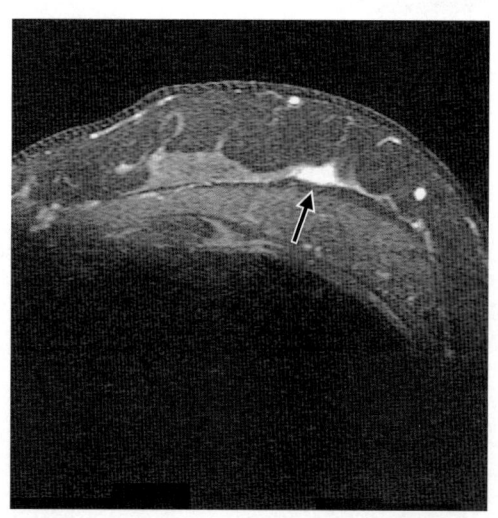

図5　ダイナミック後脂肪抑制T1強調像

【MRI所見】

　ダイナミックMRI（図1）では左AC領域に非腫瘤性の造影効果（矢印）を認める。ダイナミックカーブ（図2）は3型を示している。T1強調像（図3）で低信号，STIR（図4）で正常乳腺組織より高信号を呈する。ダイナミック後脂肪抑制T1強調像（図5）では非腫瘤性の造影効果がみられる。

【MRI診断】

　非腫瘤性の造影効果から非浸潤性乳管癌，浸潤性小葉癌，乳腺症（ADH，腺症など），ACD（異型嚢胞腺管；55ページ参照）が鑑別にあがるが，3型のダイナミックカーブからは乳癌が考えられる。病変が小さいため，病変内部の造影パターンは判別不能で推定組織型を絞り込むことは難しい。

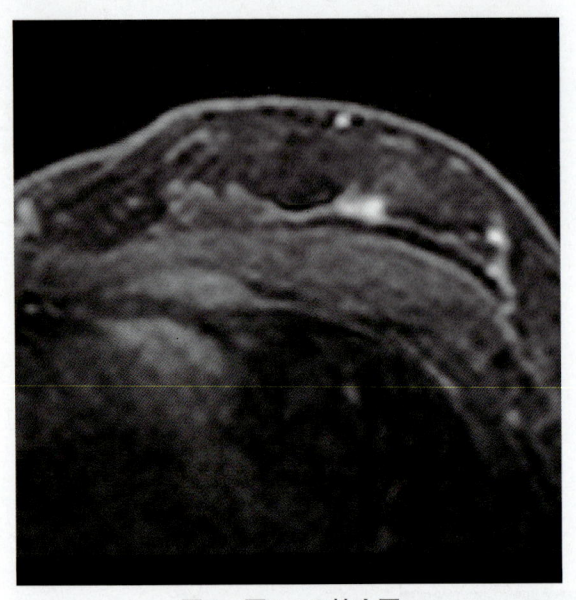

臨床と病理のための乳腺MRIアトラス

図6　図1.4の拡大図

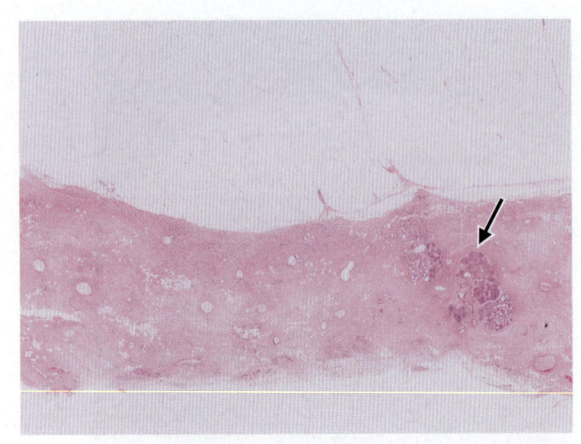

図7　ルーペ像

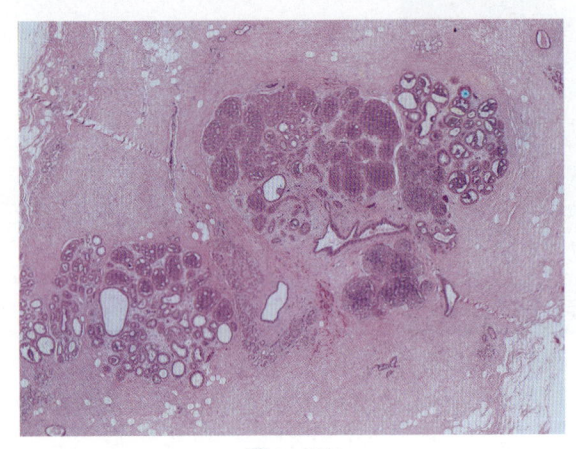

図8　HE

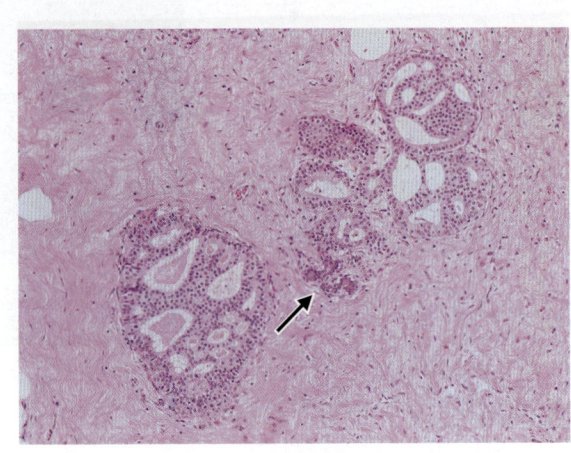

図9　HE

【病理診断】
　ルーペ像では6×2mmの病変が存在している（図7矢印）。組織学的には充実状，篩状，乳頭状からなる非浸潤性乳管癌（図8）で，石灰化（矢印）は篩状型癌巣に多く認められた（図9）。

第5章　組織型別にみたMRI画像

症例7　非浸潤性乳管癌（3）

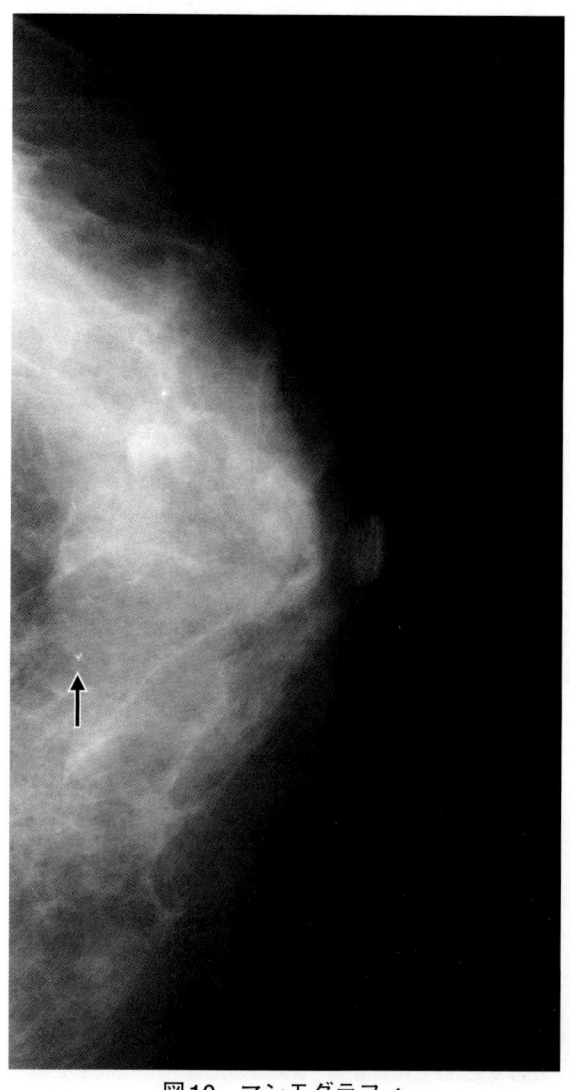

図10　マンモグラフィ

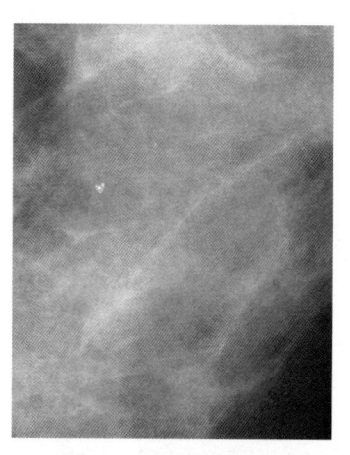

図11　石灰化の拡大

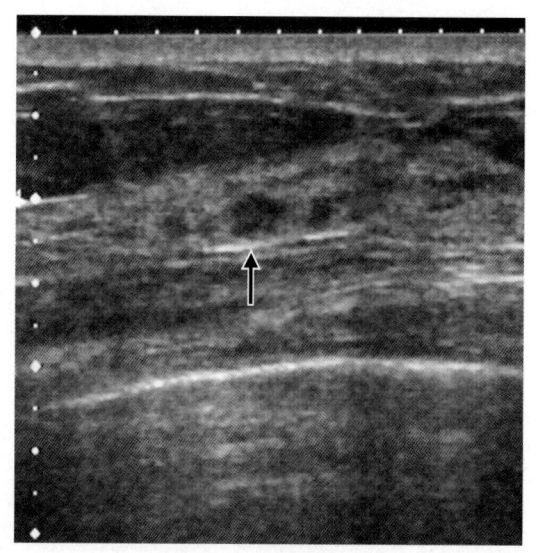

図12　超音波像

【他の検査所見】

　マンモグラフィ（図10：CC方向，図11：拡大図）では，集簇した微細石灰化（矢印）を認めるが，腫瘤陰影は明らかではない。

　超音波検査（図12）では，3mm大の低エコーの腫瘤（矢印）が認められ，非浸潤性乳管癌，微小浸潤癌，線維腺腫，乳腺症が考えられる。

【本症例のポイント】

　微小病変であるため良悪性の鑑別は困難であるが，非腫瘤性の造影効果と3型のダイナミックカーブからは良性よりも悪性が考えられる。穿刺吸引細胞診などの他の検査を参考にして，総合的に診断することが重要である。

症例8　乳頭腺管癌（1）（Papillotubular carcinoma）

【62歳，女性】
触診：右E領域を中心に4.3×4.2cmの可動性やや不良，弾性硬の腫瘤を触知。

● ダイナミックMRI

図1.1　pre

図1.2　15〜45 sec.

図1.3　45〜75 sec.

図1.4　75〜105 sec.

図1.5　105〜135 sec.

図1.6　180〜210 sec.

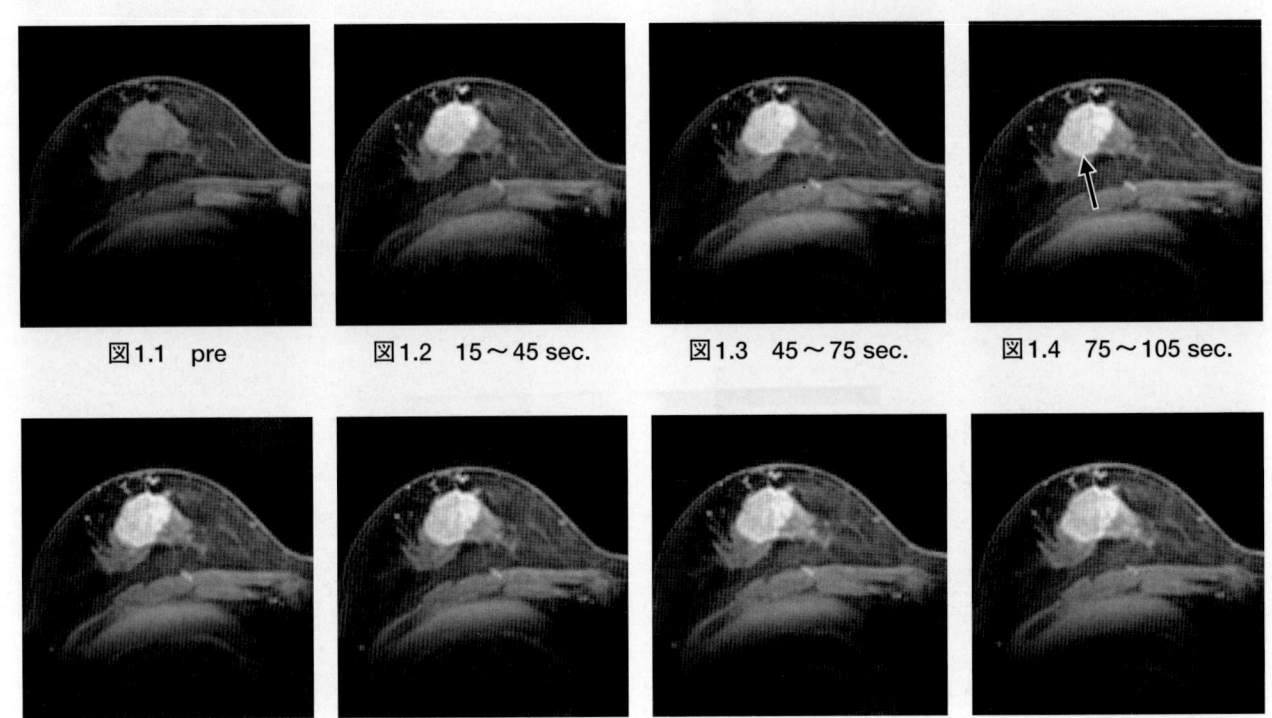

図1.7　300〜330 sec.

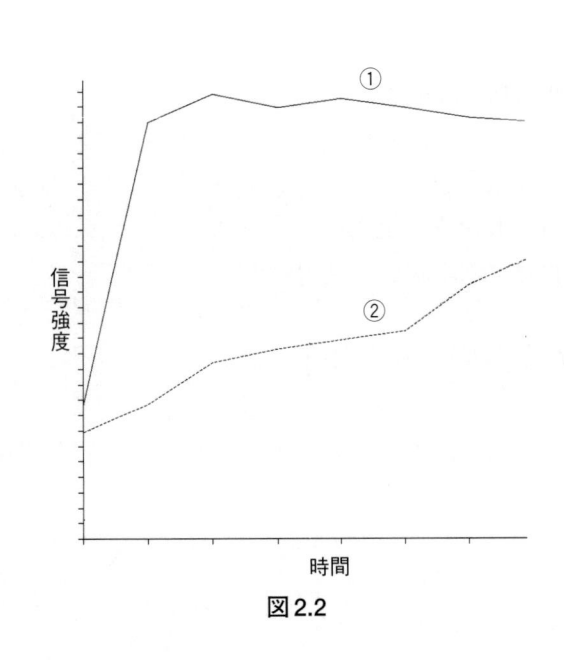

図1.8　420〜450 sec.

● ダイナミックカーブ（①病変，②正常乳腺）

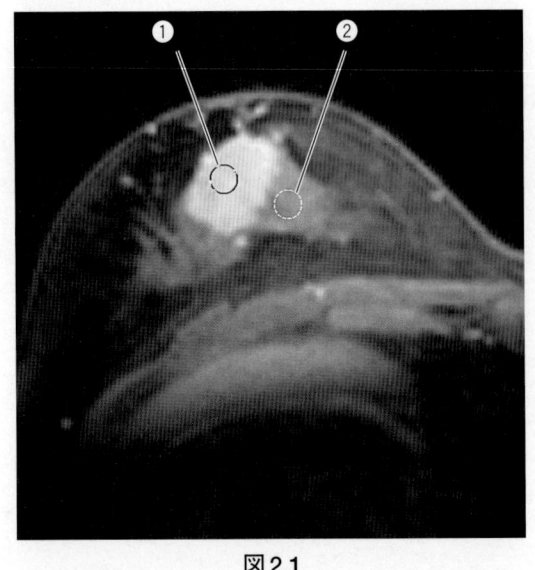

図2.1

図2.2

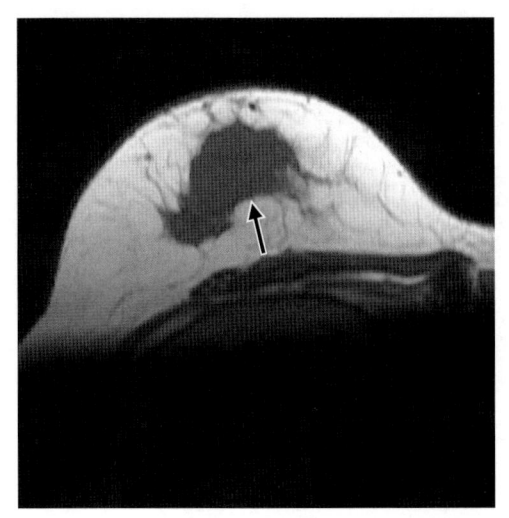

図3　T1強調像

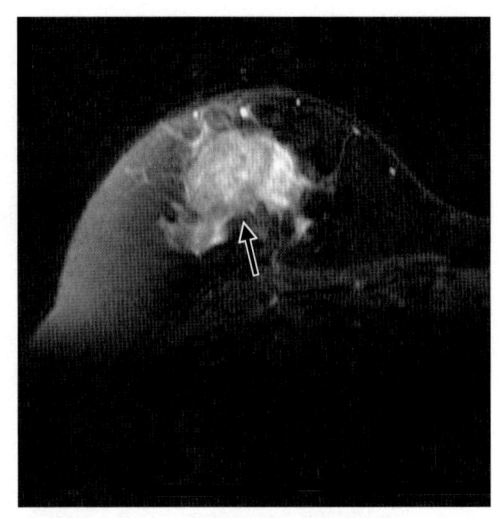

図4　脂肪抑制T2強調像

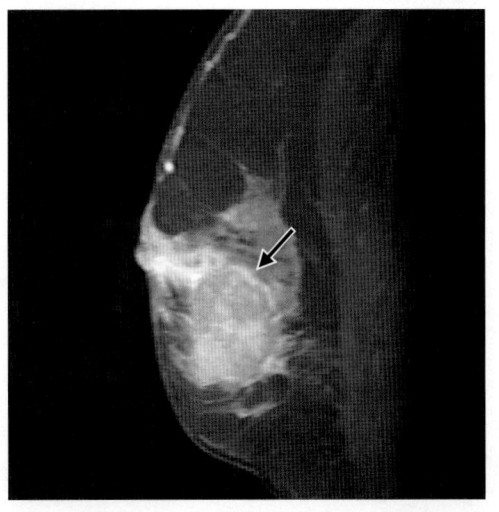

図5　ダイナミック後脂肪抑制T1強調像（矢状断）

【MRI所見】

　ダイナミックMRI（図1）にて右E領域を中心に，分葉状の27×20mmの腫瘤性病変（矢印）を認める。病変は境界明瞭で，内部は早期から斑紋状に造影される。ダイナミックカーブ（図2）は60秒で平坦に達する3型を示している。T1強調像（図3）で等信号，脂肪抑制T2強調像（図4）で高信号を呈し，さらに腫瘍内部に点状高信号がみられる。T1強調像，脂肪抑制T2強調像では腫瘤の境界は不明瞭で，ダイナミック後脂肪抑制T1強調像（図5）で部分的に腫瘍辺縁に線状の高信号（矢印）を認める。

【MRI診断】

　3型のダイナミックカーブおよびダイナミック後脂肪抑制T1強調像での腫瘍辺縁に線状高信号（81ページ参照）が認められることから，乳癌が考えられる。推定組織型は，ダイナミックMRIで内部が斑紋状に造影されることから乳頭腺管癌が疑われる。

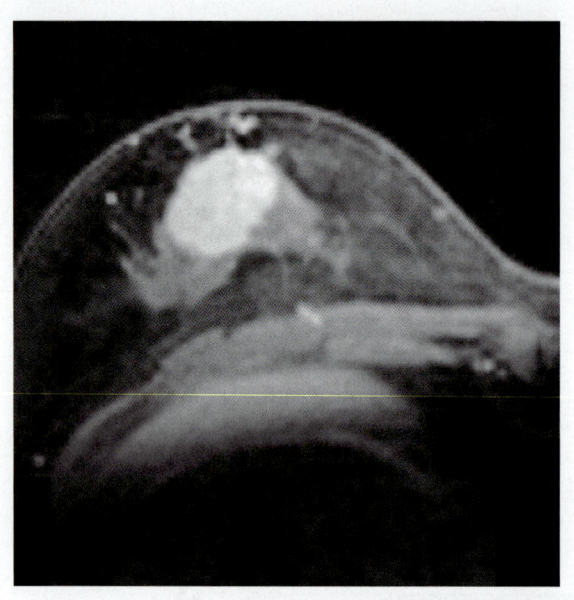

図6　図1.4の拡大図

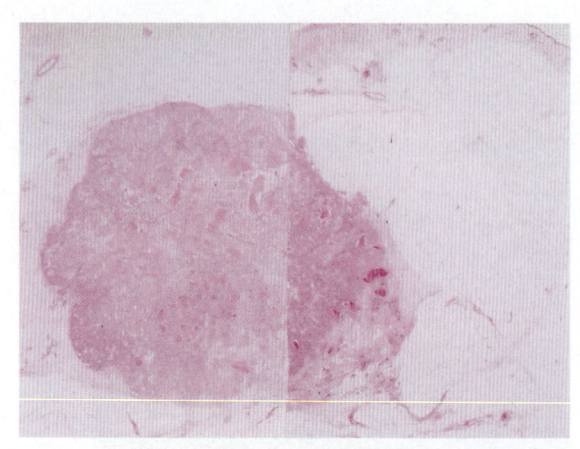

図7　ルーペ像

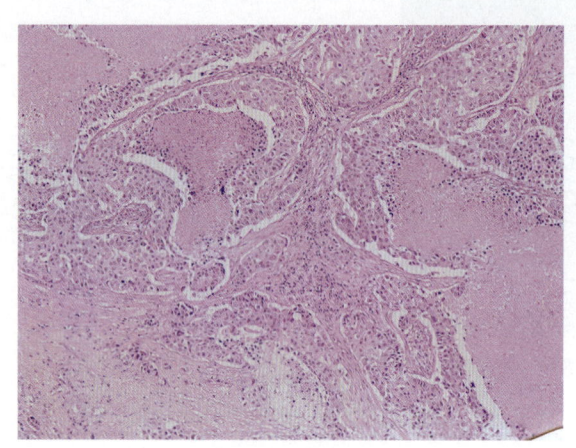

図8　HE

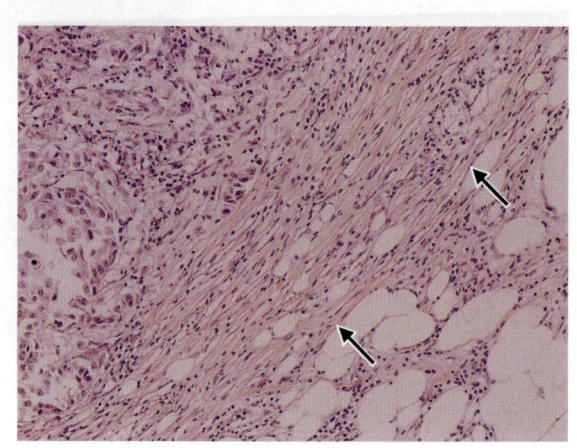

図9　HE

【病理診断】
　境界明瞭な腫瘍で，その最大割面のルーペ像はMRI（図6）の形状に非常に近似している（図7）。組織学的には41×50mmで面疱，乳頭型を有する乳頭腺管癌が認められ，乳管内進展（ductal spread）によって腫瘍は乳頭近傍まで達している。したがって腫瘍の存在部位は右DBE領域となる。腫瘍辺縁部は細胞成分が多い乳頭型が主体を占め，中心部は面疱型が多い（図8）。ダイナミック後脂肪抑制T1強調像の辺縁線状高信号は腫瘍周囲に存在する比較的粗で，幼若な間質結合織の増生に一致すると考えられる（図9矢印）。また脂肪抑制T2強調像で点状の高信号を示すものは，面疱型の壊死成分によるものと推測される。

第5章 組織型別にみたMRI画像

症例8　乳頭腺管癌（1）

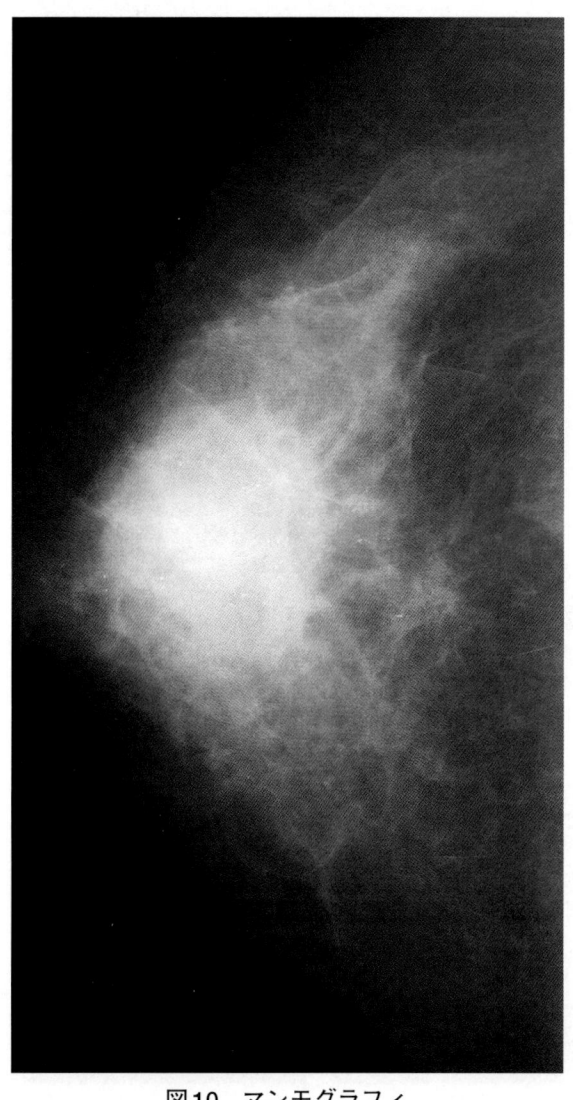

図10　マンモグラフィ

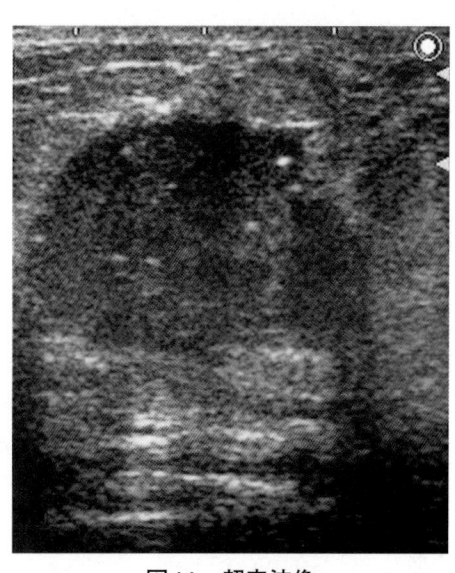

図11　超音波像

【他の検査所見】

　マンモグラフィ（図10：CC方向）では，境界不明瞭で内部に微細石灰化を伴った高濃度の腫瘤が認められ，乳癌が強く疑われる。

　超音波検査（図11）では，右E領域に26×17 mmの低エコー腫瘤が認められ，一部境界不明瞭で内部に石灰化を疑う高輝度エコーが観察される。組織型として乳頭腺管癌が考えられる。

【本症例のポイント】

　典型的な乳頭腺管癌は本例のように腫瘤を形成し，内部が斑紋状に造影される点が特徴である。一方，非腫瘤性の網目状造影パターンの病変は非浸潤性乳管癌のことが多い（症例5，6参照）。

症例9　乳頭腺管癌（2）（Papillotubular carcinoma）

【64歳，女性】
触診：右A領域に1.4×1.3cmの可動性良好で，硬い腫瘤を触知。

● ダイナミックMRI

図1.1　pre

図1.2　15〜45 sec.

図1.3　45〜75 sec.

図1.4　75〜105 sec.

図1.5　105〜135 sec.

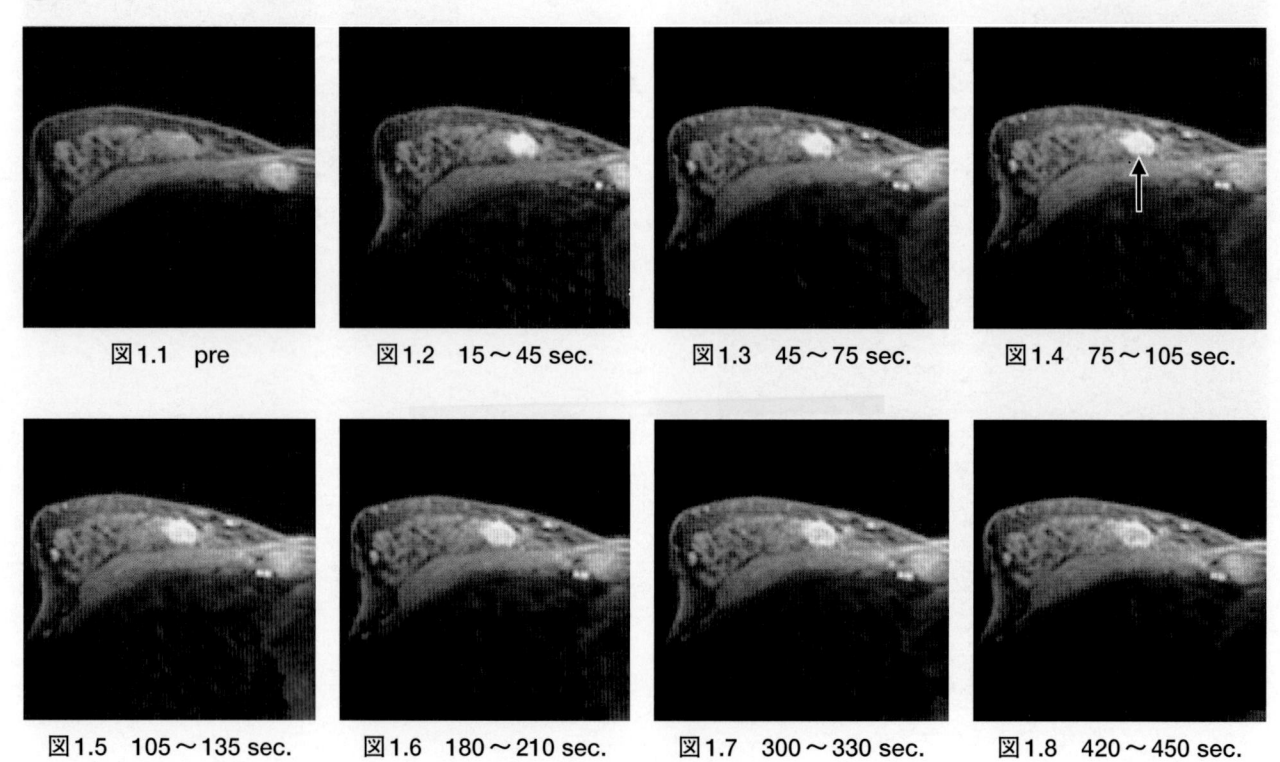

図1.6　180〜210 sec.

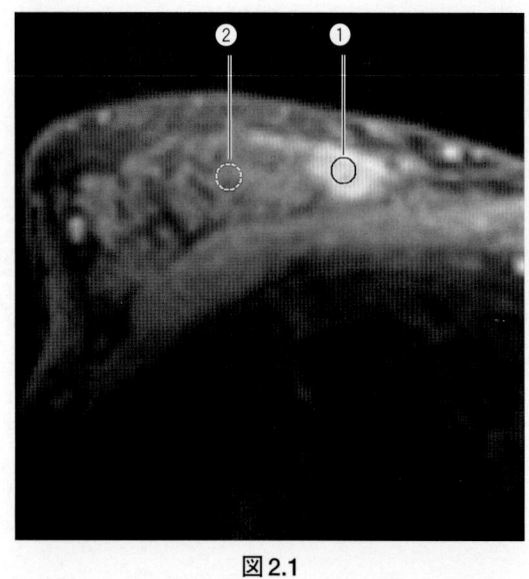

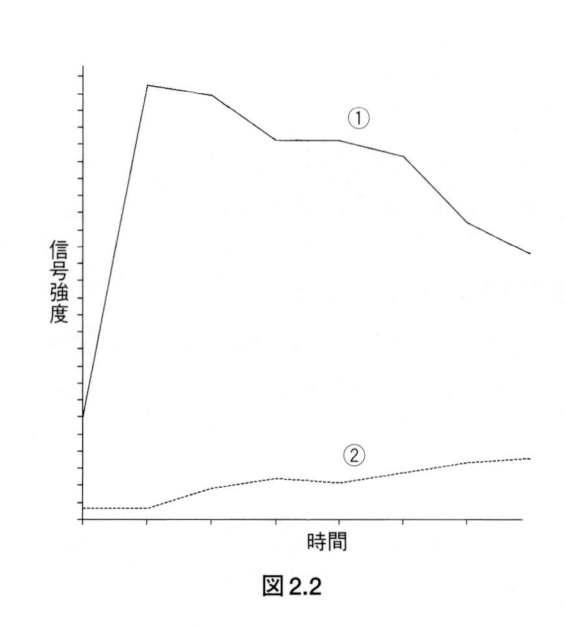

図1.7　300〜330 sec.

図1.8　420〜450 sec.

● ダイナミックカーブ（①病変，②正常乳腺）

図2.1

図2.2

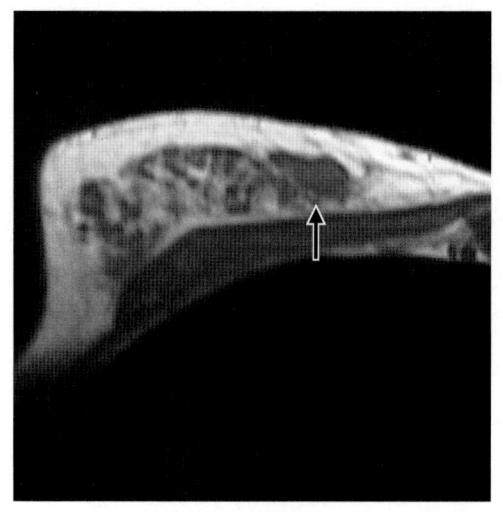

第5章　組織型別にみたMRI画像

図3　T1強調像

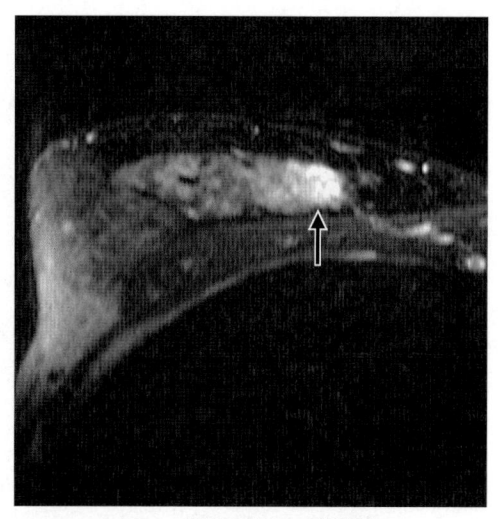

図4　脂肪抑制T2強調像

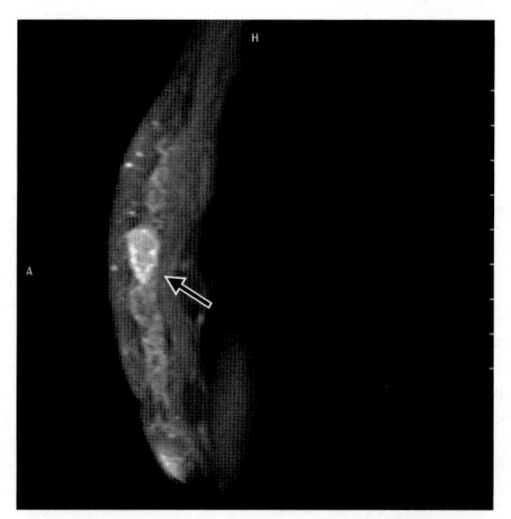

図5　ダイナミック後脂肪抑制T1強調像（矢状断）

【MRI所見】

　ダイナミックMRI（図1）で右A領域に腫瘤性病変（矢印）を認め，病変内部の造影パターンは早期では斑紋状に造影され，後期になると辺縁に造影効果が残っている。ダイナミックカーブ（図2）は4型である。T1強調像（図3）で等信号，脂肪抑制T2強調像（図4）でやや高信号であるが，内部にさらに著明な点状高信号を認める。ダイナミック後脂肪抑制T1強調像（図5）にて病変辺縁に線状の高信号（矢印）が認められる。

【MRI診断】

　4型のダイナミックカーブ，ダイナミック後脂肪抑制T1強調像の病変辺縁の線状高信号から乳癌が考えられる。推定組織型は，病変内部の斑紋状の造影パターンから乳頭腺管癌が疑われる。さらに脂肪抑制T2強調像にて内部の著明な高信号は，液体成分（壊死あるいは分泌物）の存在が示唆される。

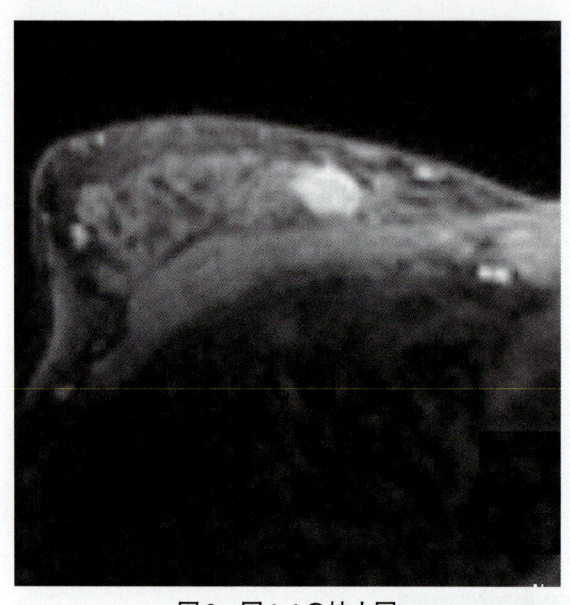

図6　図1.4の拡大図

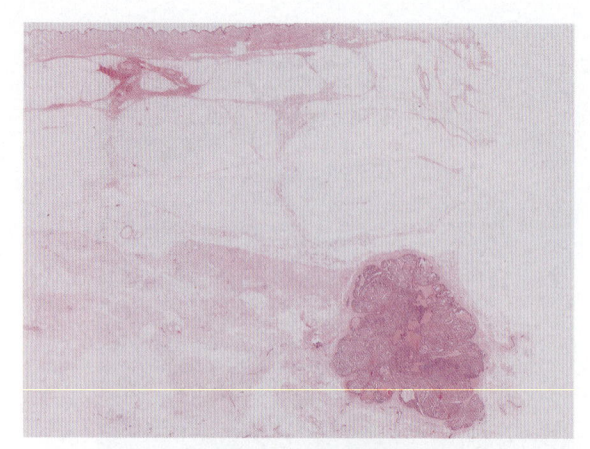

図7　ルーペ像

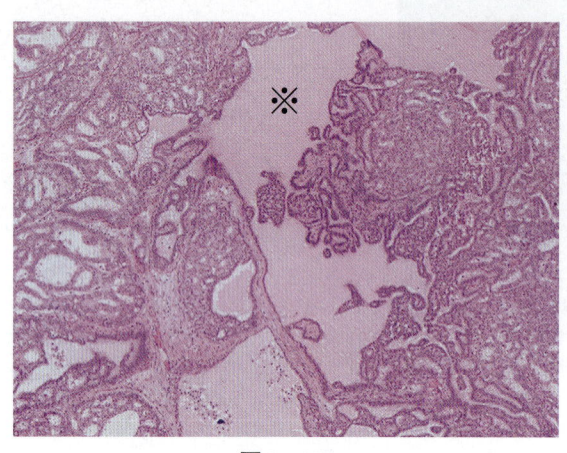

図8　HE

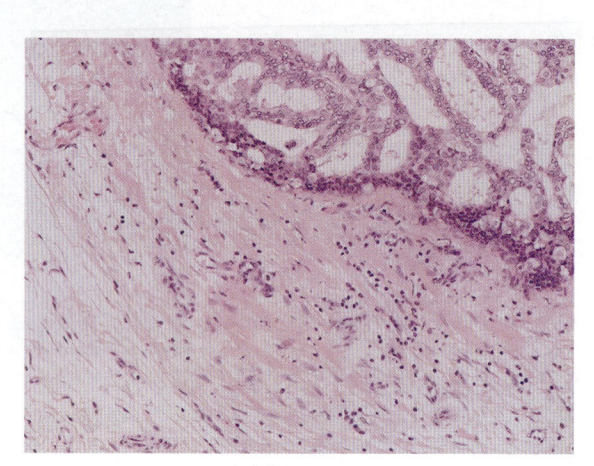

図9　HE

【病理診断】

　ルーペ像では，腫瘍は大きさ約9mmで限局性の病変である（図7）。組織学的には非浸潤巣を伴う乳頭腺管癌（図8）である。篩状，乳頭状の亜型を示し，特に後者には薄赤色の分泌物を伴っている（※印）。この分泌物が脂肪抑制T2強調像で著明な高信号を示した部位と一致する。腫瘍周囲には帯状の線維組織が認められ，少数のリンパ球浸潤が介在している（図9）。この線維組織が，ダイナミック後脂肪抑制T1強調像で観察された腫瘍辺縁の線状高信号に相当する。

症例9　乳頭腺管癌（2）

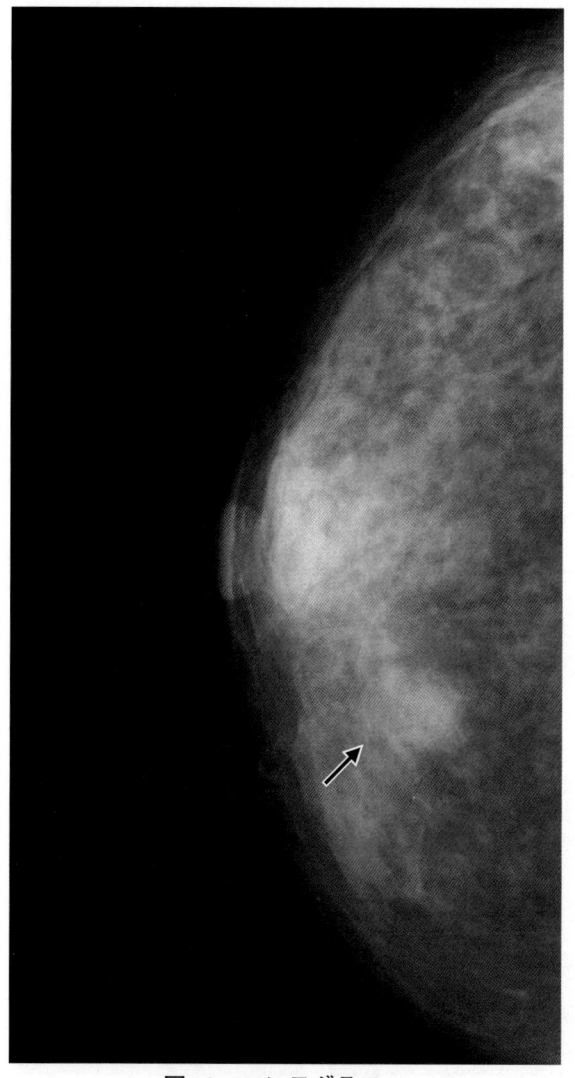

図10　マンモグラフィ

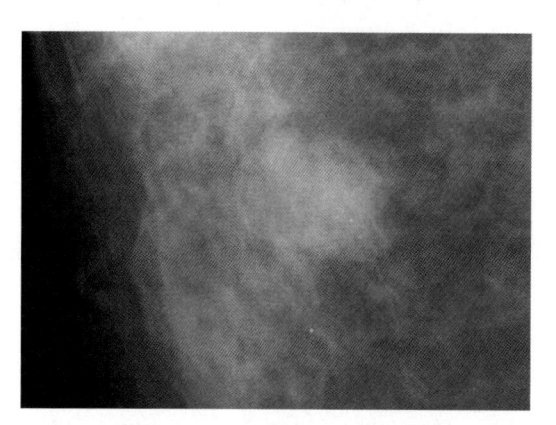

図11　マンモグラフィ拡大図

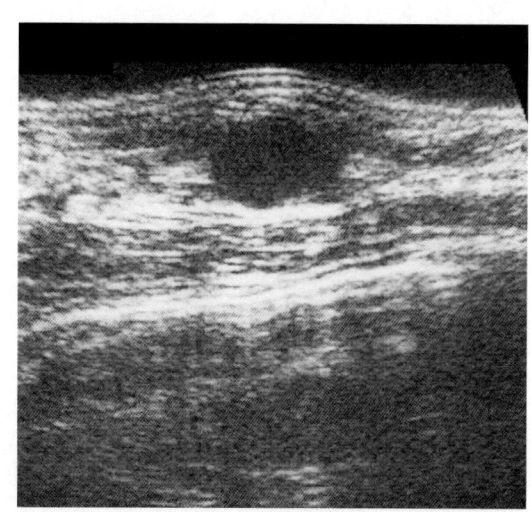

図12　超音波像

【他の検査所見】
　マンモグラフィ（図10：CC方向，図11：拡大図）では，卵円形で一部境界不明瞭の腫瘤陰影（矢印）を認める。内部に微細な石灰化を伴っている。乳癌が疑われる。
　超音波検査（図12）では，右A領域に13×10mmの卵円形で境界は一部不明瞭な低エコー腫瘤が認められ，乳癌が考えられる。

【本症例のポイント】
　本例のように，腫瘤性病変で斑紋状の造影パターンを呈する場合は，第一に乳頭腺管癌を考える。

臨床と病理のための乳腺MRIアトラス

症例10　充実腺管癌（1）（Solid-tubular carcinoma）

【60歳，女性】
触診：左AC領域に1.8×1.7 cmの腫瘤を触知。

● ダイナミックMRI

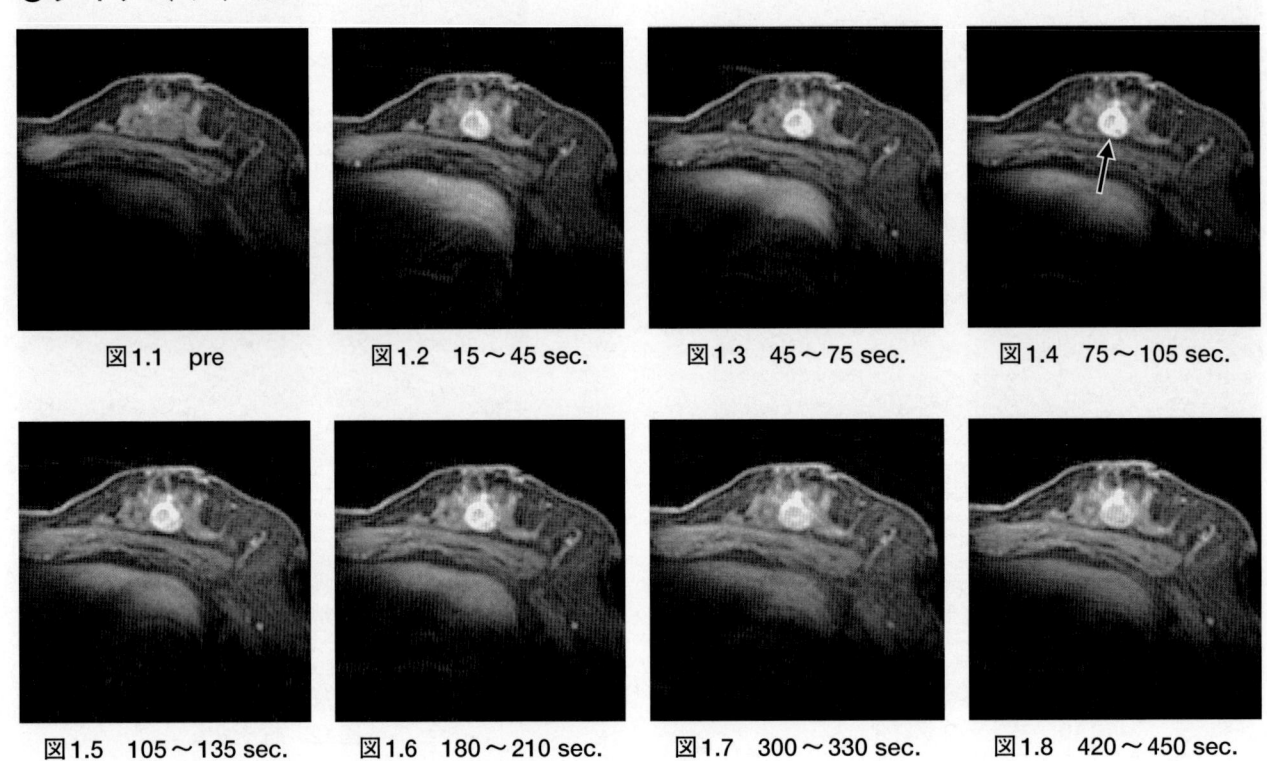

図1.1　pre

図1.2　15〜45 sec.

図1.3　45〜75 sec.

図1.4　75〜105 sec.

図1.5　105〜135 sec.

図1.6　180〜210 sec.

図1.7　300〜330 sec.

図1.8　420〜450 sec.

● ダイナミックカーブ（①②病変，③正常乳腺）

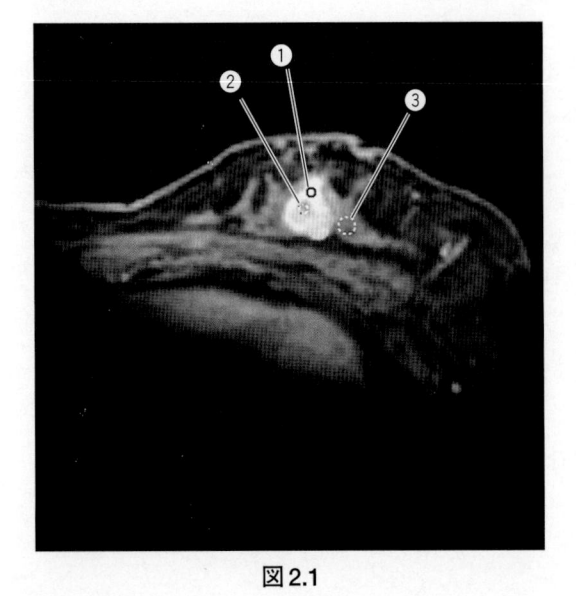

図2.1

図2.2

— 134 —

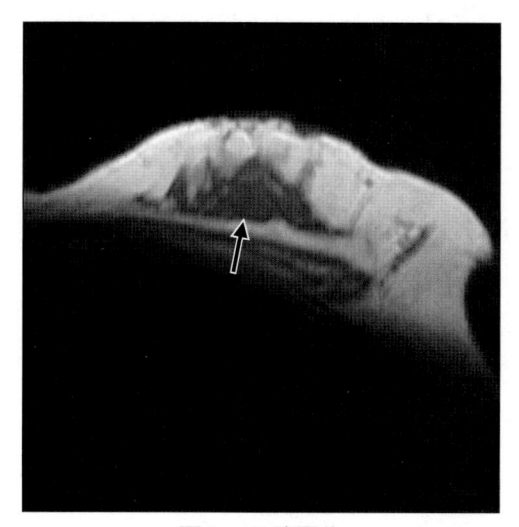

図3　T1強調像

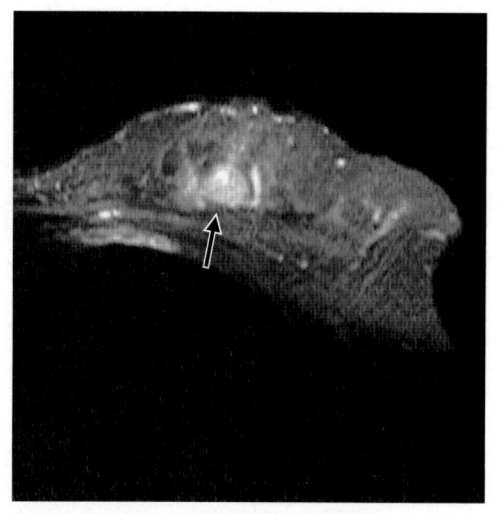

図4　脂肪抑制T2強調像

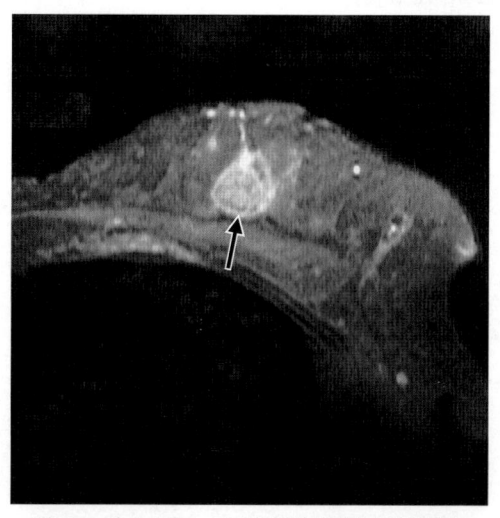

図5　ダイナミック後脂肪抑制T1強調像

【MRI所見】

　ダイナミックMRI（図1）で左AC領域に約15mmの腫瘤性病変（矢印）を認める。早期に辺縁がリング状に（Type B peripheral enhancement）造影され，中心部は均一な弱い造影効果が観察される。ダイナミックカーブ（図2）は3型を示している。T1強調像（図3）で低信号，脂肪抑制T2強調像（図4）で不均一な高信号を呈する。ダイナミック後脂肪抑制T1強調像（図5）で，腫瘤辺縁に線状高信号が存在している。

【MRI診断】

　3型のダイナミックカーブ，リング状の造影効果（Type B peripheral enhancement），ダイナミック後脂肪抑制T1強調像で腫瘤辺縁に線状高信号が認められることから乳癌が疑われる。推定組織型として，ダイナミックMRIでのType B peripheral enhancementと内部の均一で淡い造影所見，脂肪抑制T2強調像にて内部が高信号であることから充実腺管癌が考えられる。

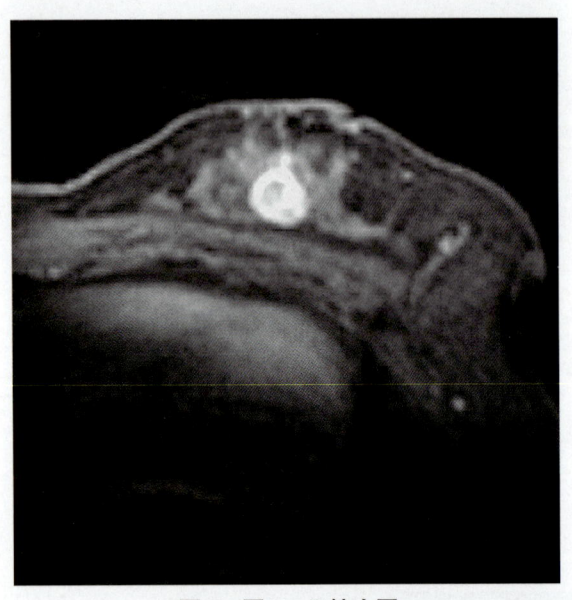

図6　図1.4の拡大図

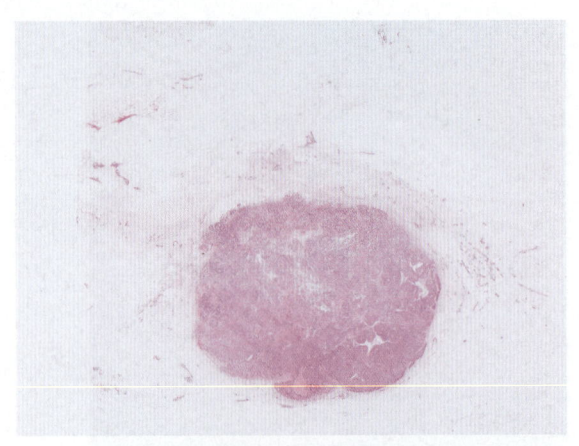

図7　ルーペ像

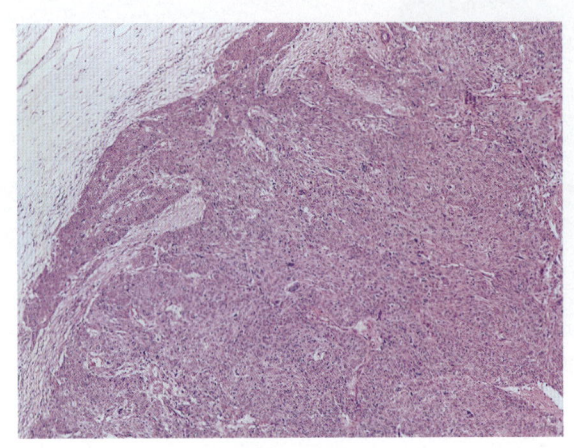

図8　HE

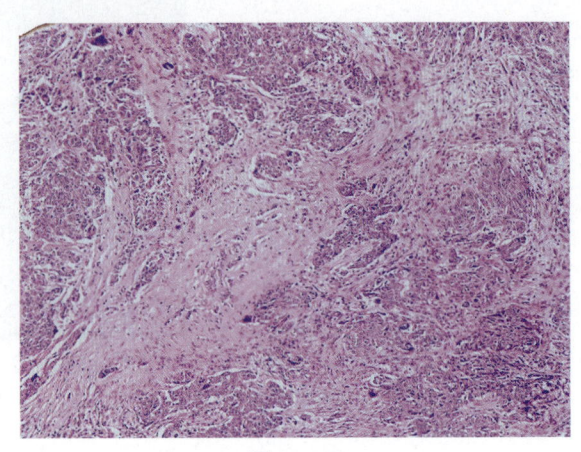

図9　HE

【病理診断】

　腫瘤は左CAE領域にあり，割面の大きさは12mmである。ルーペ像では12×10mmのほぼ円形の腫瘍（図7）で，周囲との境界はきわめて明瞭である。組織学的は充実腺管癌主体で，索状，胞巣状構造（図8）をとり，一部に硬性浸潤を伴っている（図9）。細胞異型，分裂像が目立つ症例である。

第5章　組織型別にみたMRI画像

症例10　充実腺管癌（1）

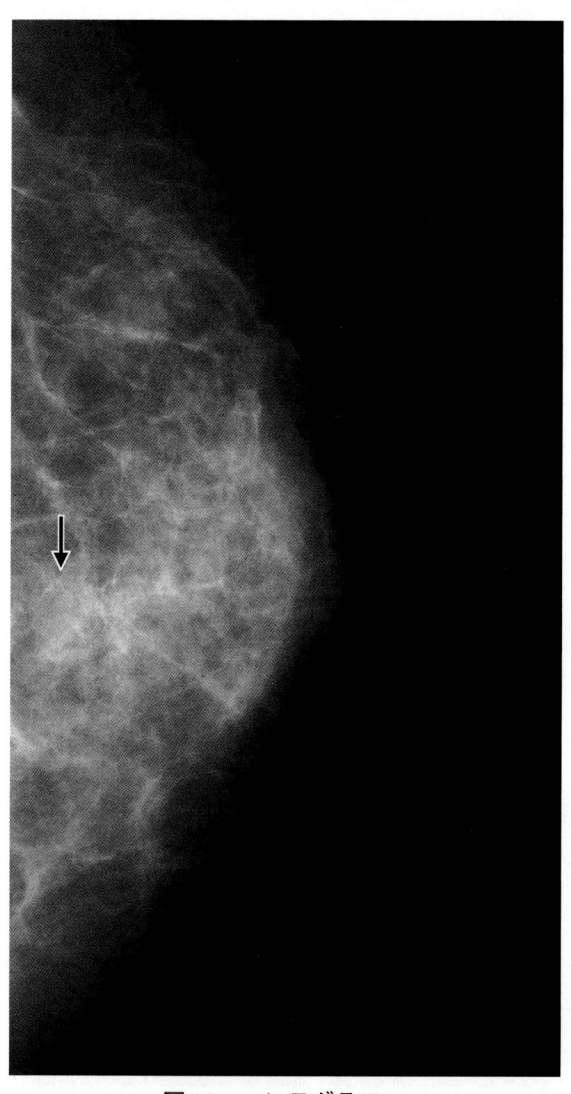

図10　マンモグラフィ

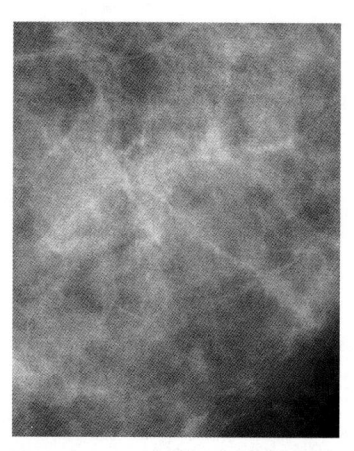

図11　マンモグラフィ拡大図

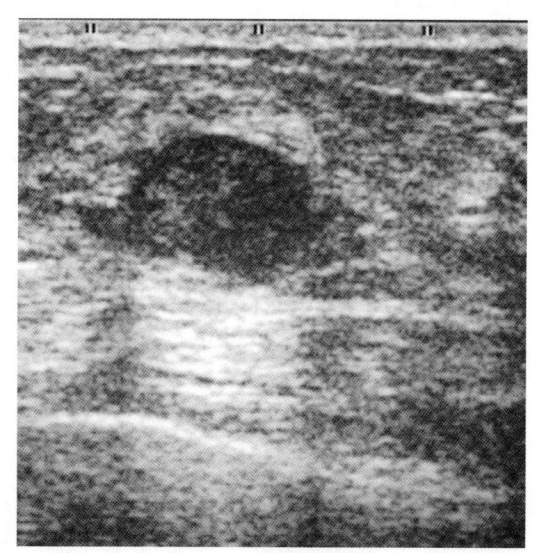

図12　超音波像

【他の検査所見】

マンモグラフィ（図10：CC方向，図11：拡大図）では，腫瘤陰影（矢印）は淡いが内部に微細な石灰化が認められることから乳癌が疑われる。

超音波検査（図12）では，腫瘤の境界が，一部不明瞭で内部は比較的均一な低エコーを呈し後方エコーが増強している。充実腺管癌が最も考えられる。

【本症例のポイント】

典型的な充実腺管癌では，ダイナミックMRIで腫瘤辺縁にType B peripheral enhancement（リング内縁は比較的明瞭）を認め（94ページ参照），腫瘤内部は均一で淡い造影パターンを呈することが多い。また，細胞量の多さを反映して脂肪抑制T2強調像（またはSTIR）で内部が高信号を示す。

症例11　充実腺管癌（2）（Solid-tubular carcinoma）

【67歳，女性】
触診：左C領域に2.0×2.0cm，やや不整形で可動性良好，弾性硬の腫瘤を触知。

● ダイナミックMRI

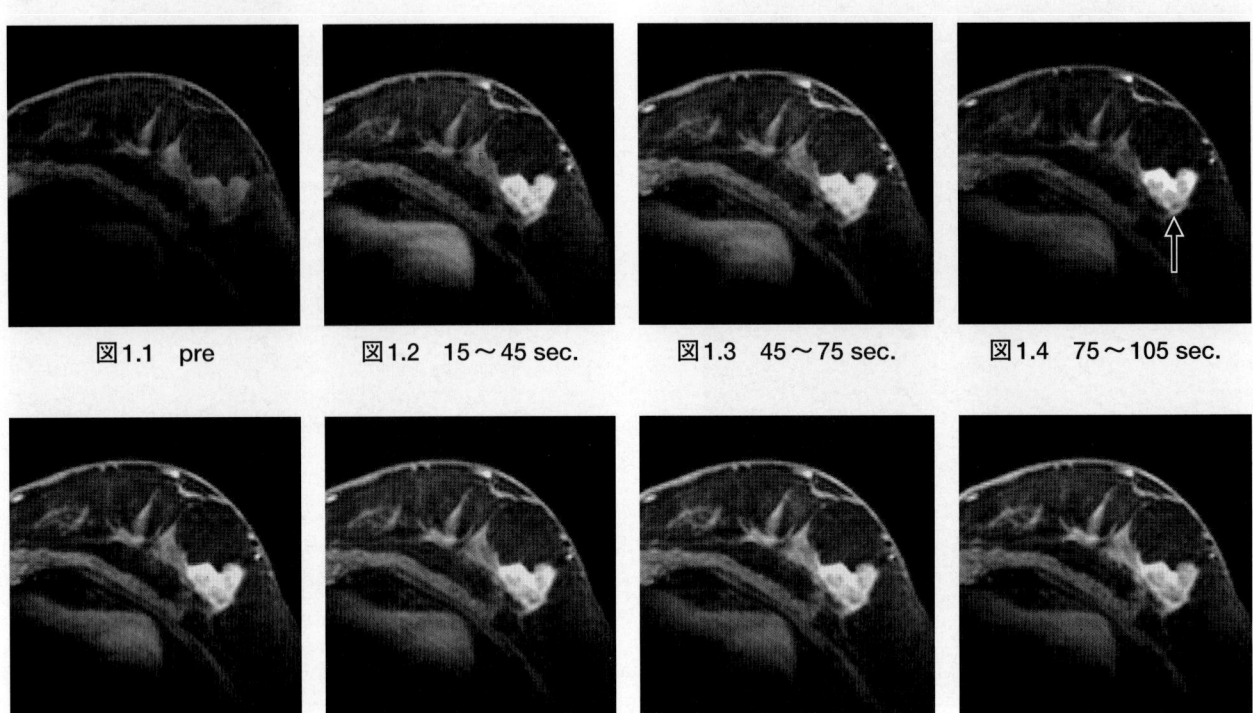

図1.1　pre
図1.2　15〜45 sec.
図1.3　45〜75 sec.
図1.4　75〜105 sec.
図1.5　105〜135 sec.
図1.6　180〜210 sec.
図1.7　300〜330 sec.
図1.8　420〜450 sec.

● ダイナミックカーブ（①病変，②正常乳腺）

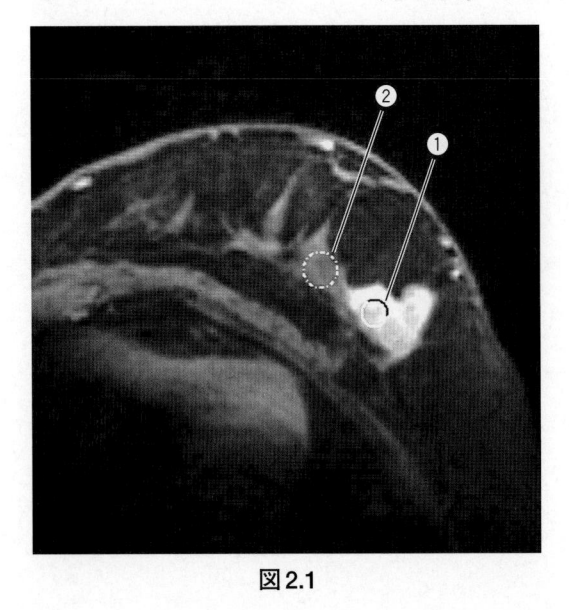

図2.1

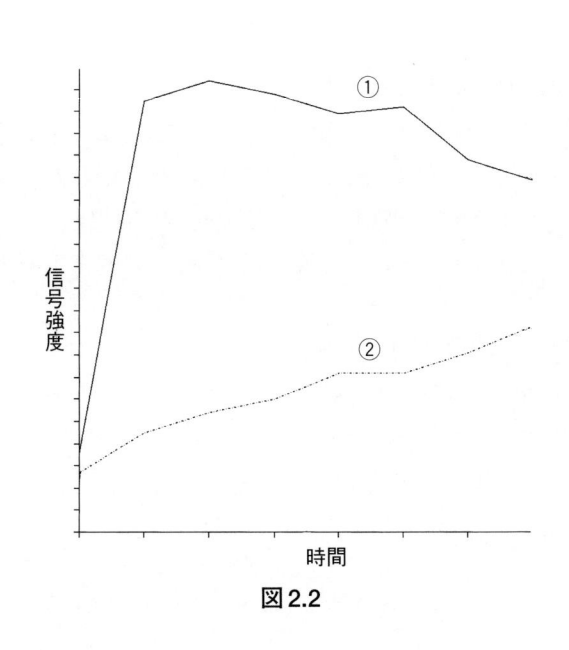

図2.2

― 138 ―

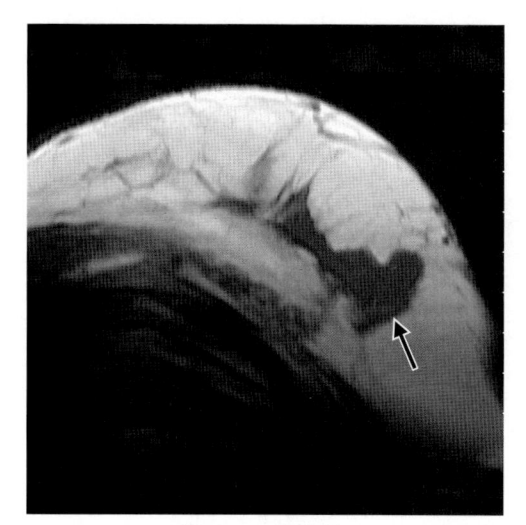

図3　T1強調像

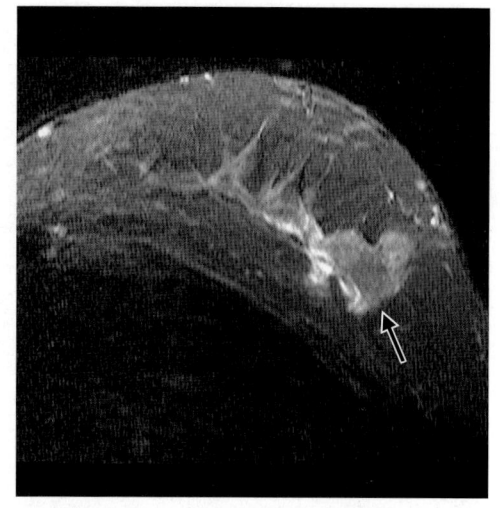

図4　脂肪抑制T2強調像

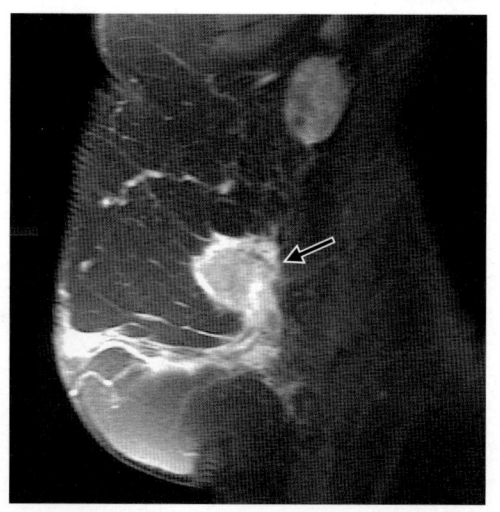

図5　ダイナミック後脂肪抑制T1強調像（矢状断）

【MRI所見】

　ダイナミックMRI（図1）で，左C領域に分葉状の腫瘤（矢印）が認められる。腫瘤辺縁に比較的薄く均一で，経時的変化のないリング状の造影効果Type B peripheral enhancementが認められる。ダイナミックカーブ（図2）は4型を示している。T1強調像（図3）で等信号，脂肪抑制T2強調像（図4）ではやや高信号で，内部は比較的均一である。ダイナミック後脂肪抑制T1強調像（図5）では腫瘤辺縁に線状高信号像が認められる。

【MRI診断】

　病変はダイナミックカーブで4型を示し，ダイナミック後脂肪抑制T1強調像では腫瘤辺縁に高信号の線状構造が認められることから乳癌が疑われる。ダイナミックMRIで，Type B peripheral enhancement，内部は均一で比較的弱い造影効果を示すことから充実腺管癌が考えられる。

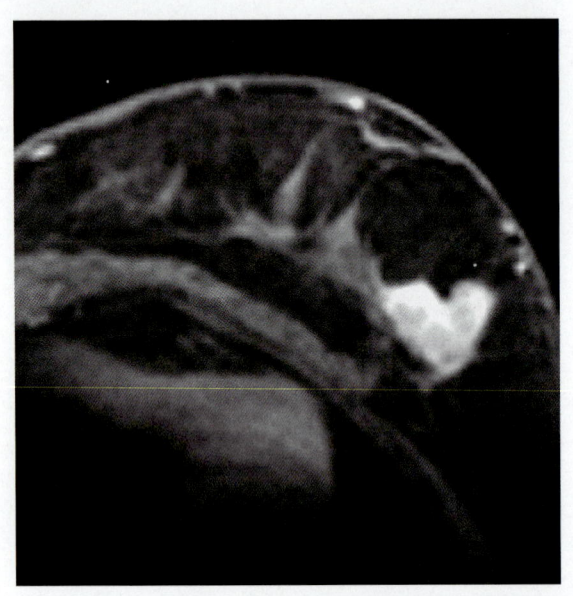

図6　図1.4の拡大図

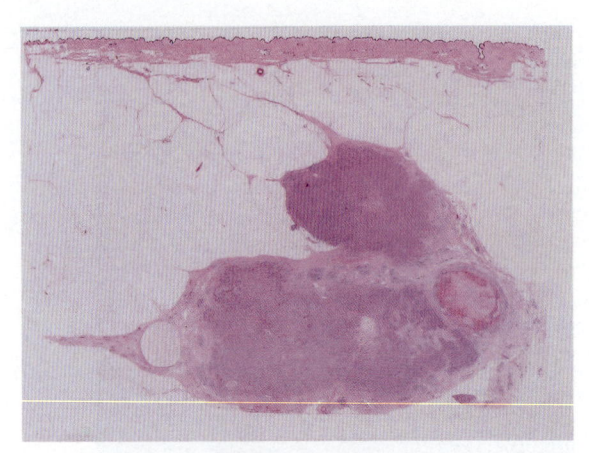

図7　ルーペ像

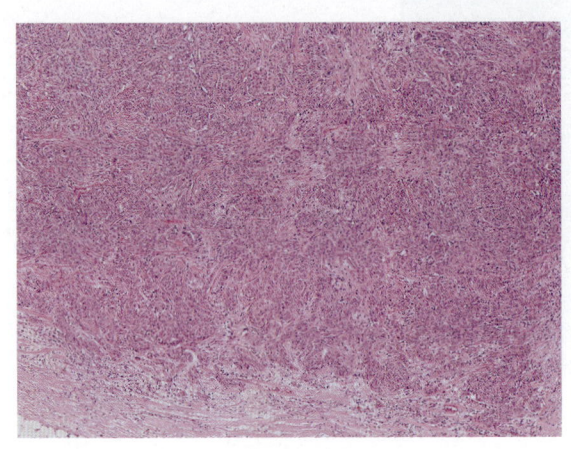

図8　HE

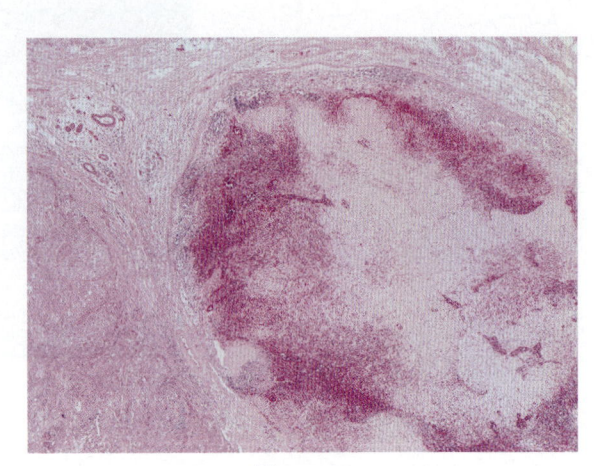

図9　HE

【病理診断】

　図6とほぼ同一面のルーペ像では，境界明瞭な分葉状の腫瘍として認められる（図7）。組織学的には腫瘍はほぼ3つに分かれており，これらは小胞巣を形成する充実腺管癌（図8）で，胞巣間には線維性結合織が介在している。部分的には広義の硬癌に相当する像も観察される。分葉状の一部には出血壊死巣（図9）を伴っているが，MRIではその存在は明らかではない。ダイナミック後脂肪抑制T1強調像で腫瘍辺縁に線状高信号がみられたが，これは組織学的には線維増生に一致する所見と思われる（128ページ参照）。

症例11　充実腺管癌（2）

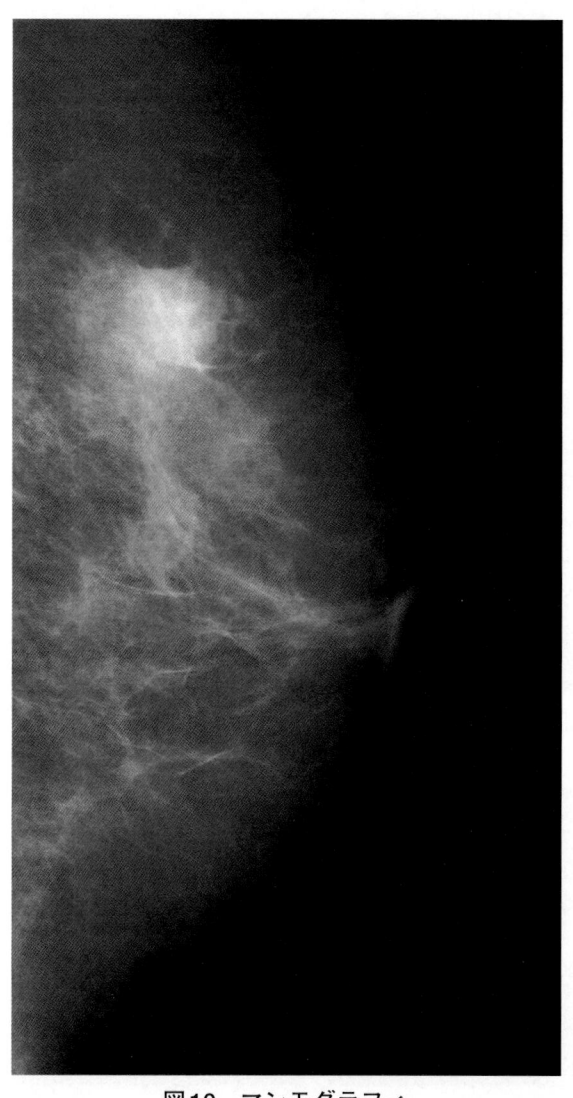

図10　マンモグラフィ

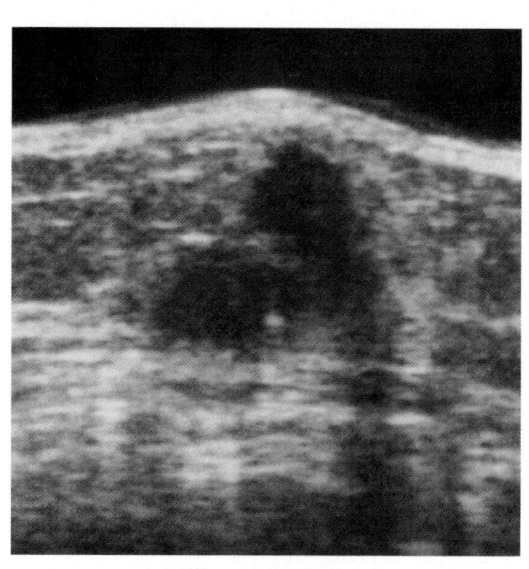

図11　超音波像

【他の検査所見】

マンモグラフィ（**図10**：CC方向）では，左C領域に辺縁微細分葉状の高濃度腫瘤陰影が認められ，乳癌が疑われる。

超音波検査（**図11**）では，左C領域に20×18mmの分葉状，境界不明瞭で内部は均一な低エコー腫瘤が認められる。後方エコーは一部減弱しており，乳癌が疑われる。

【本症例のポイント】

症例5.10と同様に，腫瘤性病変で，辺縁にType B peripheral enhancementの造影パターンと内部には均一で比較的弱い造影効果が認められ，充実腺管癌が考えられる。

症例12　硬癌（1）（Scirrhous carcinoma）

【49歳，女性】
触診：左A領域に1.0×1.0cmの可動性良好で弾性硬の腫瘤を触知。

● ダイナミックMRI

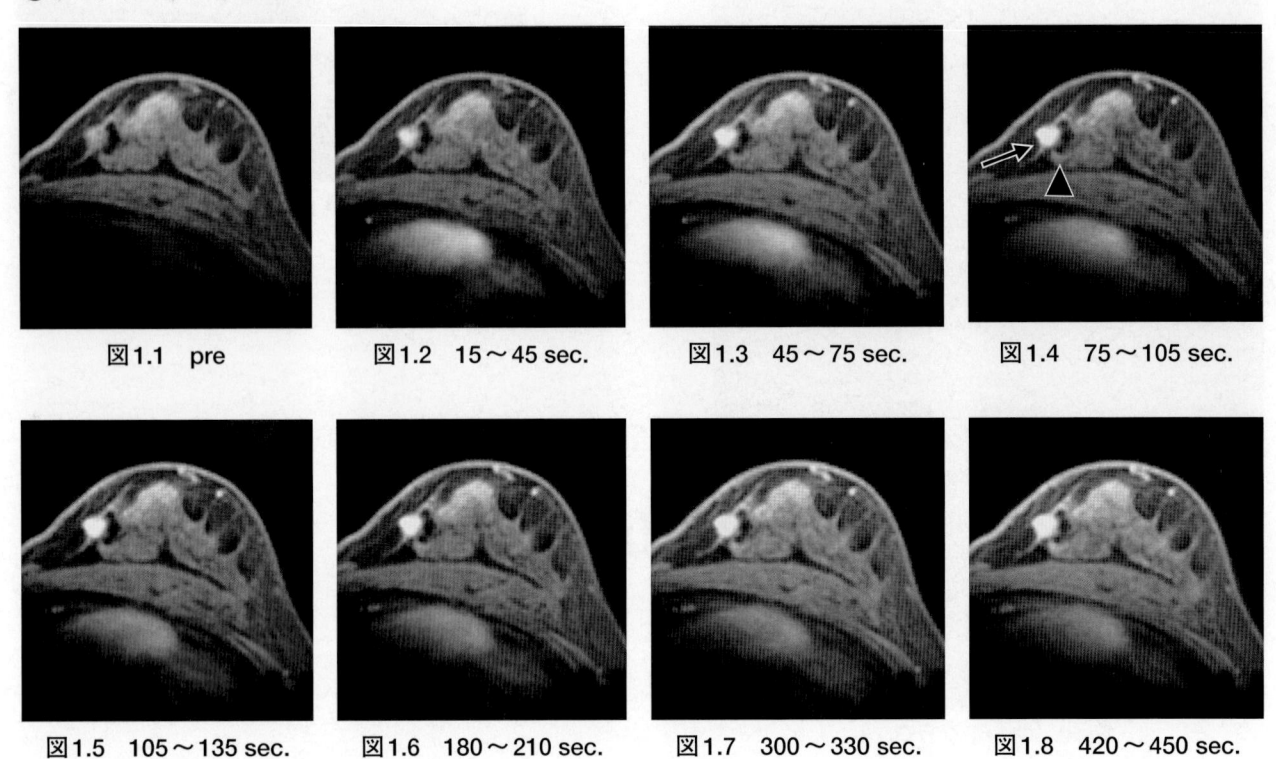

図1.1　pre
図1.2　15〜45 sec.
図1.3　45〜75 sec.
図1.4　75〜105 sec.
図1.5　105〜135 sec.
図1.6　180〜210 sec.
図1.7　300〜330 sec.
図1.8　420〜450 sec.

● ダイナミックカーブ（①病変，②正常乳腺）

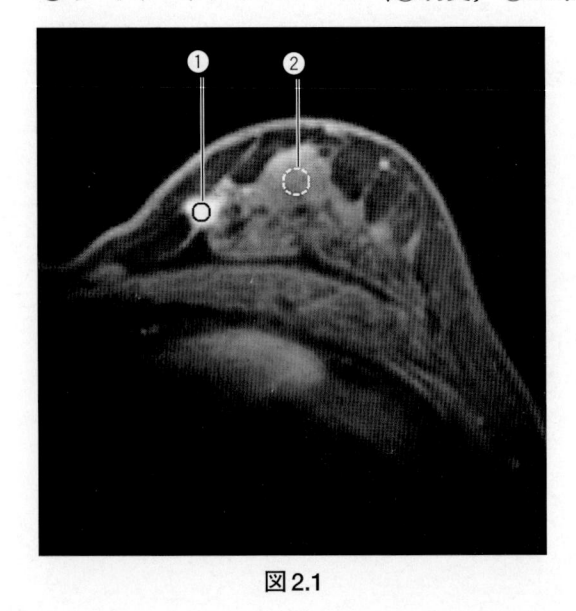

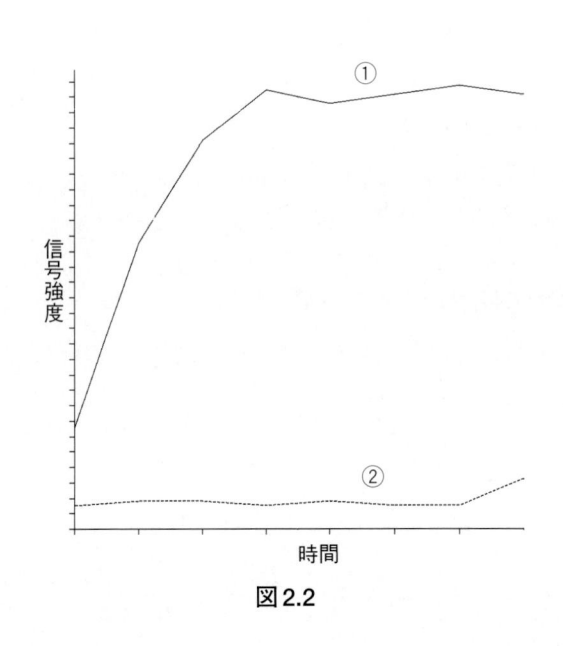

図2.1

図2.2

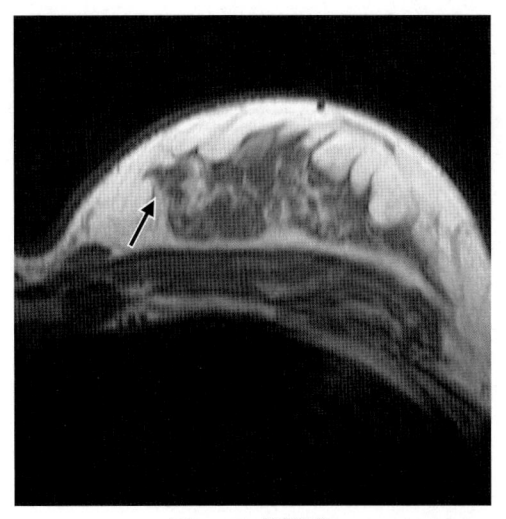

図3　T1強調像

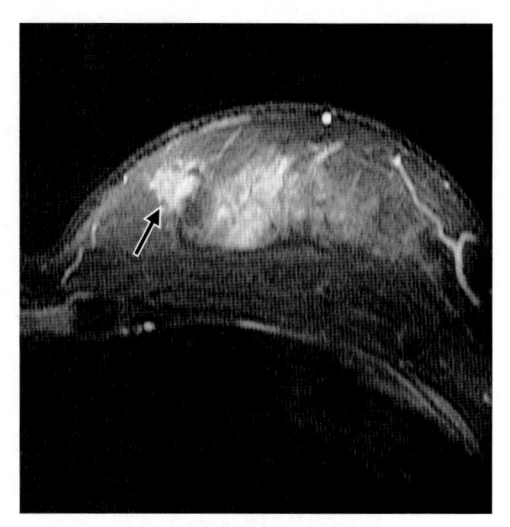

図4　脂肪抑制T2強調像

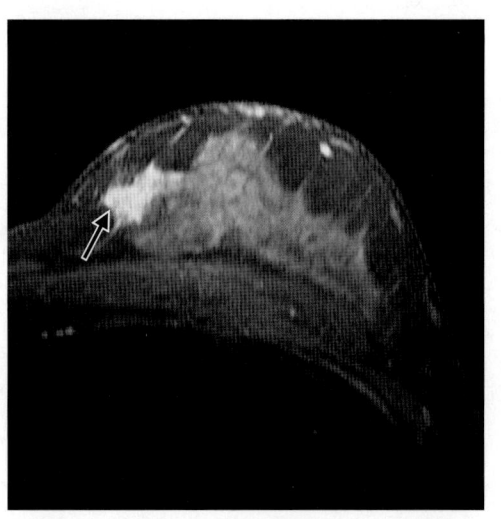

図5　ダイナミック後脂肪抑制T1強調像

【MRI所見】

　ダイナミックMRI（図1）では，左A領域に腫瘤性病変（矢印）が認められる．内部は均一に早期より造影され，ダイナミックカーブ（図2）は120秒後から平坦になる3型を示している．病変はT1強調像（図3）で等信号，脂肪抑制T2強調像（図4）では高信号を呈する．また，ダイナミックMRIで腫瘤の近傍の乳腺組織内に主病変に遅れて帯状の造影効果（図1, 4矢頭）が認められる．ダイナミック後脂肪抑制T1強調像（図5）では，腫瘤は境界不明瞭で内部は不均一な高信号を呈している．

【MRI診断】

　左A領域の病変は3型のダイナミックカーブを示し，ダイナミック後脂肪抑制T1強調像で腫瘍境界が不明瞭な点から乳癌が考えられる．腫瘤内部が早期から均一に造影されることから，硬癌が推定組織型としてあげられる．腫瘤より連続する帯状の造影効果は乳管内進展が考えられる．

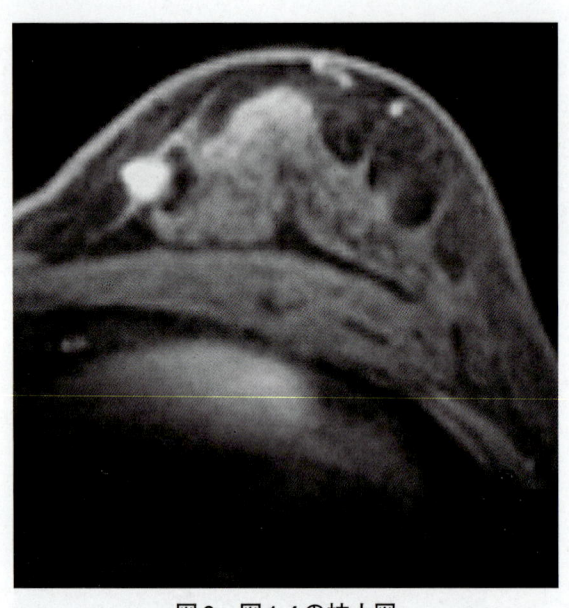

図6　図1.4の拡大図

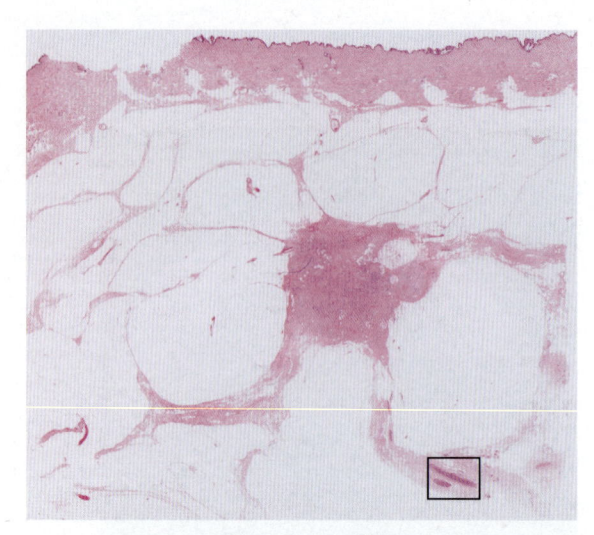

図7　ルーペ像

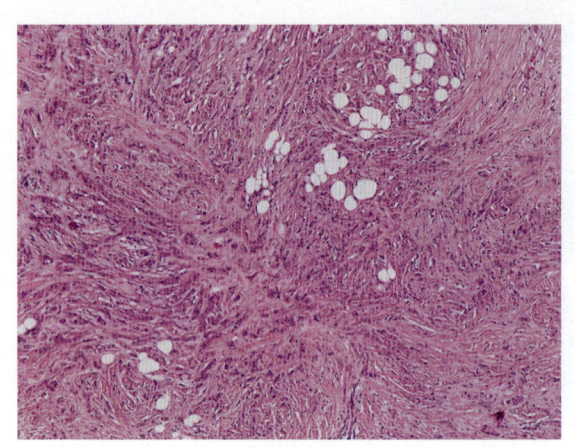

図8　HE

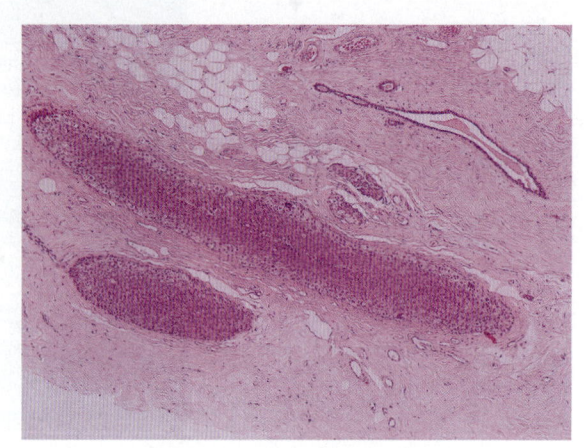

図9　HE：図7□の拡大像

【病理診断】

　MRIとルーペ像がきわめて近似した症例である（**図6**，**図7**）。組織型は狭義の硬癌（**図8**）で，癌細胞はびまん性に，索状から線状に浸潤しており，これがダイナミックMRIでの均一な造影効果に一致している。腫瘍周囲には乳管内進展（**図9**）が認められ，その形態は充実状である。この乳管内進展は広範囲にみられたため，組織学的腫瘍径は約80mmに達している。また，乳管内進展巣の幅は組織学的に2mmと狭小であるが，本例のようにMRIにて描出されることがある。

第5章　組織型別にみたMRI画像

症例12　硬癌（1）

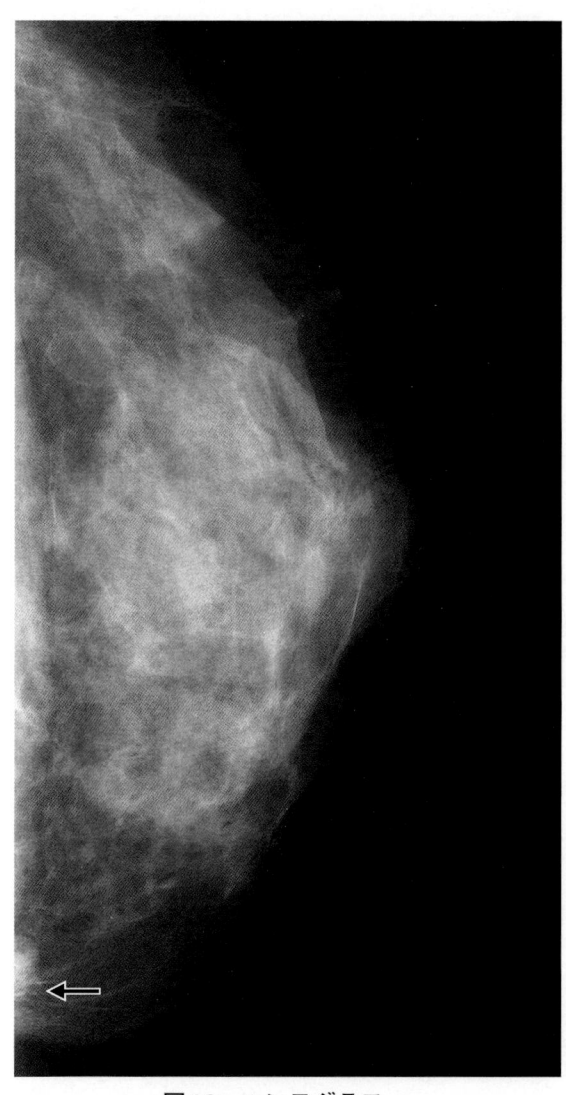

図10　マンモグラフィ

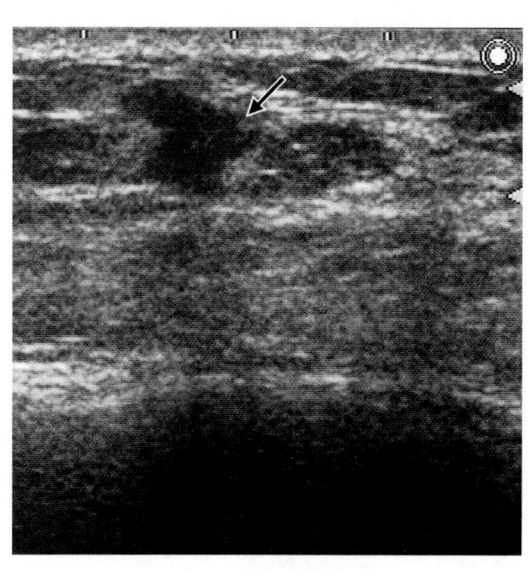

図11　超音波像

【他の検査所見】
　マンモグラフィ（**図10**：CC方向）では，病変（矢印）の2/3が撮影範囲から外れており，評価困難である。
　超音波検査（**図11**）では，腫瘤（矢印）は不整形，内部は低エコーを呈し後方エコーはやや減弱している。

【本症例のポイント】
　腫瘤性病変で，早期から均一な造影効果が認められる場合は硬癌が考えられる。また，主病変に連続する線状の造影効果は，乳管内進展を念頭に置く必要がある。

症例13　硬癌（2）（Scirrhous carcinoma）

【66歳，女性】
触診：左C領域に3.5×2.5cmの可動性良好，硬い腫瘤を触知。

● ダイナミックMRI

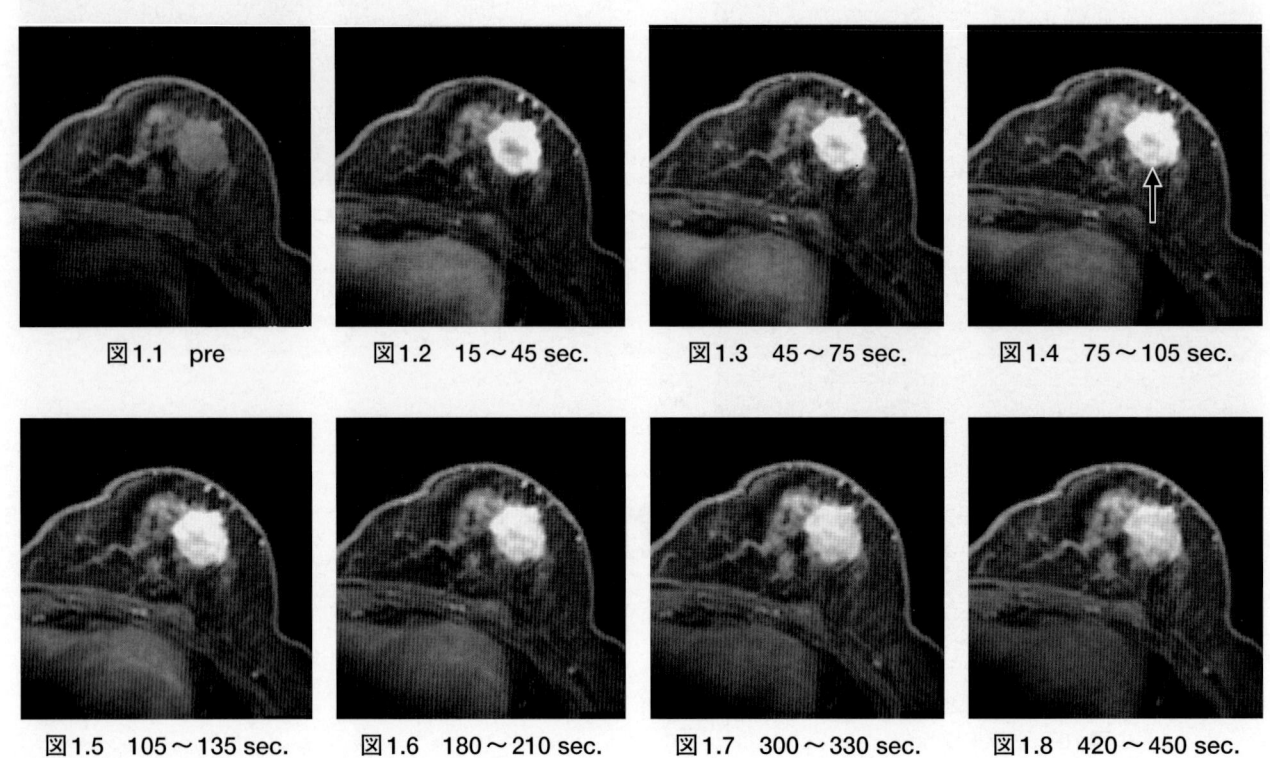

図1.1　pre
図1.2　15〜45 sec.
図1.3　45〜75 sec.
図1.4　75〜105 sec.
図1.5　105〜135 sec.
図1.6　180〜210 sec.
図1.7　300〜330 sec.
図1.8　420〜450 sec.

● ダイナミックカーブ（①②病変，③正常乳腺）

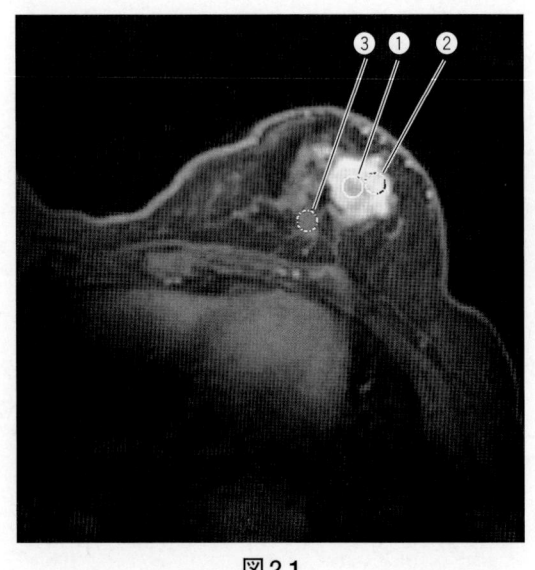

図2.1

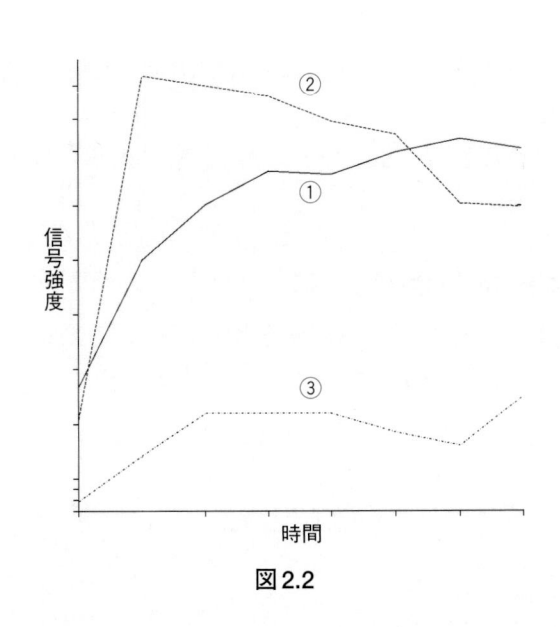

図2.2

― 146 ―

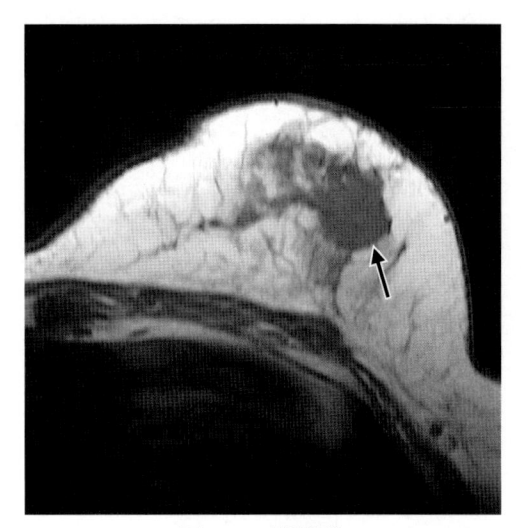

図3　T1強調像

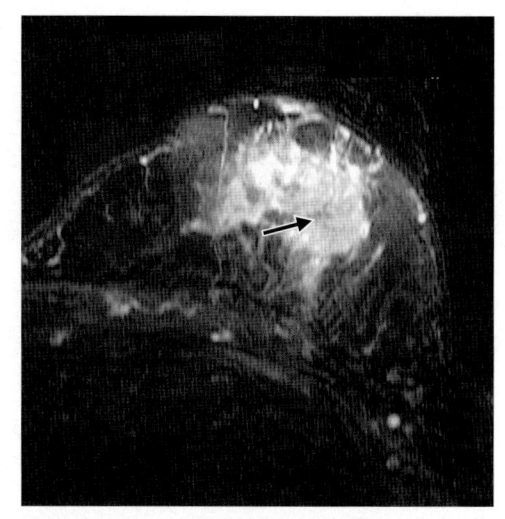

図4　脂肪抑制T2強調像

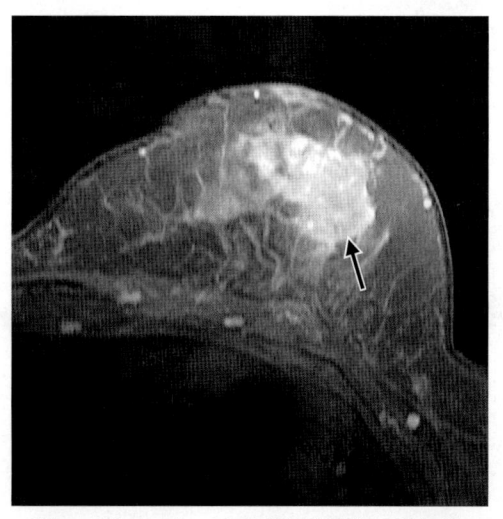

図5　ダイナミック後脂肪抑制T1強調像

【MRI所見】

　ダイナミックMRI（**図1**）で左C領域に25×23mmの分葉状の腫瘤性病変（矢印）が認められ，peripheral enhancement（Type A）を呈している。経時的に腫瘤辺縁から内部へと造影効果が進展している。腫瘤辺縁のダイナミックカーブ（**図2**）は4型を示している。T1強調像（**図3**）では低信号を示し，脂肪抑制T2強調像（**図4**）では辺縁は高信号，中心部は低信号（矢印）を示している。ダイナミック後脂肪抑制T1強調像（**図5**）で腫瘤境界は不明瞭で，辺縁の一部に線状高信号を認める。

【MRI診断】

　4型のダイナミックカーブと，ダイナミック後脂肪抑制T1強調像での腫瘤境界が不明瞭な所見から乳癌を示唆する。脂肪抑制T2強調像で中心部が低信号，Type A peripheral enhancement（94ページ参照）が認められることから，中心部に線維化を伴った硬癌が推定組織型としてあげられる。

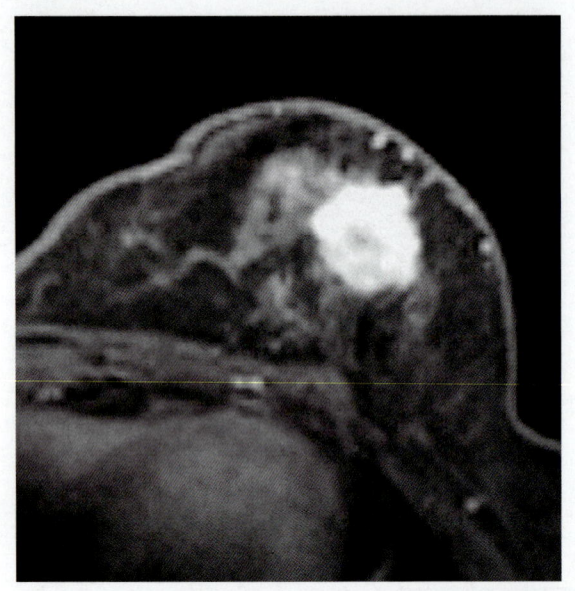

図6　図1,4の拡大図

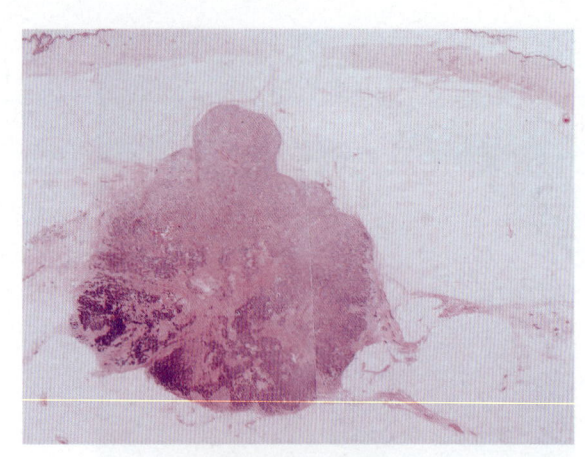

図7　ルーペ像

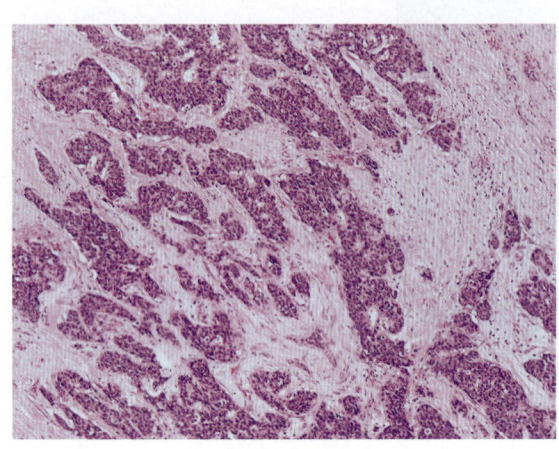

図8　HE

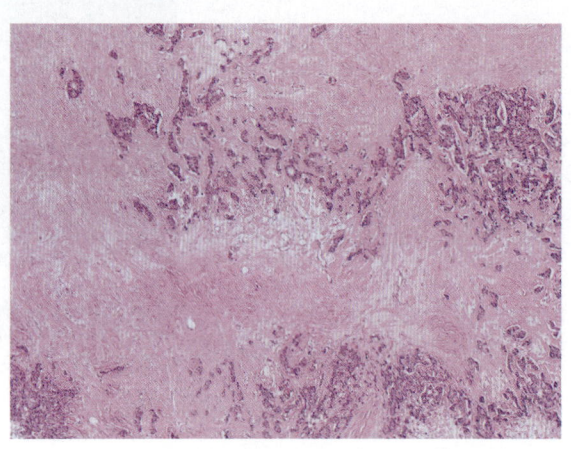

図9　HE

【病理診断】

　腫瘍の大きさは15×18mmでほぼ円形を呈している。ルーペ像では腫瘍は皮膚側に向かって小隆起状突出を呈し，MRI所見とよく一致している（図6，図7）。組織学的には乳頭腺管癌由来の広義の硬癌で，小胞巣～小腺管状構築を示す癌巣が主に腫瘍辺縁に多く認められる（図8）。中心部は細胞成分が減じ，著明な線維化に置き換わっている（図9）。これらの所見もMRIと一致する。

症例13　硬癌（2）

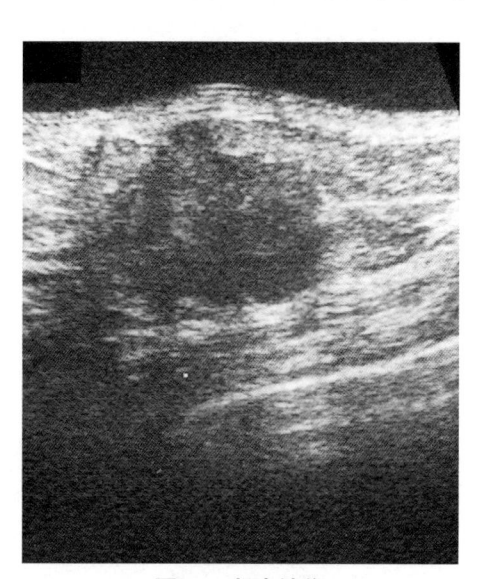

図11　超音波像

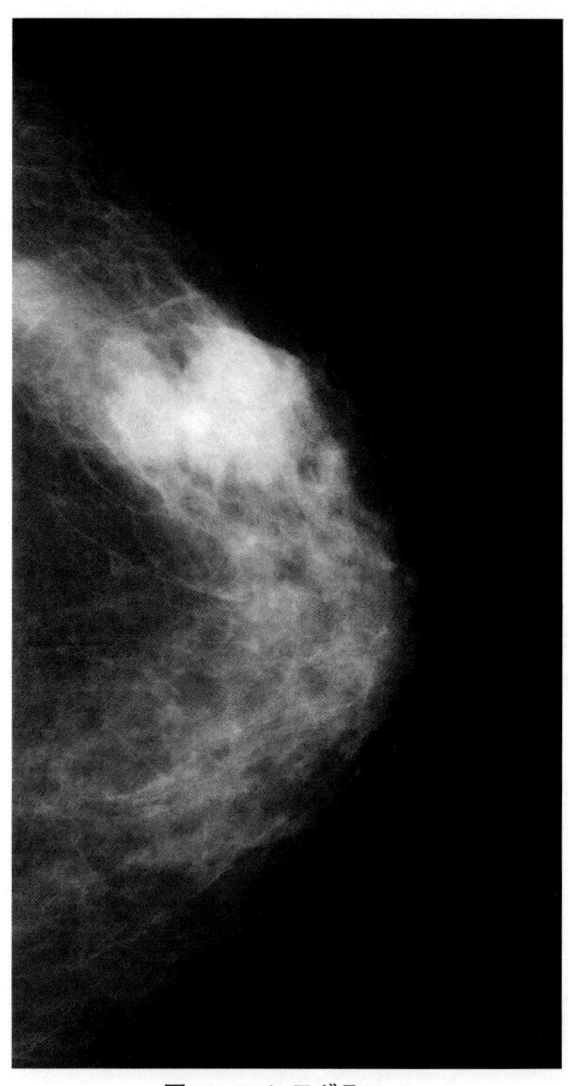

図10　マンモグラフィ

【他の検査所見】

　マンモグラフィ（図10：CC方向）では，左C領域に高濃度で境界不明瞭な腫瘤陰影が認められ，さらにその周囲にも不整形腫瘤陰影が連なっており，乳癌が疑われる。

　超音波検査（図11）では，左C領域に22×15mmの腫瘤が認められ，皮膚側にコブ状の突出を認める。腫瘤辺縁は不整，内部エコーは不均一であり，後方エコーは一部減弱している。乳癌が考えられ，推定組織型は内部エコーを考慮すると乳頭腺管癌，後方エコーの一部減弱から硬癌の存在も考えられる。MRIで指摘された中心部線維化は，超音波検査では描出されていない。

【本症例のポイント】

　硬癌は，しばしば中心部に著明な線維化を呈しているため，MRIではT1強調像，脂肪抑制T2強調像（またはSTIR）ともに低信号に描出される。中心部の線維化の部分はダイナミックMRIで多くの場合ゆっくりとした造影効果となり，いわゆるType A peripheral enhancementとして認められる（94ページ参照）。

症例14　硬癌（3）（Scirrhous carcinoma）

【62歳，女性】
触診：左C領域に2.0×1.5cmの可動性良好，硬い腫瘤を触知。

● ダイナミックMRI

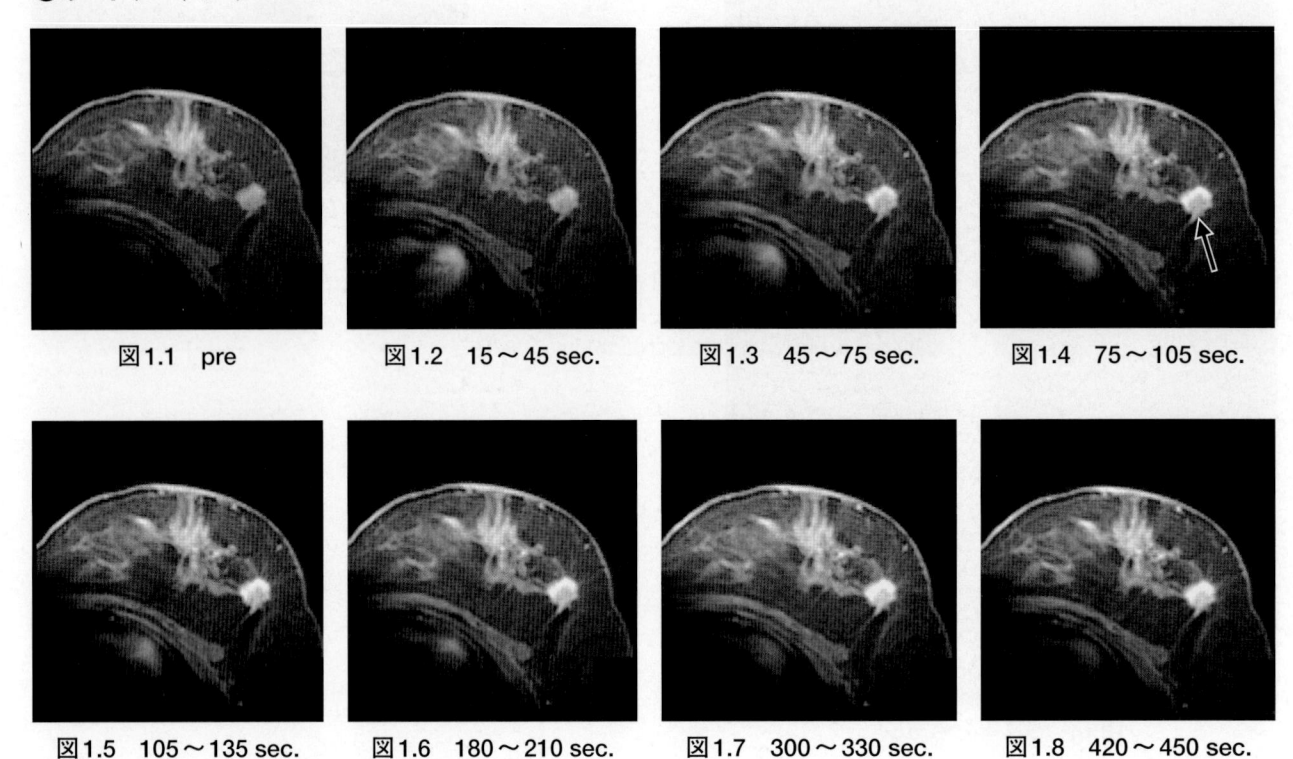

図1.1　pre
図1.2　15〜45 sec.
図1.3　45〜75 sec.
図1.4　75〜105 sec.
図1.5　105〜135 sec.
図1.6　180〜210 sec.
図1.7　300〜330 sec.
図1.8　420〜450 sec.

● ダイナミックカーブ（①病変，②正常乳腺）

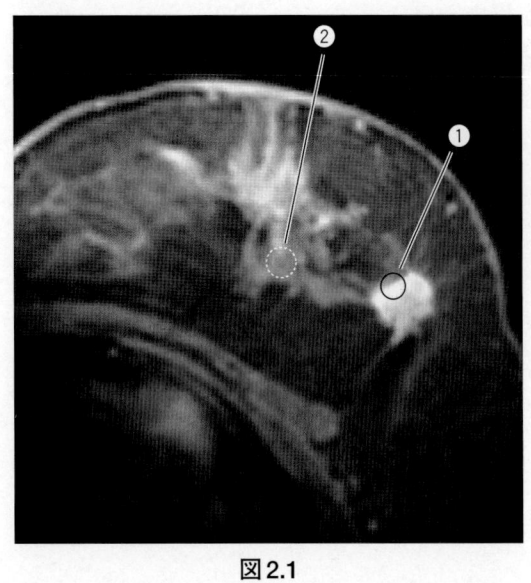

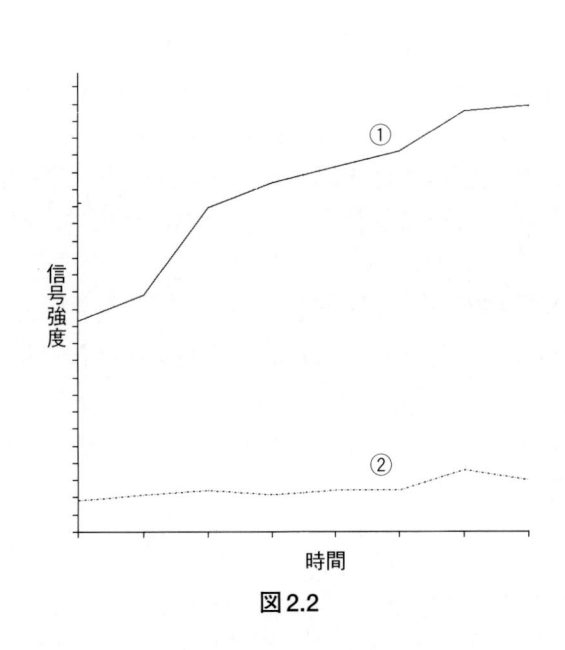

図2.1

図2.2

― 150 ―

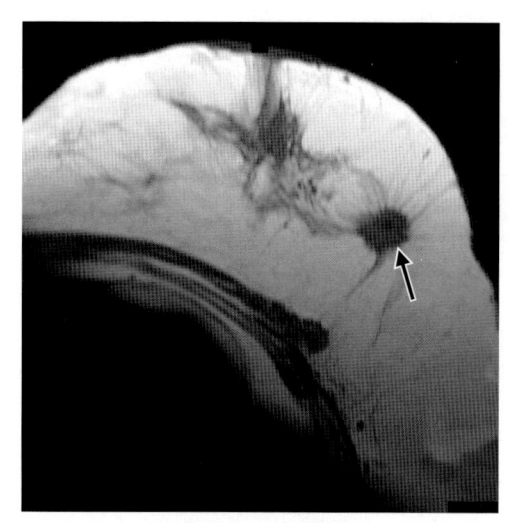

第5章　組織型別にみたMRI画像

図3　T1強調像

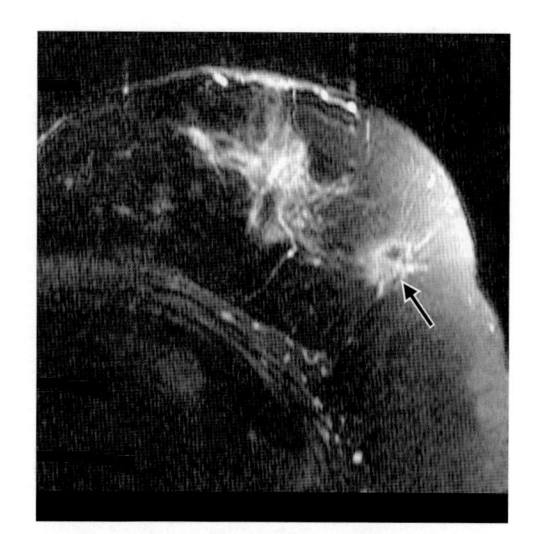

図4　脂肪抑制T2強調像

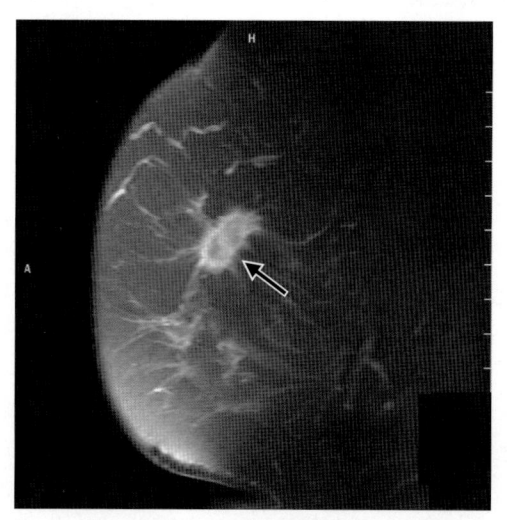

図5　ダイナミック後脂肪抑制T1強調像
（矢状断）

【MRI所見】

　ダイナミックMRI（図1）では，左C領域に16mm大の腫瘤性病変（矢印）が認められる。腫瘤辺縁の2/3周で厚くリング状（Type A peripheral enhancement）に造影されている。中心部は淡くゆっくりとした造影効果を呈し，ダイナミックカーブ（図2）は2型を示している。腫瘤内部にT1強調像（図3），脂肪抑制T2強調像（図4）ともに低信号を呈する部分が認められる。ダイナミック後脂肪抑制T1強調像（図5）では，境界不明瞭で辺縁不整な腫瘤でいわゆるスピキュラを伴っている。

【MRI診断】

　ダイナミックカーブは2型で積極的に悪性を疑う所見ではないが，スピキュラ，ダイナミック後脂肪抑制T1強調像で境界不明瞭な腫瘤陰影およびType A peripheral enhancementの存在から硬癌が考えられる。また，中心部のT1強調像，脂肪抑制T2強調像にて低信号を呈することから，線維化の存在が疑われる。

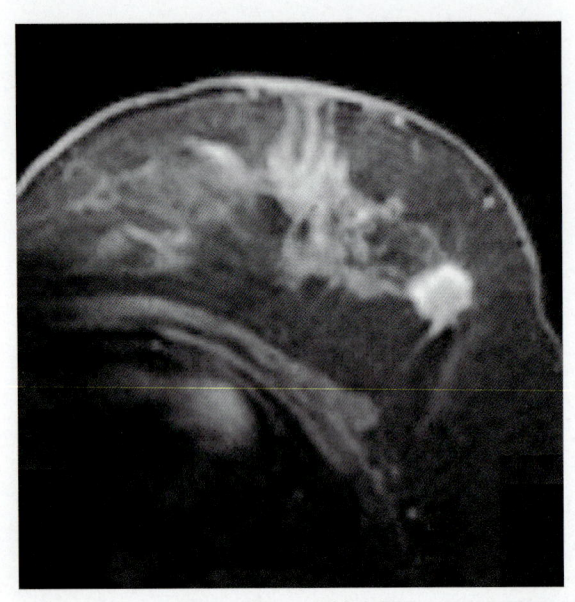

図6　図1,4の拡大図

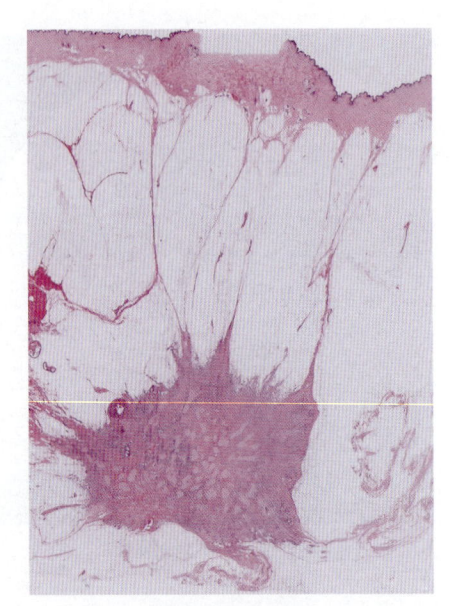

図7　ルーペ像

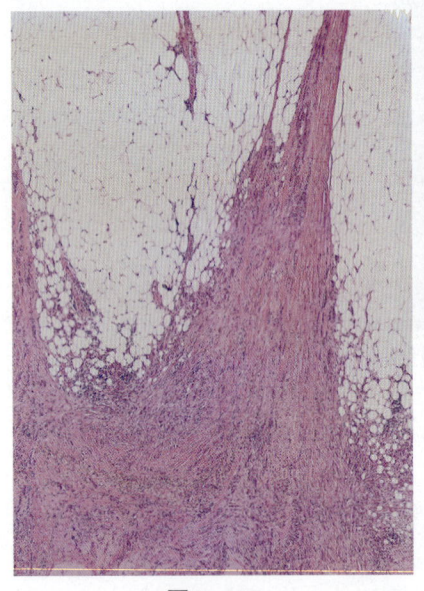

図8　HE

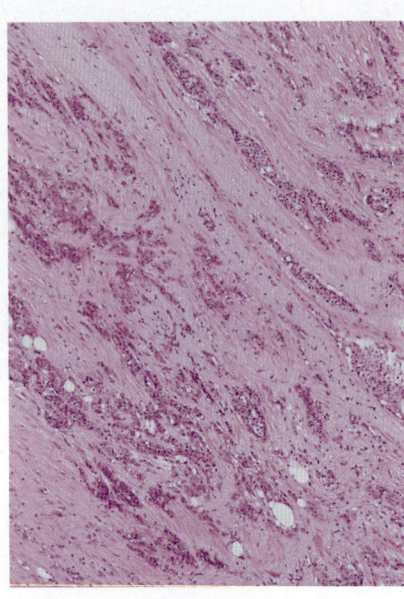

図9　HE

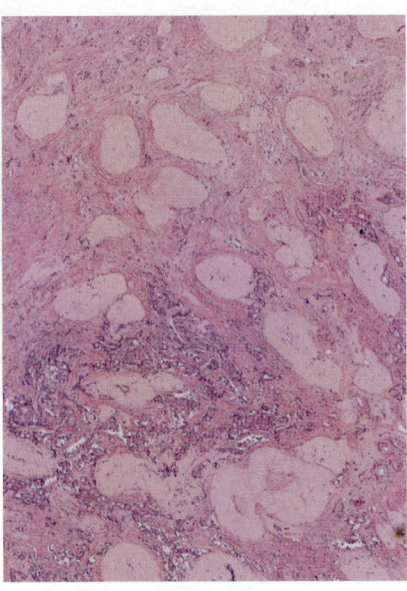

図10　HE

【病理診断】
　病変は左C領域に存在し，その広がりは長さ50mmに及ぶ。ルーペ像では，周囲の脂肪織にMRIで観察されたスピキュラに相当する細い樹枝状浸潤を呈している（**図7**）。組織学的には硬癌で，線状，小索状，ごく一部小腺管状をとり，いわゆる狭義の硬癌に相当する（**図8，図9**）。腫瘍中心部は膠原線維化が著しく，また弾性線維の集合が目立つ（**図10，図11**）。

症例14　硬癌（3）

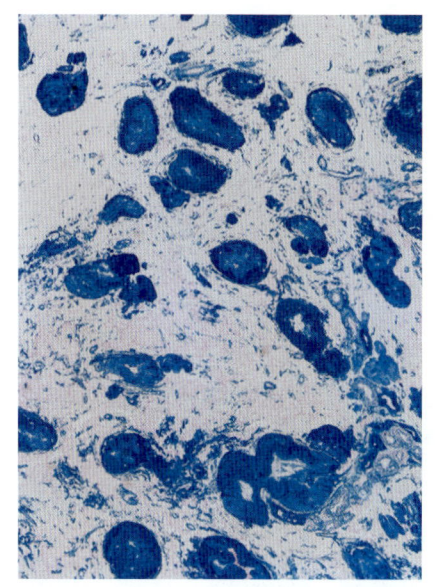

図11　ビクトリア青染色（図10の隣接切片）

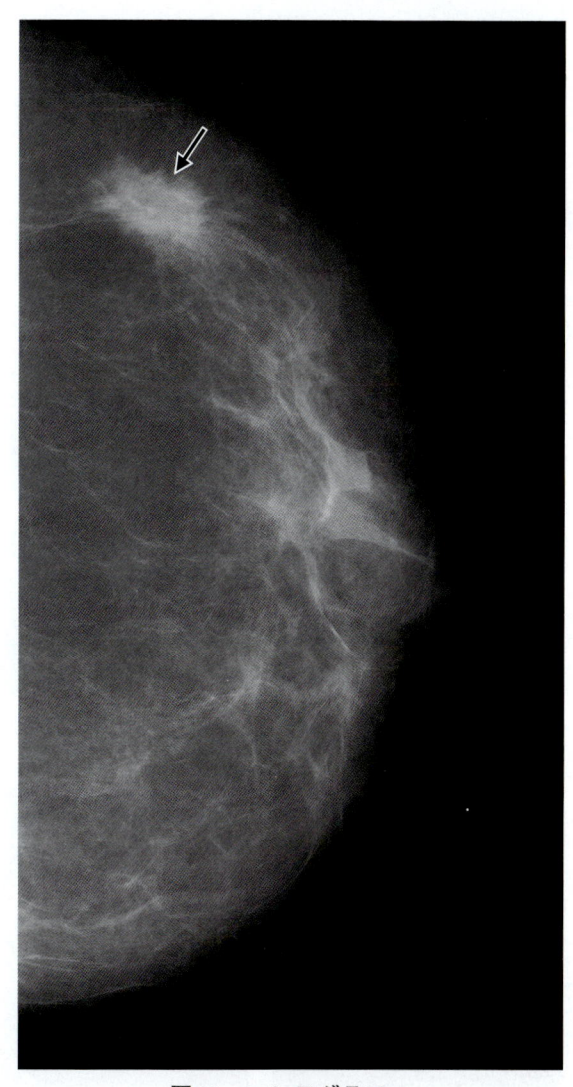

図12　マンモグラフィ

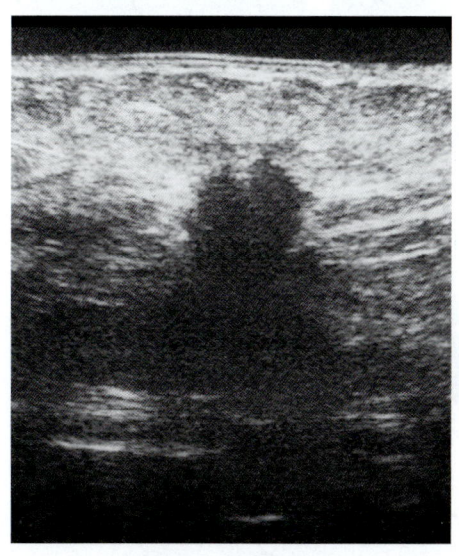

図13　超音波像

【他の検査所見】

　マンモグラフィ（図12：CC方向）では，左C領域にスピキュラを伴った高濃度の不整形腫瘤（矢印）を認めることから硬癌が疑われる。

　超音波検査（図13）では，左C領域に不整形で後方エコーが著明に減弱した低エコー腫瘤陰影があり，硬癌が考えられる。

【本症例のポイント】

　ダイナミックカーブにおいて2型を呈しても，スピキュラやダイナミック後脂肪抑制T1強調像で境界不明瞭な腫瘤を認める場合には乳癌を念頭に置く必要がある。硬癌で腫瘤内に弾性線維が存在するときは，辺縁の細胞が豊富な部分も造影効果が遅くなり，2型のダイナミックカーブを示す傾向がある。

症例15 硬癌（4）（Scirrhous carcinoma）

【81歳，女性】
触診：右EDB領域に2.0×1.5cmの不整形腫瘤を触知。

● ダイナミックMRI

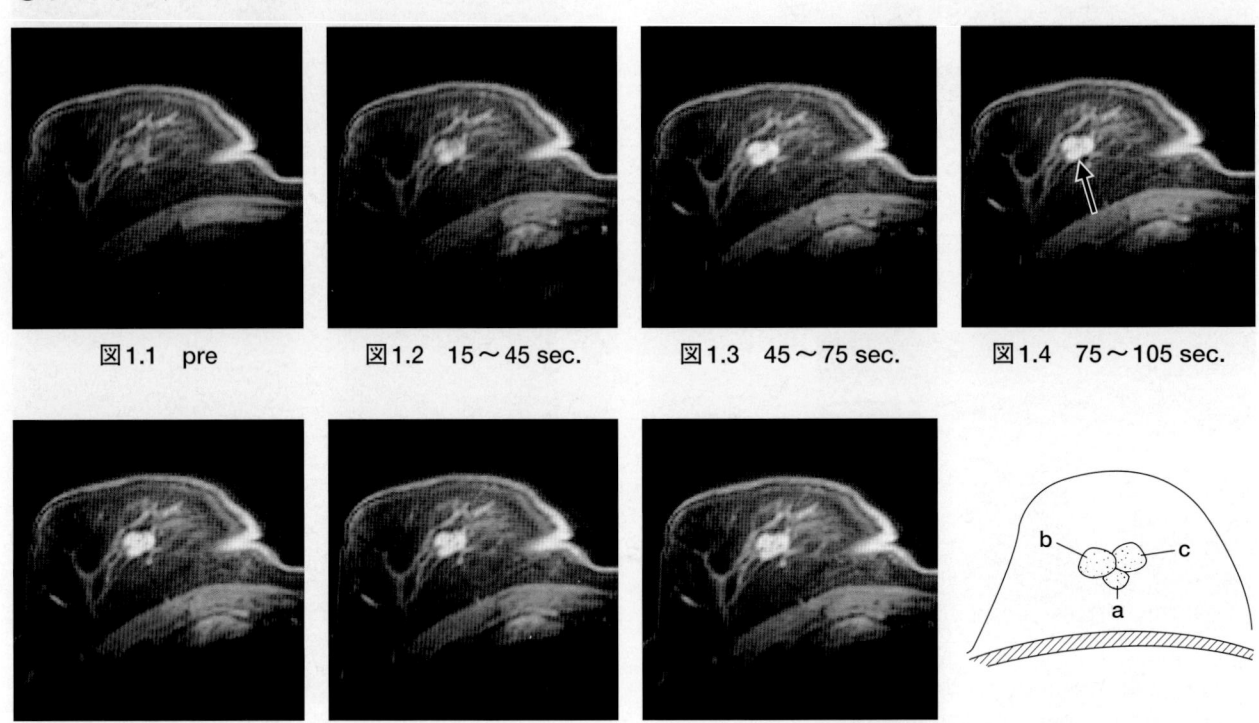

図1.1 pre
図1.2 15〜45 sec.
図1.3 45〜75 sec.
図1.4 75〜105 sec.
図1.5 105〜135 sec.
図1.6 180〜210 sec.
図1.7 300〜330 sec.
図1.8 模式図

● ダイナミックカーブ（①病変，②正常乳腺）

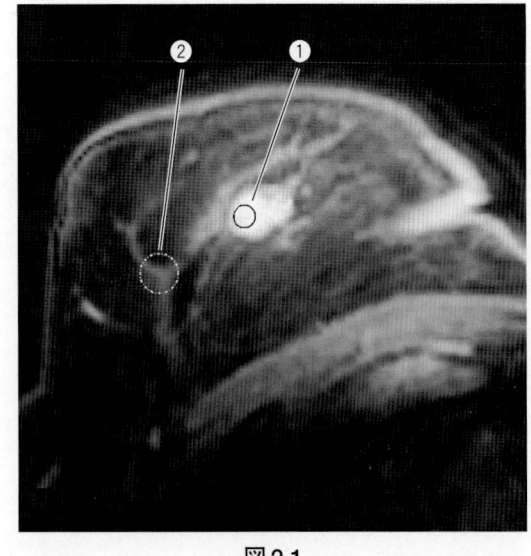

図2.1
図2.2

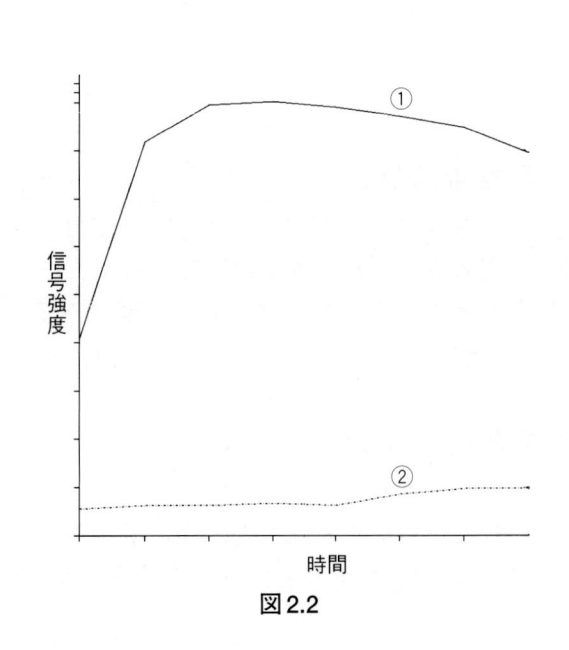

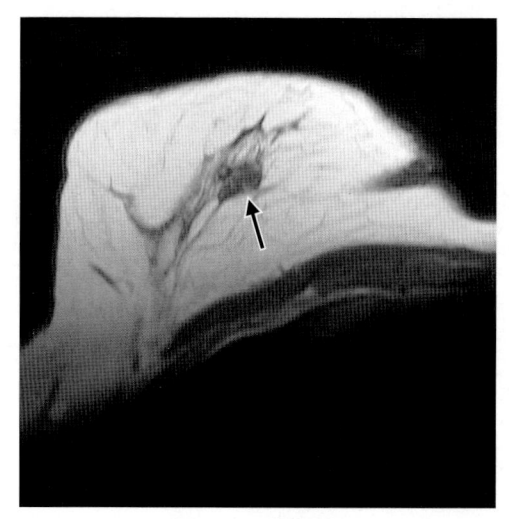

図3　T1強調像

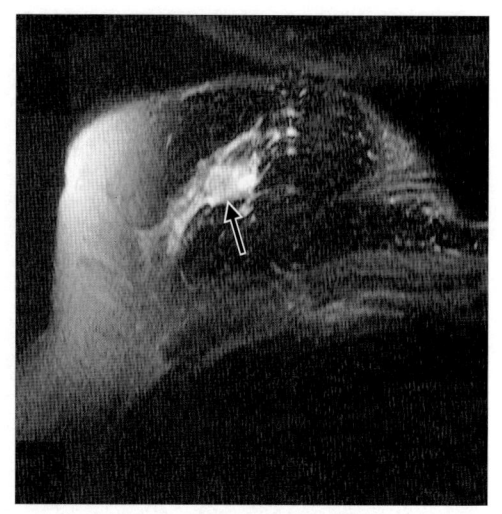

図4　脂肪抑制T2強調像

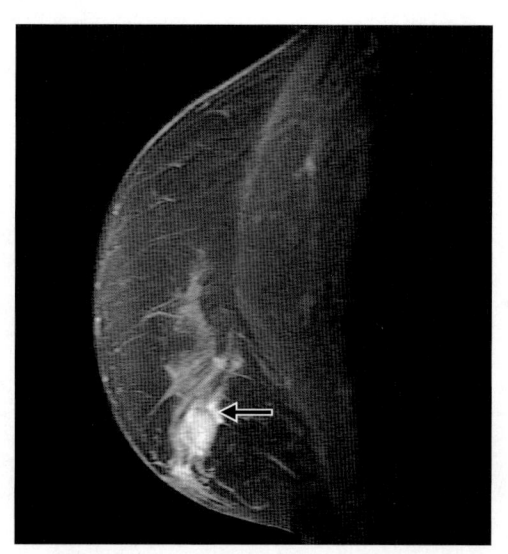

図5　ダイナミック後脂肪抑制T1強調像(矢状断)

【MRI所見】

　ダイナミックMRI（図1）にて右EB領域を中心に3つの腫瘤（図1.8a〜c）が一塊となった16×10mmの病変（矢印）が認められる。腫瘤aは早期より均一に造影される一方，腫瘤b, cはゆっくりと不均一に造影されている。ダイナミックカーブ（図2）は3型を示している。T1強調像（図3）で等信号，脂肪抑制T2強調像（図4）で高信号を呈している。ダイナミック後脂肪抑制T1強調像（図5）で腫瘤の辺縁に線状の高信号（矢印）が認められる。

【MRI診断】

　腫瘤は3型のダイナミックカーブとダイナミック後脂肪抑制T1強調像で，辺縁が線状高信号である点から乳癌が疑われる。腫瘤aと腫瘤b, cでは造影パターンが異なることから，組織型の違う病変が推定される。腫瘤aは均一な造影パターンから硬癌が考えられる（症例12参照）。腫瘤b, cは，造影パターンが斑紋状なことから，乳頭腺管癌が疑われる（症例8参照）。

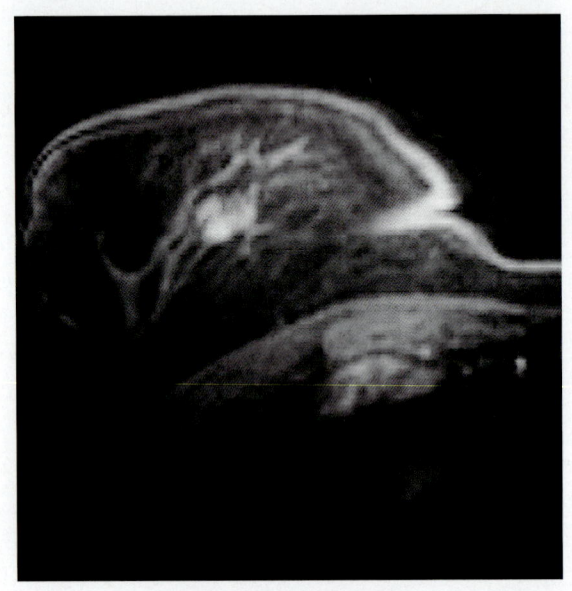

臨床と病理のための乳腺MRIアトラス

図6　図1,2の拡大図

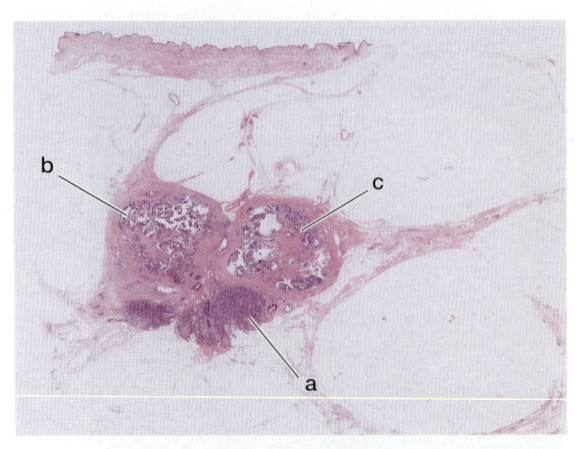

図7　ルーペ像

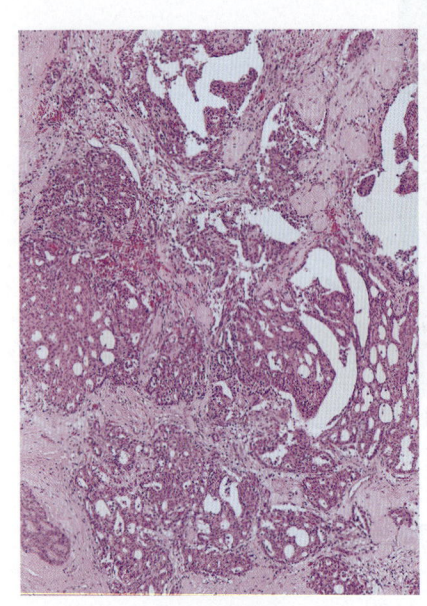

図8　腫瘍b

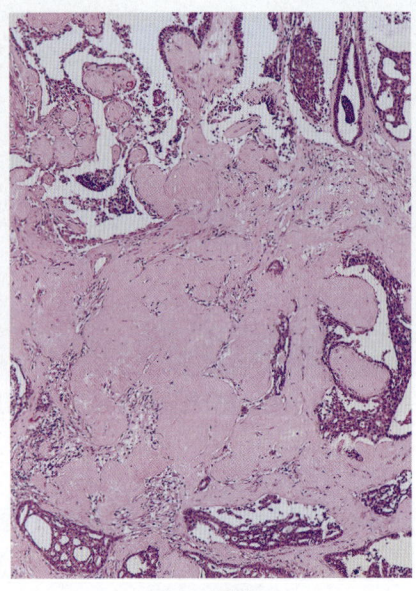

図9　腫瘍c

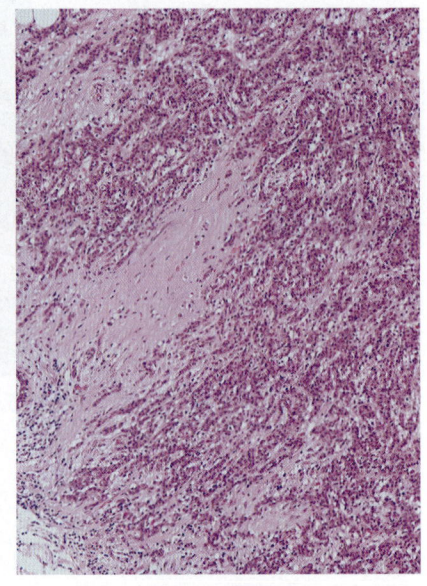

図10　腫瘍a

【病理診断】
　病変のルーペ像では，MRI（図6）と同様に3個の結節（a～c）が融合して1つ腫瘍を形成している（図7）。大きさは約18mmで，腫瘍bは乳頭腺管癌（図8），腫瘍cは乳頭腺管癌由来の広義の硬癌であり（図9），他の1つ（a）は狭義の硬癌である（図10）。腫瘍内に占める組織像の占有面積から硬癌と診断される。

症例15　硬癌（4）

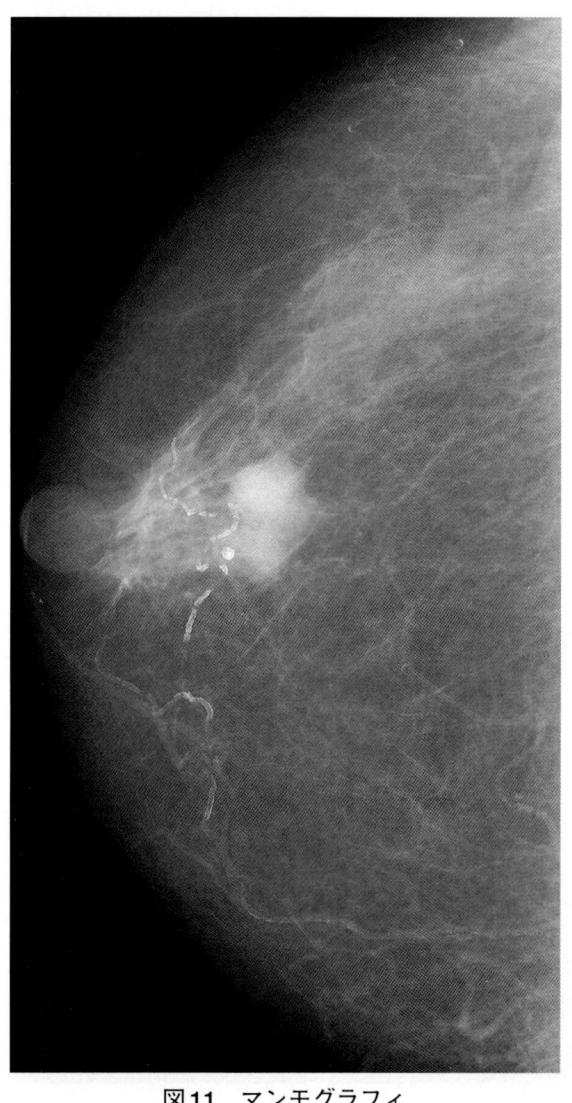

図11　マンモグラフィ

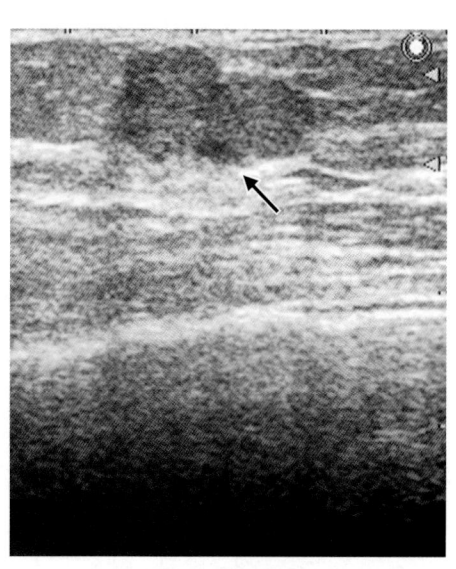

図12　超音波像

【他の検査所見】

　マンモグラフィ（図11：CC方向）では，分葉状で一部境界不明瞭な腫瘤陰影を認める．乳癌が疑われる．また周囲には血管の石灰化が存在している．

　超音波検査（図12）では，右ED領域に14×7mm大の分葉状で，比較的境界明瞭な低エコー腫瘤があり，大胸筋側にはさらに低エコー部分（矢印）を認める．乳癌が疑われるが確定は難しい．

【本症例のポイント】

　複数の組織型を反映して内部の造影パターンが異なってくる．このように，乳癌は複数の組織型が混在していることが一般的であり，ダイナミックMRIで腫瘍内部の造影パターンを詳細に検討することが重要である．

　広義の硬癌には，乳頭腺管癌由来と充実腺管癌由来がある．病理学的に硬癌という診断がついても，特に広義の硬癌の場合には，由来する組織型がMRI上反映されることがある．

症例16　硬癌（5）（Scirrhous carcinoma）

【58歳，女性】
触診：左ED領域に2.8×2.8cmの可動性良好，硬い腫瘤を触知。

● ダイナミックMRI

図1.1　pre

図1.2　15〜45 sec.

図1.3　45〜75 sec.

図1.4　75〜105 sec.

図1.5　105〜135 sec.

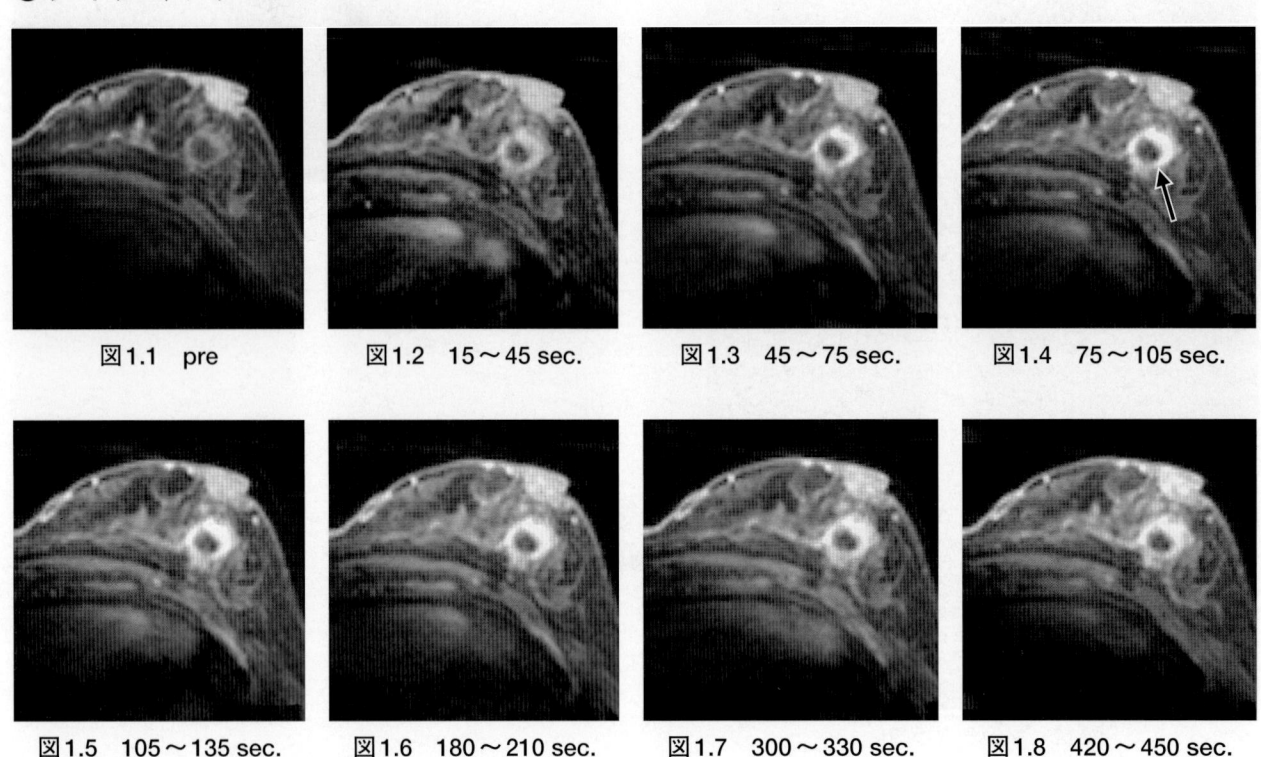

図1.6　180〜210 sec.

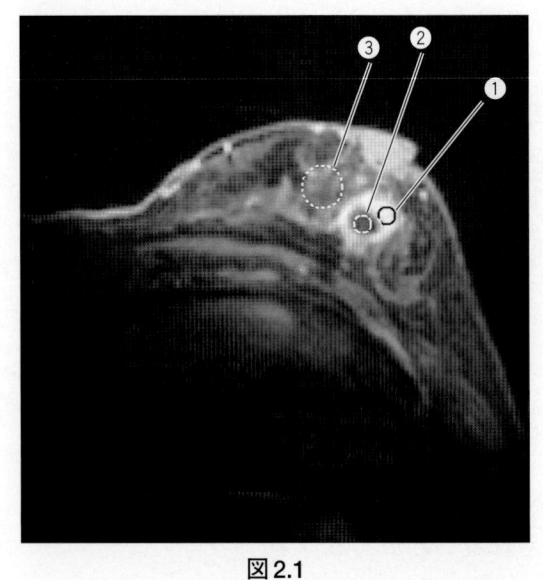

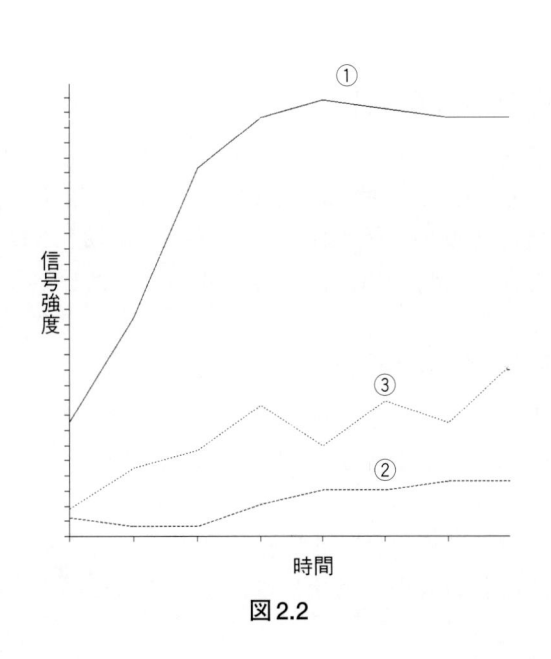

図1.7　300〜330 sec.

図1.8　420〜450 sec.

● ダイナミックカーブ（①②病変，③正常乳腺）

図2.1

図2.2

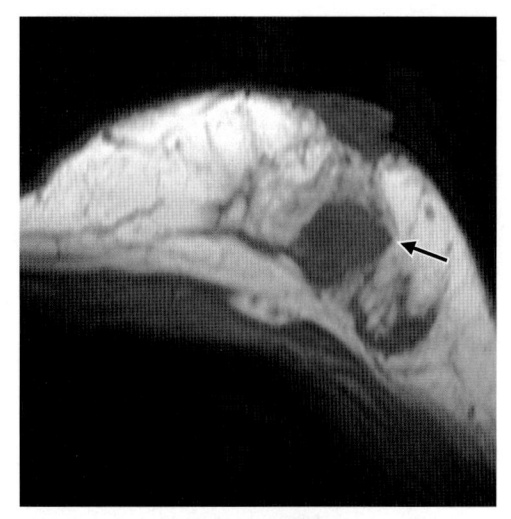

図3　T1強調像

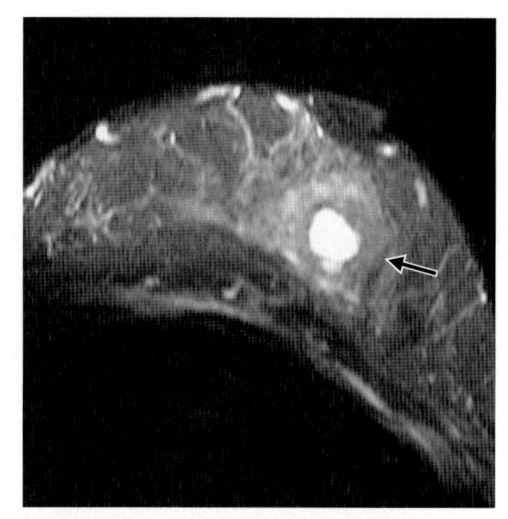

図4　脂肪抑制T2強調像

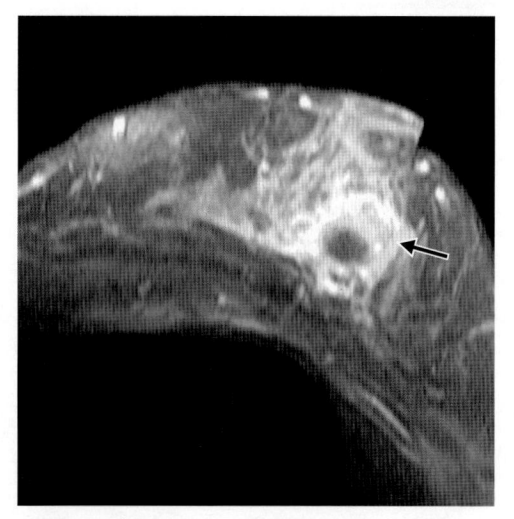

図5　ダイナミック後脂肪抑制T1強調像

【MRI所見】

　ダイナミックMRI（図1）で，左乳房の乳頭直下やや外側に分葉状で境界不明瞭な径20mmの腫瘤性病変（矢印）が認められる。病変の辺縁部は比較的早期から造影され，ダイナミックカーブ（図2）は120秒後から平坦になる3型を示し，中心部には造影効果は認められない。辺縁ではT1強調像（図3）で等信号，脂肪抑制T2強調像（図4）ではやや高信号を呈している。一方，病変の中心部はT1強調像で低信号，脂肪抑制T2強調像では著明な高信号を示している。ダイナミック後脂肪抑制T1強調像（図5）では，境界不明瞭である。

【MRI診断】

　病変は形状，peripheral enhancement，3型のダイナミックカーブ，ダイナミック後脂肪抑制T1強調像の境界不明瞭な造影効果から，まず乳癌が考えられる。病変の中心部はT1強調像，脂肪抑制T2強調像から液状成分が疑われ，その外側（辺縁）に充実成分が存在する。以上のことから，悪性とすると中心に液体成分を含んだ乳癌，良性の場合は膿瘍（症例43参照）が鑑別にあげられる。

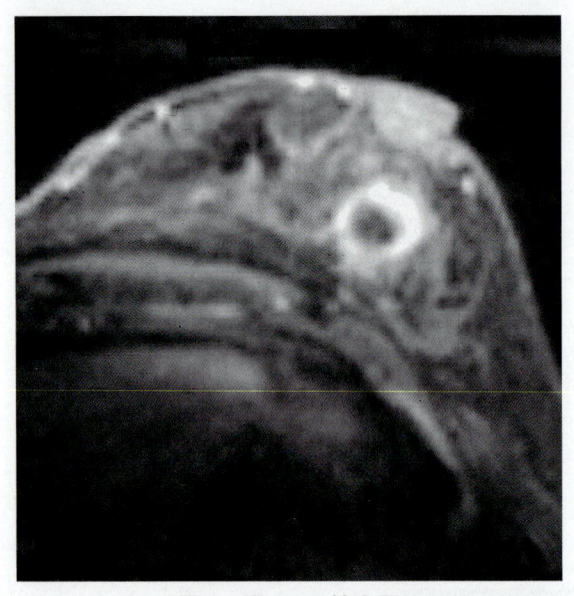

図6　図1.4の拡大図

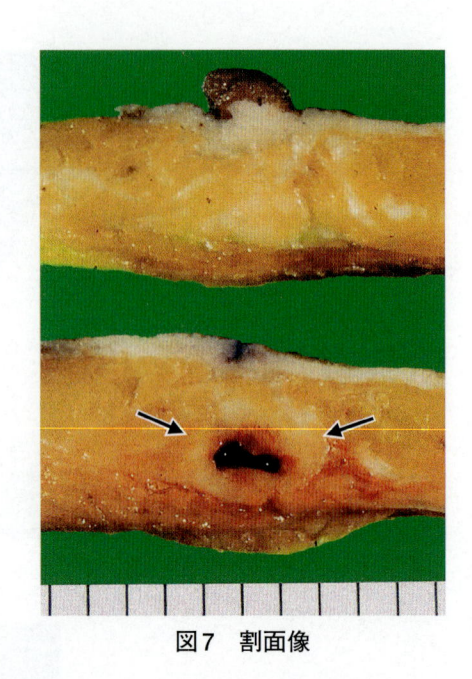

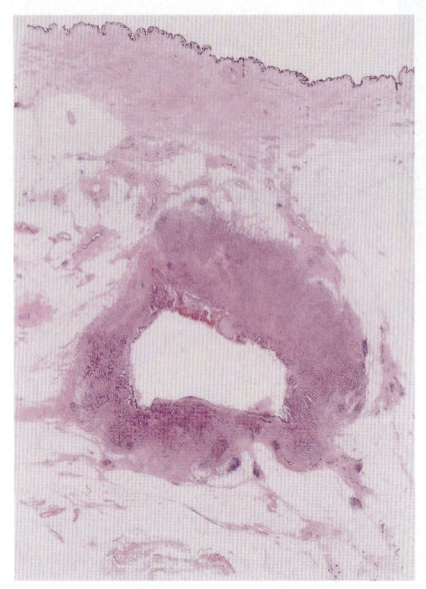

図7　割面像

図8　ルーペ像

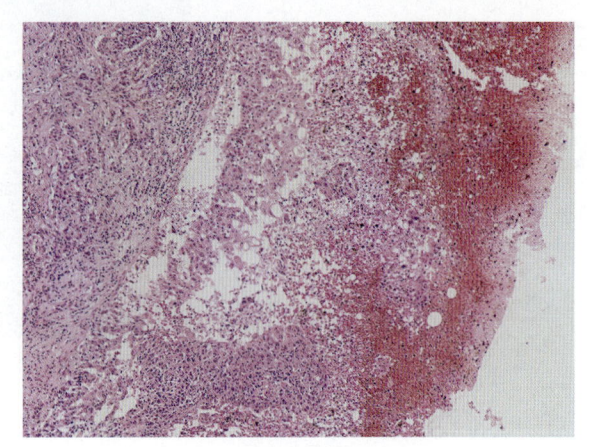

図9　HE
右は腫瘍中心部に相当する。

【病理診断】

　割面では，腫瘍の大きさは20×18mmで，左乳頭直下からD領域に存在している（**図7**）。ルーペ像では境界は比較的明瞭で，腫瘍の中心部（9×3mm）は標本作製過程で消失している（**図8**）。組織学的に中心部は出血，壊死などが認められる（**図9**）。辺縁部の腫瘍は，充実腺管癌に由来する広義の硬癌で，索状から小腺管あるいは線状構造を伴い，周囲の脂肪織へ浸潤している（**図10**）。

症例16　硬癌（5）

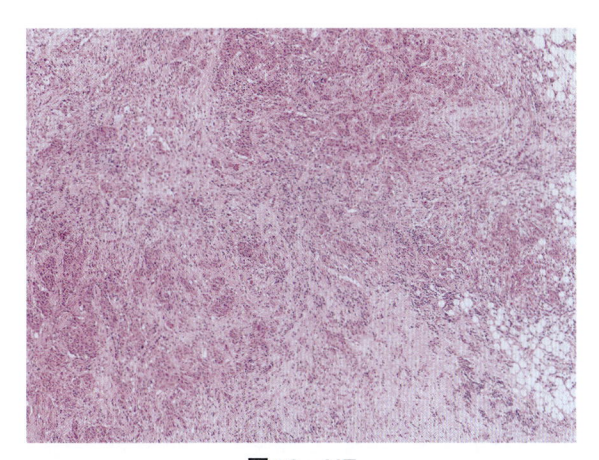

図10　HE

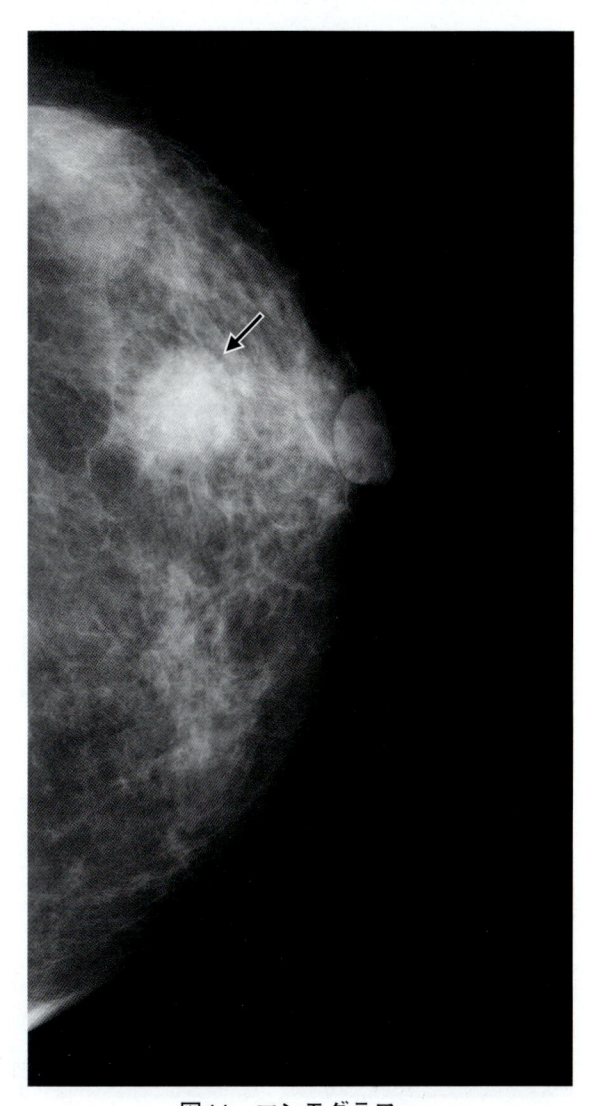

図11　マンモグラフィ

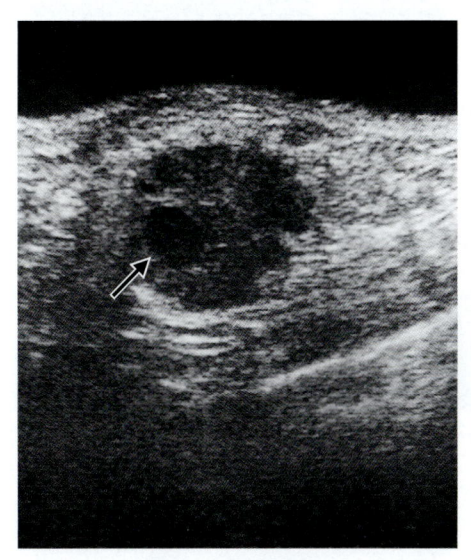

図12　超音波像

【他の検査所見】

マンモグラフィ（図11：CC方向）では，一部境界不明瞭な円形の腫瘤陰影（矢印）が認められ，乳癌が疑われる。

超音波検査（図12）では，17×15mm大，辺縁は不整で内部に無エコー部分（矢印）が認められ，液体成分の存在が考えられる。乳癌が疑われる。

【本症例のポイント】

一般に硬癌のperipheral enhancementは，症例13のように中心が線維化を起したものに認められる。しかし，本例のように中心部に多量の壊死あるいは出血を伴う場合もperipheral enhancementを呈する。その鑑別として脂肪抑制T2強調像（またはSTIR）の信号強度が参考になる。

症例17　粘液癌（1）（Mucinous carcinoma）

【78歳，女性】
触診：左B領域に1.3×1.1cmの可動性良好，境界明瞭な腫瘤を触知。

● ダイナミックMRI

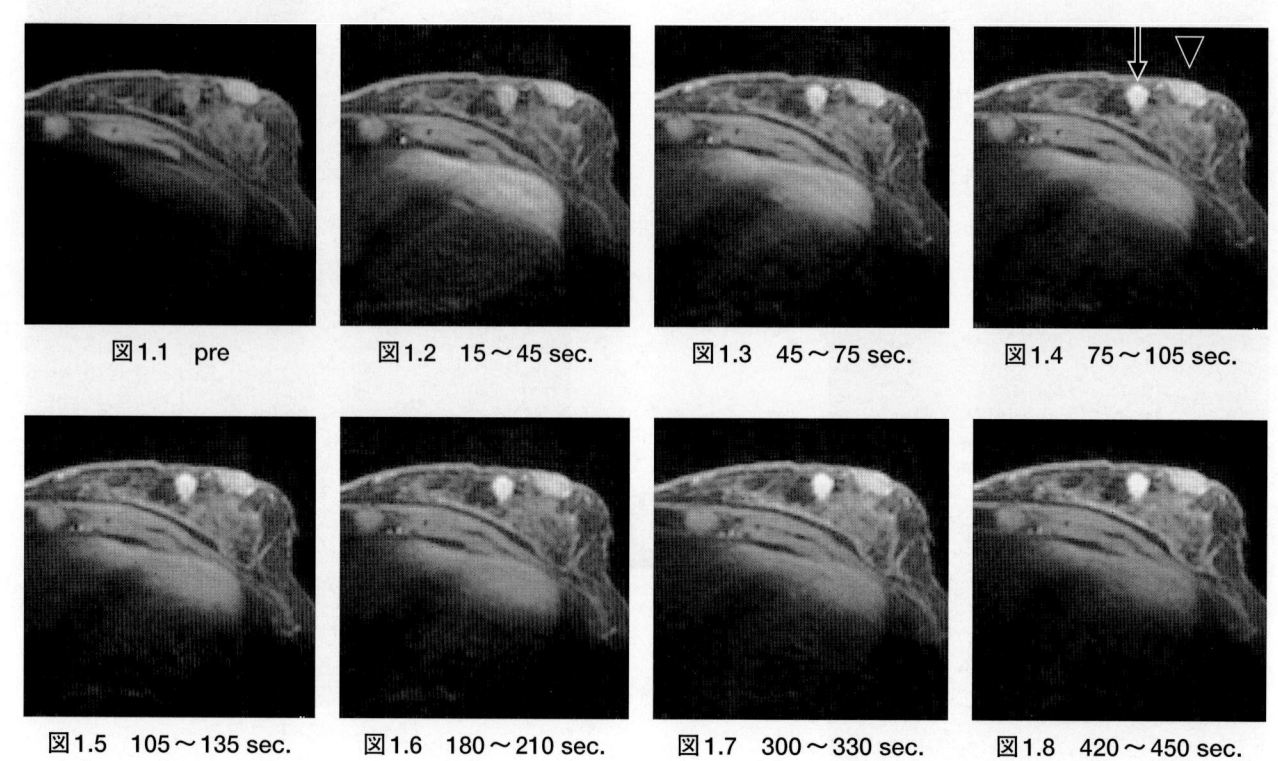

図1.1　pre

図1.2　15〜45 sec.

図1.3　45〜75 sec.

図1.4　75〜105 sec.

図1.5　105〜135 sec.

図1.6　180〜210 sec.

図1.7　300〜330 sec.

図1.8　420〜450 sec.

● ダイナミックカーブ（①病変，②正常乳腺）

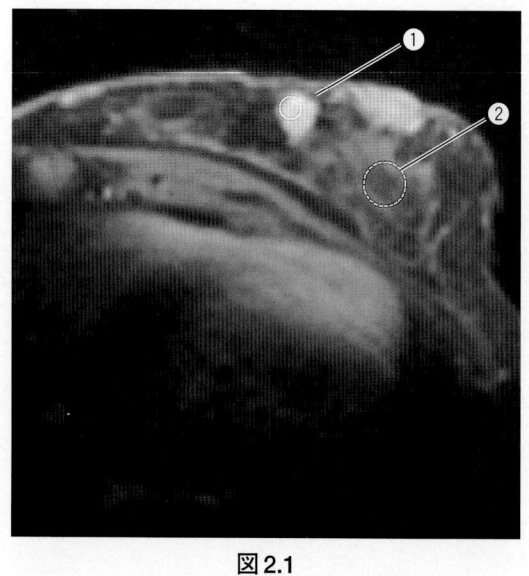

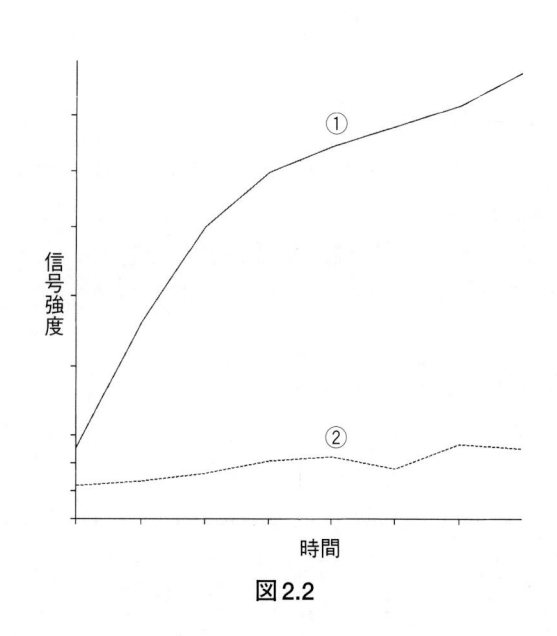

図2.1

図2.2

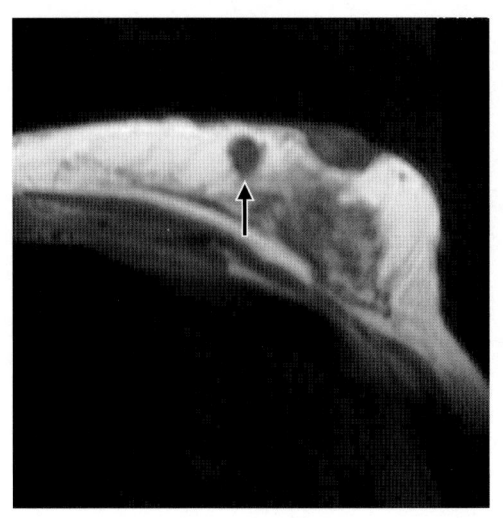

第5章　組織型別にみたMRI画像

図3　T1強調像

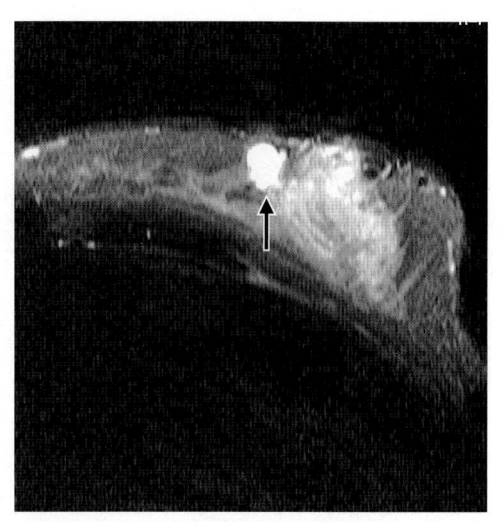

図4　脂肪抑制T2強調像

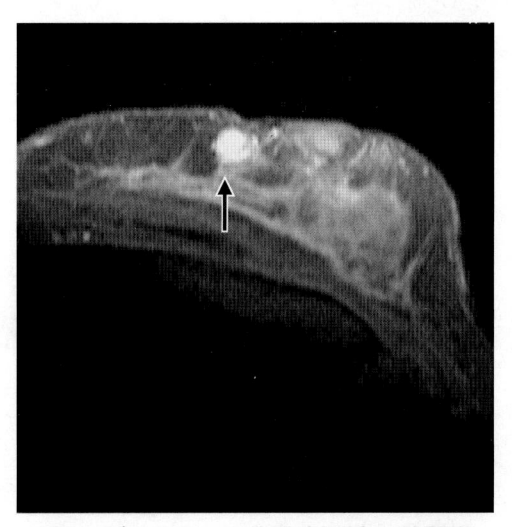

図5　ダイナミック後脂肪抑制T1強調像

【MRI所見】

　ダイナミックMRI（図1）にて，左AB領域に腫瘤性病変（矢印）が認められる（乳頭：矢頭）。病変のダイナミックカーブ（図2）は，2型を示している。T1強調像（図3）で低信号，脂肪抑制T2強調像（図4）で著明な高信号を呈している。ダイナミック後脂肪抑制T1強調像（図5）では，腫瘤境界が皮膚側では比較的明瞭であるが，大胸筋側では不明瞭である。

【MRI診断】

　脂肪抑制T2強調像で著明な高信号を呈する腫瘤性病変としては嚢胞，細胞成分の多い線維腺腫，粘液癌が鑑別にあげられる。嚢胞の場合には，病変内部の造影効果は認めないため除外できる。ダイナミックカーブで2型を呈するものとして，線維腺腫と粘液癌がある。ダイナミック後脂肪抑制T1強調像では，病変の境界が不明瞭なことから粘液癌が考えられるが，線維腺腫も完全には否定できない。

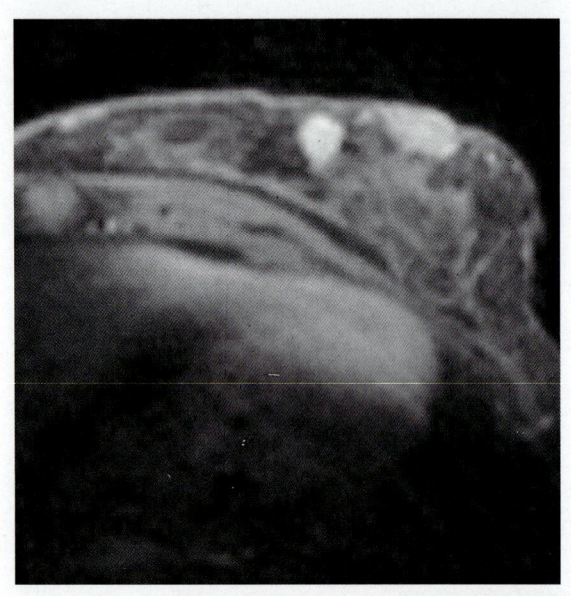

図6　図1.4の拡大図

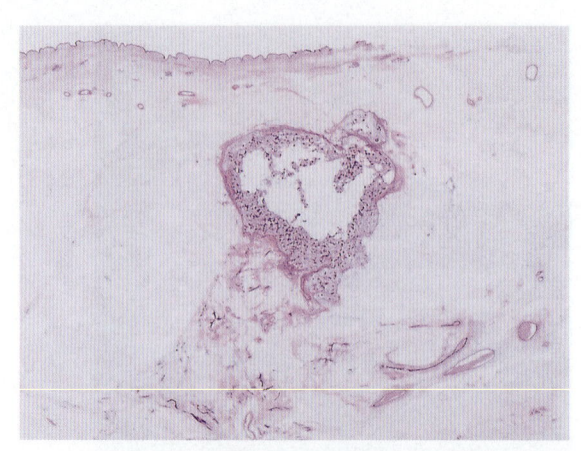

図7　ルーペ像

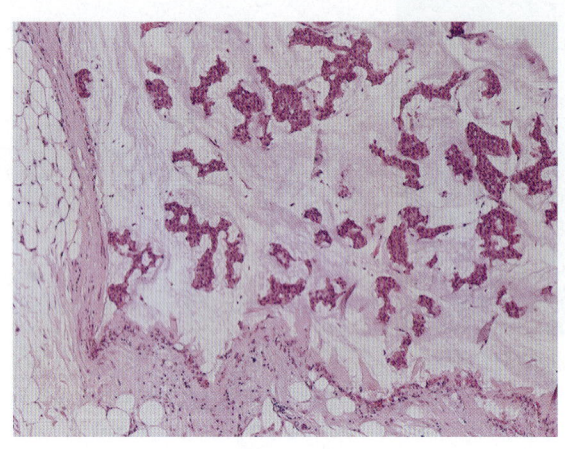

図8　HE

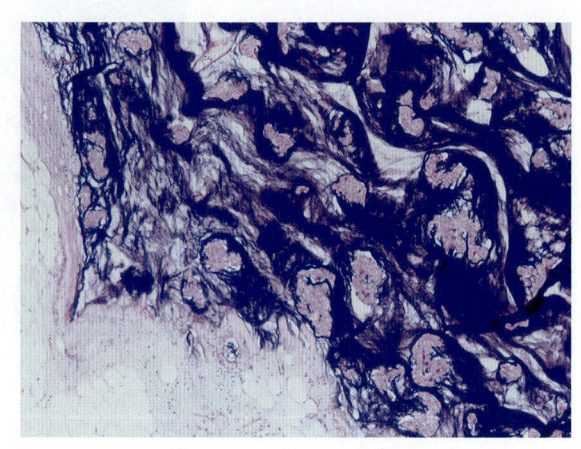

図9　アルシアン青染色

【病理診断】

　図6とほぼ同一面のルーペ像では，腫瘍の大きさは約8mmで，境界は皮膚側が特に鮮明である（**図7**）。腫瘍内には多量の粘液とそのなかに癌細胞の集塊が認められることから，いわゆる純型の粘液癌（mucinous carcinoma, pure type）である（**図8，図9**）。このような純型の粘液癌では粘液量が細胞量と比較して極端に多いことから，MRIでのダイナミックカーブは2型を示すことが多い。また，脂肪抑制T2強調像での著明な高信号は粘液の存在を示唆する所見といえる。ルーペ像では腫瘍中心部が欠けているが，これは標本作製時での欠損で，アーチファクトである。

　なお，粘液癌には本例のような純型粘液癌のほかに，他の組織型が腫瘍内に存在する混合型の粘液癌（mucinous carcinoma, mixed type）がある。

症例17　粘液癌（1）

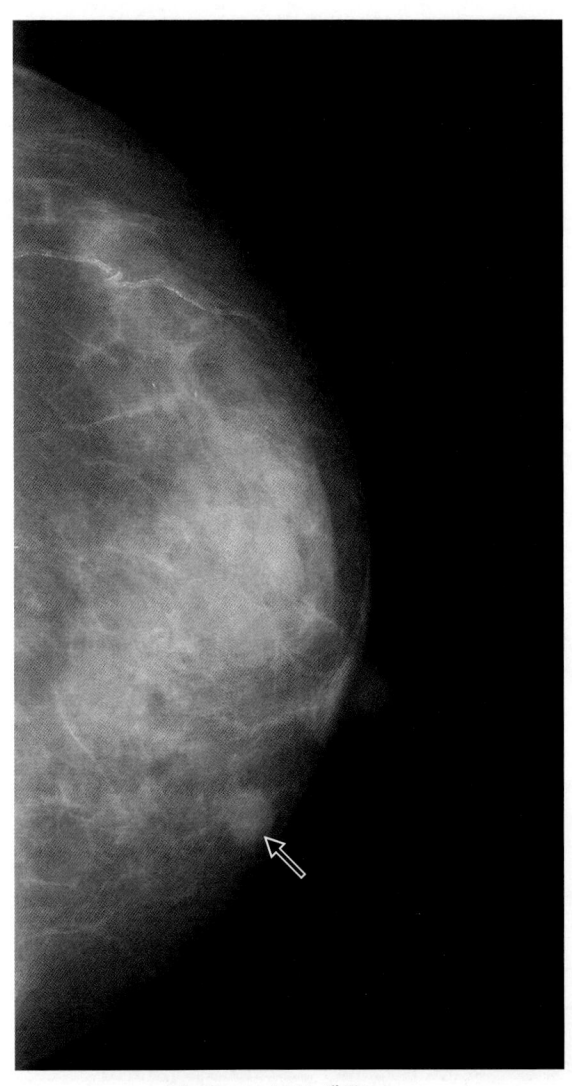

図10　マンモグラフィ

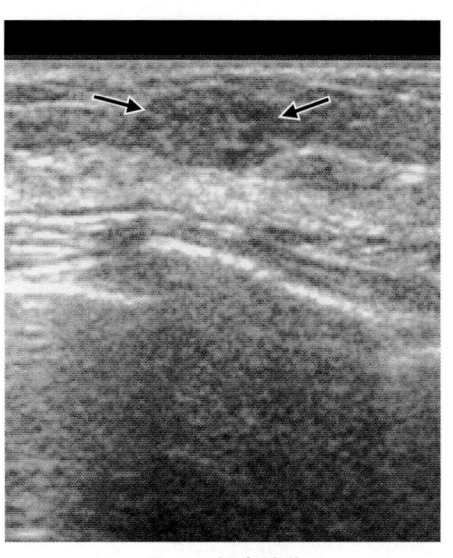

図11　超音波像

【他の検査所見】

　マンモグラフィ（図10：CC方向）では，境界明瞭な腫瘤陰影（矢印）として認められる。良悪性の判定は困難である。

　超音波検査（図11）では，左B領域に扁平，境界が比較的明瞭で，後方エコーの増強する低エコー腫瘤（矢印）が認められる。線維腺腫あるいは粘液癌が鑑別にあげられる。

【本症例のポイント】

　粘液癌は脂肪抑制T2強調像（またはSTIR）において著明な高信号を呈し，嚢胞との鑑別が重要になってくる。鑑別点としてダイナミックMRIで病変内部が造影されるかがポイントである。また浮腫状の間質がみられる線維腺腫にも，脂肪抑制T2強調像（またはSTIR）において著明な高信号を呈するものがあり，ダイナミック後脂肪抑制T1強調像での腫瘤の境界の所見が参考になるが，境界が明瞭な場合でも粘液癌は否定できない。

症例18　粘液癌（2）（Mucinous carcinoma）

【81歳，女性】
触診：左E領域に4.5×4.2cmの腫瘤を触知。

● ダイナミックMRI

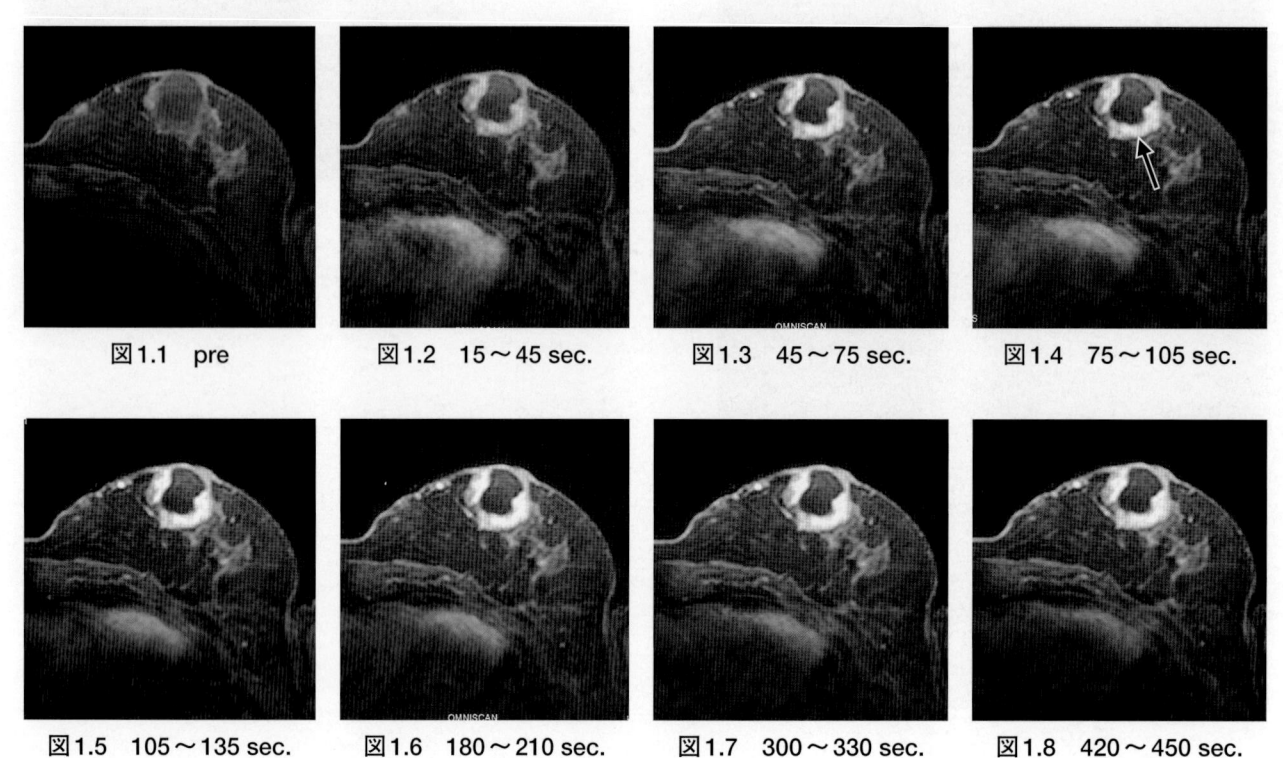

図1.1　pre
図1.2　15〜45 sec.
図1.3　45〜75 sec.
図1.4　75〜105 sec.
図1.5　105〜135 sec.
図1.6　180〜210 sec.
図1.7　300〜330 sec.
図1.8　420〜450 sec.

● ダイナミックカーブ（①②病変，③正常乳腺）

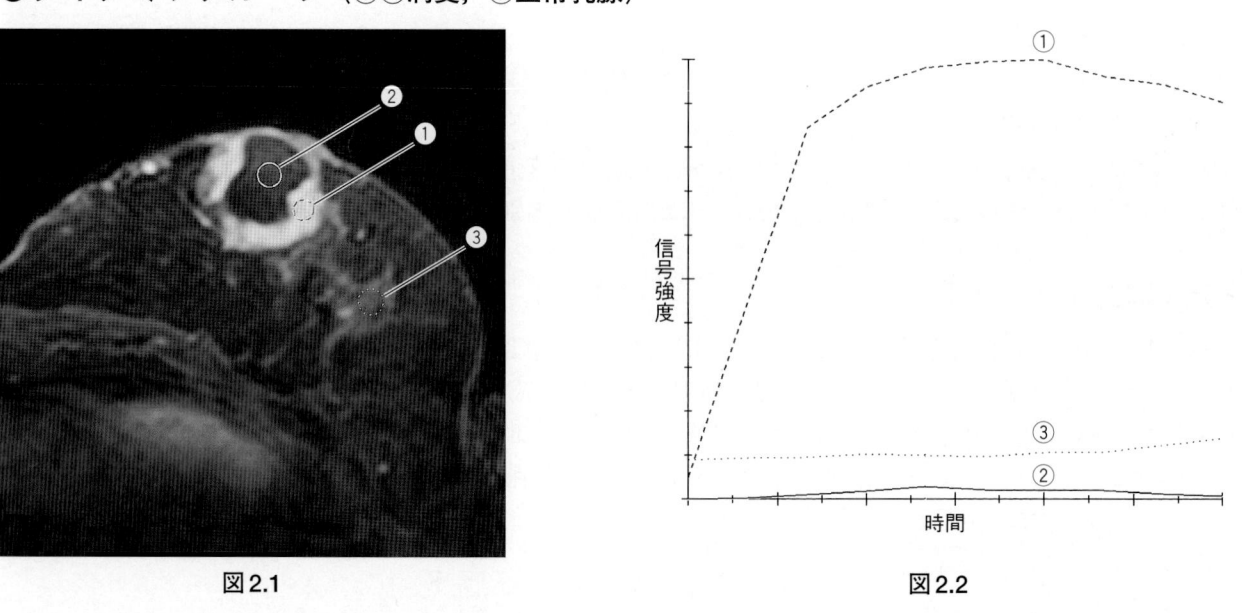

図2.1

図2.2

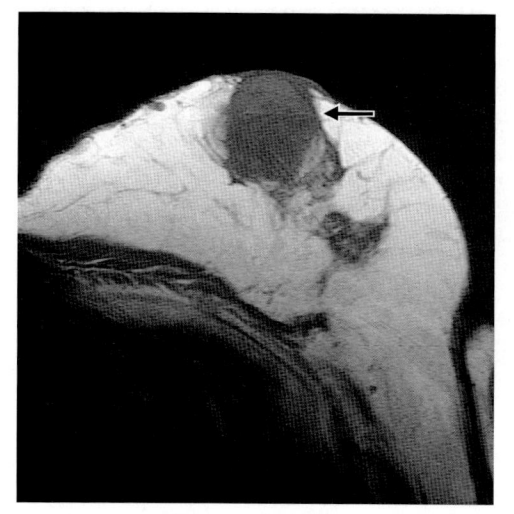

図3　T1強調像

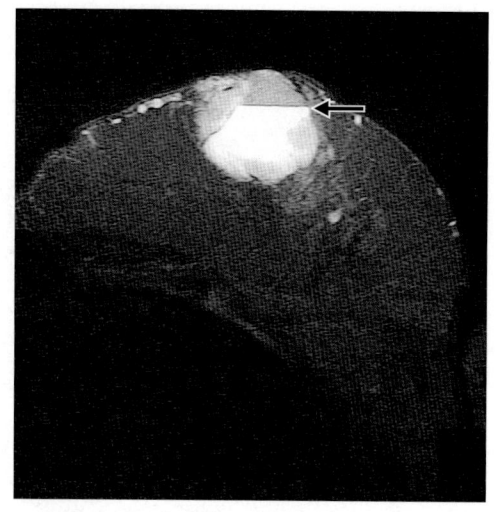

図4　STIR

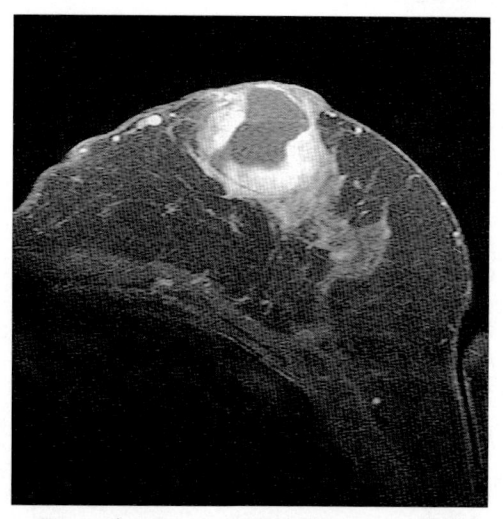

図5　ダイナミック後脂肪抑制T1強調像

【MRI所見】

　ダイナミックMRI（**図1**）にて，左E領域を中心に25×33mmの腫瘤性病変（矢印）を認める。腫瘤はperipheral enhancementを示している。ダイナミックカーブ（**図2**）は120秒後にプラトーに達する3型を呈している。病変内部は，T1強調像（**図3**），STIR（**図4**）でfluid-fluidレベル（矢印：73ページ参照）が認められる。そのfluid-fluidレベルは皮膚側でT1強調像での信号がやや高くなっている。ダイナミック後脂肪抑制T1強調像（**図5**）では，境界不明瞭な腫瘤として描出されている。

【MRI診断】

　STIRでfluid-fluidレベルを示し，中心部がダイナミックMRIで造影されないことから，中心部に嚢胞成分を伴う腫瘤性病変である。T1強調像で病変の皮膚側がわずかに高信号であることから血液成分の可能性が高く，fluid-fluidレベルは分泌物と血液成分を反映していると思われる。質的診断には造影効果のある辺縁部を評価することが必要で，3型のダイナミックカーブ，ダイナミック後脂肪抑制T1強調像で病変の境界が不明瞭な点を加味すると乳癌が考えられる。推定組織型として，第一に嚢胞内乳頭癌が疑われる。

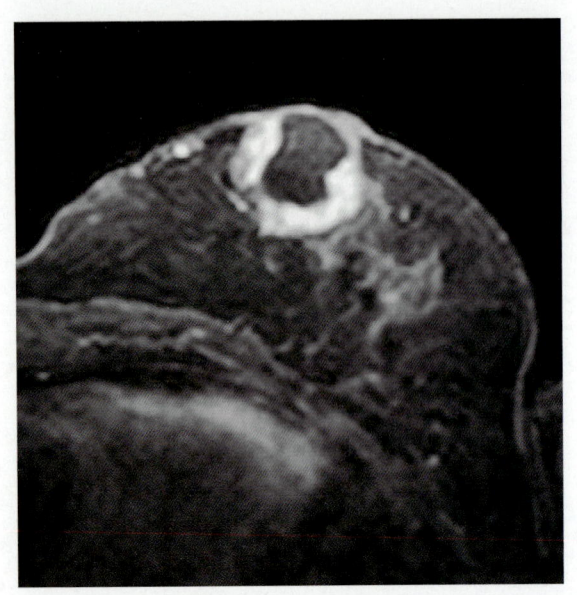

図6　図1,4の拡大図

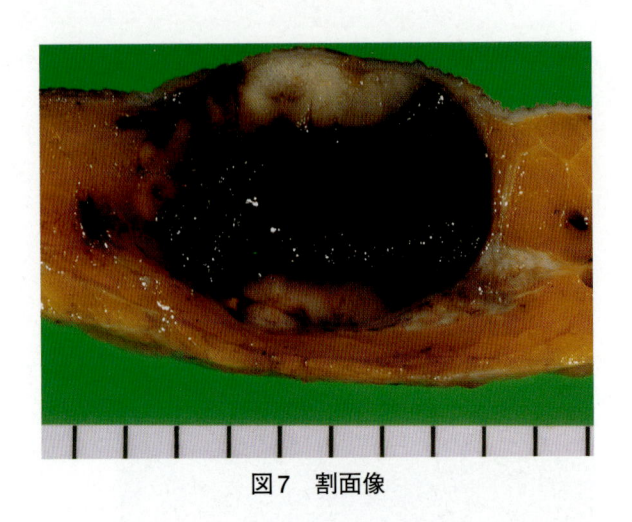

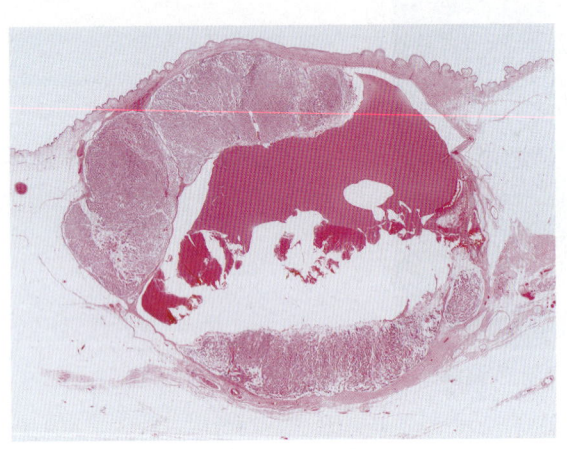

図7　割面像

図8　ルーペ像

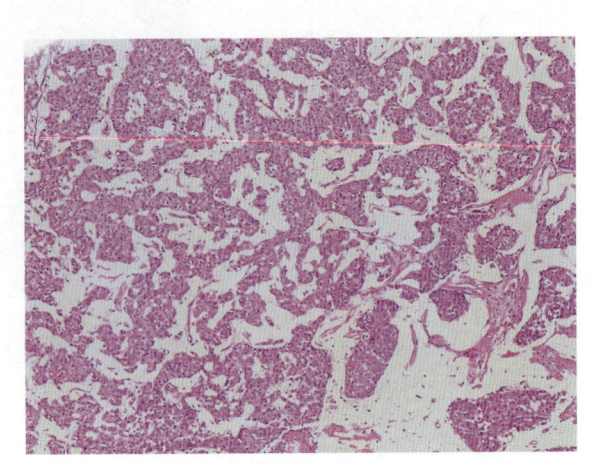

図9　HE

【病理診断】
　割面では30×25mmのほぼ楕円形の腫瘍で，出血巣と考えられる暗赤色部分と白色充実性部分が混在している（図7）。ルーペ像では，赤色部分は出血とその血性成分よりなり，淡白色充実部分は充実性の腫瘍であることがわかる（図8）。組織学的には腫瘍は細胞成分の多い粘液癌である（図9）。中心部は血液成分からなり，割面での暗赤色部に相当する（図10）。

症例18　粘液癌（2）

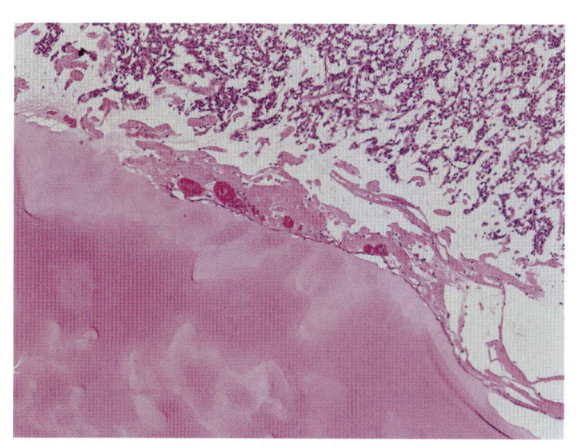

図10　HE

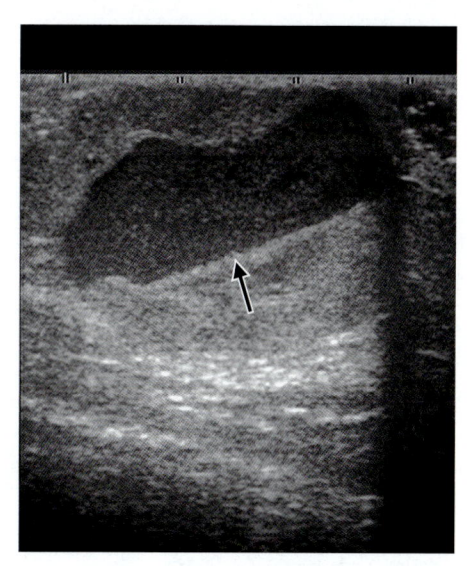

図11　超音波像

【他の検査所見】
超音波検査（図11）ではfluid-fluidレベル（矢印）を伴った囊胞性病変で、壁は境界不明瞭に描出されている。内部に出血を伴った囊胞性病変が疑われる。

【本症例のポイント】
典型的な粘液癌は脂肪抑制T2強調像（またはSTIR）で著明な高信号を呈し、ダイナミックカーブは2型のパターンをとる。しかし、本例のように粘液成分が少なく細胞成分が多くを占める場合には、3型のダイナミックカーブを示すことがある。MRIでは囊胞内部の成分の上下関係がUS所見と異なるが、USが仰臥位、MRIが腹臥位という検査時の体位の違いが原因である。

症例19　粘液癌（3）（Mucinous carcinoma）

【53歳，女性】
触診：左AC領域に硬結を触知。血性乳頭分泌あり。

●ダイナミックMRI

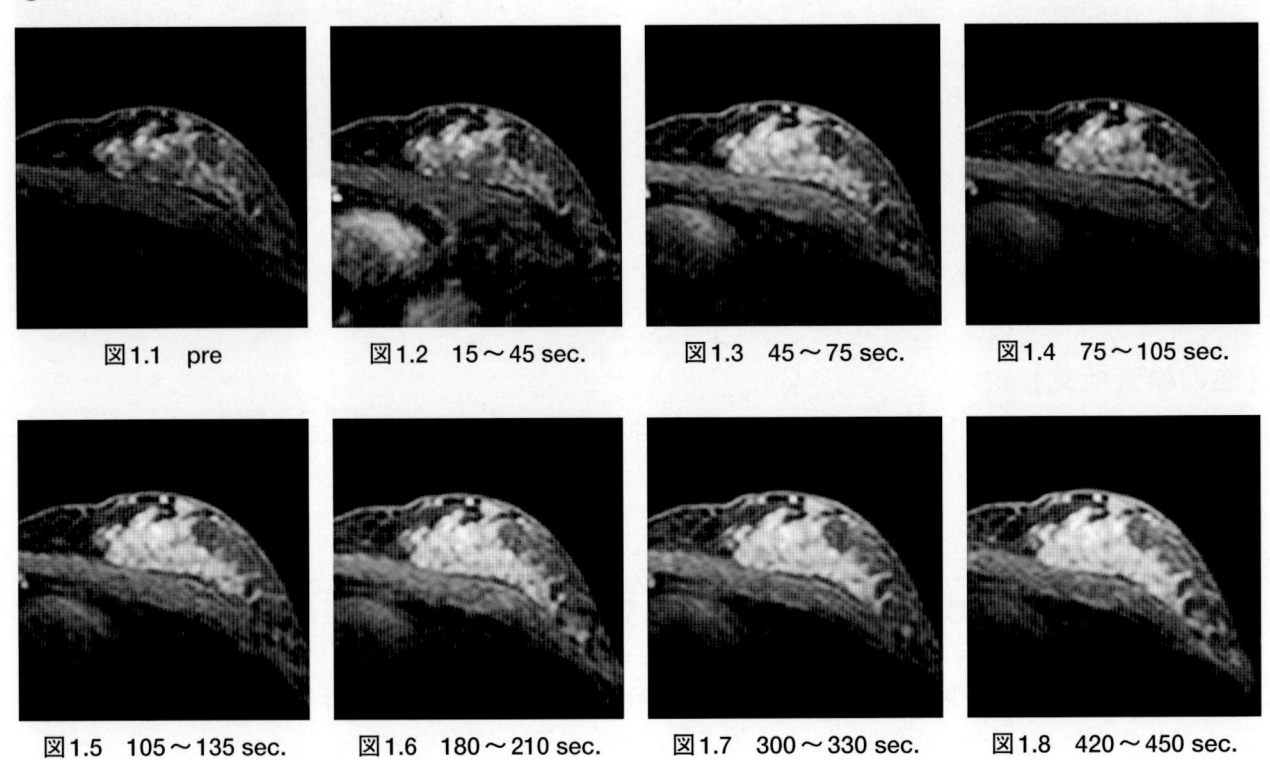

図1.1　pre
図1.2　15～45 sec.
図1.3　45～75 sec.
図1.4　75～105 sec.
図1.5　105～135 sec.
図1.6　180～210 sec.
図1.7　300～330 sec.
図1.8　420～450 sec.

●ダイナミックカーブ（①②病変）

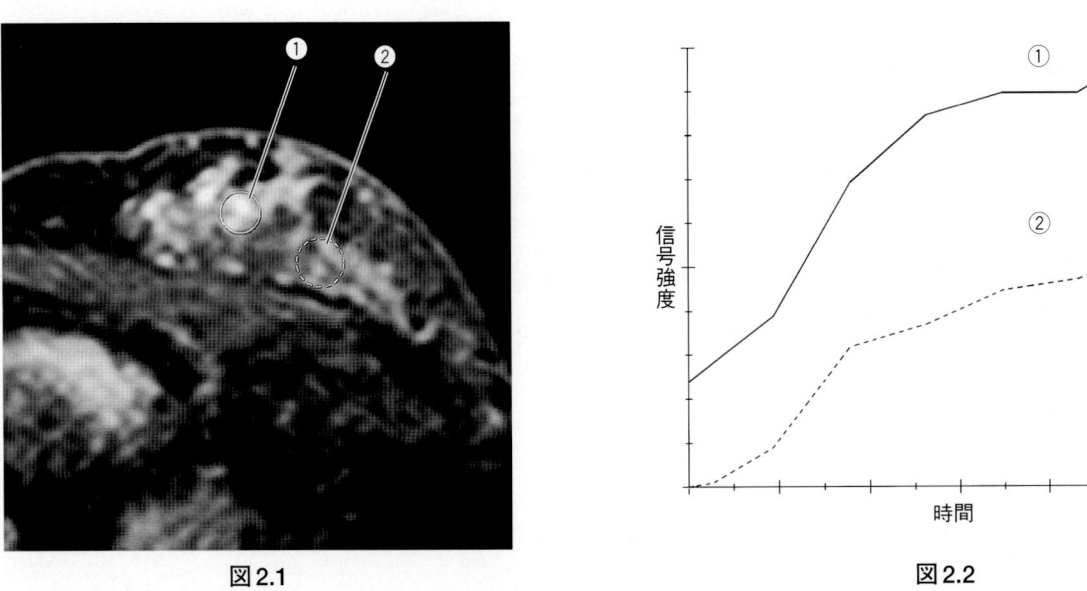

図2.1

図2.2

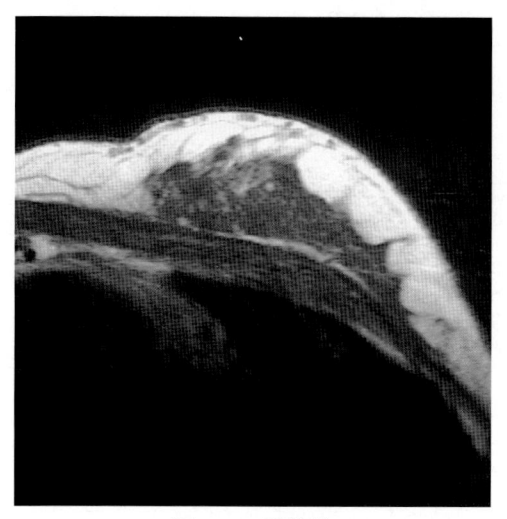

図3　T1強調像

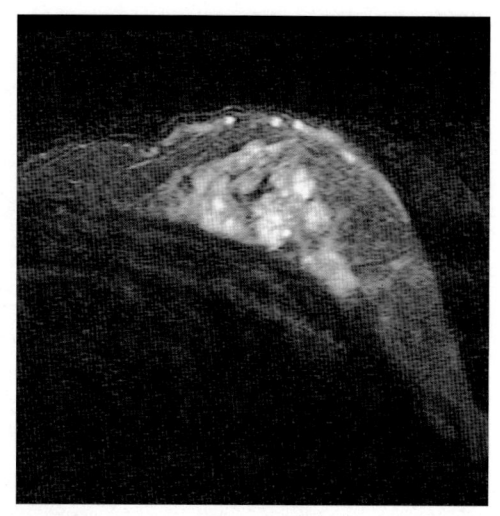

図4　STIR

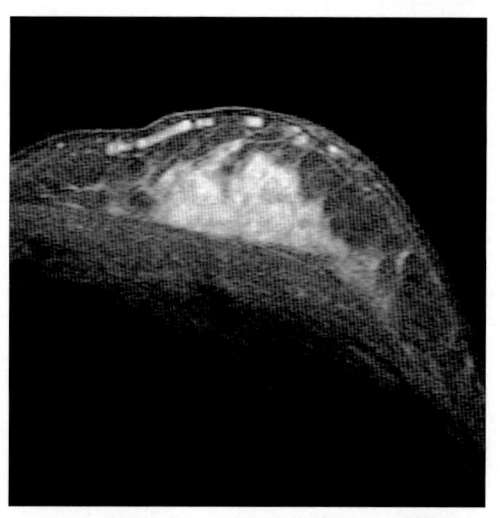

図5　ダイナミック後脂肪抑制T1強調像

【MRI所見】

ダイナミックMRI（**図1**）では左AC領域全体がゆっくりとした網目状の造影効果を示している（非腫瘤性，びまん型）。ダイナミックカーブ（**図2**）は2型を呈している。T1強調像（**図3**）で低信号が主体であり，STIR（**図4**）で同領域全体に小結節状（一部は連続した線状）の著明な高信号が認められる。ダイナミック後脂肪抑制T1強調像（**図5**）では，乳腺内に不均一な造影効果がみられる。

【MRI診断】

病変はSTIRで著明な高信号を示すことから，腫瘤や囊胞の存在が示唆される。ダイナミックMRIにて同部は造影効果を認められることから，囊胞は否定的である。ダイナミックカーブは2型を示し，乳腺症あるいは非浸潤性乳管癌が考えられる。

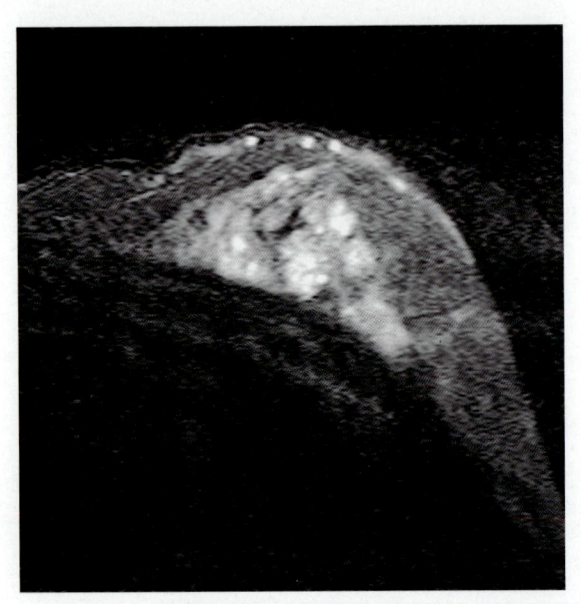

臨床と病理のための乳腺MRIアトラス

図6　図1.4の拡大図

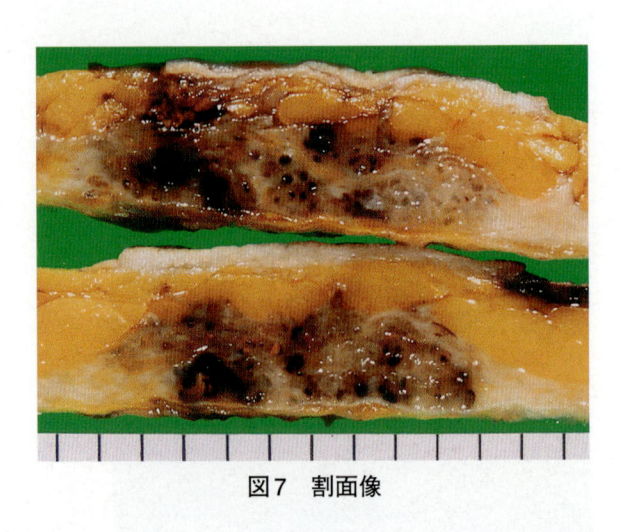

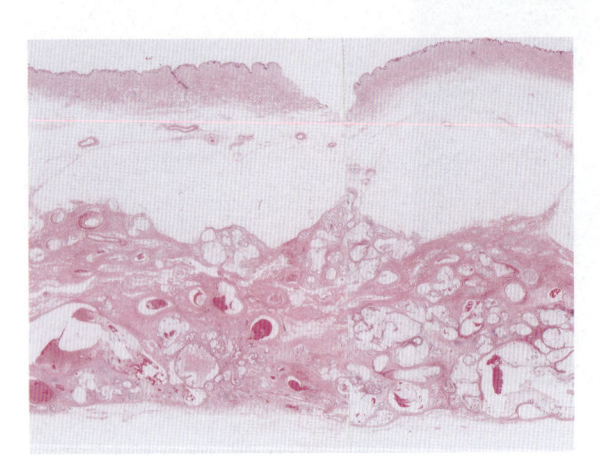

図7　割面像

図8　ルーペ像

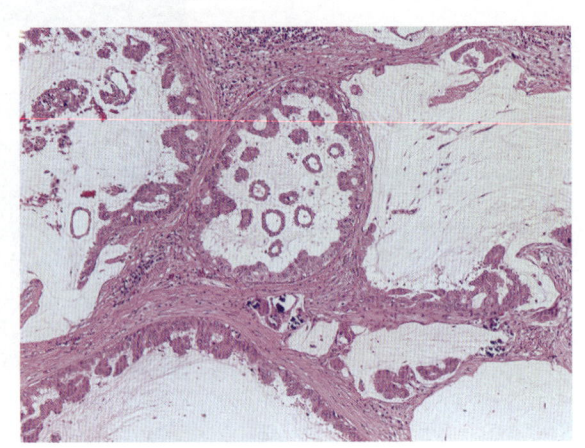

図9　HE

【病理診断】
　割面では，約60mmの大きさで灰白色〜黒褐色を呈する腫瘍が認められる。光沢を伴っており粘液の存在が疑われる（図7）。ルーペ像では，乳腺内に大小の嚢胞性病変がみられ，一部は出血を伴っている（図8）。組織学的には乳管内に多量の粘液を有し乳頭状増殖を示す，いわゆる非浸潤性乳管癌とその浸潤巣が混在している。また，散在性の石灰化がみられる（図9）。取扱い規約には掲載されていないが，非浸潤巣は「非浸潤性粘液癌（mucinous carcinoma in situ）」に相当しており，本腫瘍自体は比較的早期の粘液癌として理解される。

症例19　粘液癌（3）

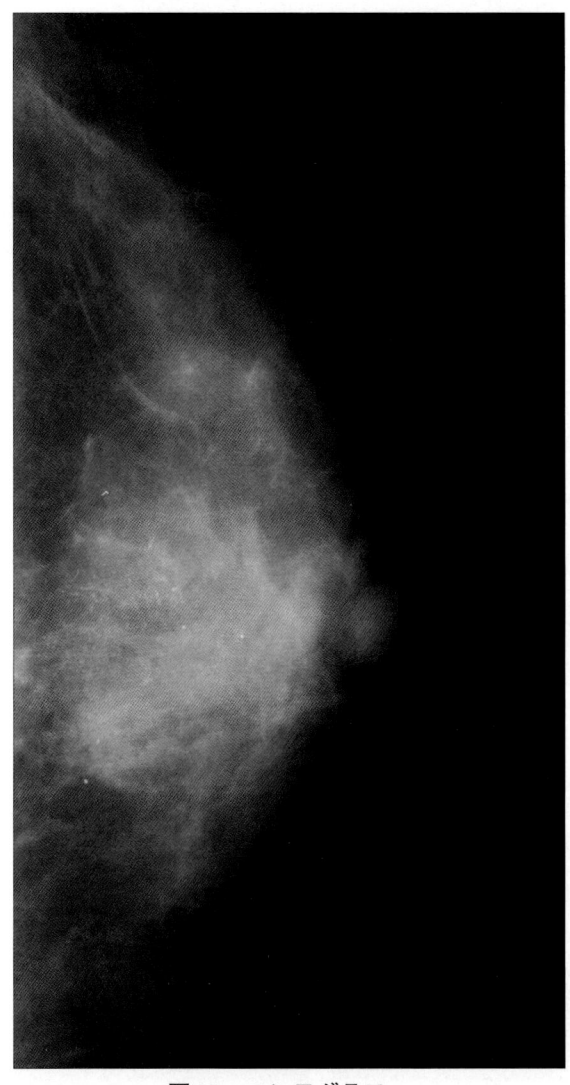

図10　マンモグラフィ

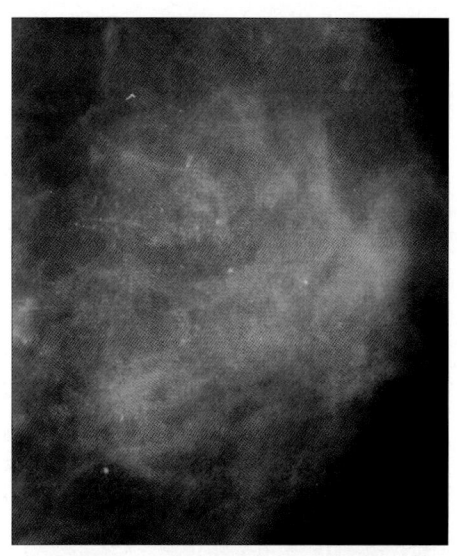

図11　マンモグラフィ拡大図

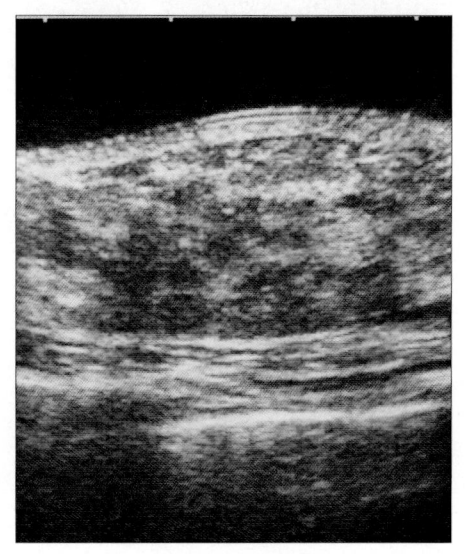

図12　超音波像

【他の検査所見】

　マンモグラフィ（図10：CC方向，図11：拡大図）で淡い石灰化が区域性に分布している。乳癌が疑われる。

　超音波検査（図12）では，小結節状の低エコー像が左AC領域に分布している。非浸潤性乳管癌または乳腺症が疑われる。

【本症例のポイント】

　本例は，われわれが通常目にするほぼ完成された粘液癌とは異なり，いわゆる非浸潤性粘液癌（mucinous carcinoma in situ）の病理所見であった。非浸潤巣を伴った粘液癌も存在することも理解しておくことが肝要である。しかし，症例によっては乳腺症（乳管乳頭腫症など）との鑑別が必要であり，他の検査所見と併せて判断することが大切である。

症例20　浸潤性小葉癌（1）（Invasive lobular carcinoma）

【48歳，女性】
触診：右AB領域に1.5×1.5cmの硬結を触知。

● ダイナミックMRI

図1.1　pre

図1.2　15～45 sec.

図1.3　45～75 sec.

図1.4　75～105 sec.

図1.5　105～135 sec.

図1.6　180～210 sec.

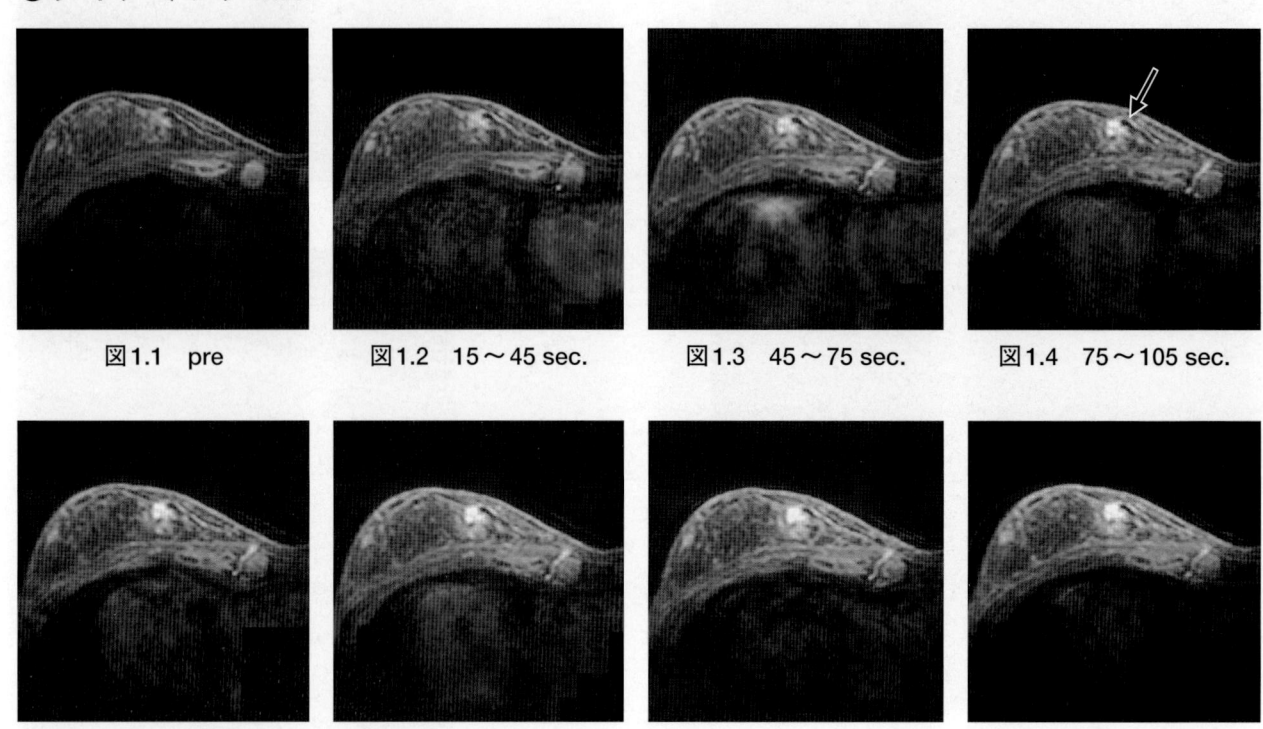

図1.7　300～330 sec.

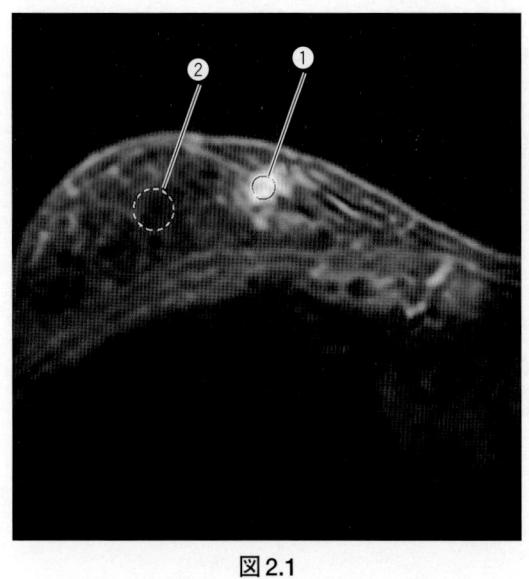

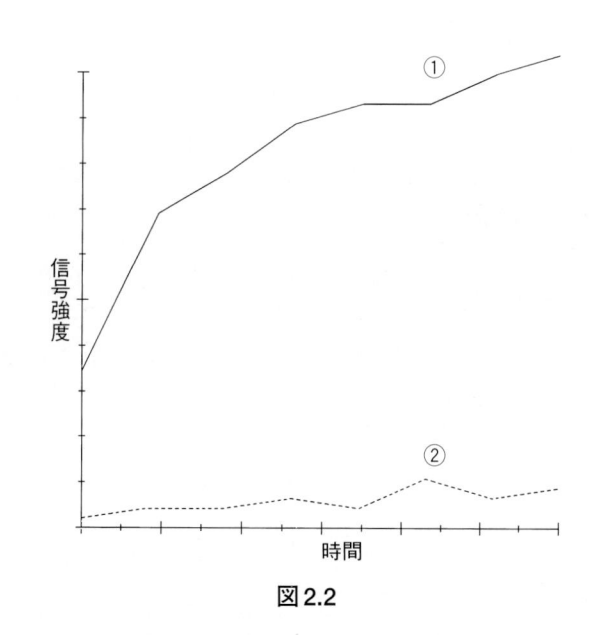

図1.8　420～450 sec.

● ダイナミックカーブ（①病変，②正常乳腺）

図2.1

図2.2

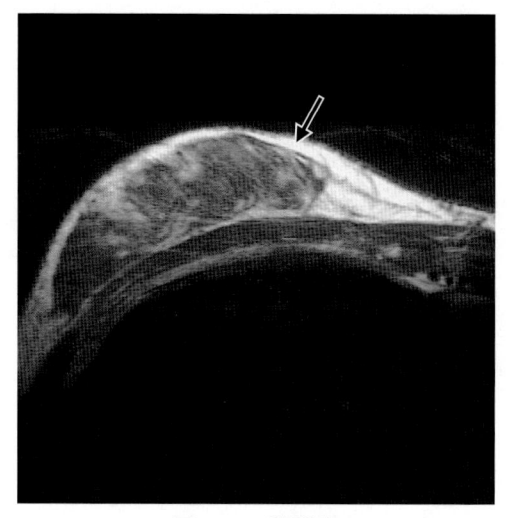

第5章　組織型別にみたMRI画像

図3　T1強調像

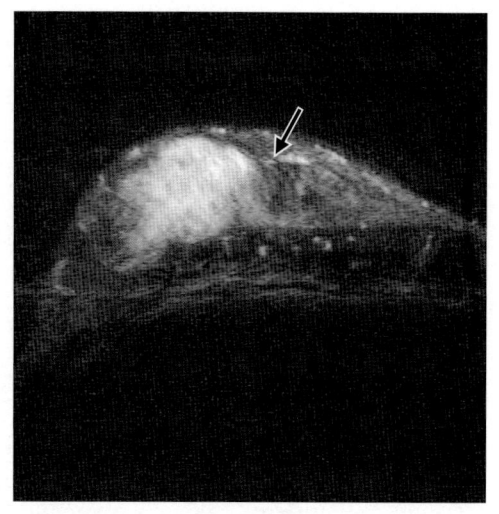

図4　STIR

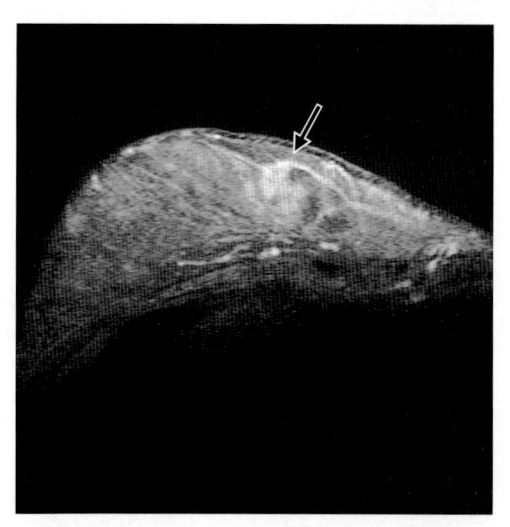

図5　ダイナミック後脂肪抑制T1強調像

【MRI所見】

ダイナミックMRI（図1）で右AB領域に27×15mmの腫瘤性病変が認められ、斑紋状に造影されている。ダイナミックカーブ（図2）は2型である。T1強調像（図3）とSTIR（図4）で低信号を呈している。ダイナミック後脂肪抑制T1強調像（図5）では、境界は不明瞭である。

【MRI診断】

ダイナミックカーブが2型を呈しているが、ダイナミック後脂肪抑制T1強調像での腫瘤の境界が不明瞭である点から乳癌が考えられる。斑紋状の造影効果から乳頭腺管癌も考えられるが、T1強調像とSTIR像で低信号であることから線維化が疑われ、さらに2型のダイナミックカーブから硬癌、浸潤性小葉癌が鑑別にあげられる。

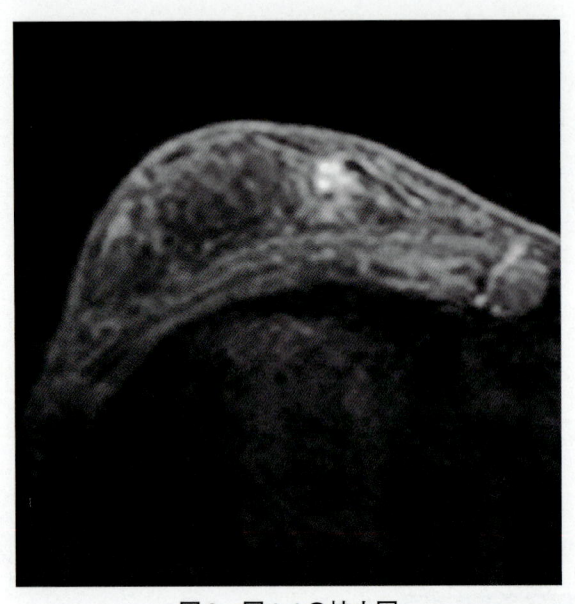

図6　図1.4の拡大図

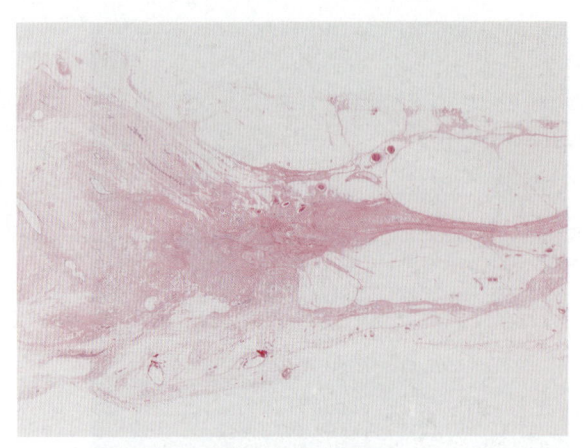

図7　ルーペ像

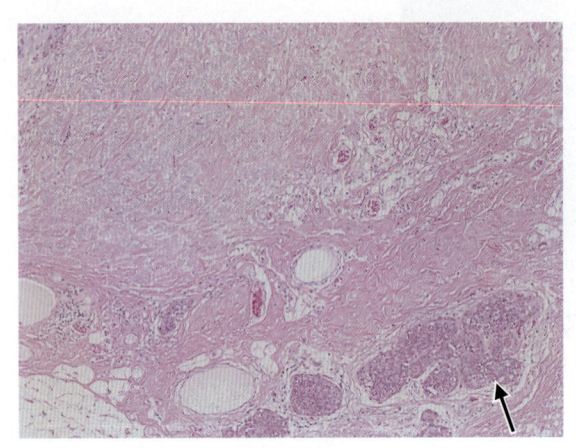

図8　HE

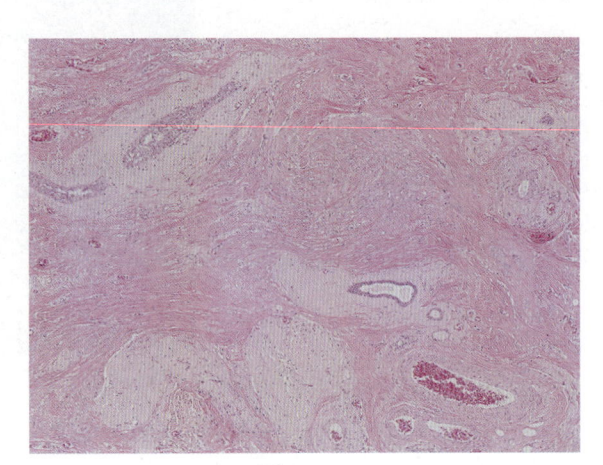

図9　HE

【病理診断】

　ルーペ像では25×8mmの境界不鮮明な腫瘍である（図7）。組織学的には非浸潤性小葉癌（矢印）を伴う浸潤性小葉癌が認められる（図8）。各々の細胞は線状〜孤立散在性に配列し異型は弱い。腫瘍中心部の細胞量と比べて，その周囲には膠原線維化および弾性線維化（図9）が著明で，これらの所見がダイナミックカーブでの2型と，MRIの造影効果を反映しているものと考えられる。

症例20　浸潤性小葉癌（1）

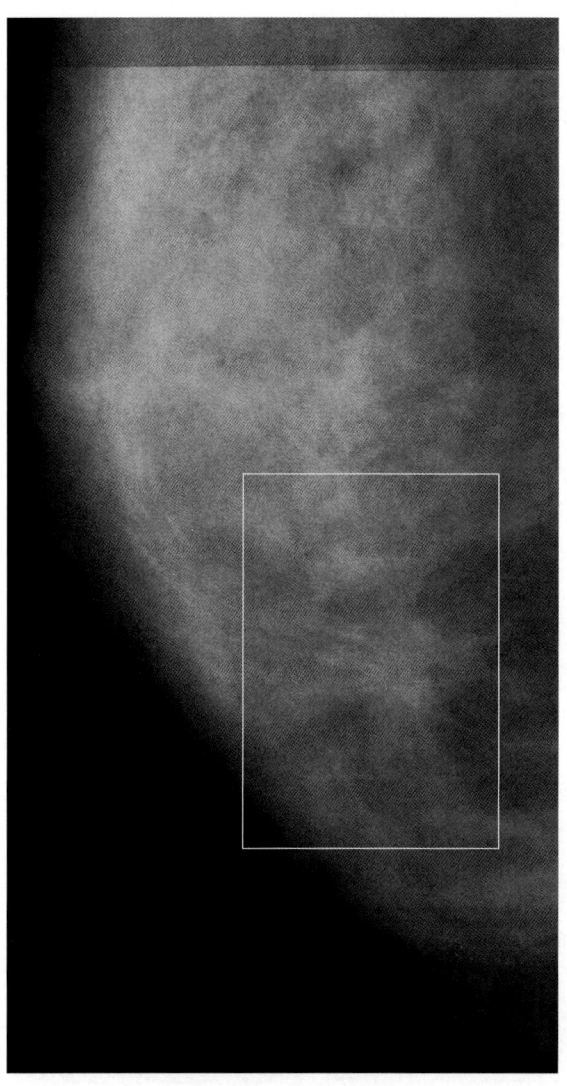

図10　マンモグラフィ

図11　マンモグラフィ拡大図

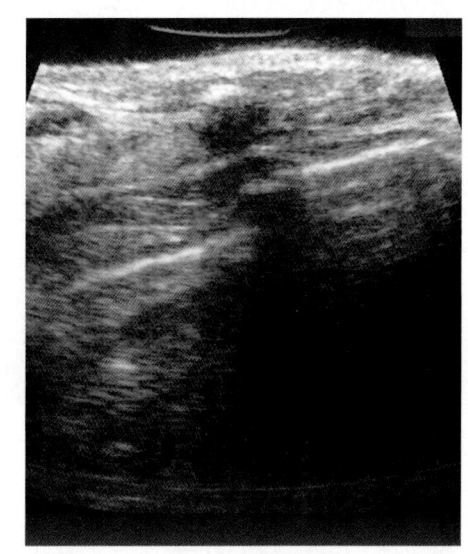

図12　超音波像

【他の検査所見】

　マンモグラフィ（**図10**：CC方向，**図11**：拡大図）では，スピキュラを伴う腫瘤が認められることから硬癌，浸潤性小葉癌が鑑別にあげられる。

　超音波検査（**図12**）では，境界不明瞭な腫瘤が認められる。乳癌を疑うが組織型推定は難しい。

【本症例のポイント】

　本例は，腫瘤性病変を呈した浸潤性小葉癌であったが，ルーペ像でははっきりした腫瘤は認められず，病変が比較的小さいためMRIで腫瘤性と判定されたと考えられる。ダイナミック後脂肪抑制T1強調像の境界所見が良悪性診断には有用であったが，組織型推定は困難であった。なお，浸潤性小葉癌はダイナミックカーブが2型のパターンを示すことが多い。

症例21　浸潤性小葉癌（2）（Invasive lobular carcinoma）

【74歳，女性】
触診：左CD領域に2.7×2.5cm，境界不明瞭で，可動性やや不良の硬い腫瘤を触知。

● ダイナミックMRI

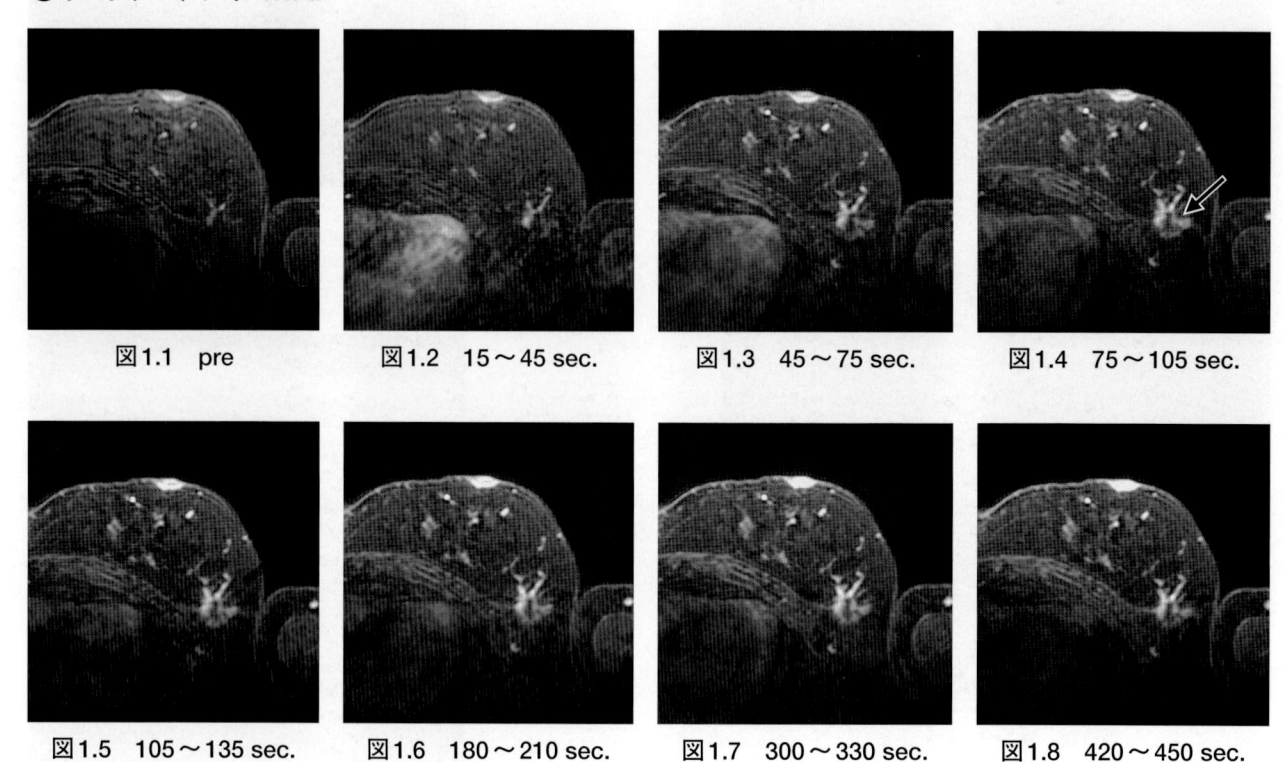

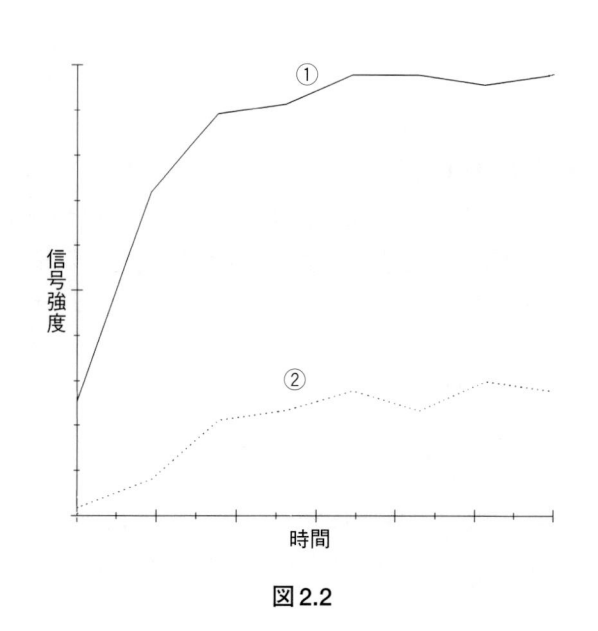

図1.1　pre
図1.2　15～45 sec.
図1.3　45～75 sec.
図1.4　75～105 sec.
図1.5　105～135 sec.
図1.6　180～210 sec.
図1.7　300～330 sec.
図1.8　420～450 sec.

● ダイナミックカーブ（①病変，②正常乳腺）

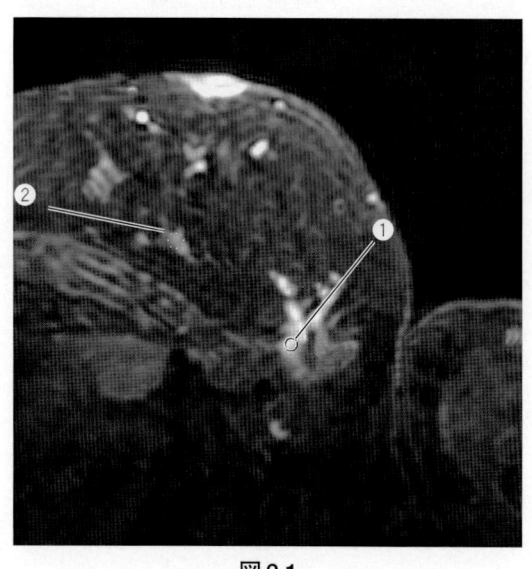

図2.1
図2.2

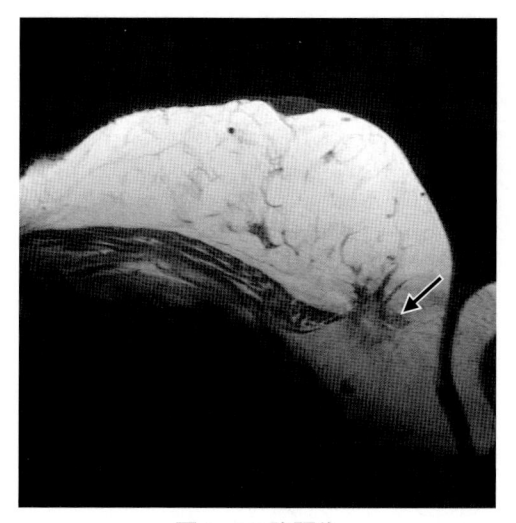

図3 T1強調像

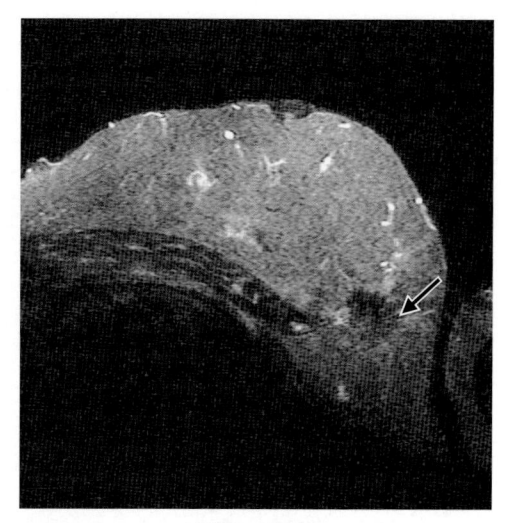

図4 STIR

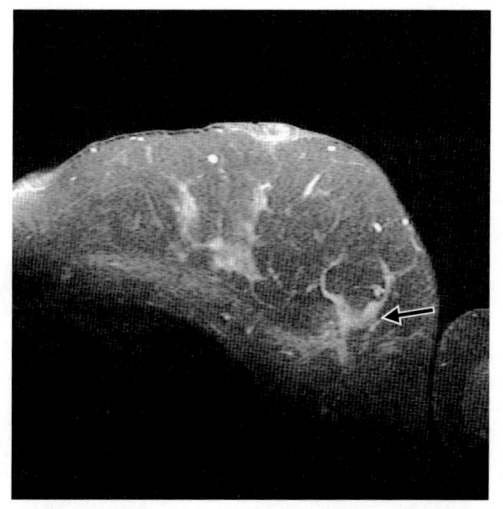

図5 ダイナミック後脂肪抑制T1強調像

【MRI所見】

ダイナミックMRI（図1）で，左CD領域に非腫瘤性の造影効果（矢印）が認められる。病変の造影パターンは早期では不均一であるが，時間経過とともに病変全体が造影されている。ダイナミックカーブ（図2）は3型を呈しているが平坦になるまで150秒を要している。T1強調像（図3），STIR（図4）ともに病変部は低信号を呈している。ダイナミック後脂肪抑制T1強調像（図5）では病変は高信号である。

【MRI診断】

ダイナミックカーブで3型を示し，非腫瘤性病変であることから乳癌が疑われる。病変はT1強調像，STIRともに低信号で線維化の存在が疑われる。ピークは遅いが間質結合織を含め病変全体が造影され，浸潤性小葉癌が考えられる。

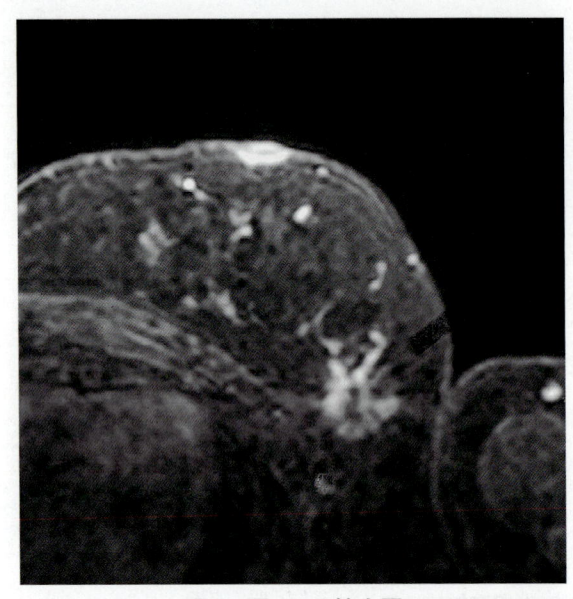

図6　図1.4の拡大図

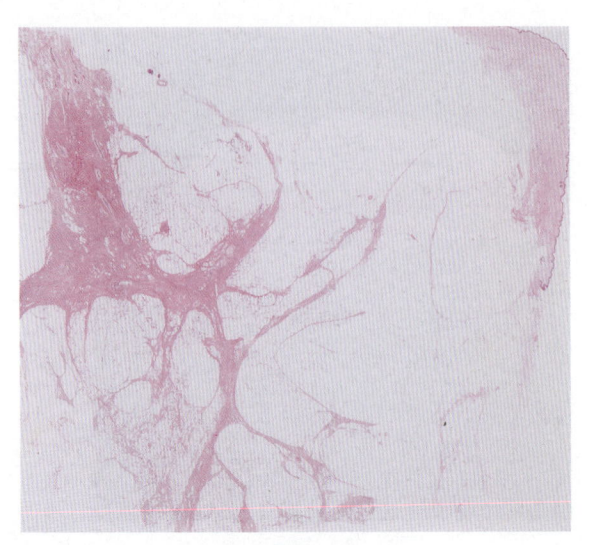

図7　ルーペ像

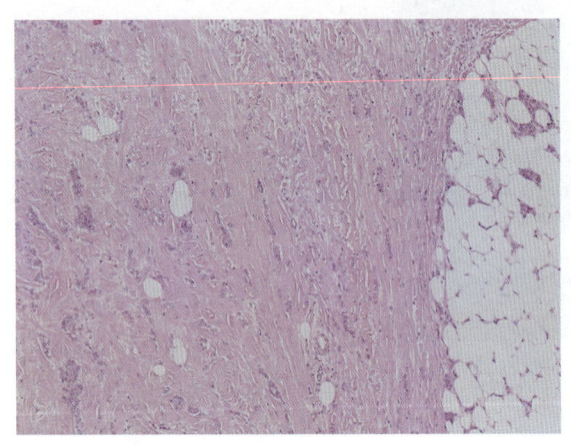

図8　HE

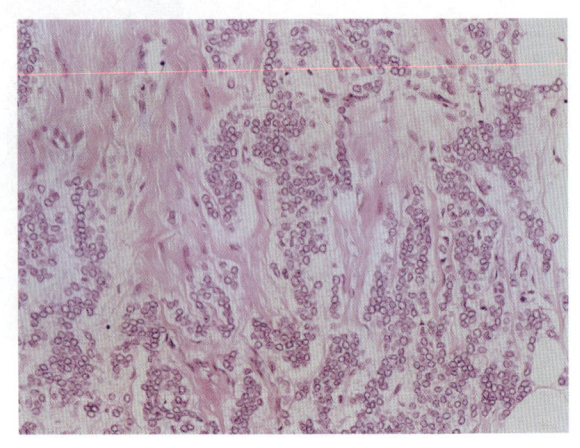

図9　HE

【病理診断】

　腫瘍は左C-C′に存在しており，ルーペ像では浸潤性で大きさは28×21mmである（図7）。組織学的な病変の広がりは約60mmに渡ってみられ，組織型は浸潤性小葉癌で，一部に非浸潤巣も認められる。中心部には線維化が著明で，周囲の脂肪織に浸潤が及んでいる（図8）。個々の細胞は小型で，線状から小索状の形態をとり，腺管形成などの乳管癌成分は認められない（図9）。いわゆる古典型（classical type）の浸潤性小葉癌である。

　MRIでの不均一な造影効果は，このような多量の線維化と浸潤性小葉癌が混在している組織像であることが多い。

症例21　浸潤性小葉癌（2）

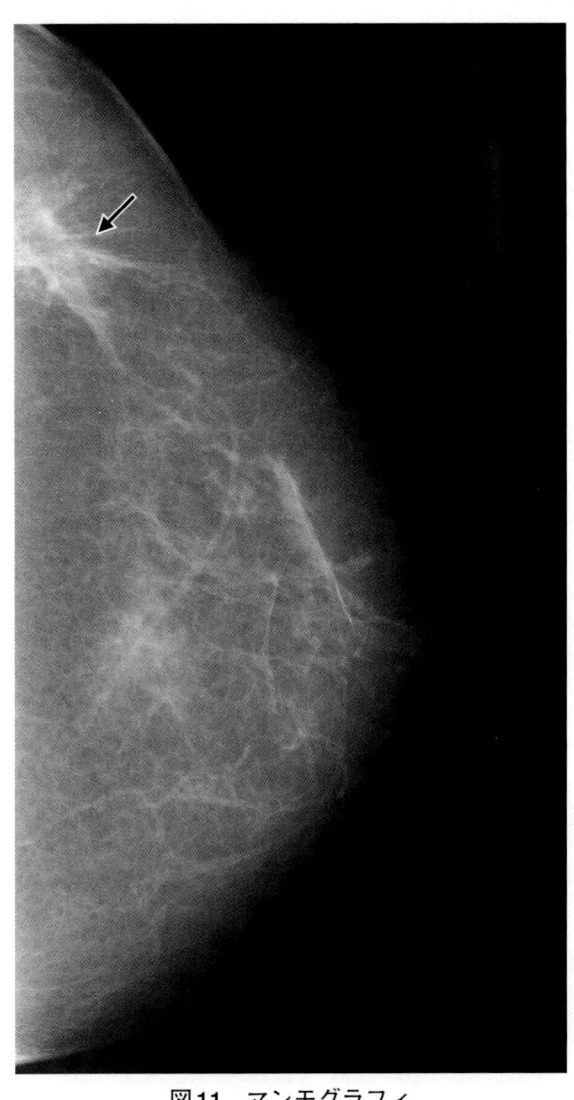

図11　マンモグラフィ

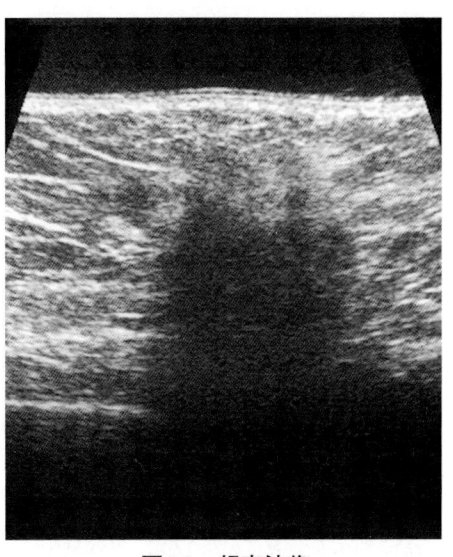

図12　超音波像

【他の検査所見】

マンモグラフィ（図11：CC方向）では，構築の乱れ（矢印）が認められ，乳癌が疑われる。

超音波検査（図12）では，境界不明瞭な19×11mmの低エコー腫瘤を認め，後方エコーの著明な減弱を示し硬癌，浸潤性小葉癌が疑われる。

【本症例のポイント】

浸潤性小葉癌は非腫瘤性病変を呈することが多く，また病変内部の線維化，細胞成分の減少を反映してT1強調像，脂肪抑制T2強調像（またはSTIR）で低信号をとる。線維化を疑う病変に造影効果が認められた場合，良性腫瘍としては線維腺腫，悪性腫瘍としては硬癌や小葉癌が鑑別にあげられる。

症例22　浸潤性小葉癌（3）（Invasive lobular carcinoma）

【71歳，女性】
触診：左C領域に3.0×2.0cm大の可動性やや不良な腫瘤を触知。

● ダイナミックMRI

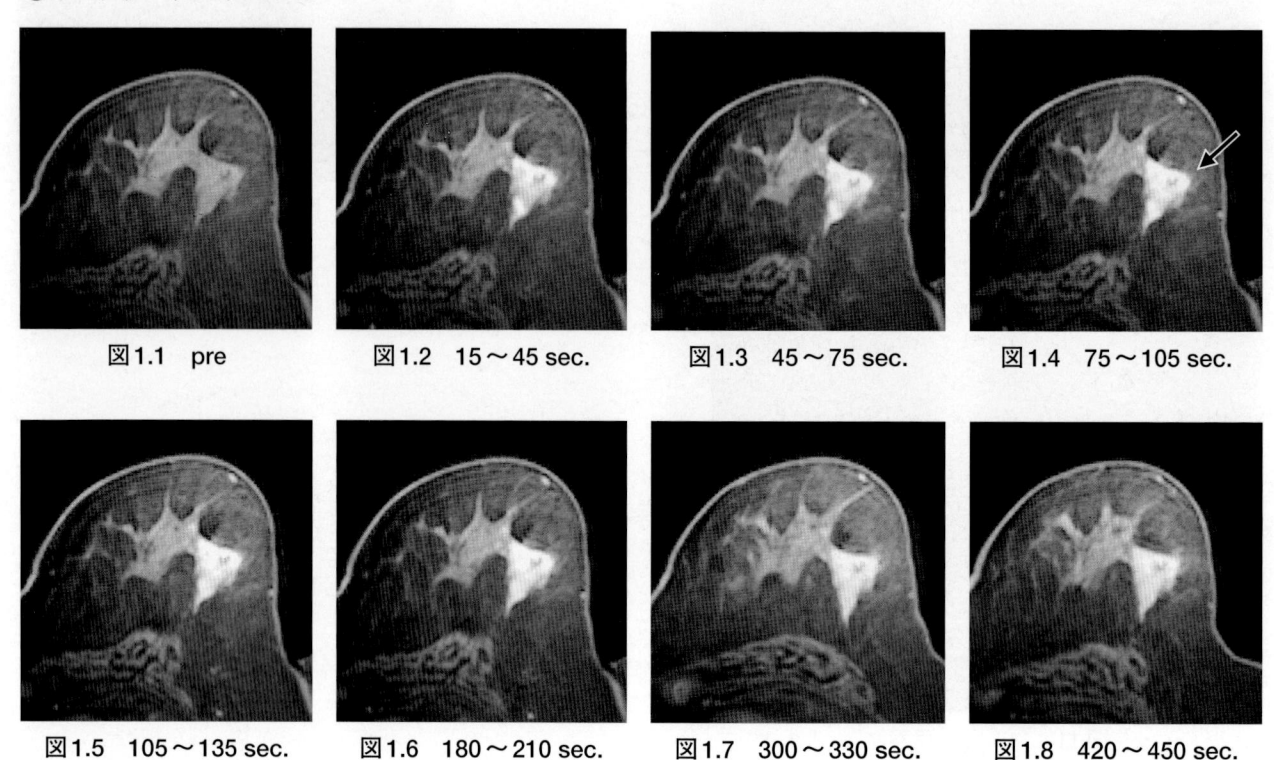

図1.1　pre
図1.2　15〜45 sec.
図1.3　45〜75 sec.
図1.4　75〜105 sec.
図1.5　105〜135 sec.
図1.6　180〜210 sec.
図1.7　300〜330 sec.
図1.8　420〜450 sec.

● ダイナミックカーブ（①病変，②正常乳腺）

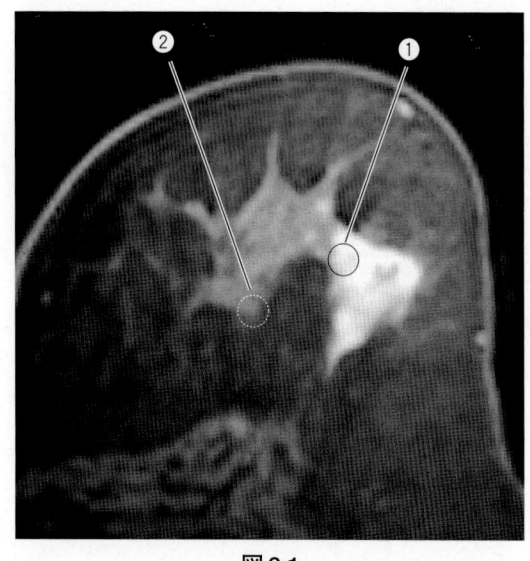

図2.1

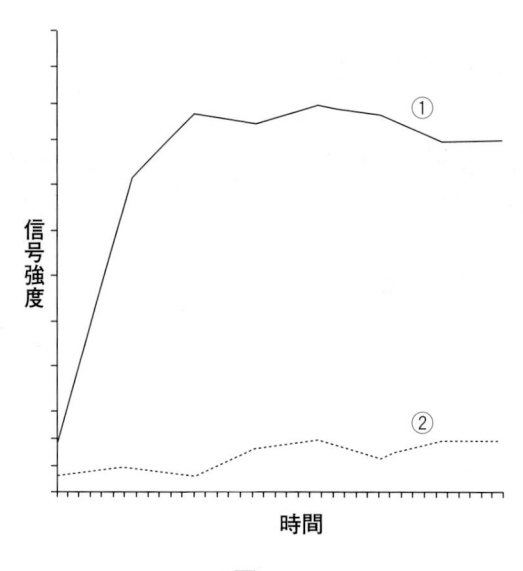

図2.2

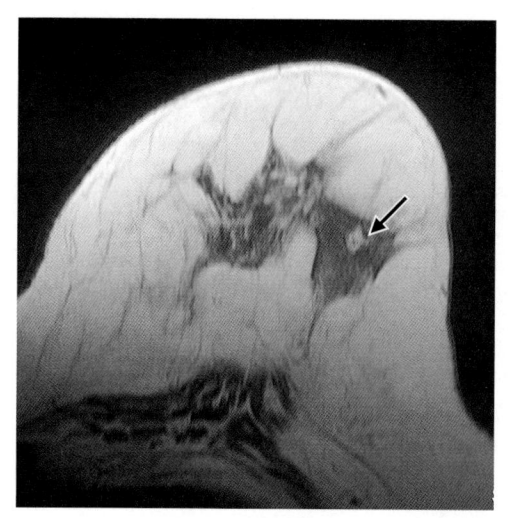

図3　T1強調像

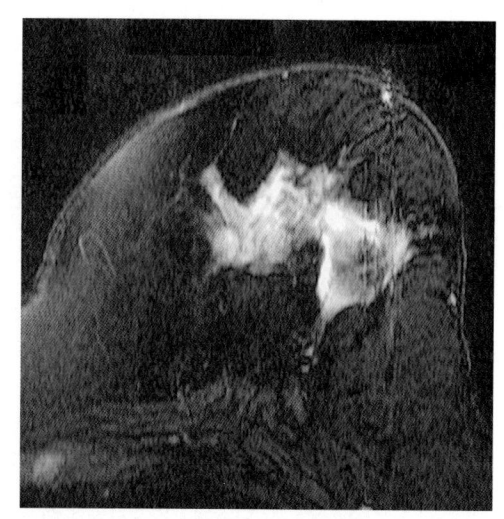

図4　脂肪抑制T2強調像

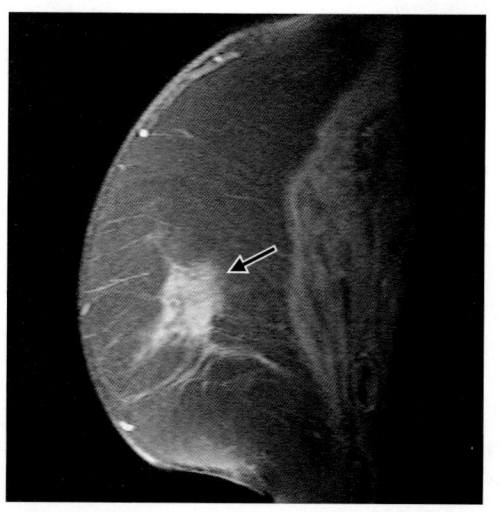

図5　ダイナミック後脂肪抑制T1強調像（矢状断）

【MRI所見】

　ダイナミックMRI（図1）で左C領域に非腫瘤性（限局型）の造影効果（矢印）が認められる。内部の造影パターンは早期には不均一であるが，最終的にはほぼ病変全体の造影効果としてみられる。ダイナミックカーブ（図2）は，辺縁部で3型を示している。T1強調像（図3）では病変中心部のやや皮膚側に高信号領域（矢印）がみられ，脂肪抑制T2強調像（図4）での同部位は低信号を示し，造影効果が認められない。ダイナミック後脂肪抑制T1強調像（図5）では，高信号（矢印）となっている。

【MRI診断】

　病変はダイナミックカーブで3型を示すことから乳癌が疑われる。非腫瘤性（限局型）の比較的均一な造影効果からは，浸潤性小葉癌が考えられる。また，T1強調像で病変内部に認められる高信号部分は腫瘍に取り囲まれた脂肪成分である。

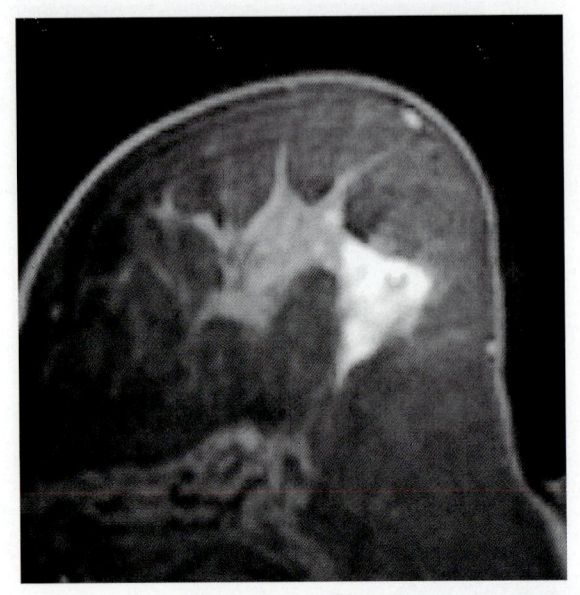

図6　図1,4の拡大図

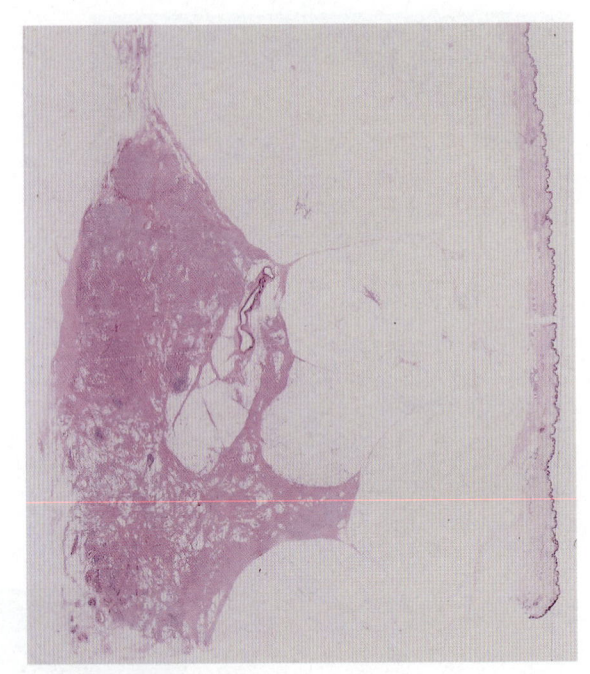

図7　ルーペ像

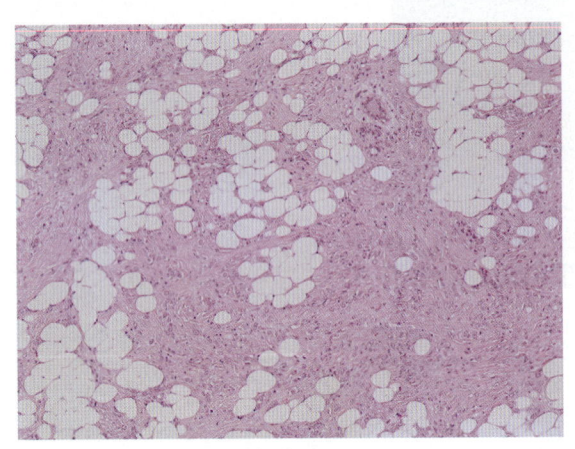

図8　HE

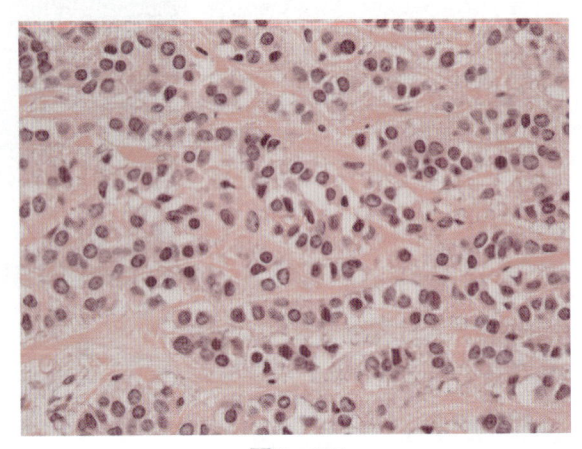

図9　HE

【病理診断】
　ルーペ像では，ほぼ三角形の腫瘍を形成しており，大きさは21×11mmである（図7）。MRIの形状（図6）とよく一致している。組織学的には，腫瘍は55×20mmで小型の細胞が線状から胞巣状の形態をとって浸潤している（図8）。腺管形成はみられず，その浸潤形式は既存の乳腺実質内にほぼとどまっており，周囲脂肪織やクーパー靱帯への著しい浸潤は認められない。腫瘍内には正常乳管とともに脂肪組織も介在しており，特に後者がT1強調像で腫瘍内部に認められる高信号の成因であることがわかる。組織型は浸潤性小葉癌で，その主体は充実型（solid type）と胞巣型（alveolar type）が混在した像である（図9）。

症例22　浸潤性小葉癌（3）

図10　マンモグラフィ

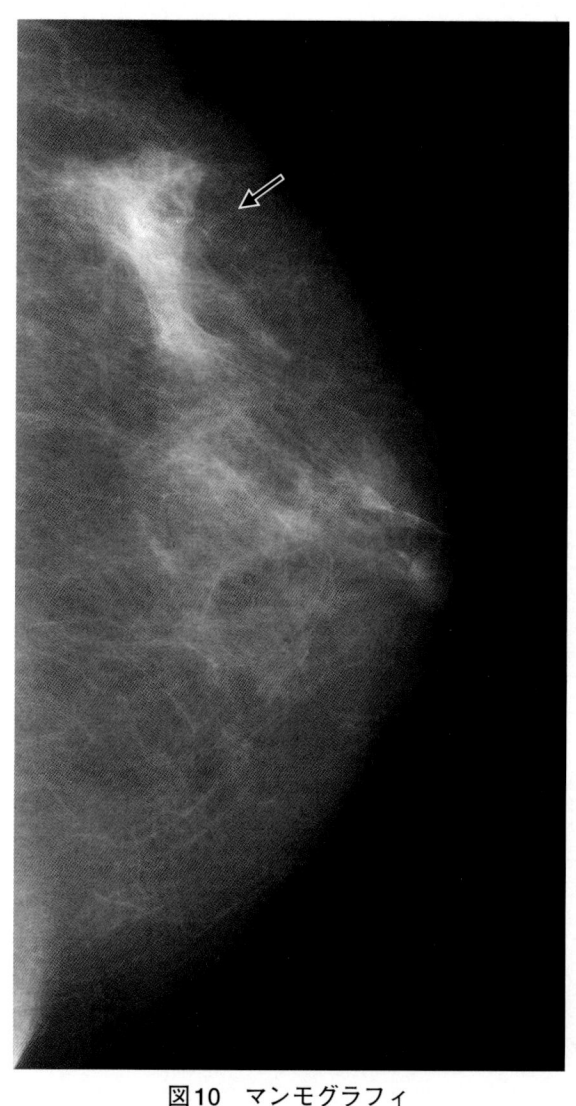

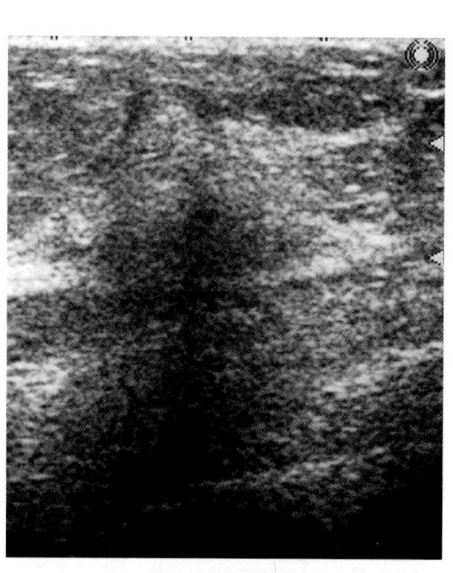

図11　超音波像

【他の検査所見】

　マンモグラフィ（図10：CC方向）では，境界不明瞭な不整形腫瘤様陰影（矢印）が認められる。乳癌が疑われるが組織型推定には至らない。

　超音波検査（図11）では，形状は不整形，境界不明瞭で後方エコーの著明な減弱を伴った低エコー域を認める。硬癌，浸潤性小葉癌を疑う所見である。

【本症例のポイント】

　ダイナミックMRIで非腫瘤性（限局型）を示し，病変全体が比較的均一に造影される所見は間質結合織への浸潤が及んだ浸潤性小葉癌を念頭に置くべきである。鑑別としては非浸潤性乳管癌があげられるが，内部の造影パターンの違いから区別ができる（症例6参照）。

症例23　アポクリン癌（Apocrine carcinoma）

【61歳，女性】
触診：右DB領域に2.0×1.5cmの腫瘤を触知。

● ダイナミックMRI

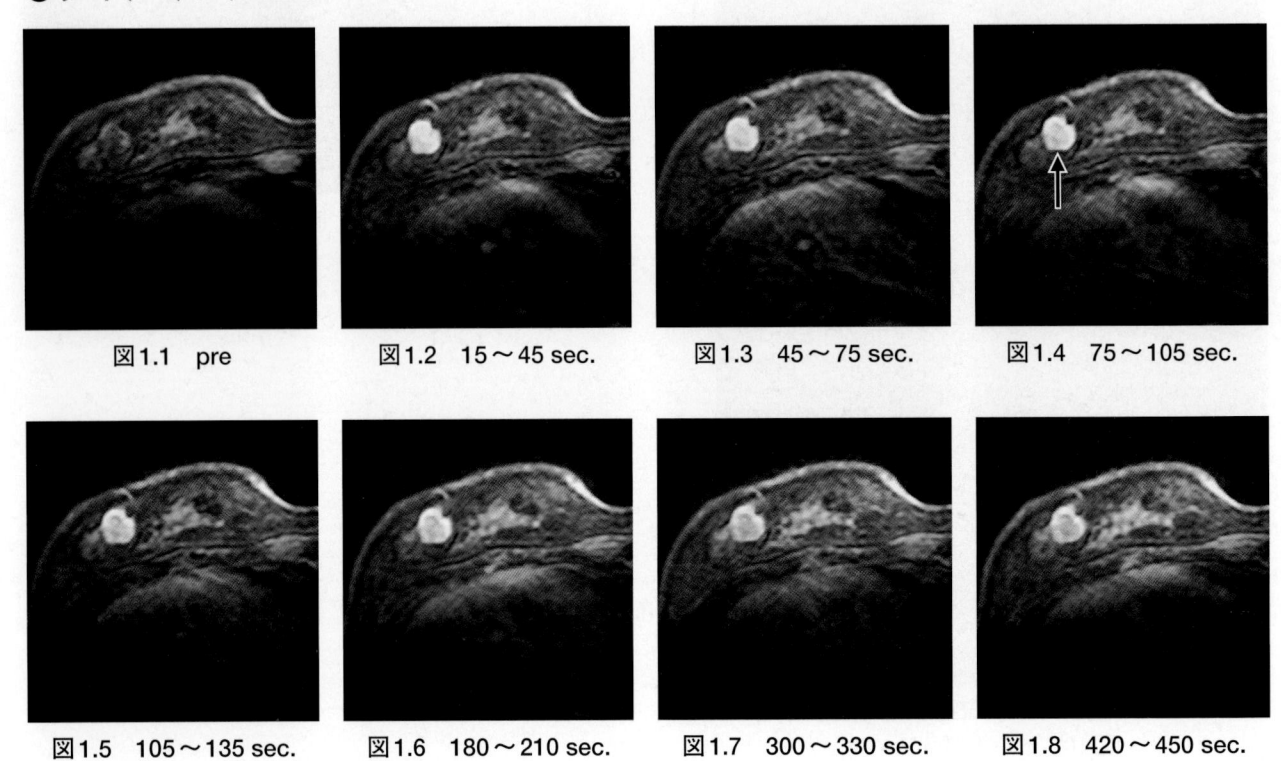

図1.1　pre

図1.2　15〜45 sec.

図1.3　45〜75 sec.

図1.4　75〜105 sec.

図1.5　105〜135 sec.

図1.6　180〜210 sec.

図1.7　300〜330 sec.

図1.8　420〜450 sec.

● ダイナミックカーブ（①病変，②正常乳腺）

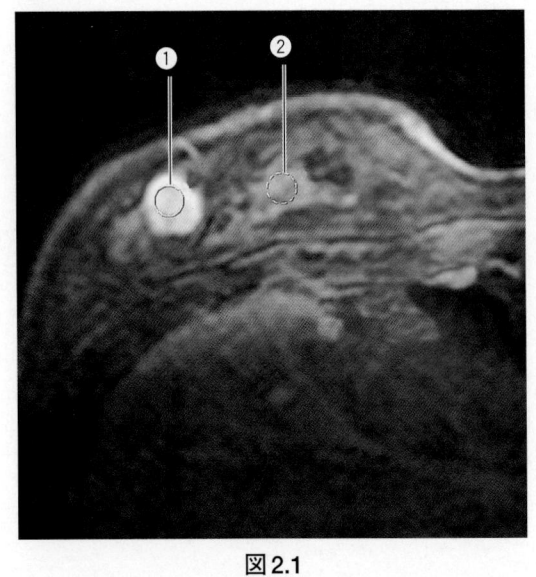

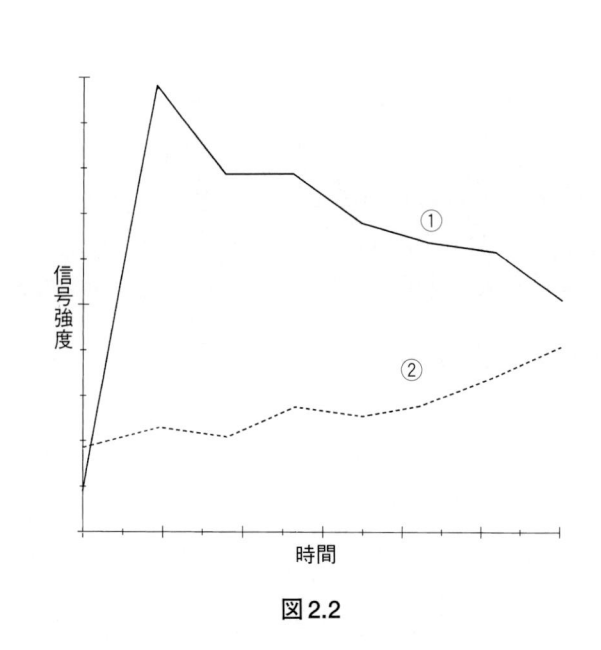

図2.1

図2.2

— 186 —

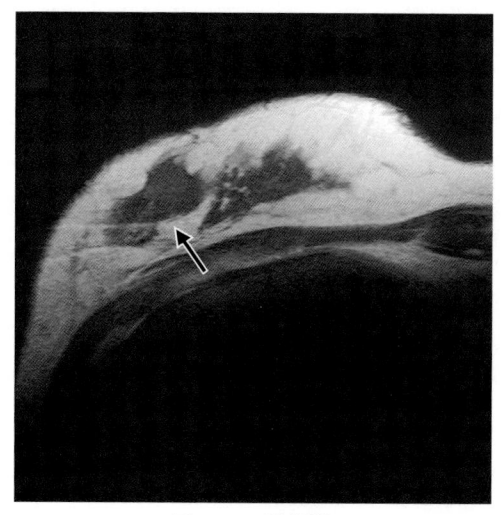

図3　T1強調像

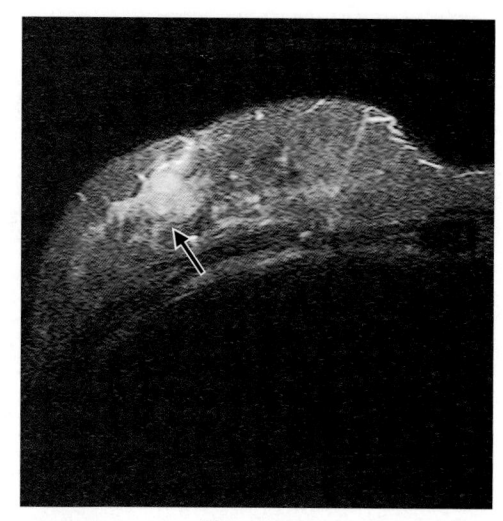

図4　STIR

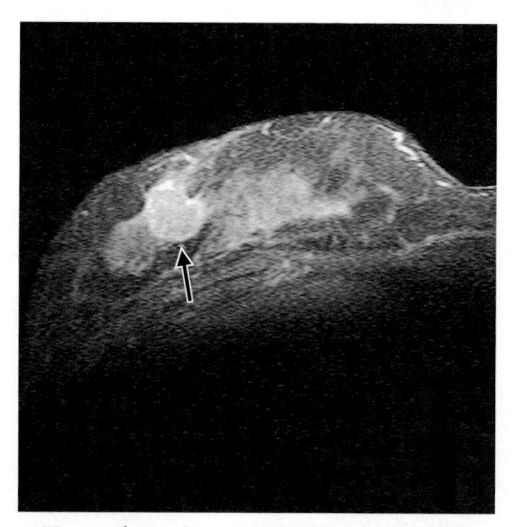

図5　ダイナミック後脂肪抑制T1強調像

【MRI所見】

　ダイナミックMRI（図1）で右D領域に12×10mmの分葉状の腫瘤性病変（矢印）が認められる。内部の造影パターンは，15〜45秒後の早い時相で不均一に造影されており，ダイナミックカーブ（図2）は4型を示している。T1強調像（図3）では均一な低信号，STIR（図4）で高信号，ダイナミック後脂肪抑制T1強調像（図5）で腫瘤辺縁に不整な線状高信号がみられる。

【MRI診断】

　4型のダイナミックカーブ，ダイナミック後脂肪抑制T1強調像での腫瘤辺縁の線状高信号から乳癌が考えられる。推定組織型は，病変の造影パターンが斑紋状を呈することから乳頭腺管癌が疑われる。

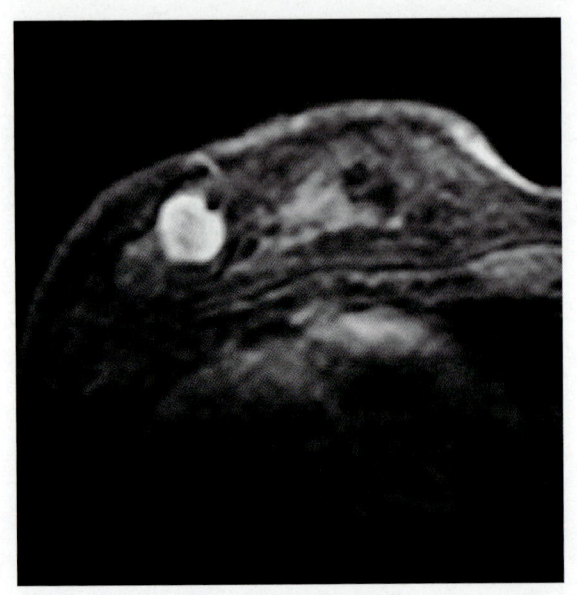

臨床と病理のための乳腺MRIアトラス

図6　図1.4の拡大図

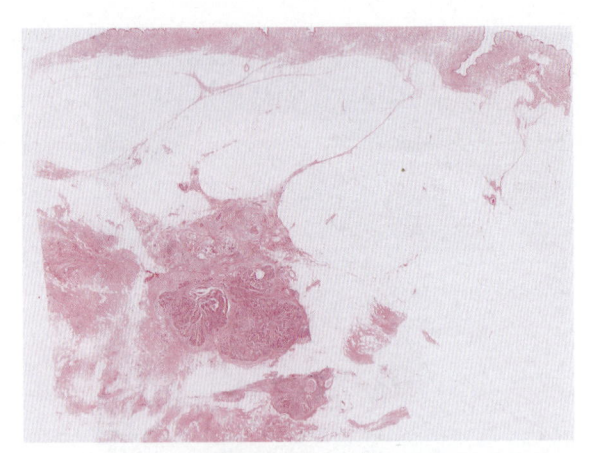

図7　ルーペ像

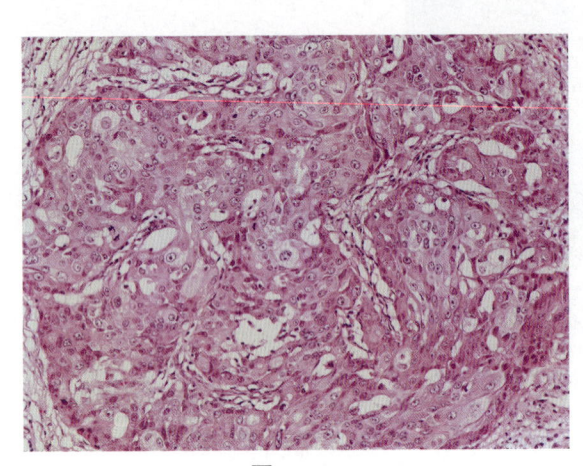

図8　HE

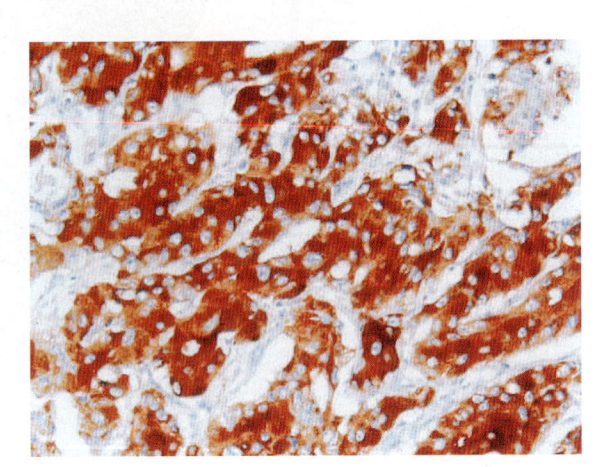

図9　GCDFP-15

【病理診断】

　ルーペ像では11×8mmの比較的境界鮮明な腫瘍として認められる（図7）。組織学的には，腫瘍内に細い間質が介在し，個々の細胞は好酸性細胞質と核異型の目立つアポクリン癌の所見である（図8）。組織構築パターンは乳頭状～腺管状で，MRIで指摘された乳頭腺管癌の推定組織型と一致する。図9はGCDFP-15染色で，アポクリン癌は褐色に細胞質が染まる点が特徴とされる。

症例23　アポクリン癌

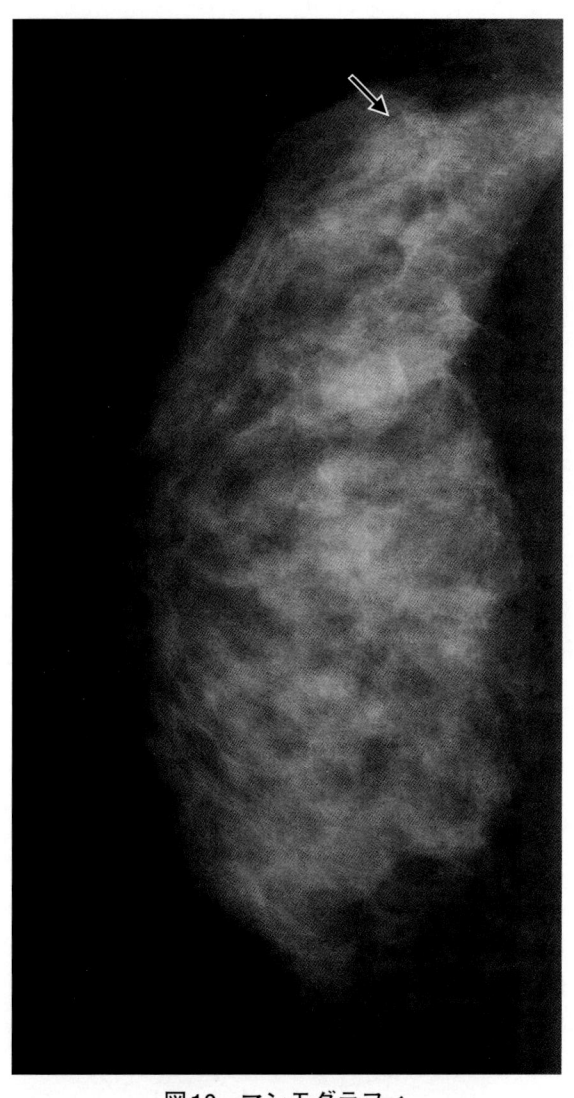

図10　マンモグラフィ

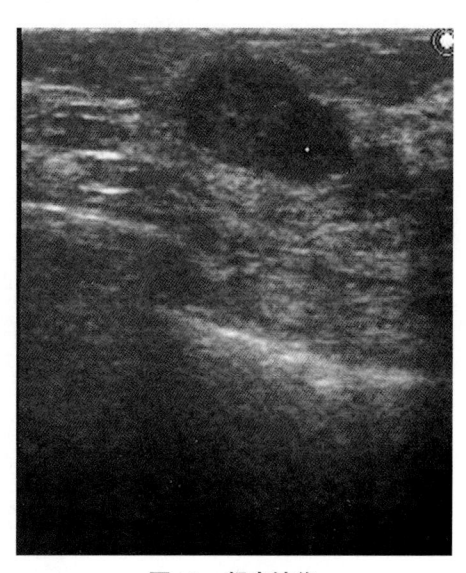

図11　超音波像

【他の検査所見】

マンモグラフィ（**図10**：CC方向）では，右D領域に境界明瞭で乳腺とほぼ等濃度の分葉状腫瘤陰影（矢印）が認められる。良悪性の鑑別は困難である。

超音波検査（**図11**）では，境界がやや不明瞭で後方エコーの増強を伴う分葉状の腫瘤として認められる。充実腺管癌が考えられる。

【本症例のポイント】

ダイナミックMRIで内部が不均一に造影された腫瘤性病変で，乳頭腺管癌が第一に疑われる症例である。アポクリン癌の診断を下すのは困難である。

アポクリン癌は最近その発生頻度が増加している組織型である。組織像としては乳頭状から腺管状を示すことが多く，MRIでは乳頭腺管癌に類似してくる。なお線維化が著明な症例では硬癌として組織型推定されることもある（190ページ参照）。

（付）　中心部に線維化を伴うアポクリン癌

【63歳，女性】
触診：左AC領域に2.0×1.5cmの腫瘤を触知。

● ダイナミック MRI

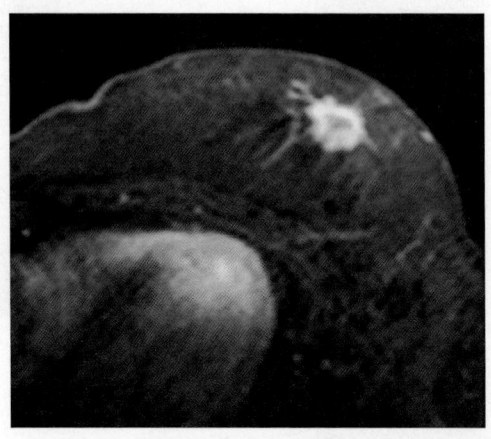

図1　15〜45sec.

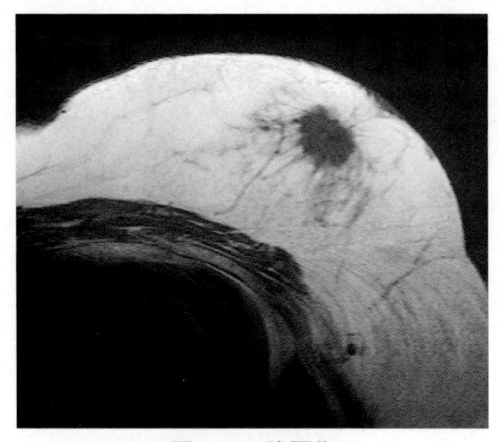

図2　T1強調像

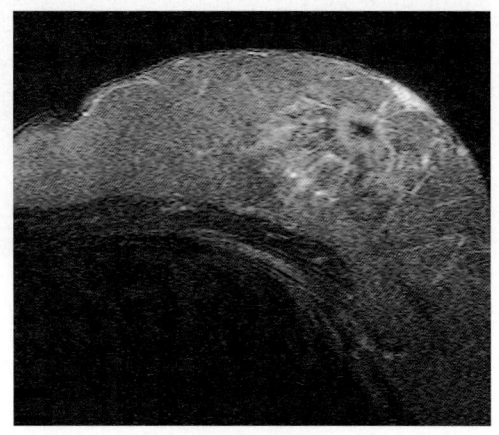

図3　STIR

【MRI所見と診断】

　ダイナミックMRI（**図1**）で左AC領域に16×11mmの腫瘤性病変が認められる。腫瘍内部の造影パターンは，早期にType Aのperipheral enhancementを呈している。T1強調像（**図2**），STIR（**図3**）で中心部が低信号であることから，線維化を伴った硬癌と所見が類似している。

（付） 中心部に線維化を伴うアポクリン癌

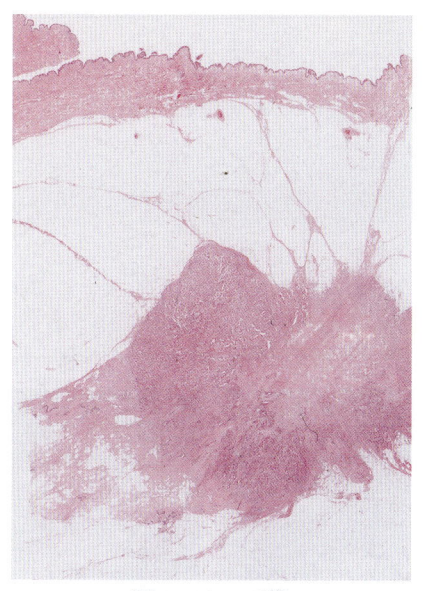

図4　ルーペ像

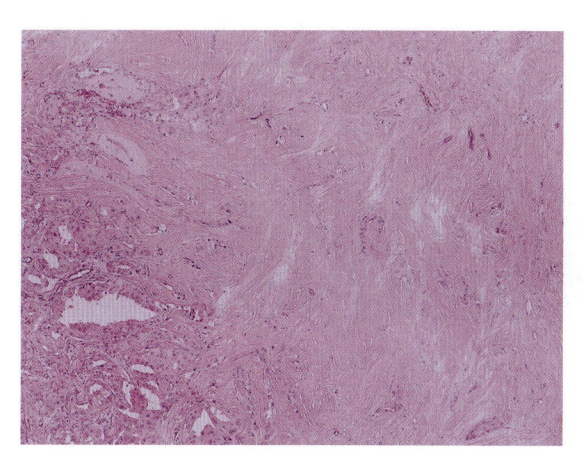

図5　HE

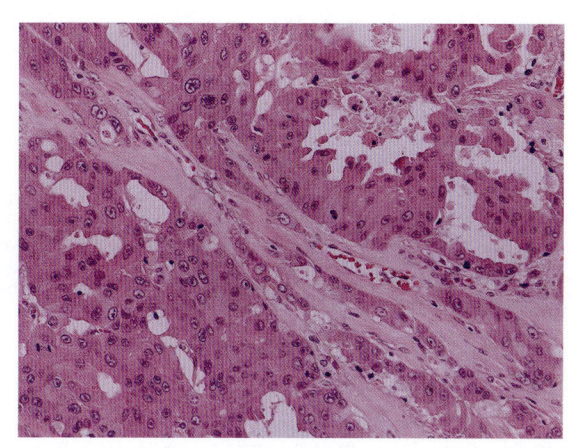

図6　HE

【病理診断】
　ルーペ像では，21×18mmの腫瘍が認められ，周囲脂肪織に浸潤している（図4）。組織学的には，腫瘍中心部は非常に線維化が強い（図5）。高倍像では細胞質内が好酸性を呈し，核異型が強いアポクリン癌である（図6）。

【本症例のポイント】
　このようにアポクリン癌では線維化の著明な本例や，症例23（186ページ参照）のような線維化の乏しい症例が存在し，MRIでは多彩な像を示すことが多い。
　したがってMRIではアポクリン癌の組織型推定は困難であり，本型は病理診断によって明らかにされる。

症例24　髄様癌（Medullary carcinoma）

【49歳，女性】
触診：左C領域に1.0×1.0cmの可動性良好な腫瘤を触知。

● ダイナミックMRI

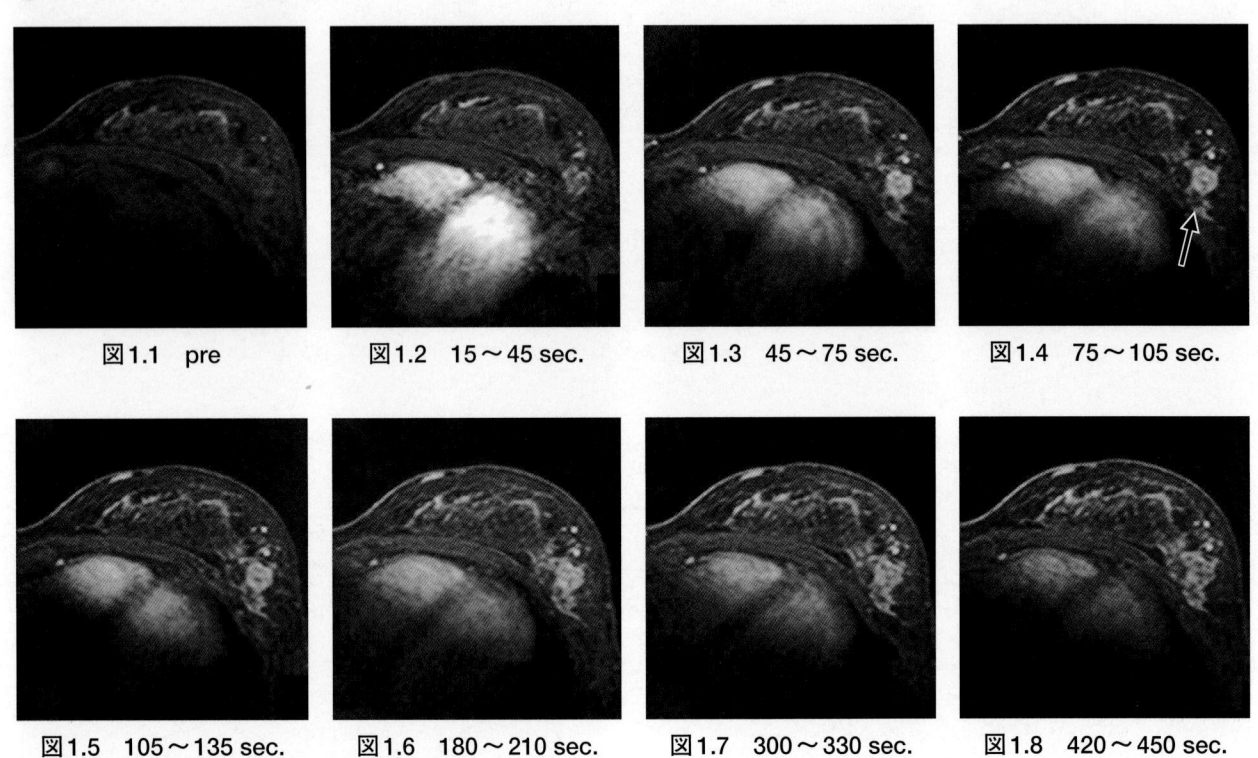

図1.1　pre
図1.2　15〜45 sec.
図1.3　45〜75 sec.
図1.4　75〜105 sec.
図1.5　105〜135 sec.
図1.6　180〜210 sec.
図1.7　300〜330 sec.
図1.8　420〜450 sec.

● ダイナミックカーブ（①病変，②正常乳腺）

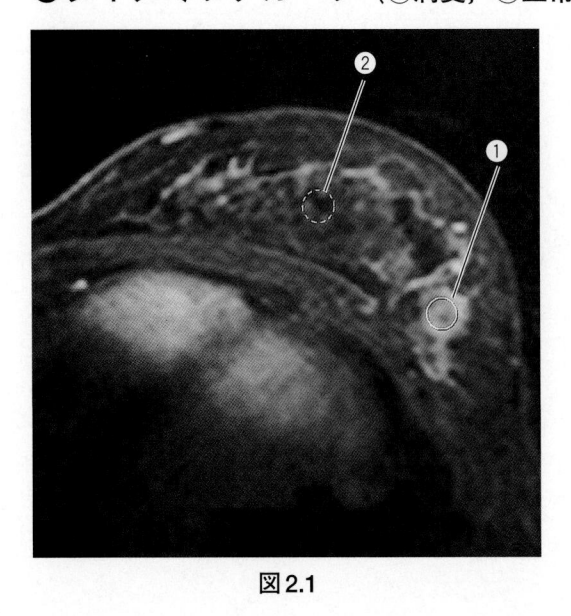

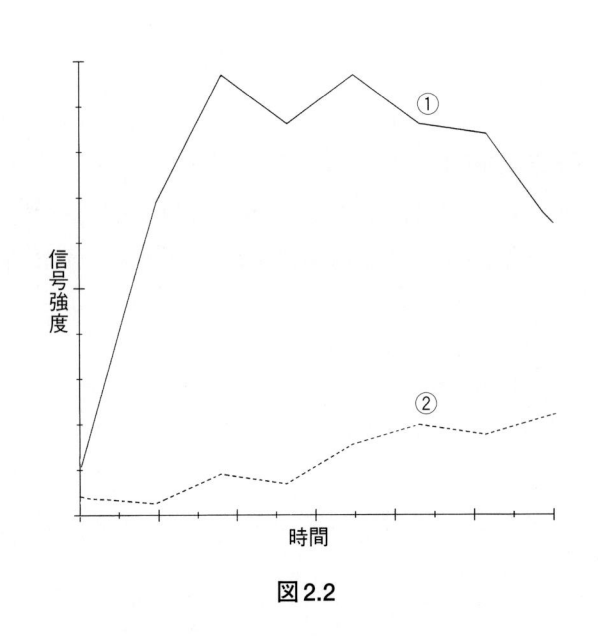

図2.1

図2.2

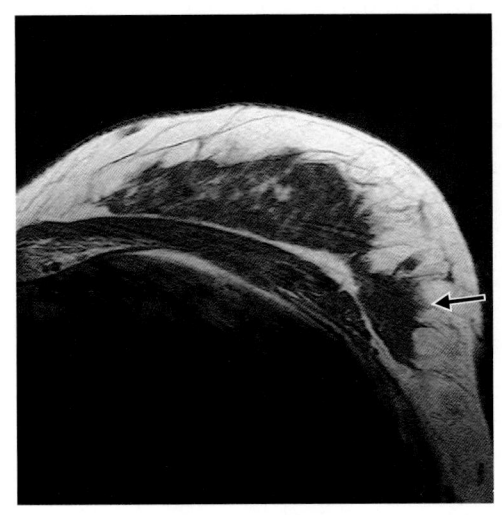

図3　T1強調像

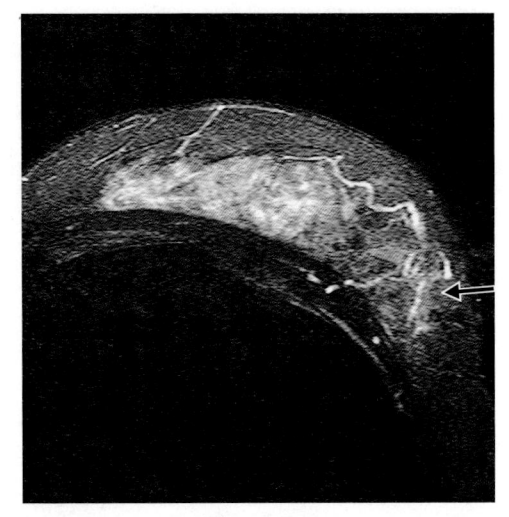

図4　STIR

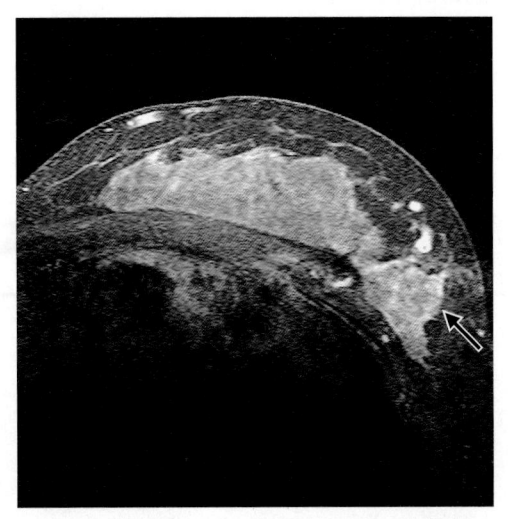

図5　ダイナミック後脂肪抑制T1強調像

【MRI所見】

　ダイナミックMRI（図1）で左C領域に13×13mmの腫瘤性病変（矢印）が認められる。内部は不均一に造影され，ダイナミックカーブ（図2）は120秒以内にピークとなる4型を示している。T1強調像（図3）で低信号，STIR（図4）ではやや高信号な部分を含んでいる。ダイナミック後脂肪抑制T1強調像（図5）では腫瘤は正常乳腺とほぼ同じ造影効果であるが，辺縁部はわずかに線状高信号（矢印）が認められる。

【MRI診断】

　腫瘤は，ダイナミックカーブで4型を示し，ダイナミック後脂肪抑制T1強調像で辺縁に線状高信号を認めることから乳癌を考える。推定組織型として内部が斑紋状に造影される点より乳頭腺管癌，非浸潤性乳管癌が鑑別にあげられる。腫瘤性病変であることから乳頭腺管癌を第一に考えたい。

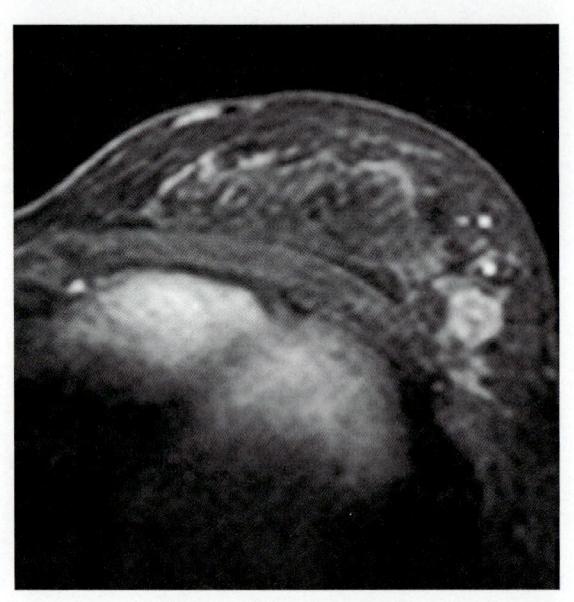

図6　図1.4の拡大図

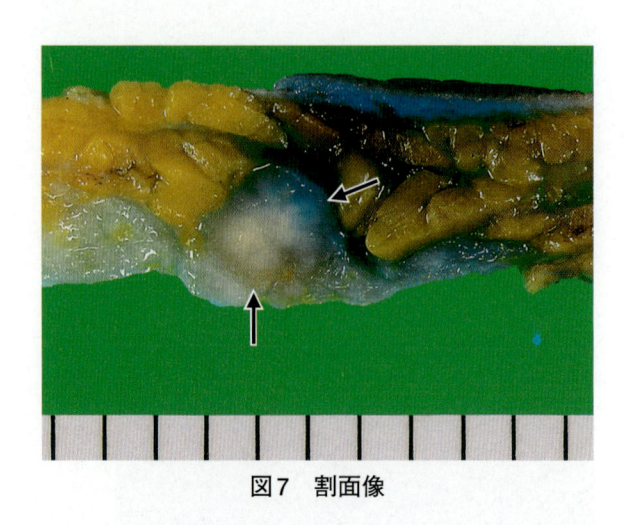

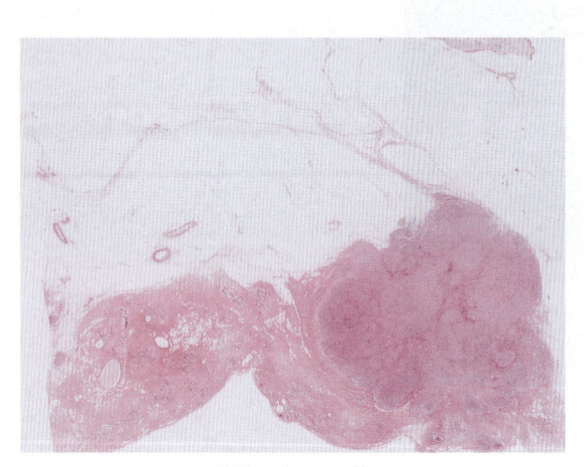

図7　割面像

図8　ルーペ像

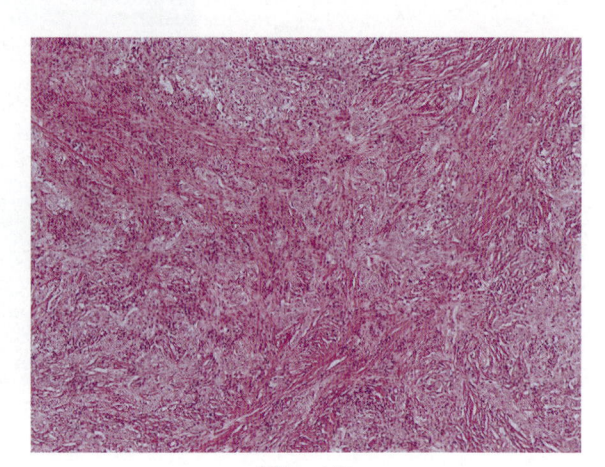

図9　HE

【病理診断】

　割面およびルーペ像では，腫瘍は境界鮮明で圧排性に増殖し，合胞状構造を呈している（**図7**矢印，**図8**）。組織学的には細い間質結合織が介在する充実性増殖を示す腫瘍である（**図9**）。各々の腫瘍細胞は核異型，分裂像ともに著しく，核小体も目立つ（**図10**）。また，少数ながらリンパ球の浸潤も伴っている。髄様癌の組織像と一致する。

症例24　髄様癌

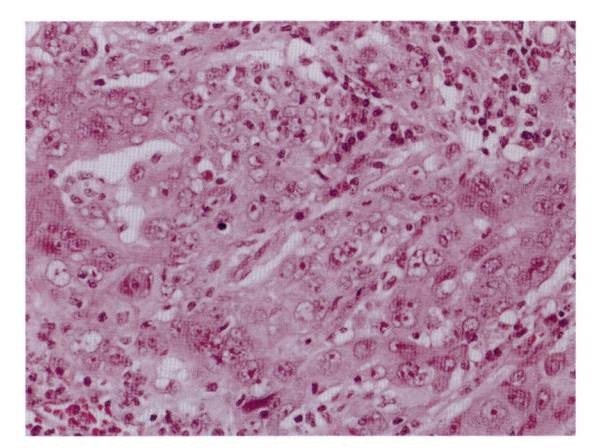

図10　HE

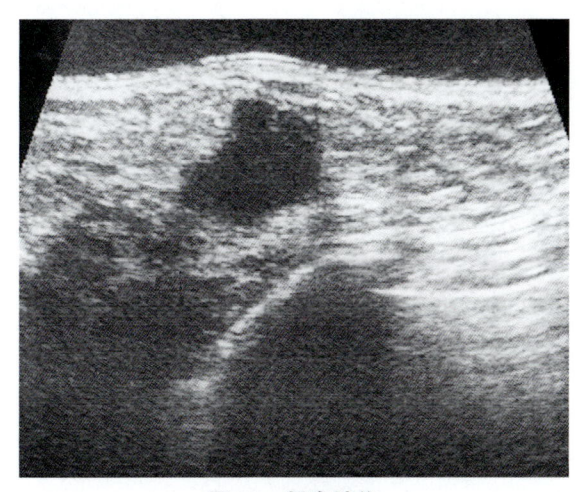

図12　超音波像

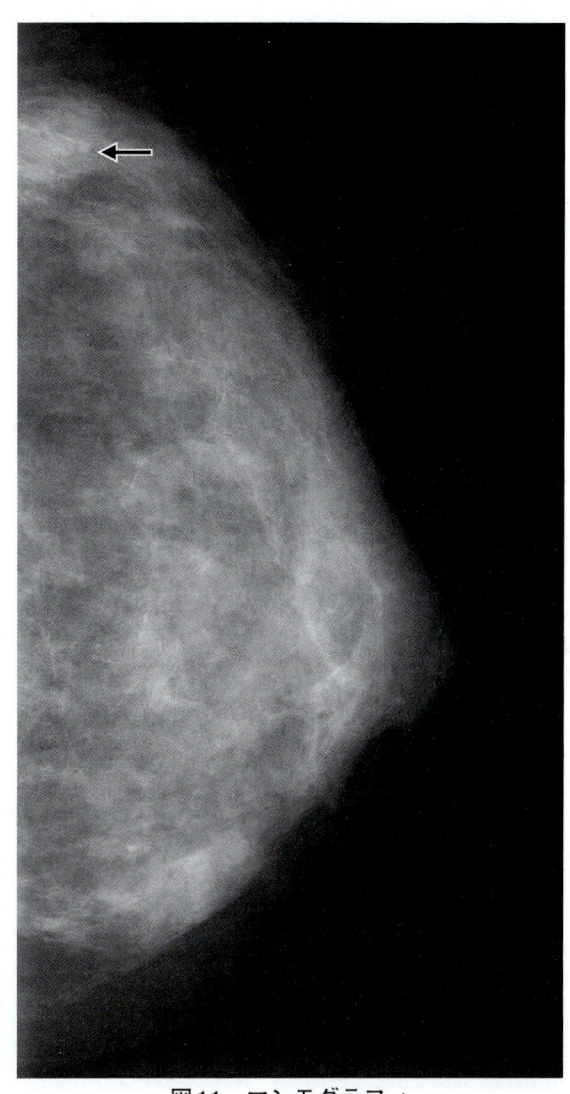

図11　マンモグラフィ

【他の検査所見】

マンモグラフィ（図11：CC方向）では境界不明瞭な腫瘤（矢印）を認め，乳癌が疑われる。
超音波検査（図12）では，分葉状で辺縁不整な低エコー腫瘤を認める。乳癌が考えられる。

【本症例のポイント】

乳癌の診断は比較的容易であるが，推定される組織型として髄様癌の診断は困難である。髄様癌の特徴は合胞状構造（syncytial structure）であり，合胞状構造の間には間質が介在することが一般的である。超音波検査においては充実腺管癌に近い像を呈するが，MRIは病変内部の腫瘍細胞と間質結合織とのコントラストがつきやすいため，乳頭腺管癌の所見に類似する。

症例25　管状癌（Tubular carcinoma）

【38歳，女性】
触診：右A領域に1.1×1.0cm，C領域に1.0×1.0cmの腫瘤を触知。

●ダイナミックMRI

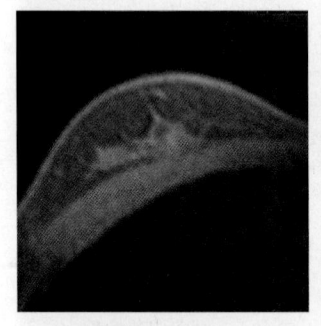

図1.1　pre

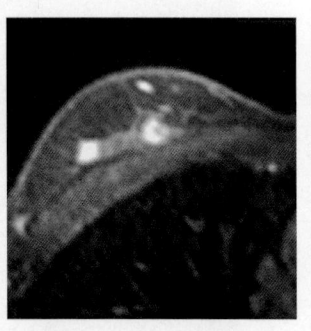

図1.2　15〜75 sec.

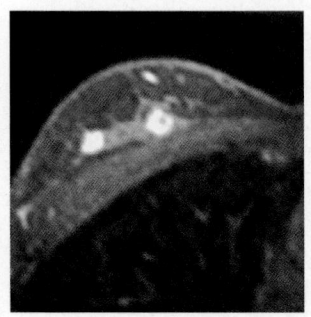

図1.3　75〜135 sec.

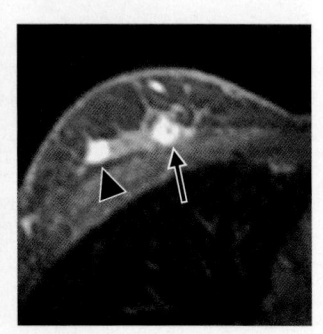

図1.4　135〜195 sec.

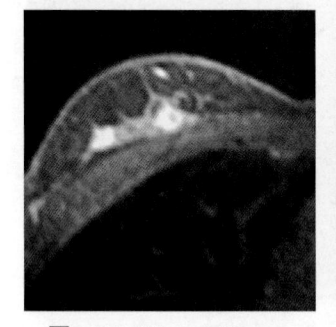

図1.5　300〜360 sec.

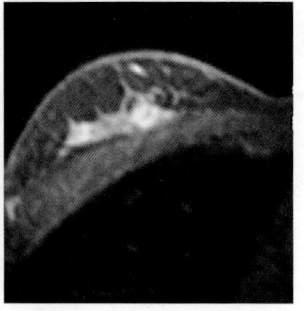

図1.6　420〜480 sec.

●ダイナミックカーブ（①②病変，③正常乳腺）

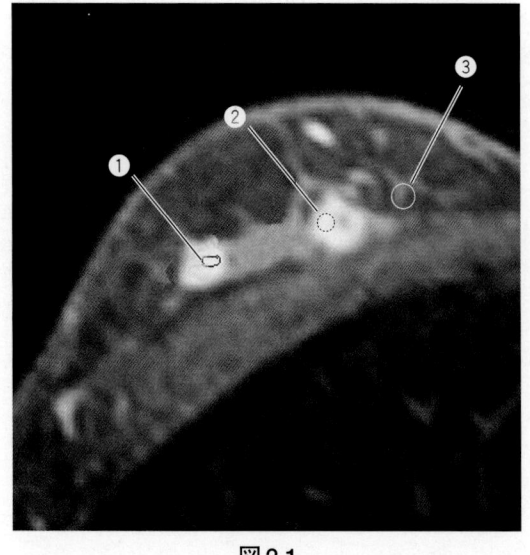

図2.1

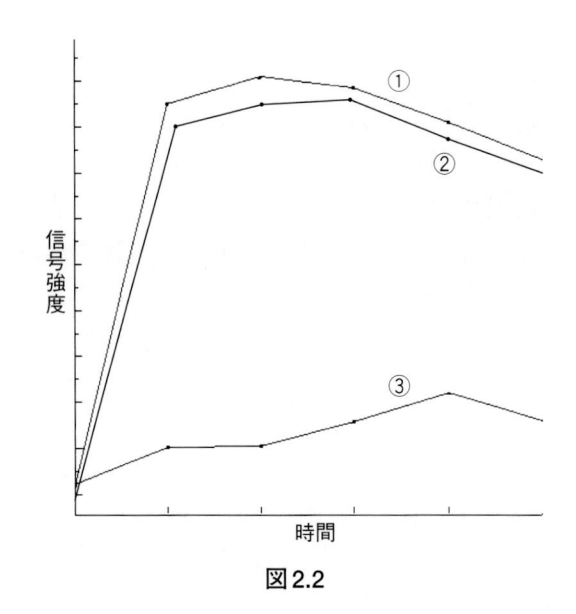

図2.2

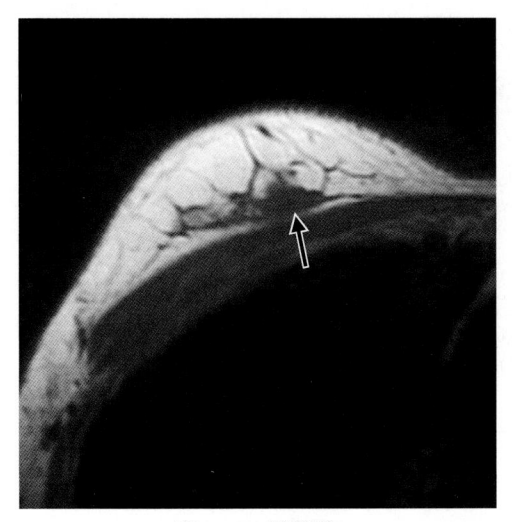

図3　T1強調像

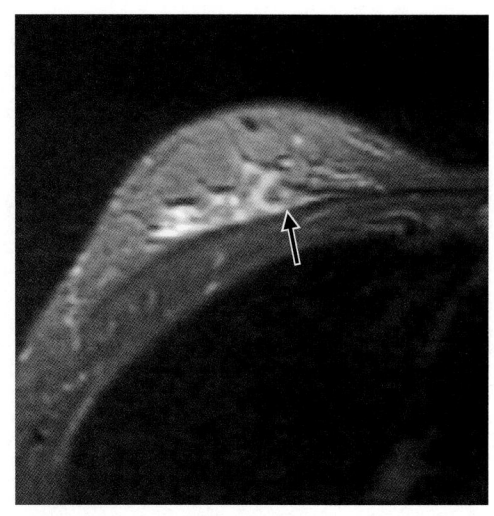

図4　STIR

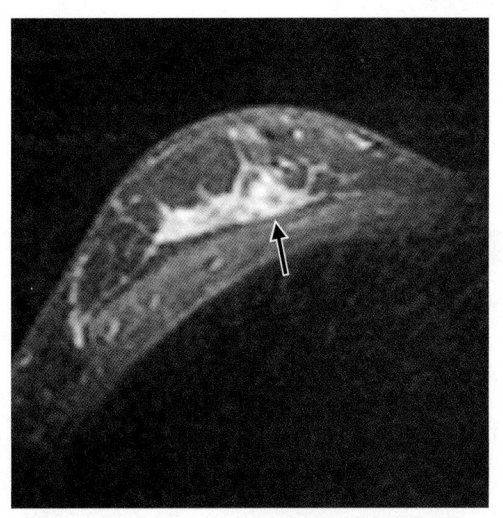

図5　ダイナミック後脂肪抑制T1強調像

【MRI所見】

　ダイナミックMRI（図1）で右AおよびC領域に2つの腫瘤性病変が認められる。A領域の腫瘤（矢印）の大部分とC領域（矢頭）の腫瘤は比較的均一に造影され，両腫瘤ともダイナミックカーブ（図2）は4型を示している。A領域の腫瘤はT1強調像（図3）で低信号，STIR（図4）では辺縁は高信号で内部は低信号である。またダイナミック後脂肪抑制T1強調像（図5）で腫瘤の境界は不明瞭である。なお，ダイナミックMRIで2つの腫瘤間には連続した造影効果は認められない（T1強調像，STIRではスライスの違いにより，ダイナミックMRIで指摘されたC領域の腫瘤はこのスライスでは描出されていない）。

【MRI診断】

　4型のダイナミックカーブ，ダイナミック後脂肪抑制T1強調像で境界不明瞭であり，いずれの腫瘤も乳癌が疑われる。推定組織型としては，均一な造影効果（C領域の腫瘤）と内部の線維化の所見（A領域の腫瘤）から硬癌が考えられる。

臨床と病理のための乳腺MRIアトラス

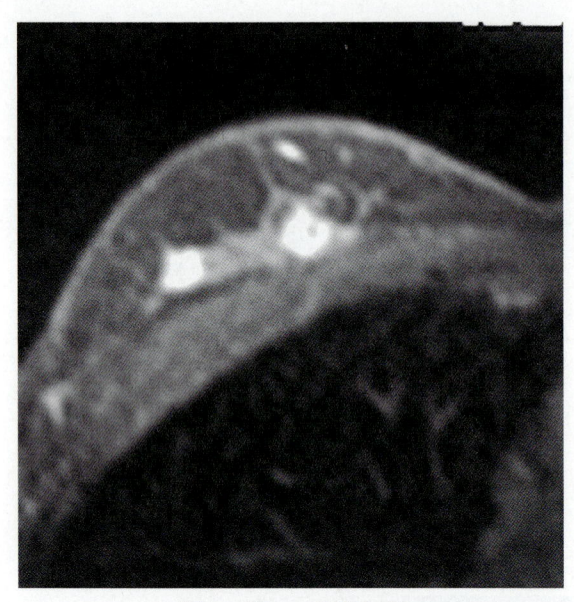

図6　図1.4の拡大図

図7　割面像

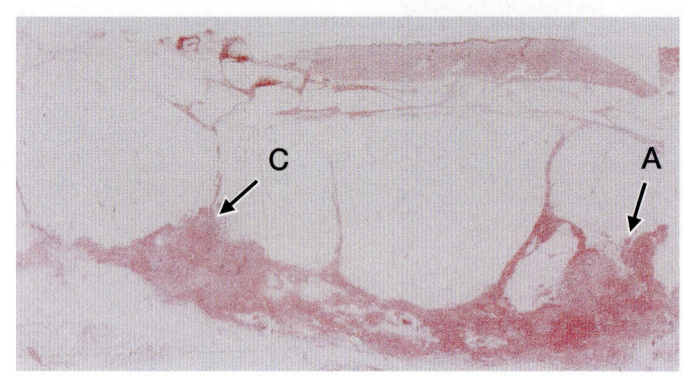

図8　ルーペ像

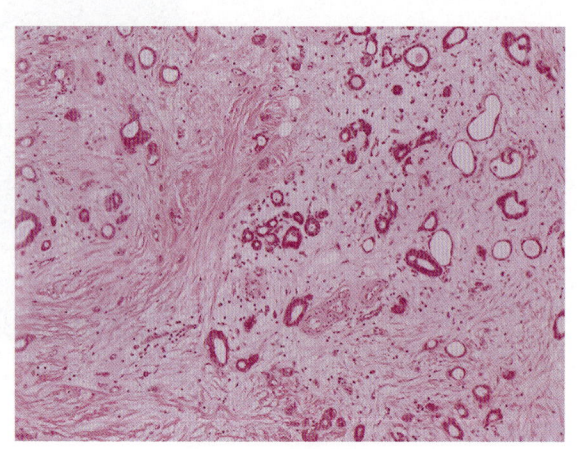

図9　HE（C領域）

【病理診断】
　両腫瘤の組織型は管状癌であった。割面およびルーペ像では、乳腺組織内に白色結節状腫瘤が多発している（図7，図8）。MRI（図6）で2つの腫瘤がとらえられているが、両者間には組織学的に連続性が認められ、同一腫瘍であることが理解される。管状癌は小さな管腔を形成する像が特徴とされており、各々の細胞は核異型に乏しく小型である（図9，図10）。

— 198 —

症例25 管状癌

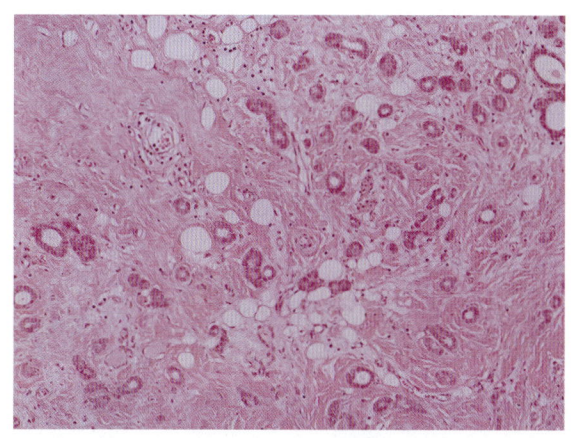

図10　HE（A領域）

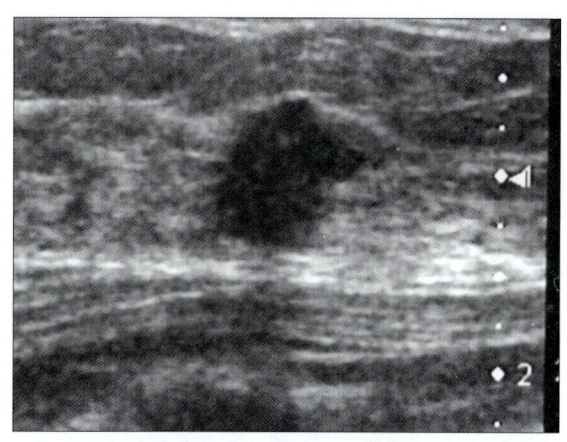

図11　超音波像（C領域）

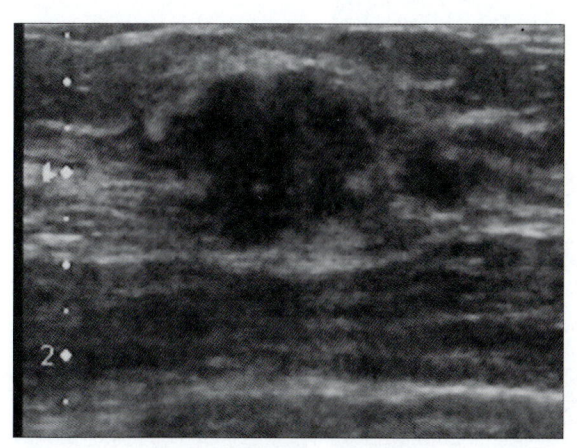

図12　超音波像（A領域）

【他の検査所見】
　超音波検査では，境界不明瞭な低エコー腫瘤がC領域と（図11）A領域（図12）に認められる。ともに乳癌が考えられる。

【本症例のポイント】
　管状癌と硬癌の鑑別は細胞および構造異型に依存している。したがってMRIでは管状癌と硬癌の異同は困難である。また，管状癌は多発しやすい組織型といわれており，MRIで多発病巣が認められたときは，本型を念頭に置く必要がある。

症例26　扁平上皮癌（Squamous cell carcinoma）

【80歳，女性】
触診：左EDB領域に3.5×3.3cmの弾性硬の腫瘤を触知（20日後には5.0×4.8cmに増大）。

● ダイナミックMRI

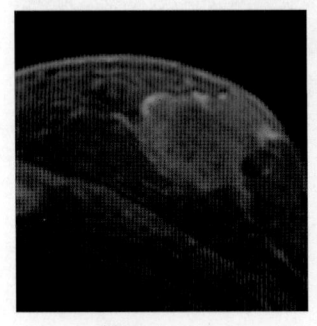

図1.1　pre

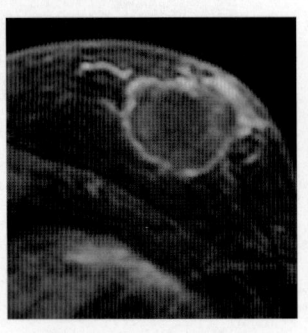

図1.2　15～45 sec.

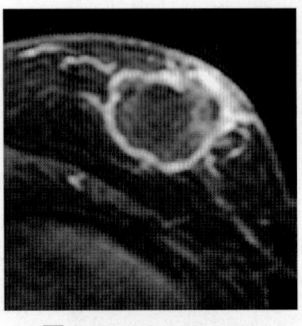

図1.3　45～75 sec.

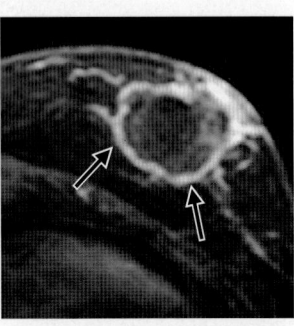

図1.4　75～105 sec.

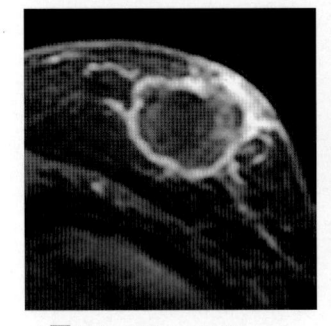

図1.5　105～135 sec.

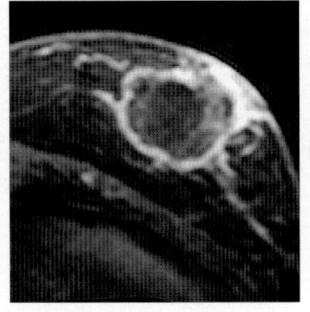

図1.6　180～210 sec.

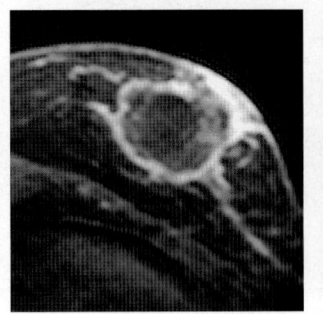

図1.7　300～330 sec.

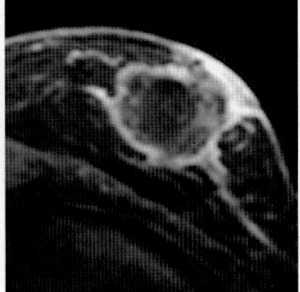

図1.8　420～450 sec.

● ダイナミックカーブ（①②③病変）

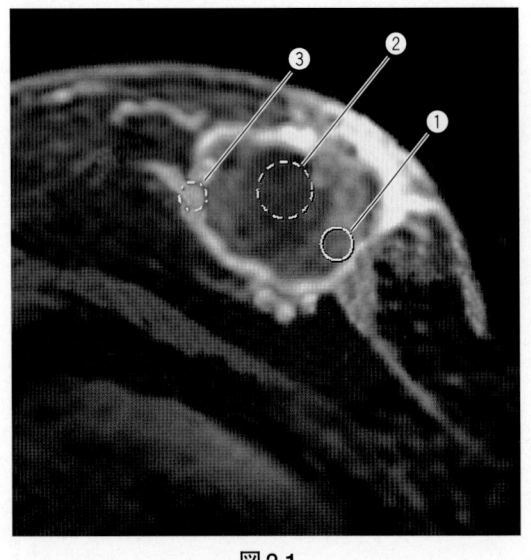

図2.1

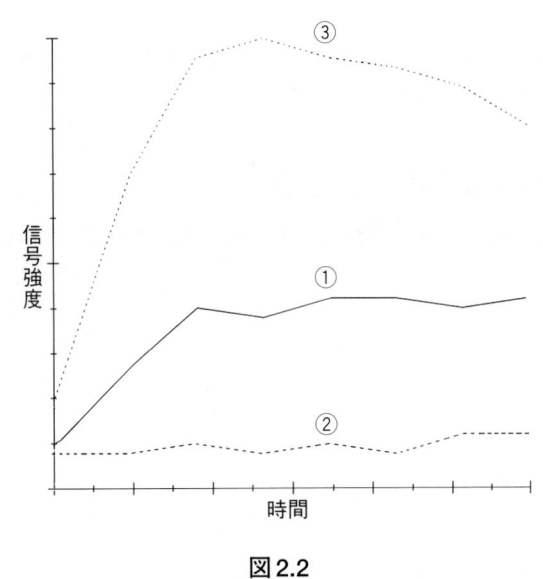

図2.2

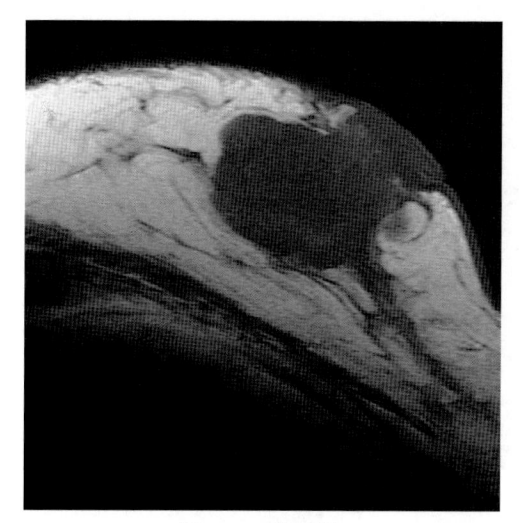

図3　T1強調像

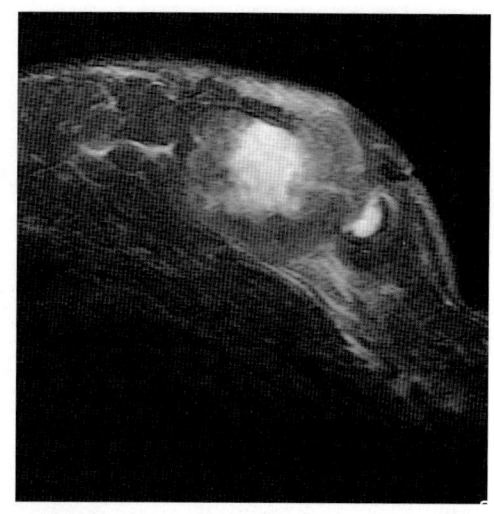

図4　STIR

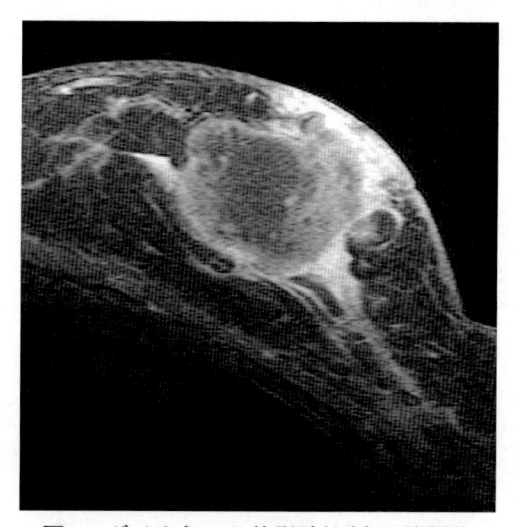

図5　ダイナミック後脂肪抑制T1強調像

【MRI所見】

　ダイナミックMRI（図1）で左E領域を中心として境界不明瞭な35×30mmの腫瘤性病変（矢印）が認められる。病変の造影パターンは，腫瘍最外縁は早期から造影され（peripheral enhancement），同部のダイナミックカーブ（図2）は4型を示している。さらにその内側にやや造影される部分が認められ，ダイナミックカーブは3型を呈する。一方，中心部の造影効果はみられない。T1強調像（図3）で等信号，STIR（図4）で腫瘍中心部に高信号を認める。ダイナミック後脂肪抑制T1強調像（図5）では腫瘍境界は不明瞭である。

【MRI診断】

　STIRで病変中心部が高信号を示し，かつ造影効果がないことから液体成分や壊死成分が疑われる。peripheral enhancement，ダイナミック後脂肪抑制T1強調像で腫瘍境界が不明瞭であることから乳癌を考えるが，炎症性偽腫瘍，膿瘍との鑑別が難しい。乳癌とすれば，中心部が液状変性し腫瘍最外縁が強く造影されていることから，化生癌（扁平上皮癌，紡錘細胞癌など）が推定組織型としてあげられる。

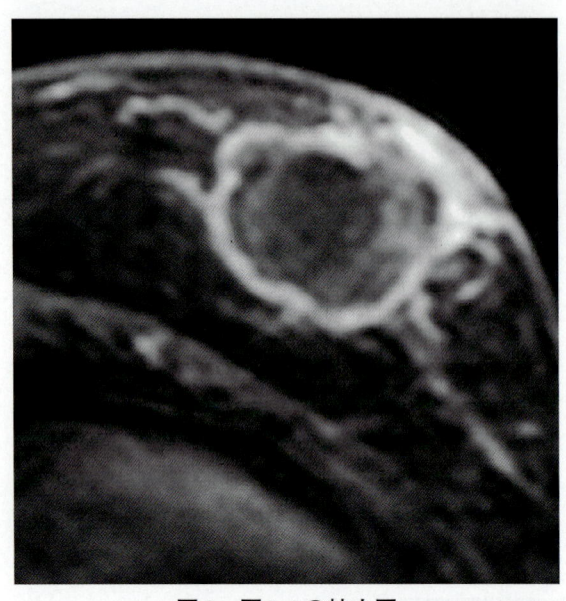

図6　図1.4の拡大図

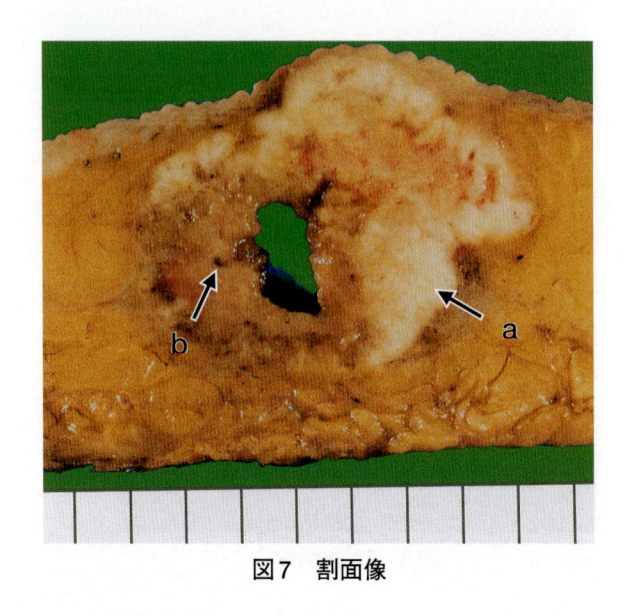

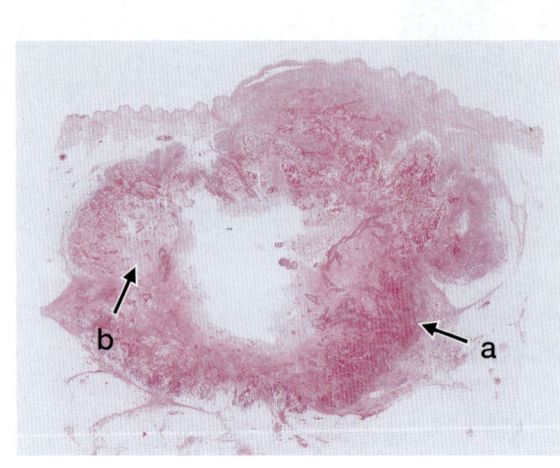

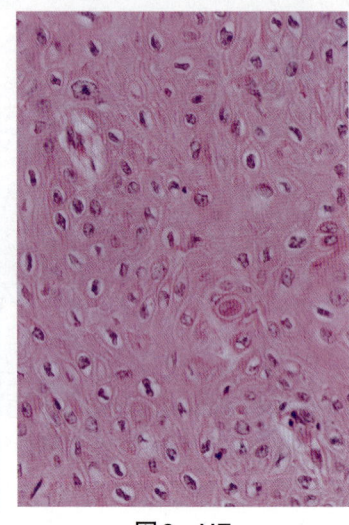

図7　割面像

図8　ルーペ像

図9　HE

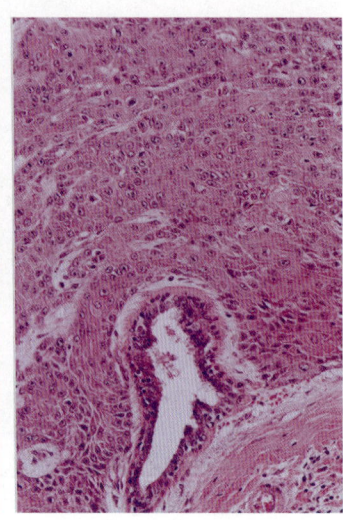

図10　HE

【病理診断】

　割面およびルーペ像は約40×40mmの腫瘍で，中心部は標本作製過程で消失し，空洞化している（**図7，図8**）。割面a部は白色調で一部に出血を認める。b部は黄色調を呈し変性，壊死が疑われる。浸潤は表皮に達している。組織学的にa部は細胞間橋が明瞭な高分化型扁平上皮癌であり，既存の乳管も認められる（**図9，図10**）。b部は著しい壊死巣を形成している（**図11**）。なお，b部の腫瘍辺縁部にはa部のような扁平上皮癌が帯状に残存しており，MRIとよく一致している。

症例26　扁平上皮癌

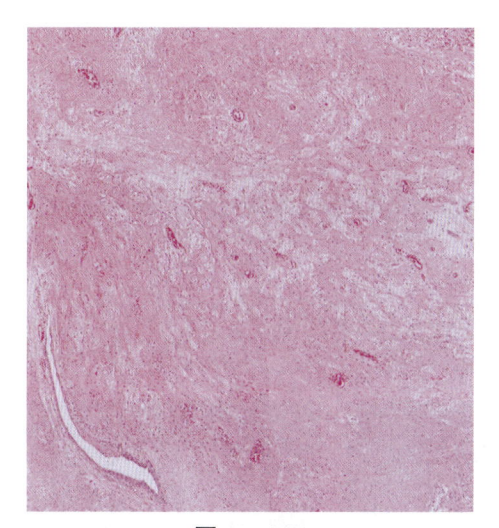

図11　HE

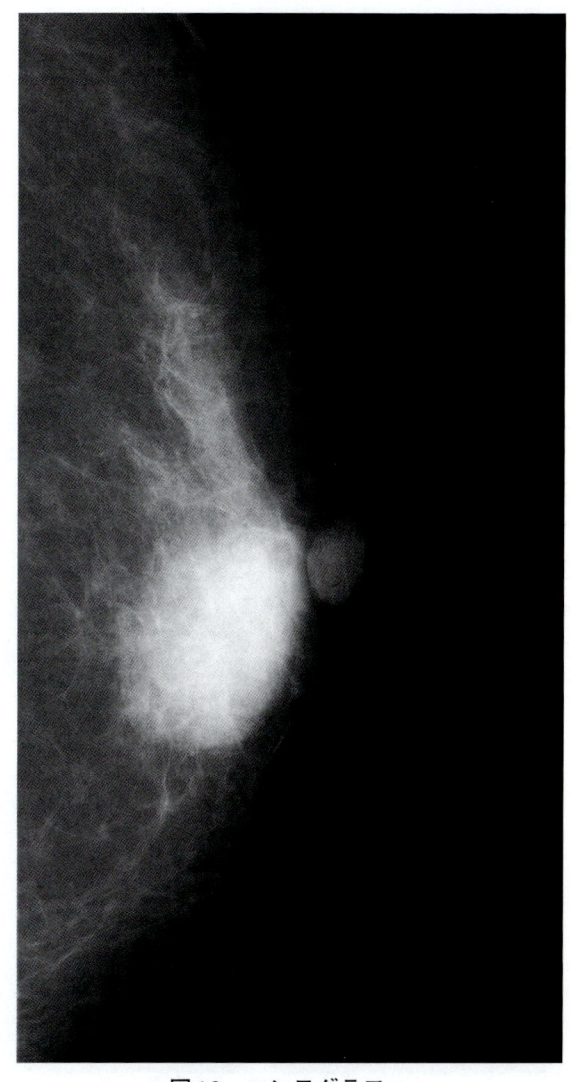

図12　マンモグラフィ

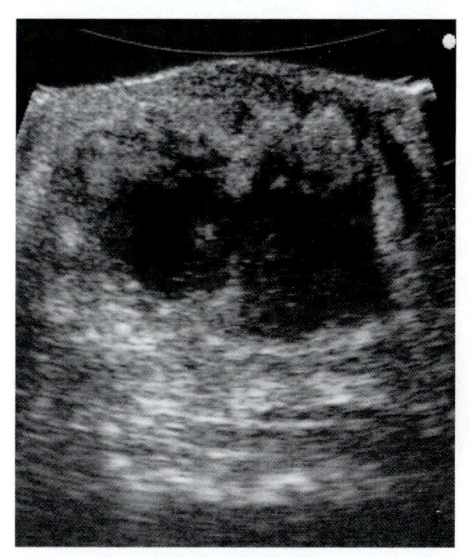

図13　超音波像

【他の検査所見】
　マンモグラフィ（図12：CC方向）では，辺縁微細鋸歯状，高濃度の腫瘤を認める。乳癌が疑われる。

　超音波検査（図13）では，境界不明瞭な不整形腫瘤で内部は無エコー域を認め，後方エコーは増強している。乳癌が疑われるが，膿瘍も鑑別にあげられる。

【本症例のポイント】
　扁平上皮癌は癌巣の中心部に多量の角化壊死物質を含み，辺縁に癌細胞がみられる囊胞状構造を呈することが多い。脂肪抑制T2強調像（またはSTIR）で内部が高信号を呈し，腫瘍最外縁が強く造影される場合には本組織型を考慮する必要がある。

症例27　パジェット病（Paget's disease）

【62歳，女性】
左乳頭のびらん。
触診：乳房内には明らかな腫瘤は触知しない。

● ダイナミックMRI

図1.1　pre

図1.2　15〜45 sec.

図1.3　45〜75 sec.

図1.4　75〜105 sec.

図1.5　105〜135 sec.

図1.6　180〜210 sec.

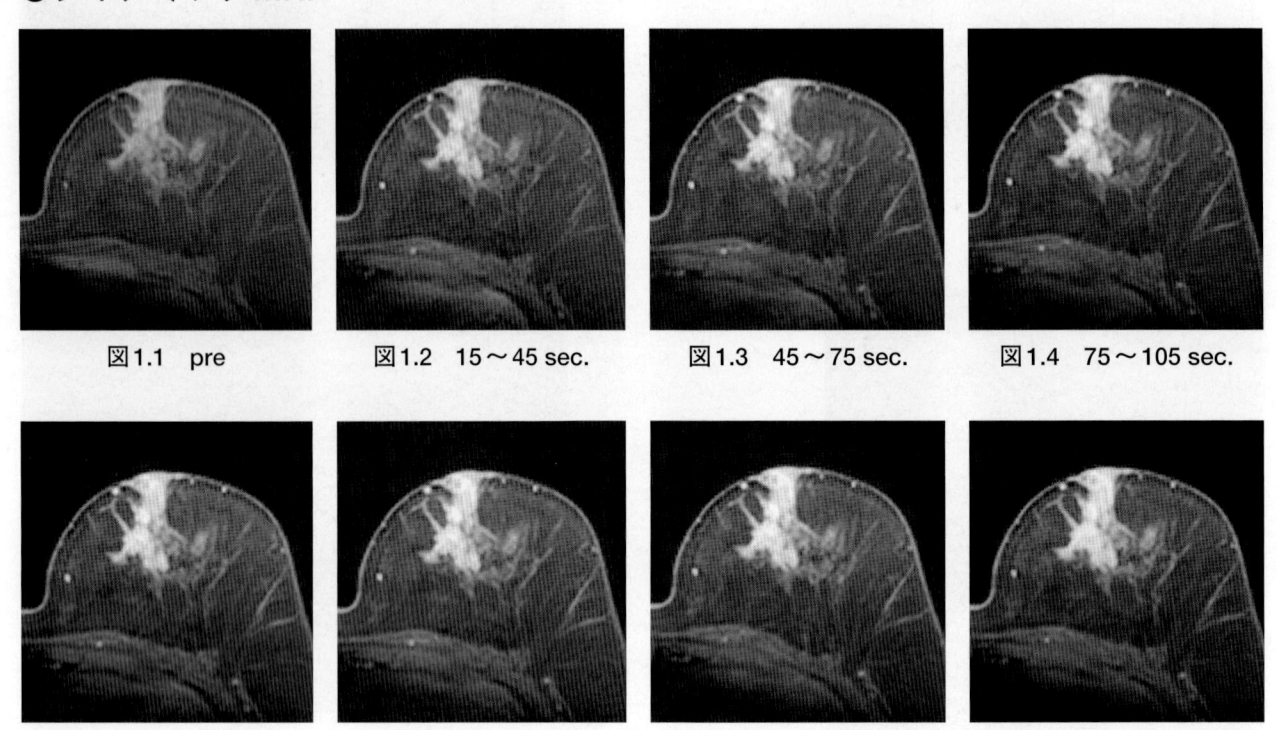

図1.7　300〜330 sec.

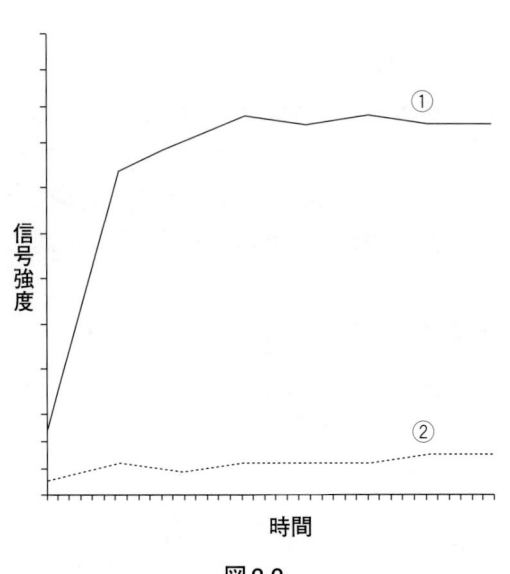

図1.8　420〜450 sec.

● ダイナミックカーブ（①病変，②正常乳腺）

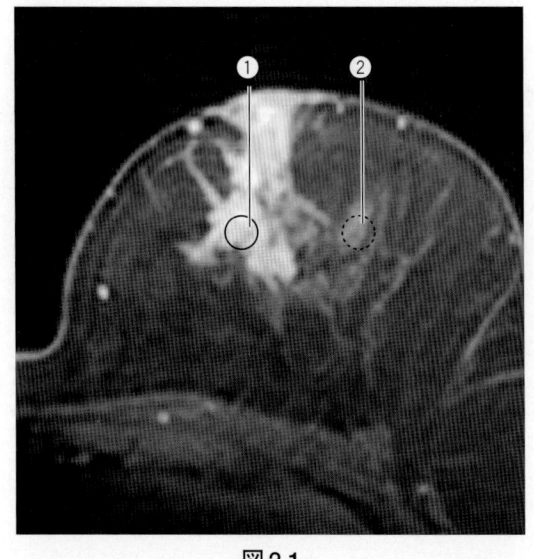

図2.1

図2.2

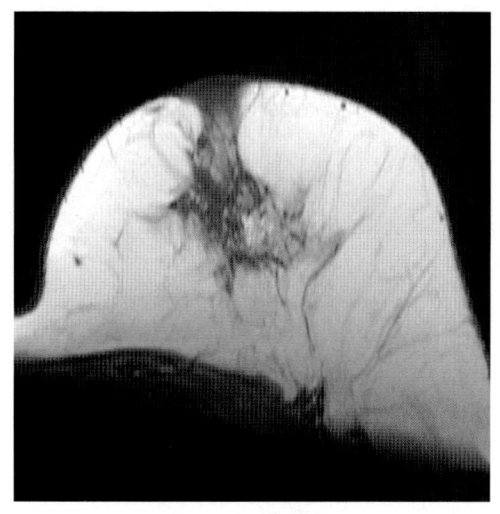

図3 T1強調像

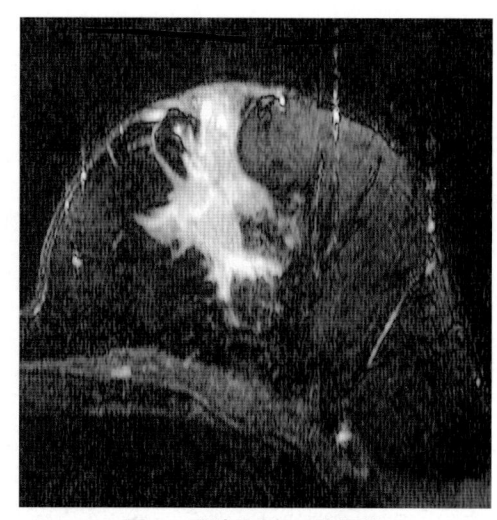

図4 脂肪抑制T2強調像

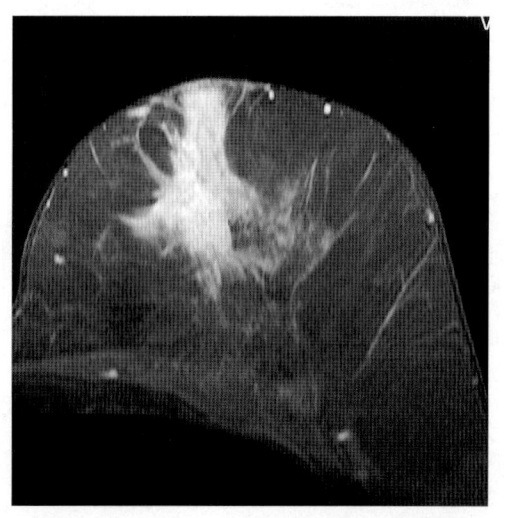

図5 ダイナミック後脂肪抑制T1強調像

【MRI所見】

　ダイナミックMRI（図1）で左乳腺全体に広がる非腫瘤性（びまん型）病変が認められる。病変は420秒後まで網目状に造影され，乳頭まで連続している。また，乳頭皮膚にも病変と同様な造影効果が認められる。ダイナミックカーブ（図2）は3型を呈している。T1強調像（図3），脂肪抑制T2強調像（図4）ともに病変と正常乳腺組織と区別はできない。ダイナミック後脂肪抑制T1強調像（図5）は，病変に不均一な造影効果が観察される。

【MRI診断】

　ダイナミックMRIで網目状に造影される非腫瘤性病変を呈することから浸潤癌は否定的で，非浸潤性乳管癌や乳腺症が疑われる。さらにダイナミックカーブは3型を示すことから，非浸潤性乳管癌に絞られる。病変と同様な造影効果を呈する線状構造が乳頭皮膚に連続していることから，パジェット病が疑われる。

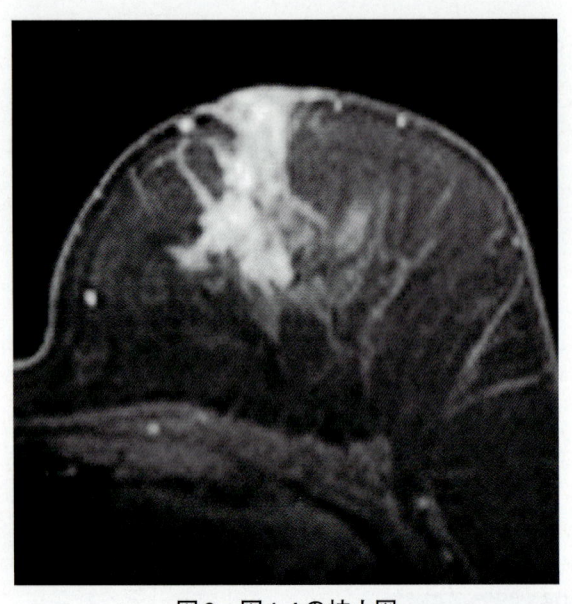

図6　図1.4の拡大図

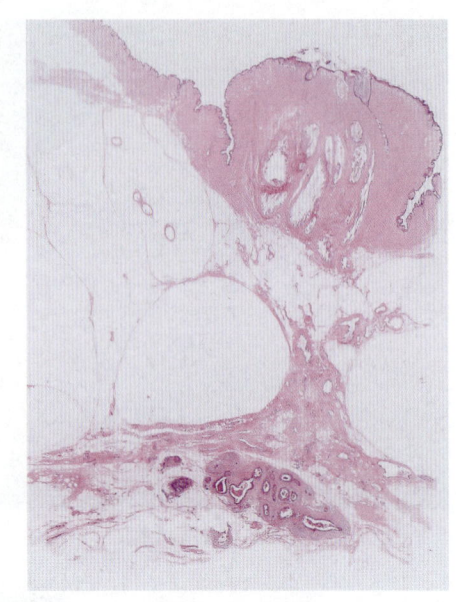

図7　ルーペ像

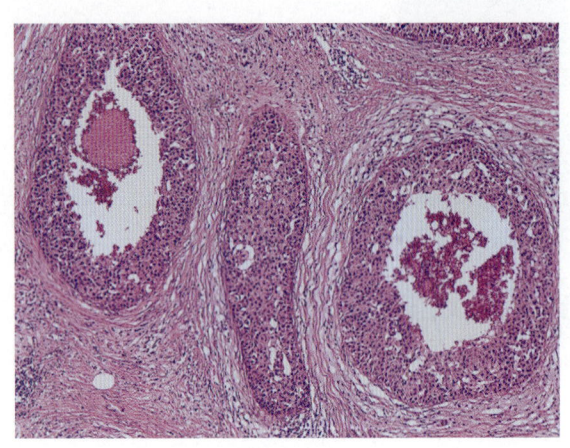

図8　HE

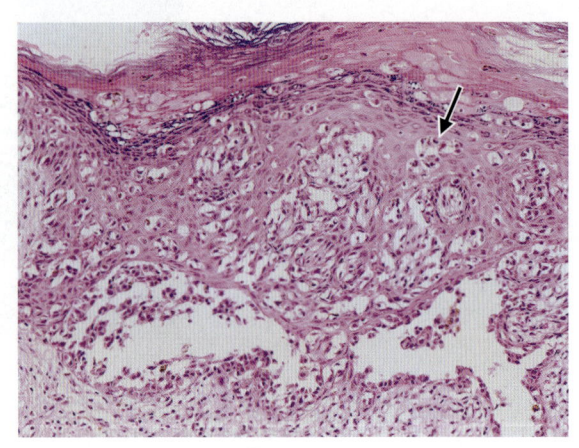

図9　HE

【病理診断】
　検体は乳房切除標本で乳頭の一部にびらんを認める。ルーペ像では明らかな腫瘤は観察されない（図7）。組織学的にはごく一部に浸潤巣を伴う非浸潤性乳管癌が主体を占める面皰癌の所見で，中心部に壊死が認められる（図8）。乳頭皮膚には典型的なパジェット細胞（矢印）がみられ（図9），乳頭内の太い乳管からBD，一部AC領域に広がる病変と連続している。

症例27 パジェット病

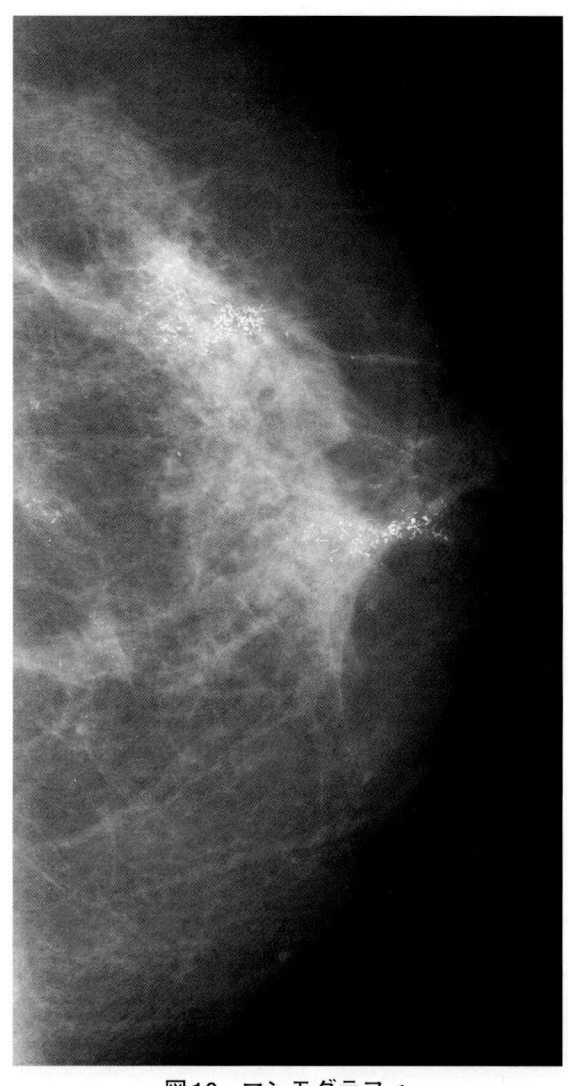

図10 マンモグラフィ

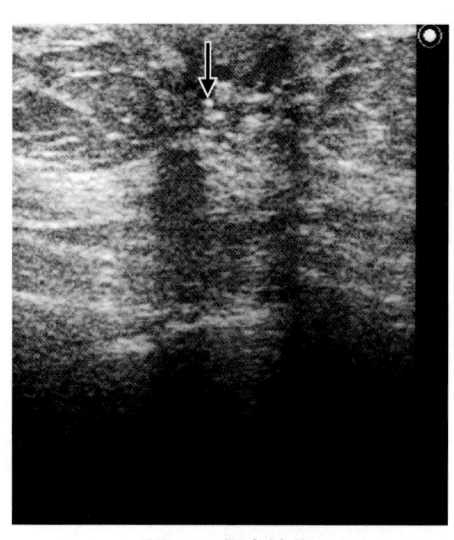

図11 超音波像

【他の検査所見】

マンモグラフィ（図10：CC方向）では，区域性に分布する微細石灰化を認め，非浸潤性乳管癌が疑われる。

超音波検査（図11）では，乳頭近傍に乳管の拡張と石灰化を疑う点状の高エコー（矢印）がみられる。非浸潤性乳管癌が疑われる。

【本症例のポイント】

パジェット病の乳房内病変は乳管内が主体であるため，MRIでは非浸潤性乳管癌と同一所見，すなわち介在する間質結合織が造影されない網目状の造影パターンを呈してくる。また，MRIでは通常乳頭自体が強く造影されるため，乳頭の病変は評価困難なことが多いが，本例のように乳頭に連続する乳管内病変をみた場合はパジェット病を考える必要がある。

症例28　線維腺腫：管内型（Fibroadenoma, intracanalicular type）

【31歳，女性】
触診：右A領域に1.5×1.5cmの可動性良好，境界明瞭な腫瘤を触知。

●ダイナミックMRI

図1.1　pre

図1.2　15～45 sec.

図1.3　45～75 sec.

図1.4　75～105 sec.

図1.5　105～135 sec.

図1.6　180～210 sec.

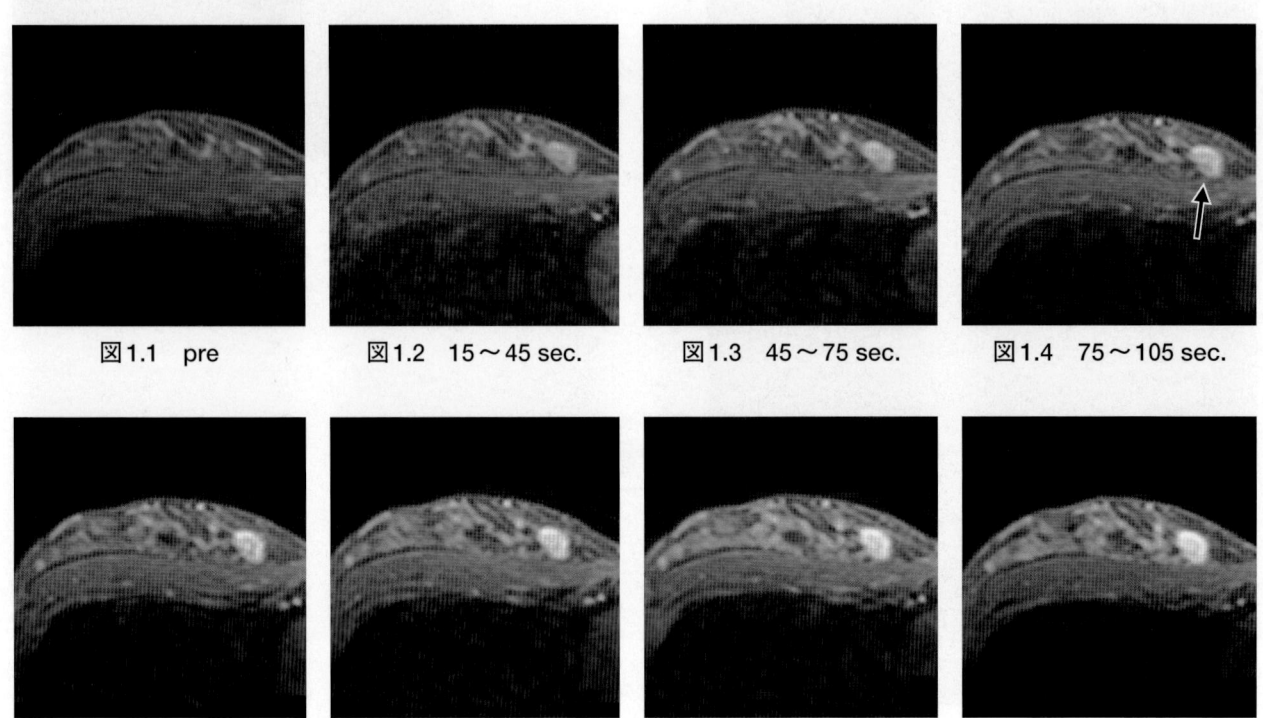

図1.7　300～330 sec.

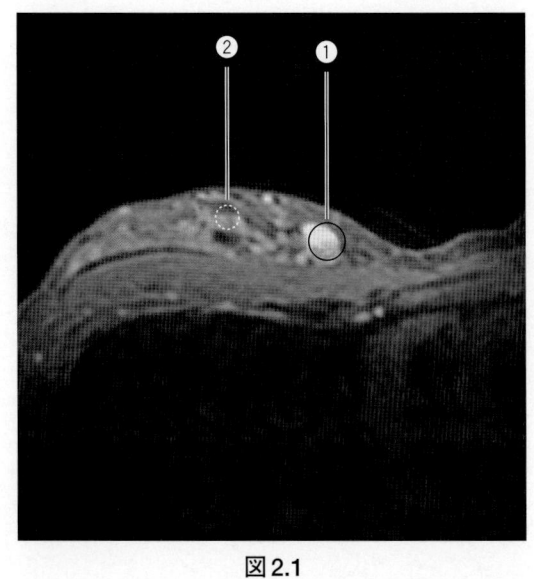

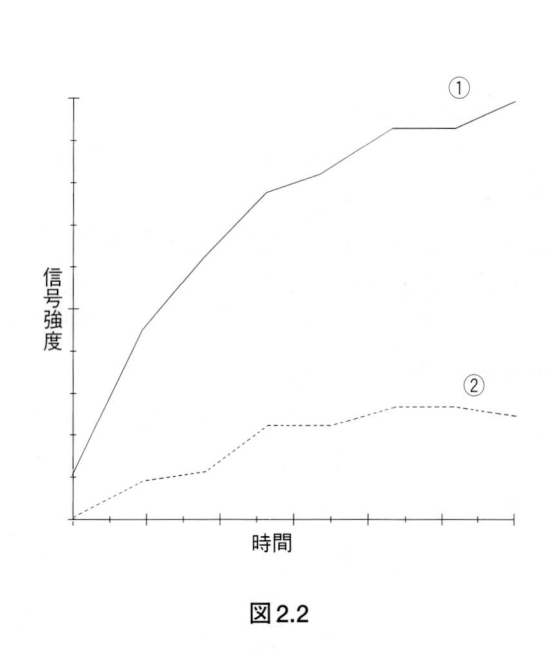

図1.8　420～450 sec.

●ダイナミックカーブ（①病変，②正常乳腺）

図2.1

図2.2

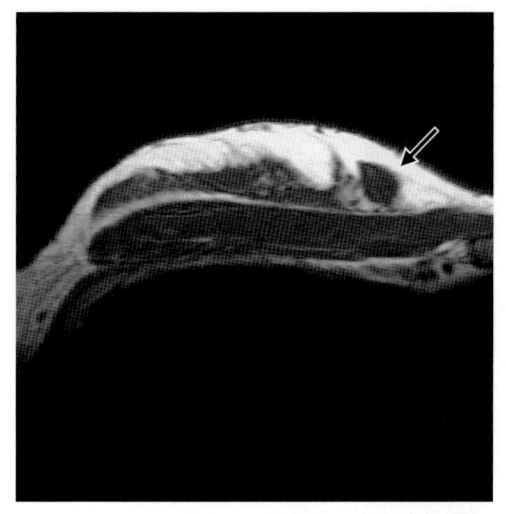

図3　T1強調像

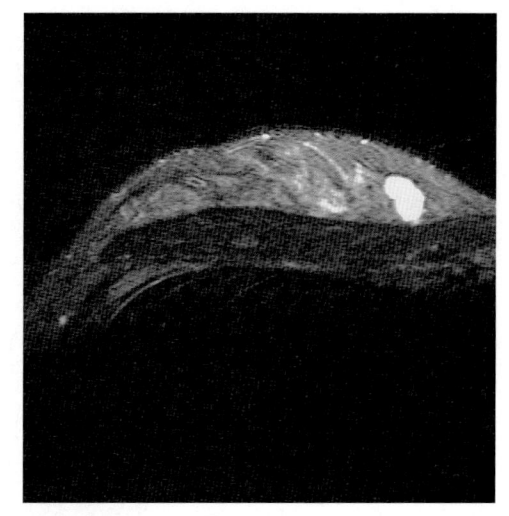

図4　STIR

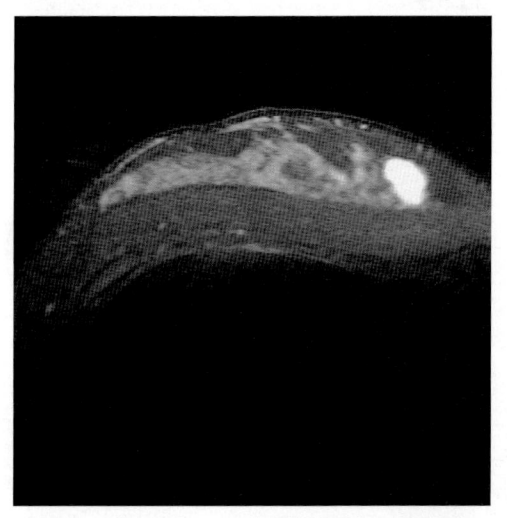

図5　ダイナミック後脂肪抑制T1強調像

【MRI所見】

　ダイナミックMRI（図1）で右A領域に8×10mmの腫瘤性病変（矢印）が認められ，内部は不均一に造影されている。ダイナミックカーブ（図2）は2型を示し，T1強調像（図3）は等信号である。STIR（図4）は著明な高信号，ダイナミック後脂肪抑制T1強調像（図5）では境界明瞭な高信号の腫瘤として観察される。

【MRI診断】

　2型のダイナミックカーブ，ダイナミック後脂肪抑制T1強調像で境界が明瞭な所見から良性腫瘍で，線維腺腫が疑われる。

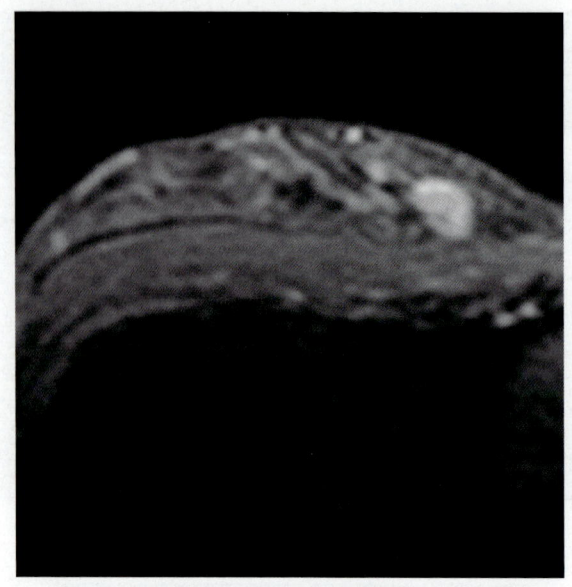

臨床と病理のための乳腺MRIアトラス

図6　図1.4の拡大図

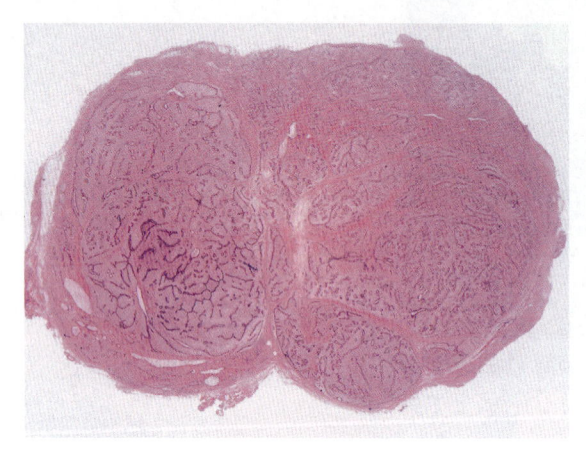

図7　ルーペ像

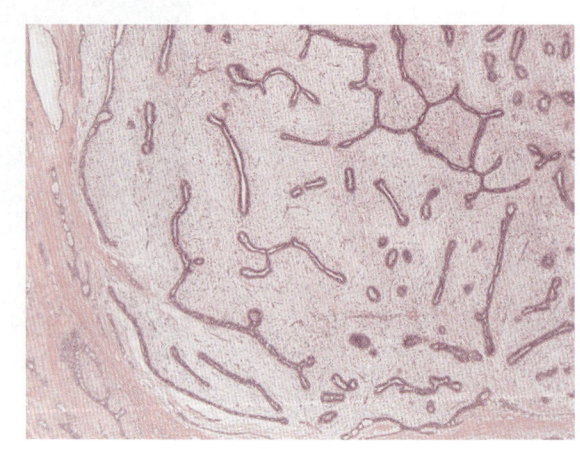

図8　HE

【病理診断】

　生検材料にみられた腫瘤は9×5mmで，管内型の線維腺腫である（図7）。
　組織学的に腫瘍と周囲の境界はきわめて鮮明である。腫瘍細胞は樹枝状形態と著しい粘液腫様の間質結合織からなる線維腺腫（fibroadenoma, intracanalicular type）である（図8）。

— 210 —

症例28　線維腺腫：管内型

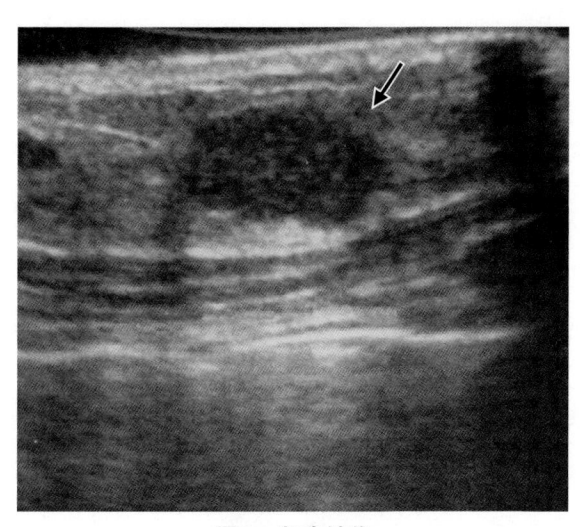

図9　超音波像

【他の検査所見】
　超音波検査（図9）では，境界が比較的明瞭で内部が均一な低エコー腫瘤（矢印）を示す。線維腺腫がまず第一に考えられる。

【本症例のポイント】
　本例は，ダイナミック後脂肪抑制T1強調像にて境界明瞭で，2型のダイナミックカーブを示す。以上の所見は良性腫瘍（線維腺腫）の典型像である。またこの病変は，粘液腫様の間質結合織が多いためSTIRで高信号を呈したと考えられる。

症例29　線維腺腫：類臓器型（Fibroadenoma, organoid type）

【21歳，女性】
触診：左B領域に3.0×2.5 cmの可動性良好，境界明瞭な腫瘤を触知。

● ダイナミックMRI

図1.1　pre

図1.2　15〜45 sec.

図1.3　45〜75 sec.

図1.4　75〜105 sec.

図1.5　105〜135 sec.

図1.6　180〜210 sec.

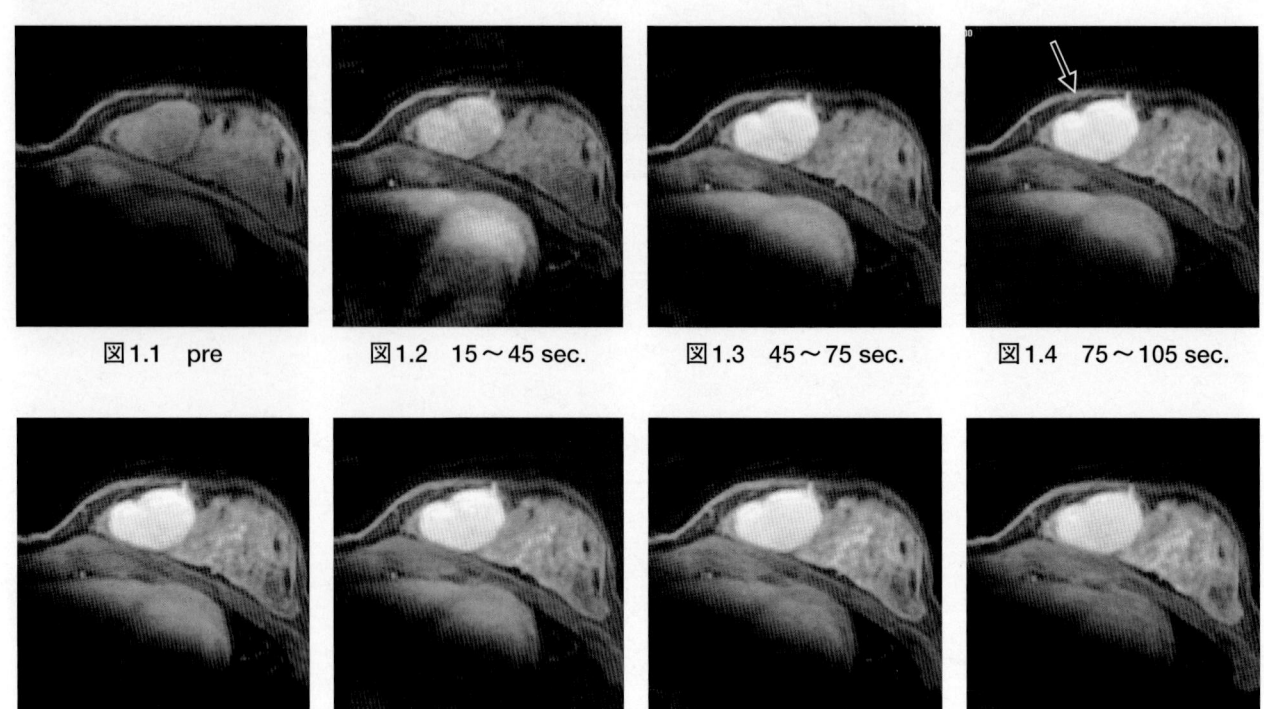

図1.7　300〜330 sec.

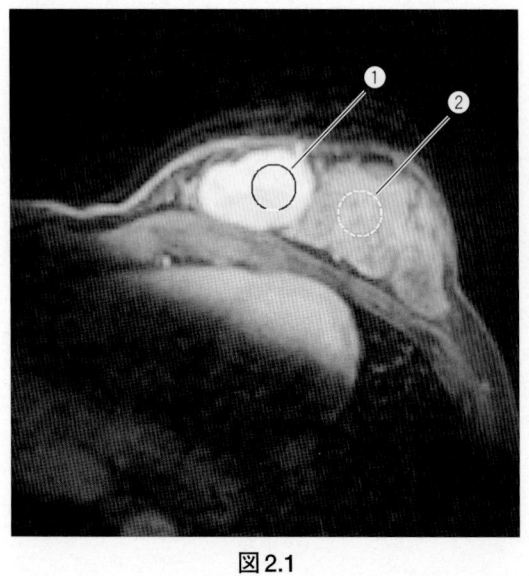

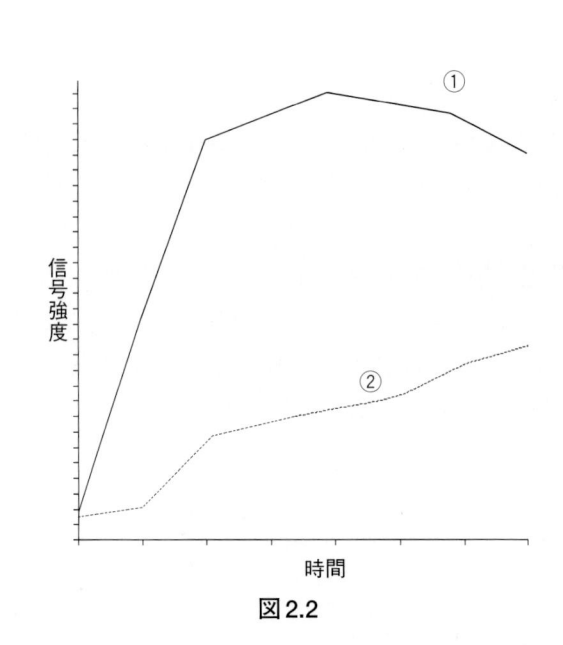

図1.8　420〜450 sec.

● ダイナミックカーブ（①病変，②正常乳腺）

図2.1

図2.2

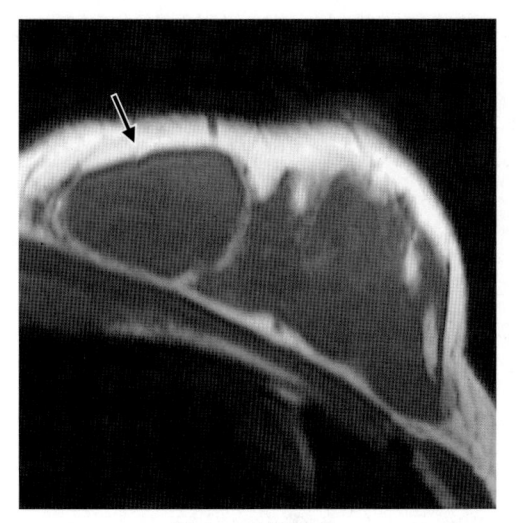

図3　T1強調像

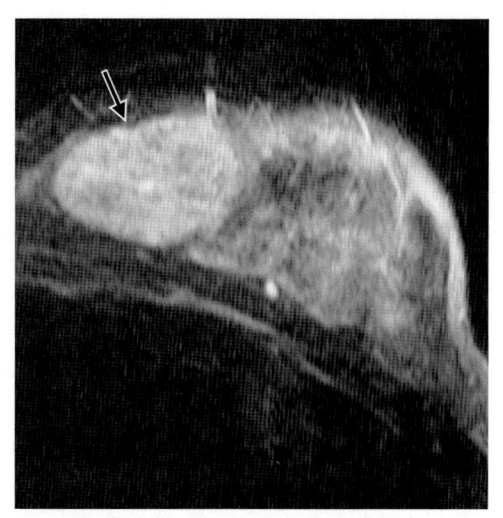

図4　脂肪抑制T2強調像

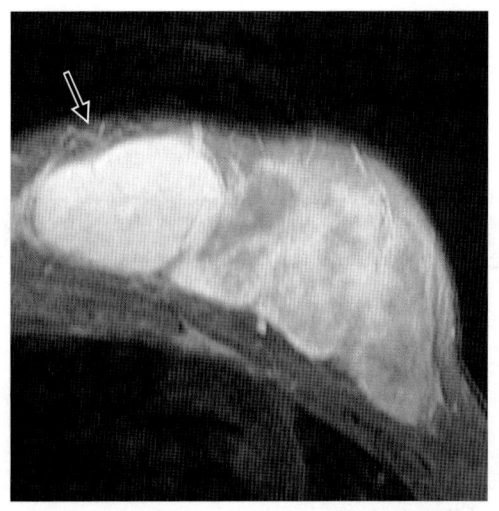

図5　ダイナミック後脂肪抑制T1強調像

【MRI所見】

　ダイナミックMRI（図1）で左B領域に34×25mmの皮膚側にくびれのある分葉状の腫瘤性病変（矢印）が認められ，内部は比較的均一に造影されている。ダイナミックカーブ（図2）は180秒後をピークとする4型を呈している。病変内部はT1強調像（図3）で等信号，脂肪抑制T2強調像（図4）で高信号，ダイナミック後脂肪抑制T1強調像（図5）で境界明瞭な高信号の腫瘤として描出されている。

【MRI診断】

　腫瘤は4型のダイナミックカーブを呈しているが，ピークは180秒後と遅く，ダイナミック後脂肪抑制T1強調像で境界明瞭であるため良性腫瘍が疑われる。脂肪抑制T2強調像でやや高信号であることから，細胞成分の豊富な線維腺腫や葉状腫瘍があげられる。

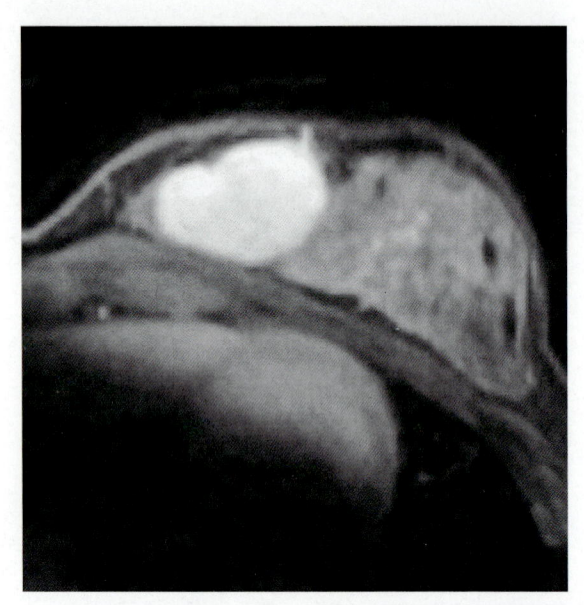

図6　図1.4の拡大図

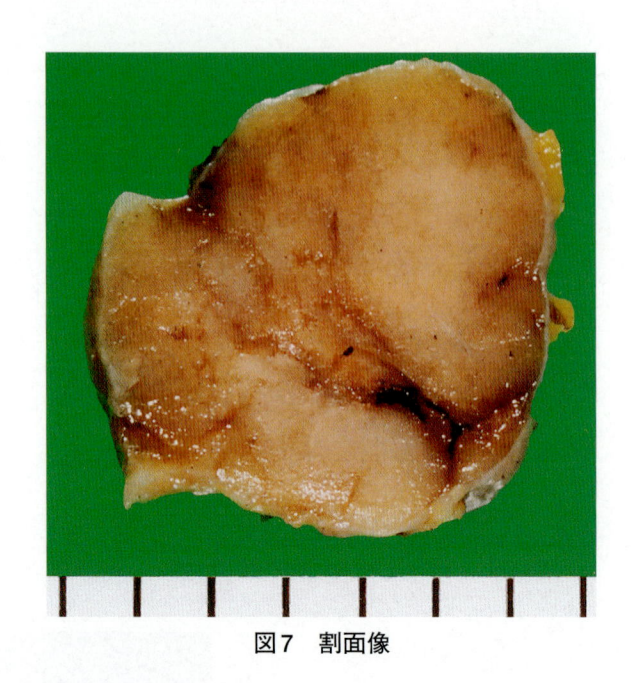

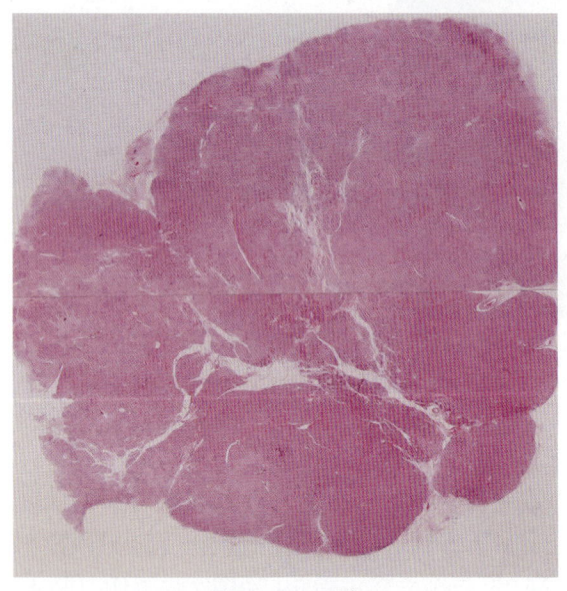

図7　割面像

図8　ルーペ像

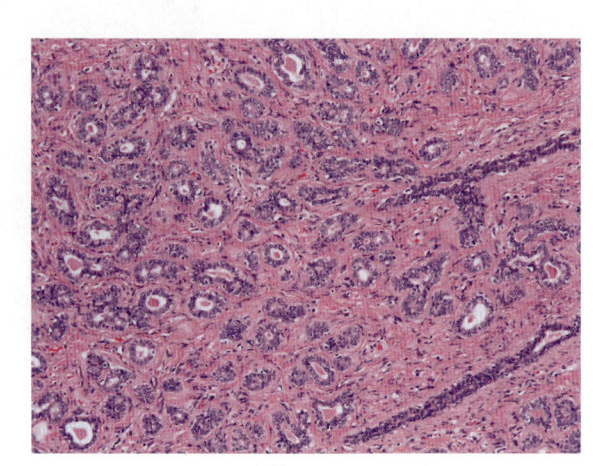

図9　HE

【病理診断】
　図6とほぼ同一の割面では，腫瘍の大きさは32×26 mmで境界明瞭，やや分葉傾向のある充実性腫瘍である（図7）。MRIで認められた腫瘤のくびれはルーペ像でもほぼ同じ部位に認められる（図8）。組織学的には小葉成分を模倣する類臓器型の線維腺腫（fibroadenoma, organoid type）である（図9）。ダイナミックカーブが通常の線維腺腫と異なり，4型を示した原因は腺成分が多い類臓器型に由来する。陳旧性線維腺腫であった症例（220ページ参照）と対称的である。

症例29　線維腺腫：類臓器型

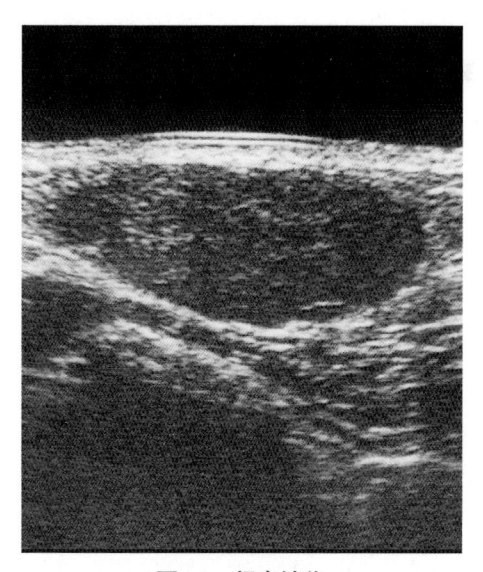

図10　超音波像

【他の検査所見】

超音波検査（図10）では，腫瘤は扁平で境界明瞭である．後方エコーのわずかな増強を呈し，線維腺腫が考えられる．

【本症例のポイント】

類臓器型線維腺腫（fibroadenoma, organoid type）のMRI所見は，細胞成分が豊富な所見を反映して脂肪抑制T2強調像（またはSTIR）で高信号，ダイナミックカーブは急峻型（3，4型）をとりうる．乳癌との鑑別は，本型がダイナミック後脂肪抑制T1強調像で，明瞭な境界を有する点にある．

症例30　線維腺腫：乳腺症型（Fibroadenoma, mastopathic type）

【42歳，女性】
触診：右A領域に1.7 × 1.6 cmの可動性良好な腫瘤を触知。

● ダイナミックMRI

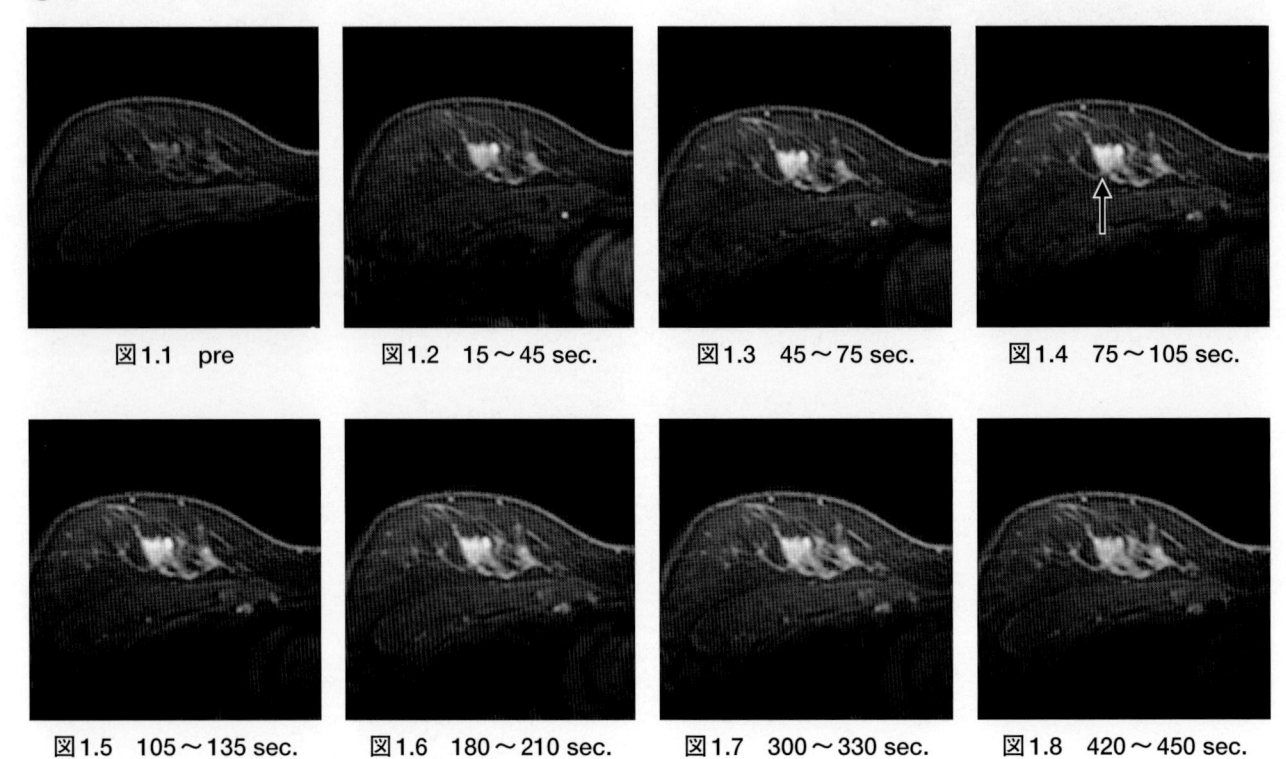

図1.1　pre

図1.2　15〜45 sec.

図1.3　45〜75 sec.

図1.4　75〜105 sec.

図1.5　105〜135 sec.

図1.6　180〜210 sec.

図1.7　300〜330 sec.

図1.8　420〜450 sec.

● ダイナミックカーブ（①病変，②正常乳腺）

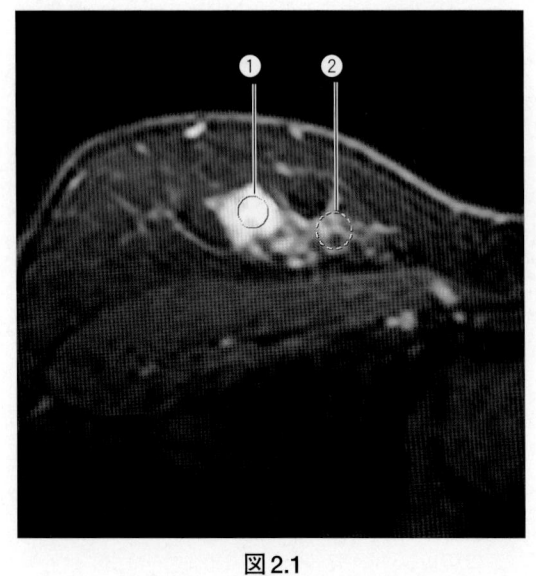

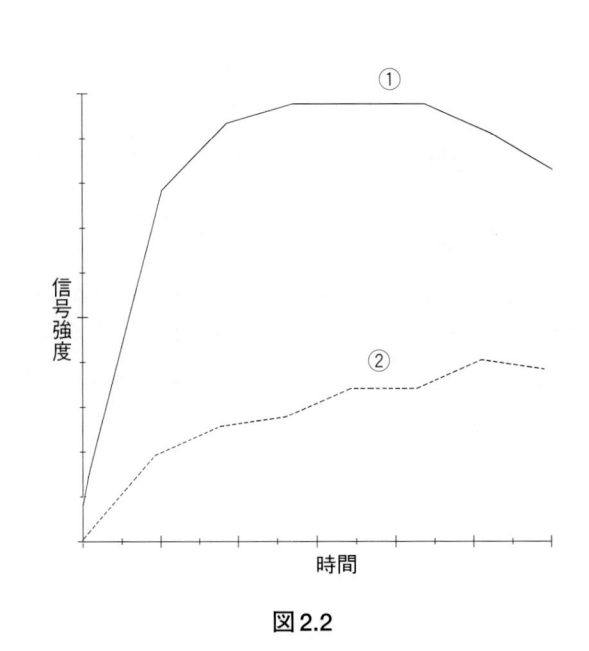

図2.1

図2.2

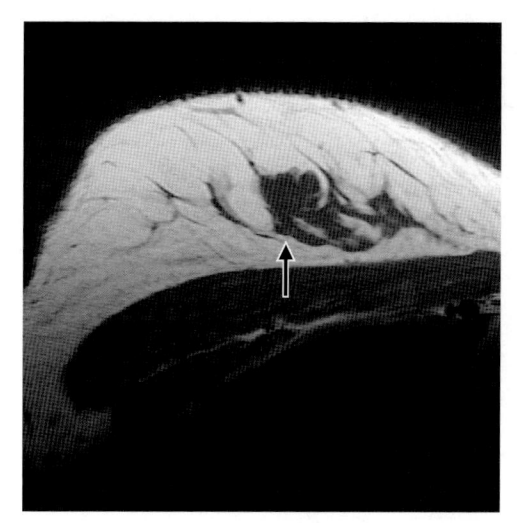

図3　T1強調像

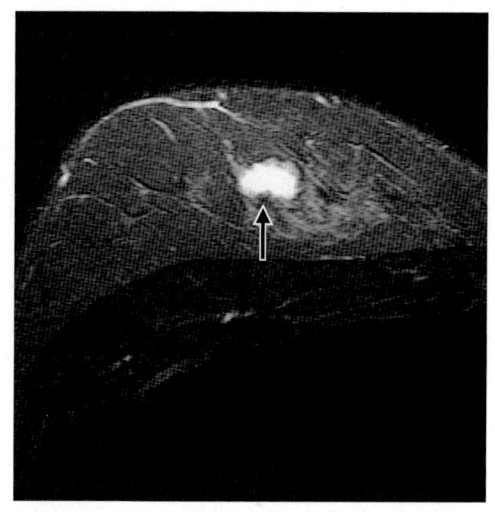

図4　STIR

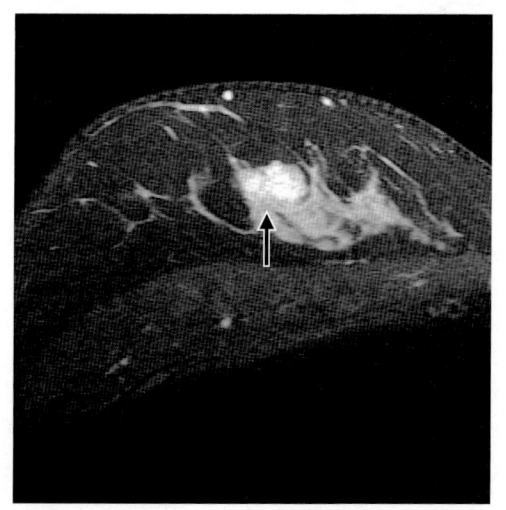

図5　ダイナミック後脂肪抑制T1強調像

【MRI所見】

　ダイナミックMRI（図1）で右AC領域に分葉状の腫瘤性病変が認められる。腫瘤内部が不均一に早期より造影され，ダイナミックカーブ（図2）は120秒でピークを形成する4型を呈する。T1強調像（図3）で低信号，STIR（図4）で著明な高信号，ダイナミック後脂肪抑制T1強調像（図5）で腫瘤は背景の乳腺の造影効果と重なっているが，境界は不明瞭である。

【MRI診断】

　腫瘤はダイナミックカーブが4型で，ダイナミック後脂肪抑制T1強調像で境界が不明瞭であることから乳癌が疑われる。STIRで著明な高信号を呈していることから，細胞成分の豊富な線維腺腫，粘液癌も鑑別にあげられる。粘液癌のダイナミックカーブは1～3型をとりうるが，STIR（または脂肪抑制T2強調像）で著明な高信号を呈する場合，内部は粘液成分を反映してダイナミックカーブは2型になり本例とは合致しない。乳癌が第一選択として考えられるが，組織型の類推は困難である。

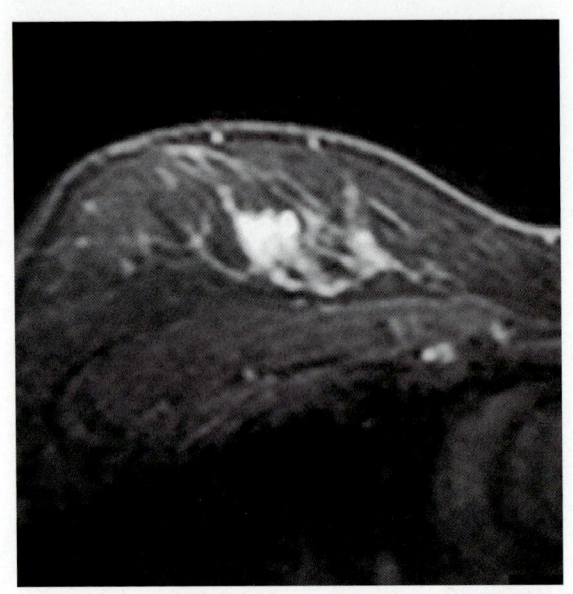

図6　図1.4の拡大図

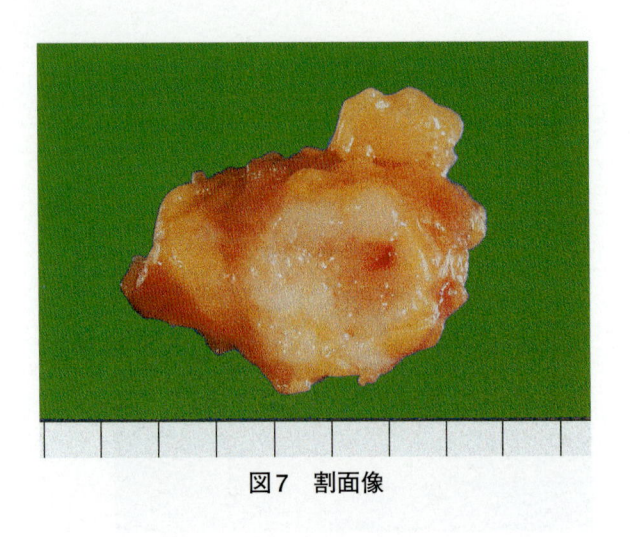

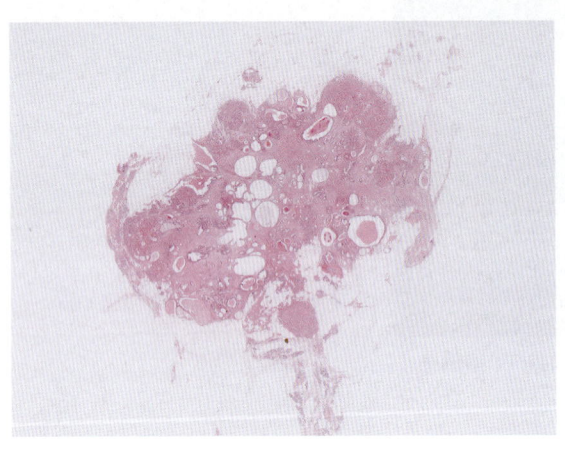

図7　割面像

図8　ルーペ像

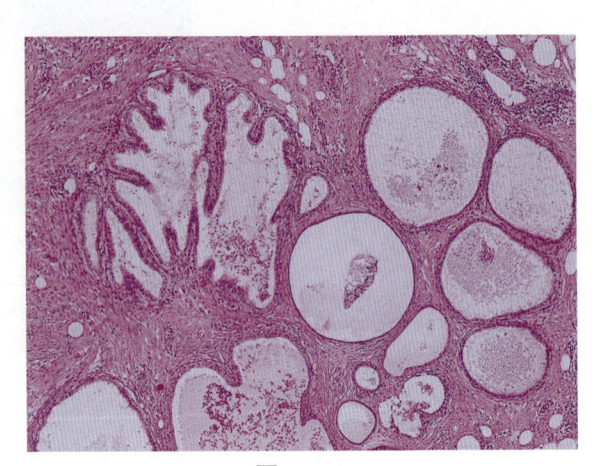

図9　HE

【病理診断】

　細胞診で良性が疑われたため生検が施行された。生検割面では、境界はやや不明瞭、大きさは15×15mmの腫瘤を形成している（図7）。ルーペ像では、境界不明瞭で内部に囊胞性病変を伴っている（図8）。組織学的には間質と腺成分の増生を伴う乳腺症型線維腺腫（fibroadenoma, mastopathic type）で、腺成分は乳腺症でみられる硬化性腺症、囊胞および乳管乳頭腫症を伴っている（図9, 図10）。STIRで高信号を呈した原因は、乳腺症型線維腺腫にしばしば観察される腺成分増生によるものである。

症例30　線維腺腫：乳腺症型

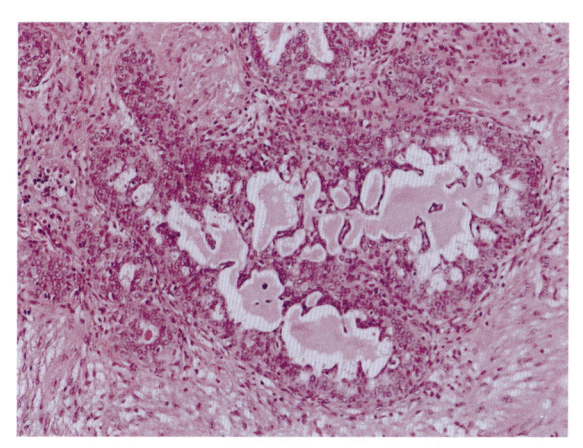

図10　HE

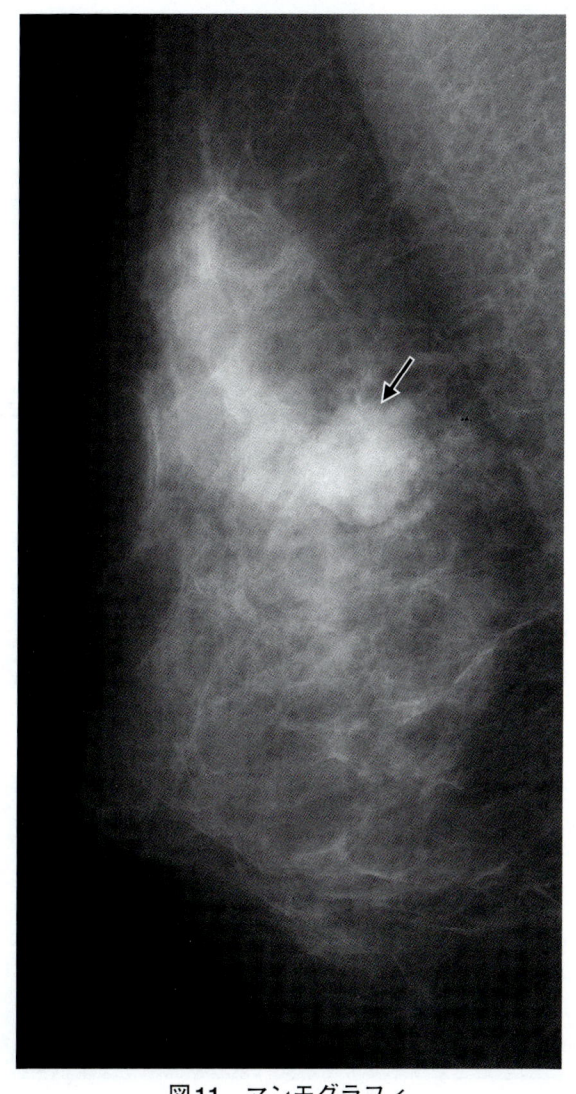

図11　マンモグラフィ

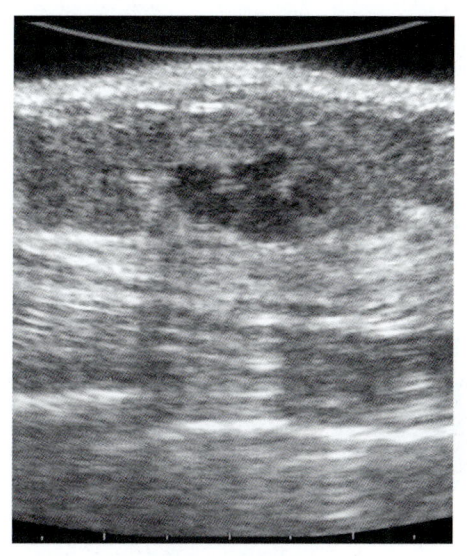

図12　超音波像

【他の検査所見】

　マンモグラフィ（図11：MLO方向）では，分葉状の腫瘤像（矢印）を認め，辺縁の一部が微細分葉状で悪性が考えられる。

　超音波検査（図12）では，分葉状の低エコー腫瘤で悪性の可能性を否定できないが，境界は比較的明瞭で乳腺症（腺症）なども鑑別にあげられる。

【本症例のポイント】

　乳腺症型線維腺腫は，典型的な線維腺腫と異なりダイナミック後脂肪抑制T1強調像で境界不明瞭を呈し，乳癌との鑑別が難しいことがある。本症は最近増加傾向にあり，腺成分の著しい増生によって針生検，細胞診で時として悪性と診断されることがあるので注意が必要である。

症例31　陳旧性線維腺腫（Old fibroadenoma）

【46歳，女性】
以前からマンモグラフィで左乳房の粗大石灰化を指摘。
触診：腫瘤を触知せず。

● ダイナミックMRI

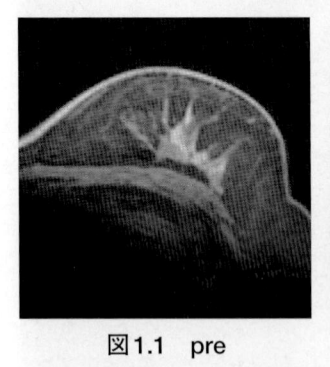

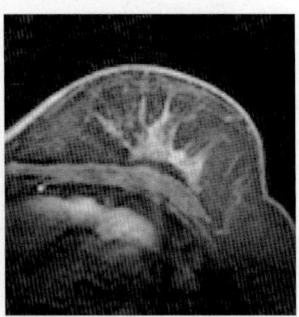

図1.1　pre

図1.2　15～45 sec.

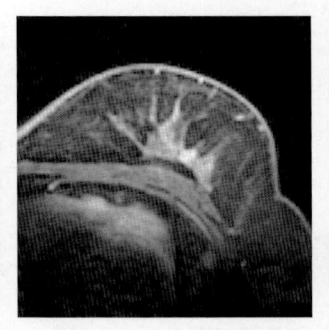

図1.3　45～75 sec.

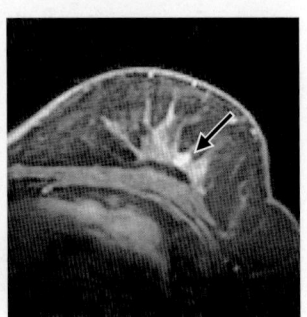

図1.4　75～105 sec.

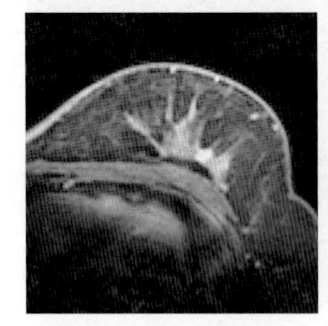

図1.5　105～135 sec.

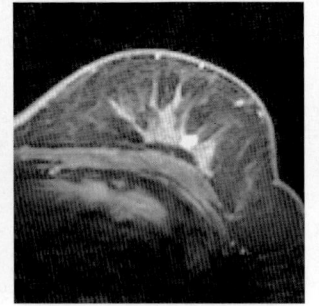

図1.6　180～210 sec.

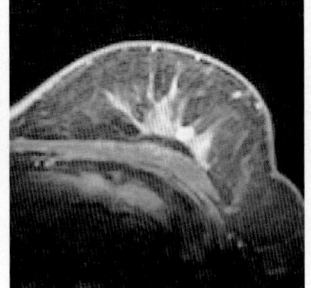

図1.7　300～330 sec.

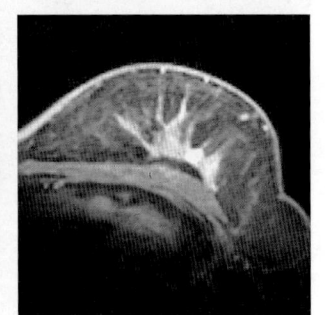

図1.8　420～450 sec.

● ダイナミックカーブ（①病変，②正常乳腺）

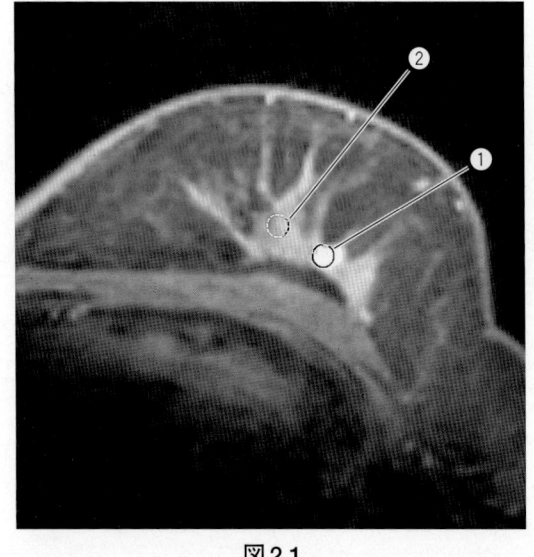

図2.1

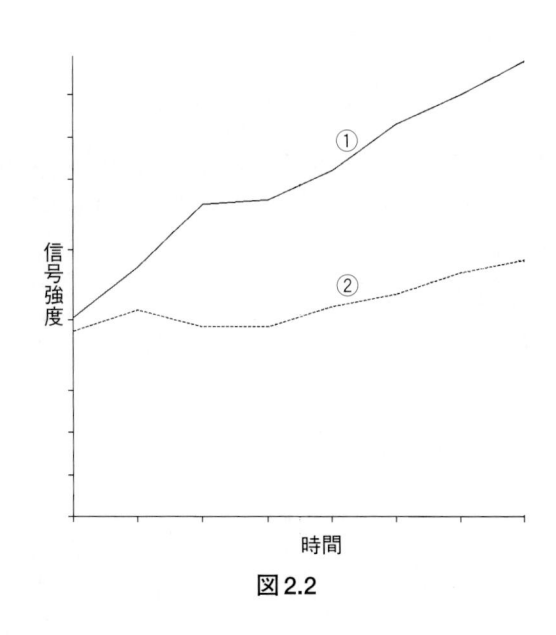

図2.2

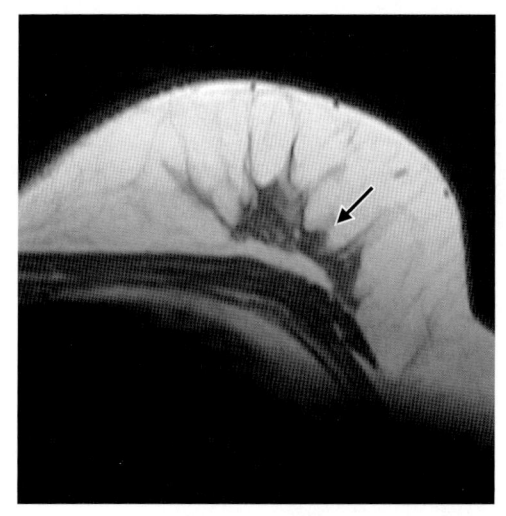

図3　T1強調像

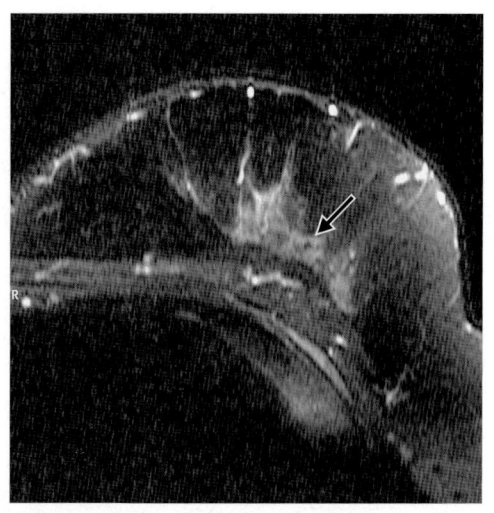

図4　脂肪抑制T2強調像

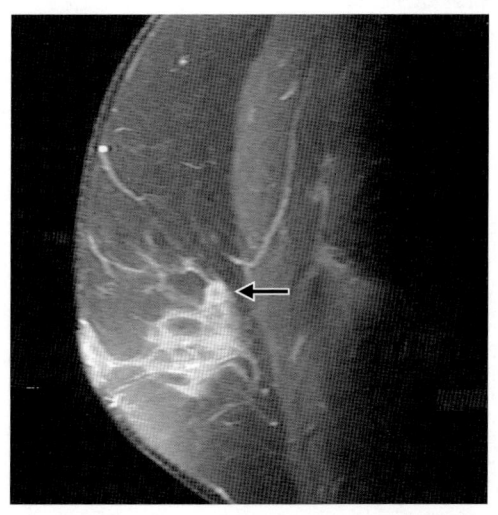

図5　ダイナミック後脂肪抑制T1強調像（矢状断）

【MRI所見】

　ダイナミックMRI（図1）で左C領域に9×4mmの腫瘤性病変（矢印）が認められる。境界は明瞭で，腫瘤内部に造影効果の認められない部分が存在する。ダイナミックカーブ（図2）は2型を示している。T1強調像（図3）は低信号（矢印），脂肪抑制T2強調像（図4）は乳腺と同程度の信号（矢印）で，ダイナミック後脂肪抑制T1強調像（図5）で腫瘤境界は明瞭，中心部は低信号である。

【MRI診断】

　2型のダイナミックカーブ，ダイナミック後脂肪抑制T1強調像で境界が明瞭な点から，良性腫瘍の線維腺腫が疑われる。中心部が脂肪抑制T2強調像で低信号であり，ダイナミック後脂肪抑制T1強調像で低信号であることから線維化，または石灰化が考えられる。

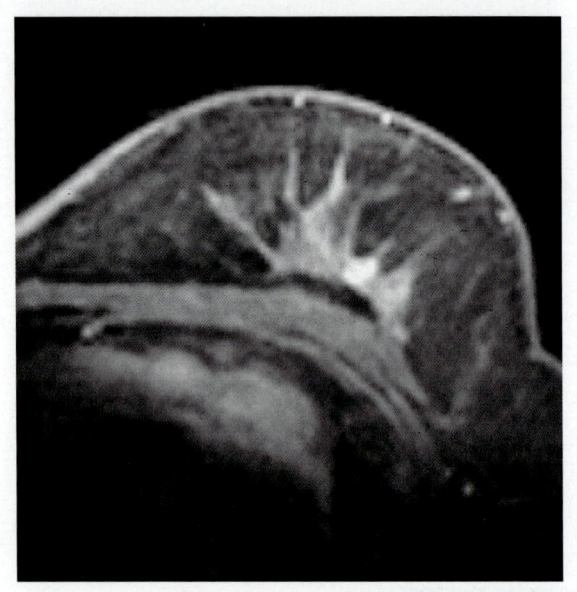

図6　図1.4の拡大図

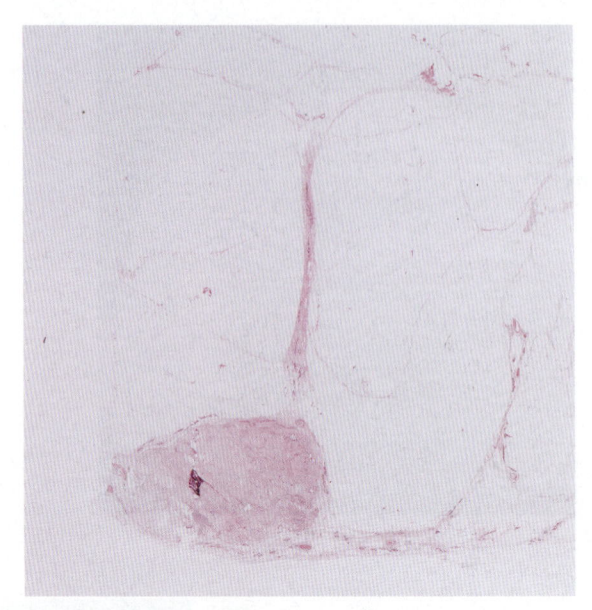

図7　ルーペ像

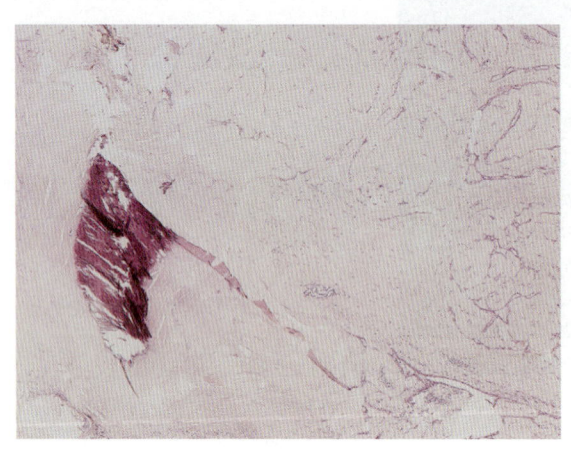

図8　HE

【病理診断】

　生検材料にみられた腫瘤は7×4mmで，細胞成分に乏しい陳旧性の線維腺腫である（**図7**）。ほぼ中心部にマンモグラフィにて指摘された粗大な石灰化が認められる（**図8**）。脂肪抑制T2強調像で腫瘍中心部が低信号を呈した根拠は，線維化と石灰化によるものと解される。

第5章　組織型別にみたMRI画像

症例31　陳旧性線維腺腫

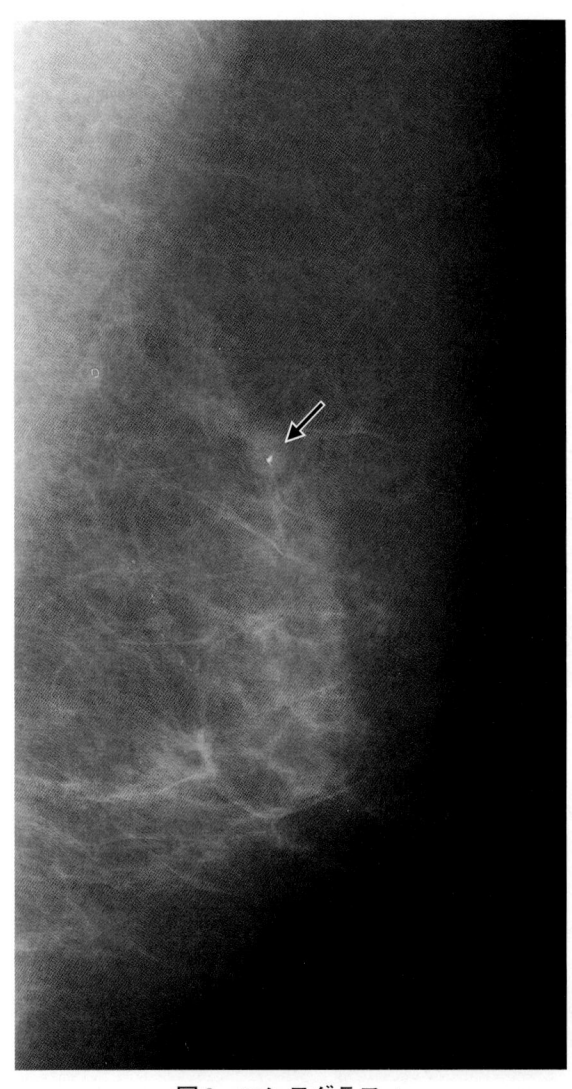

図9　マンモグラフィ

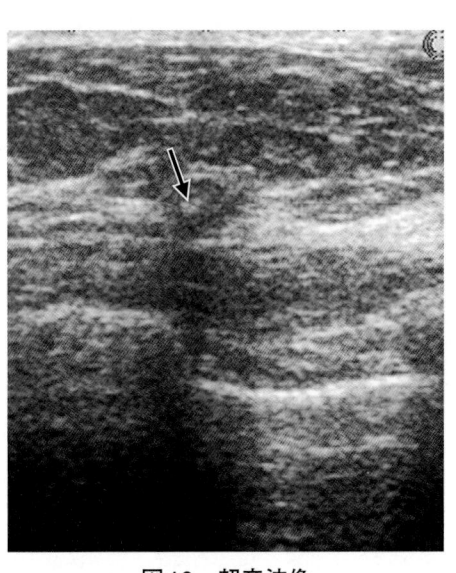

図10　超音波像

【他の検査所見】
　マンモグラフィ（図9：MLO方向）では，境界明瞭な腫瘤で内部には粗大な石灰化（矢印）が認められる。線維腺腫が考えられる。
　超音波検査（図10）では，境界が一部不明瞭な低エコー腫瘤で内部には石灰化（矢印）を示唆する高エコーが存在する。良悪性の鑑別は困難である。

【本症例のポイント】
　本例は，ダイナミック後脂肪抑制T1強調像にて境界明瞭で，ダイナミックMRIにてゆっくりと造影され，良性腫瘍（線維腺腫）に典型的な所見を呈している。

症例32　若年性線維腺腫（Juvenile fibroadenoma）

【17歳，女性】
触診：左乳房全体に広がる約10.0×10.0cmの可動性良好な腫瘤を触知。

● ダイナミックMRI

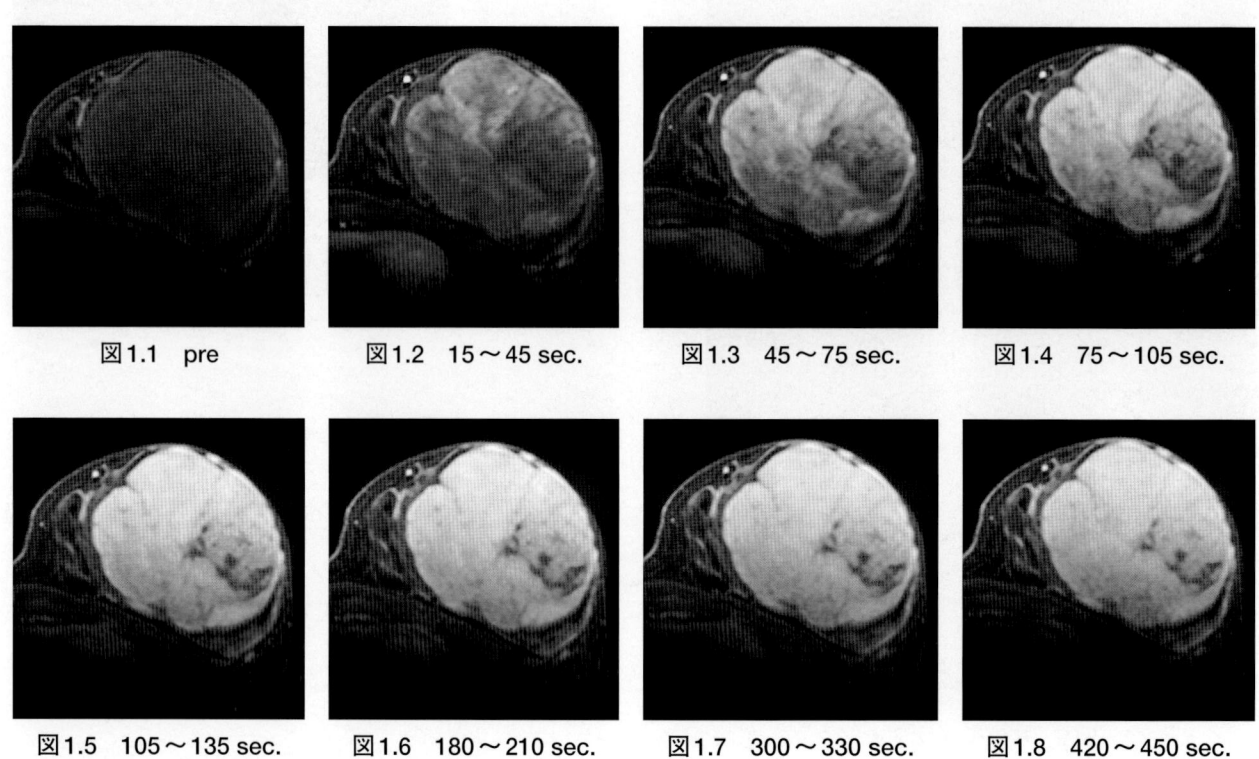

図1.1　pre

図1.2　15〜45 sec.

図1.3　45〜75 sec.

図1.4　75〜105 sec.

図1.5　105〜135 sec.

図1.6　180〜210 sec.

図1.7　300〜330 sec.

図1.8　420〜450 sec.

● ダイナミックカーブ（①②病変）

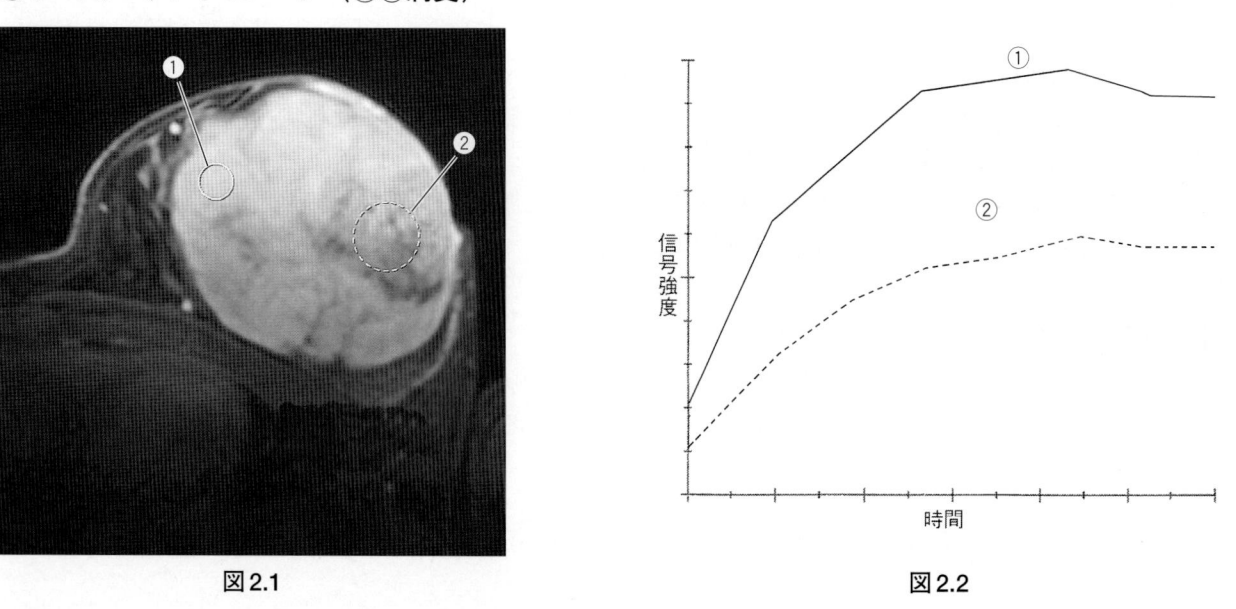

図2.1

図2.2

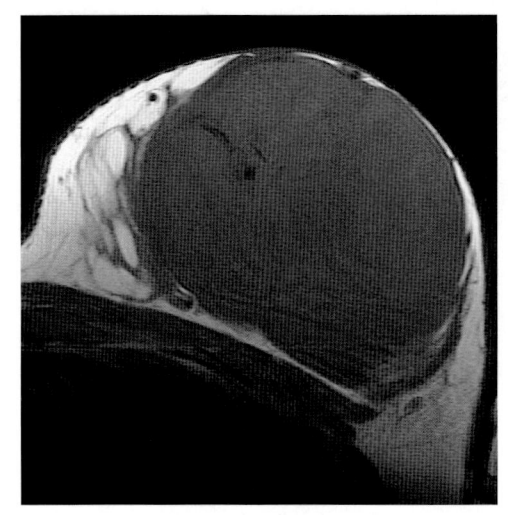

図3　T1強調像

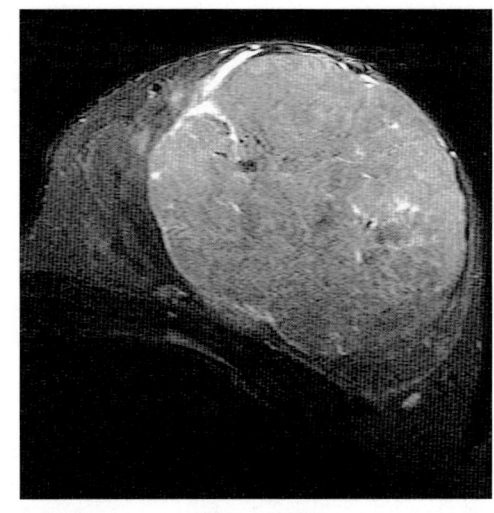

図4　STIR

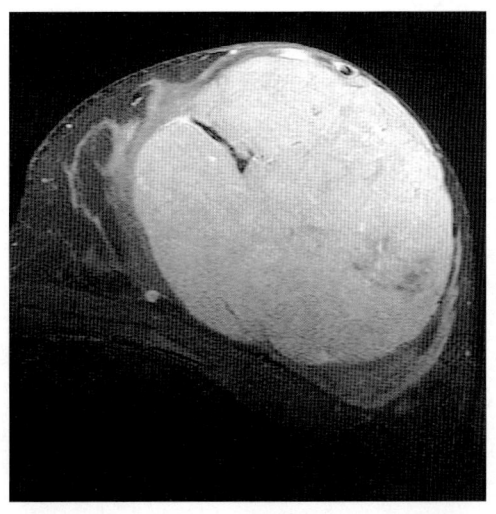

図5　ダイナミック後脂肪抑制T1強調像

【MRI所見】

　ダイナミックMRI（図1）で，左乳腺の大部分を占める約100mmの腫瘤性病変が認められる。早期に不均一な造影効果を認めるが，後期ではほぼ均一に造影されている。しかし内部のスリット様構造には造影効果はみられない。ダイナミックカーブ（図2）は3型を示している。腫瘤はT1強調像（図3）で均一な等信号，STIR（図4）でやや高信号である。ダイナミック後脂肪抑制T1強調像（図5）で境界明瞭である。スリット様構造はT1強調像で低信号，STIRで著明な高信号を示している。

【MRI診断】

　ダイナミック後脂肪抑制T1強調像で，境界が明瞭な所見からは良性病変が考えられる。また，腫瘍内のスリット様構造から線維腺腫，葉状腫瘍が推定されるが，嚢胞部分を認めず均一な造影効果を示すことや年齢も考慮して線維腺腫を第一に考えたい。

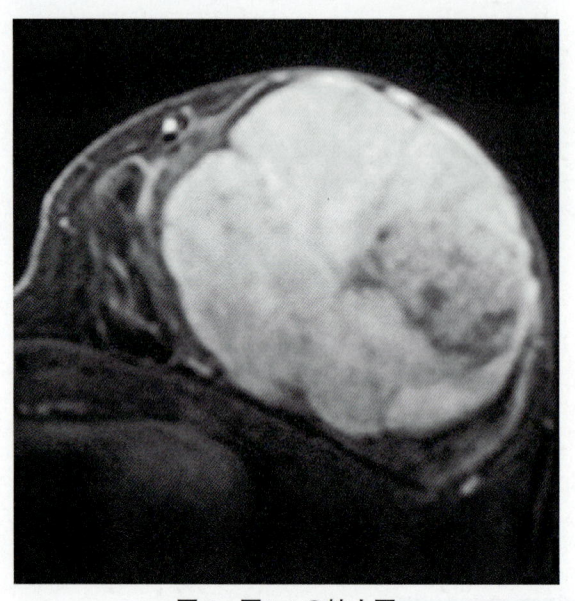

図6　図1,4の拡大図

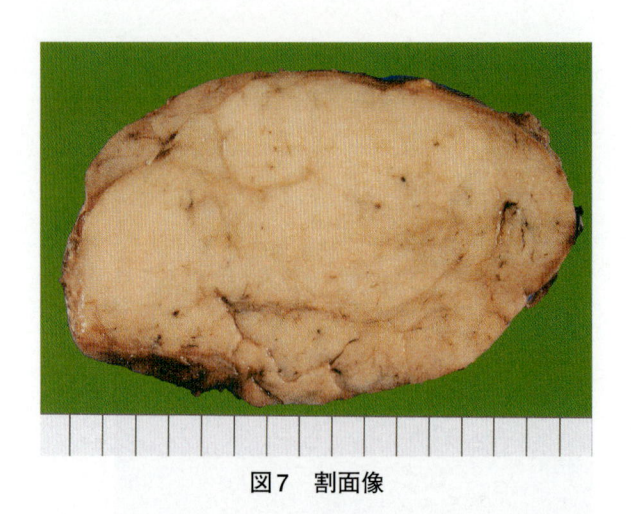

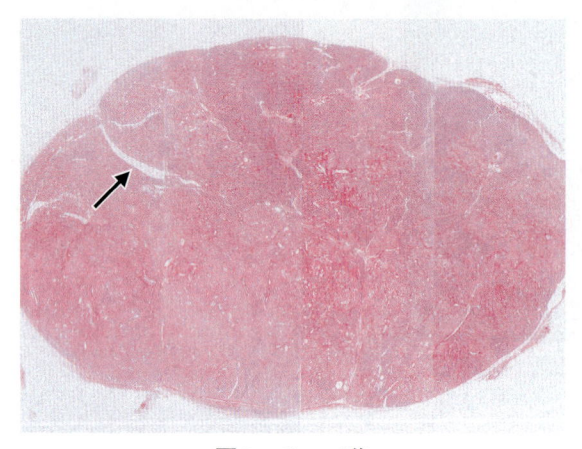

図7　割面像

図8　ルーペ像

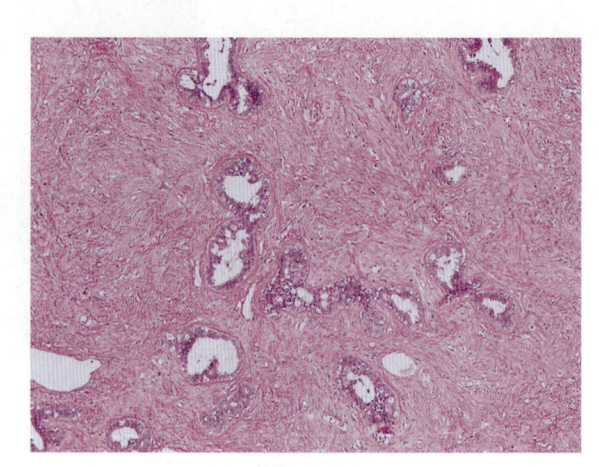

図9　HE

【病理診断】

　割面像では腫瘍は75×55mmの淡白黄色，充実性腫瘍でその内部には細い間隙を認める（図7）。ルーペ像ではほぼ均一な染色態度を呈しており，割面同様細長いスリット様構造（矢印）を認め（図8），組織学的には間質成分の増生と乳管上皮の過形成が観察される（図9，図10）。これらの特徴は，若年性線維腺腫に特有な所見である。

症例32　若年性線維腺腫

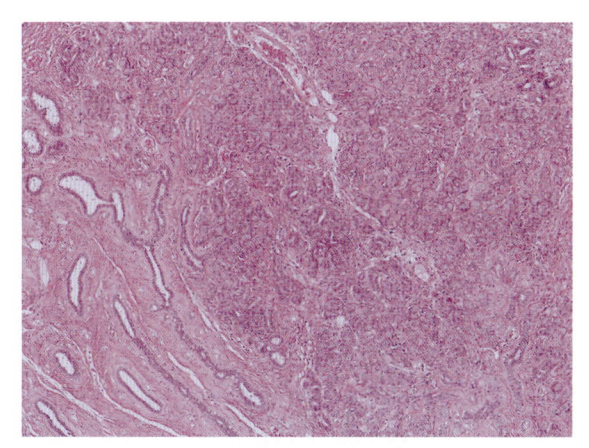

図10　HE

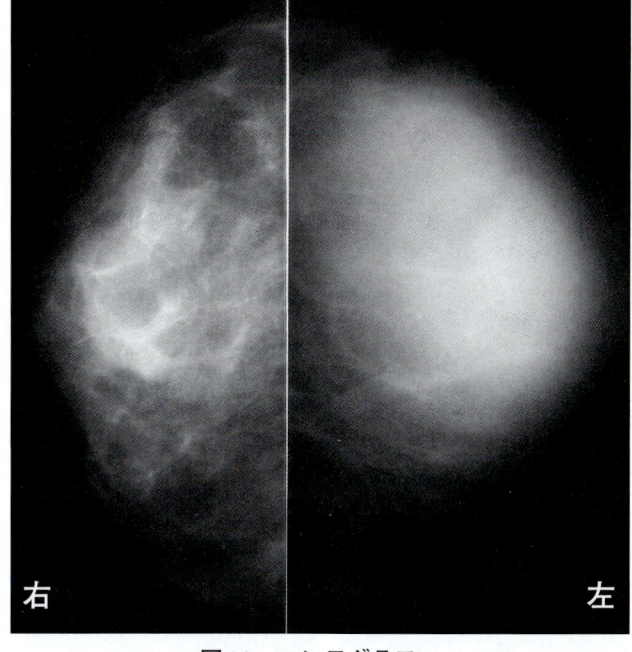

図11　マンモグラフィ

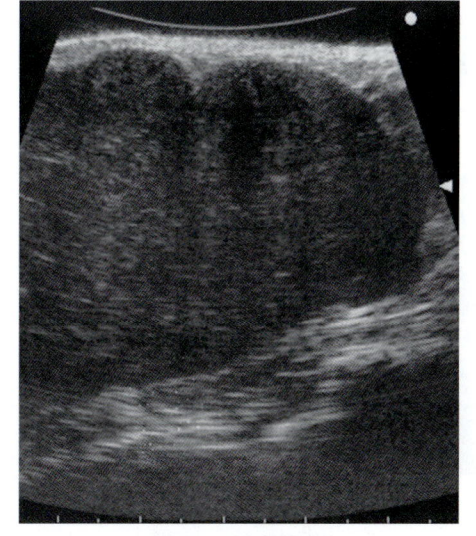

図12　超音波像

【他の検査所見】

　マンモグラフィ（図11：CC方向）では，右乳腺に比較して左乳腺には高濃度で均一な腫瘤像を示すことから，線維腺腫，葉状腫瘍，囊胞が鑑別にあげられる。

　超音波検査（図12）では，内部はほぼ均一な低エコー腫瘤を認める。境界は明瞭であることから線維腺腫が疑われる。

【本症例のポイント】

　このような大きな線維腺腫との鑑別には葉状腫瘍がまず第一にあげられ，術式決定に際し両者を区別することは重要である。本例は囊胞性変化が認められず，内部が均一な構造を示したことから線維腺腫が考えられた。

　巨大線維腺腫という疾患があるが，この名称は臨床診断名であり巨大の定義として5cm径あるいは500g以上とされている。一方，若年性線維腺腫は組織診断名であり，間質の増生と乳管の過形成を特徴とする線維腺腫で一般的には大きな腫瘤を形成しやすい。

症例33　線維腺腫と良性葉状腫瘍が併存した腫瘤
（Fibroadenoma & Benign phyllodes tumor）

【50歳，女性】
触診：右BD領域に2.5×2.0cmの境界明瞭で，可動性良好な腫瘤を触知。

● ダイナミックMRI

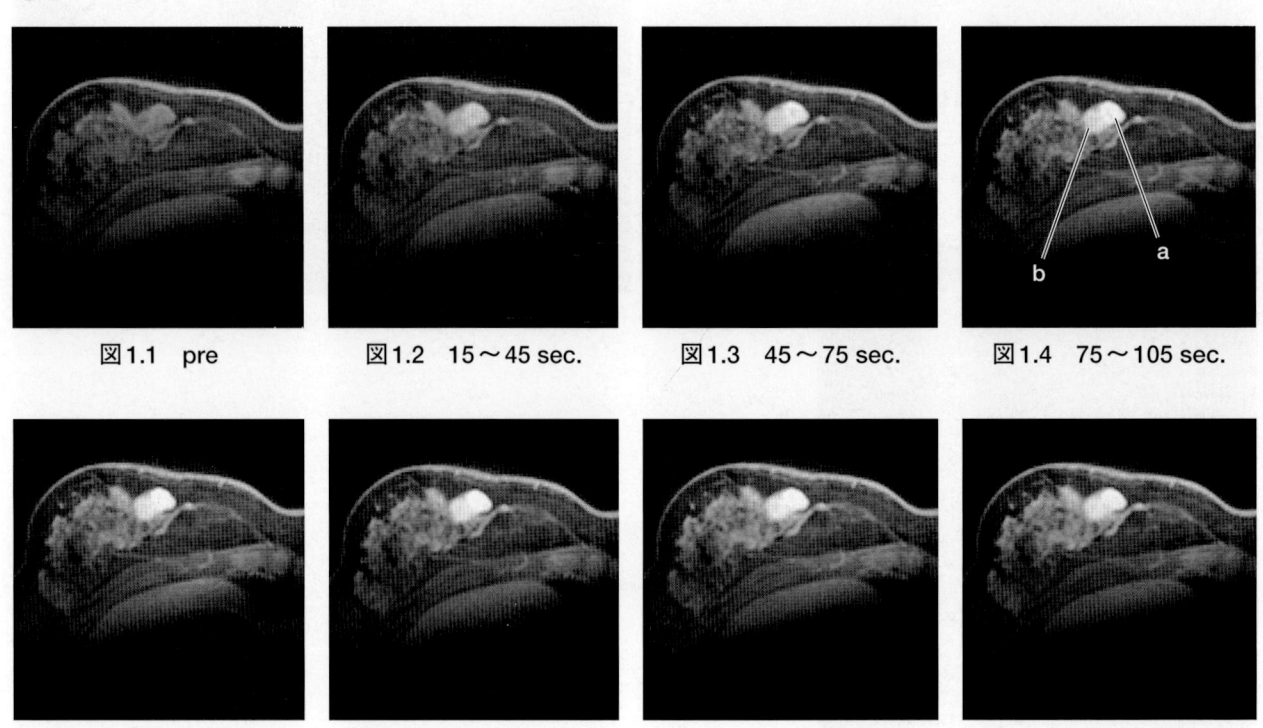

図1.1　pre
図1.2　15〜45 sec.
図1.3　45〜75 sec.
図1.4　75〜105 sec.
図1.5　105〜135 sec.
図1.6　180〜210 sec.
図1.7　300〜330 sec.
図1.8　420〜450 sec.

● ダイナミックカーブ（①②病変，③正常乳腺）

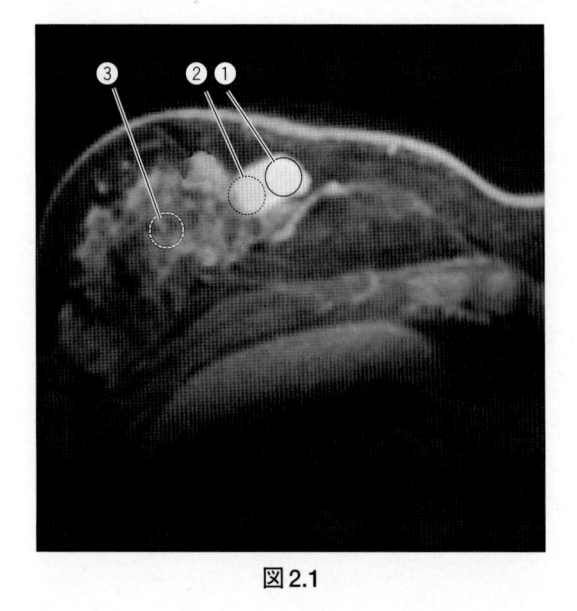

図2.1

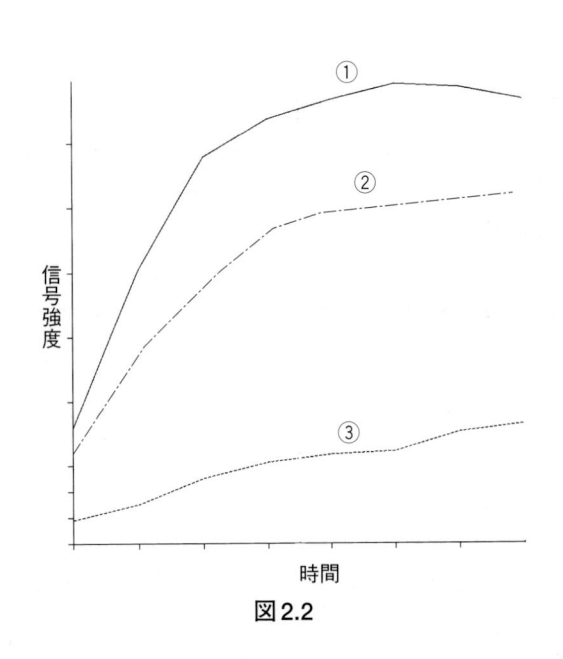

図2.2

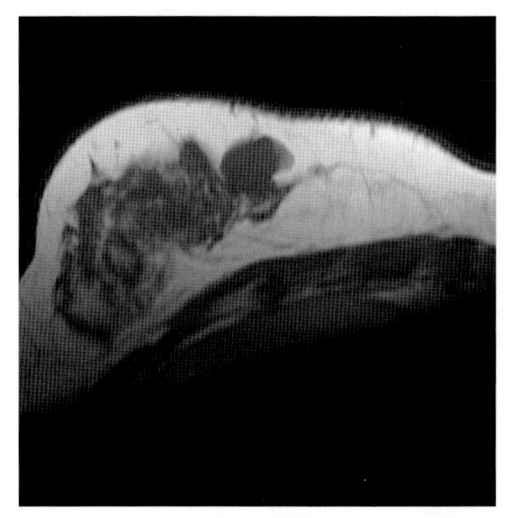

図3　T1強調像

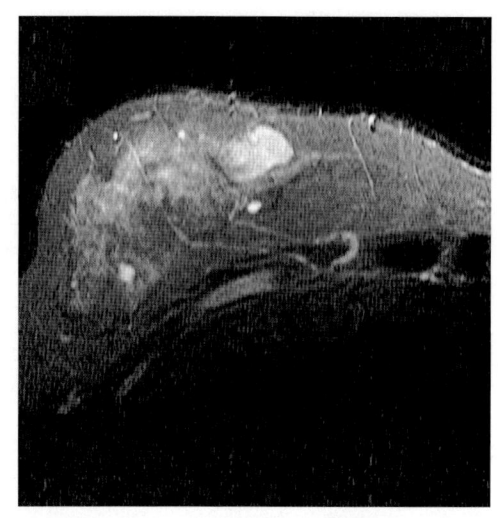

図4　脂肪抑制T2強調像

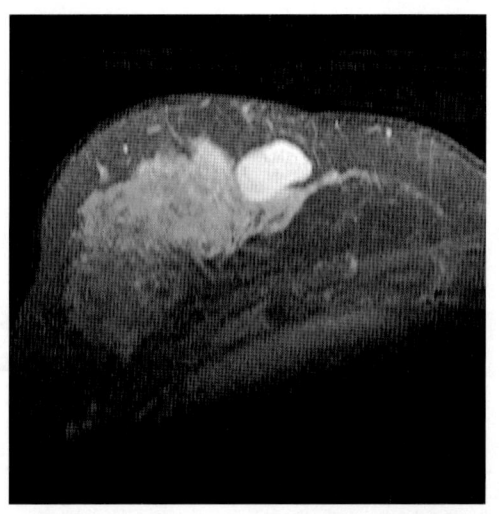

図5　ダイナミック後脂肪抑制T1強調像

【MRI所見】

　ダイナミックMRI（図1）で右B領域に17×13mmの境界明瞭な分葉状の腫瘤性病変が認められる。ダイナミックカーブ（図2）は3型を示している。腫瘤内側（a）はT1強調像（図3）で低信号，脂肪抑制T2強調像（図4）で高信号，腫瘤外側（b）はT1強調像で低信号，脂肪抑制T2強調像で腫瘤aより低信号を呈している。ダイナミック後脂肪抑制T1強調像（図5）では，a，bともに境界明瞭である。

【MRI診断】

　ダイナミック後脂肪抑制T1強調像にて，境界明瞭であることから線維腺腫や葉状腫瘍が考えられる。aは脂肪抑制T2強調像で高信号であることから，bよりも豊富な細胞成分の存在が示唆される。

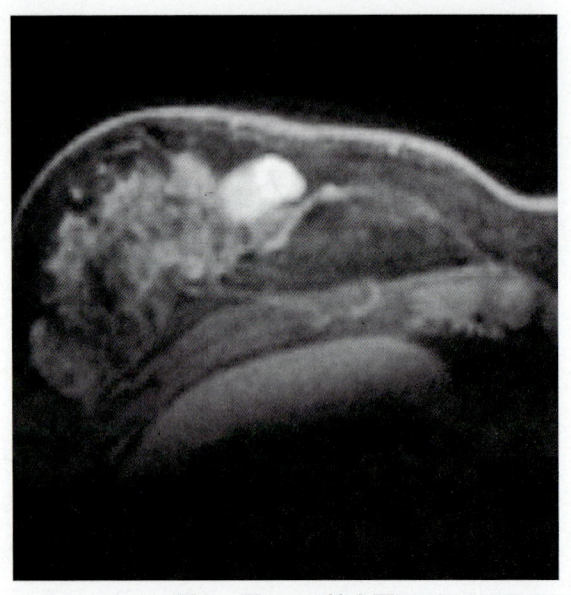

図6　図1.4の拡大図

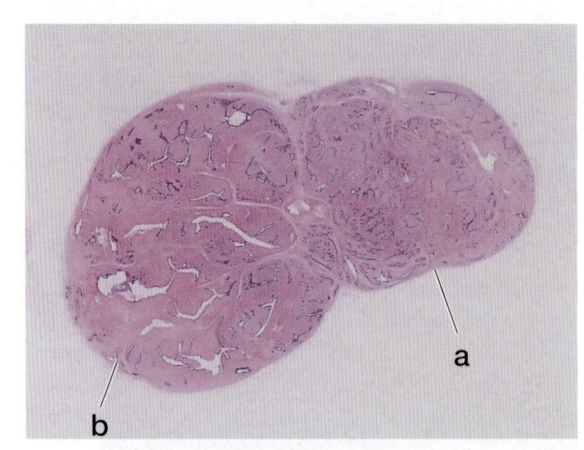

図7　ルーペ像

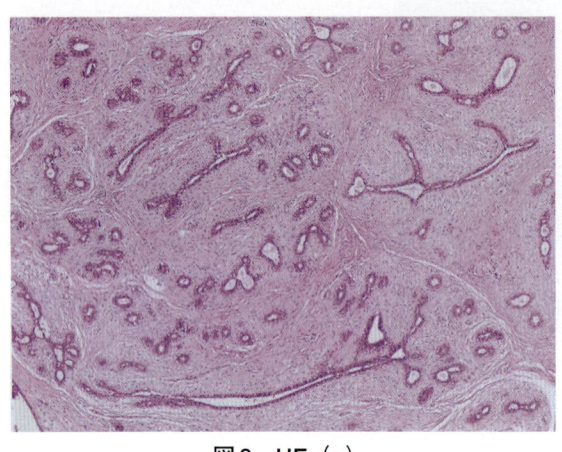

図8　HE（a）

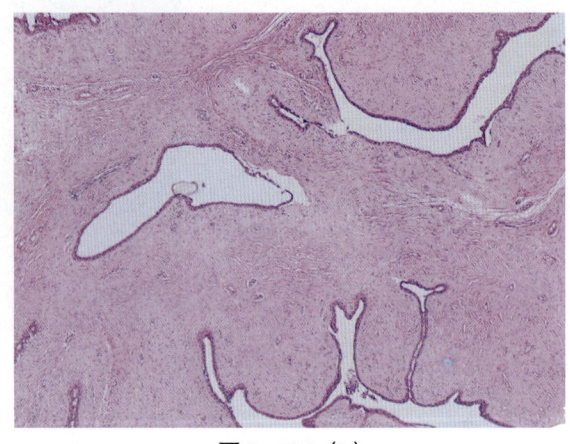

図9　HE（b）

【病理診断】

　標本は生検材料で，腫瘍の大きさは20×16mmで境界明瞭である（図7）。腫瘤中央部にくびれが認められ，いわゆる雪だるま様の輪郭を呈している。組織学的にはaは管内から管周囲型の線維腺腫で，MRIで指摘された造影効果の強い部分に相当する（図8）。bは葉状腫瘍（良性）で，腺管の開大と間質成分の増生が認められる（図9）。aに比較してbの造影効果が弱い理由は，上皮成分が間質成分に比べて少ないためと思われる。

症例33　線維腺腫と良性葉状腫瘍が併存した腫瘤

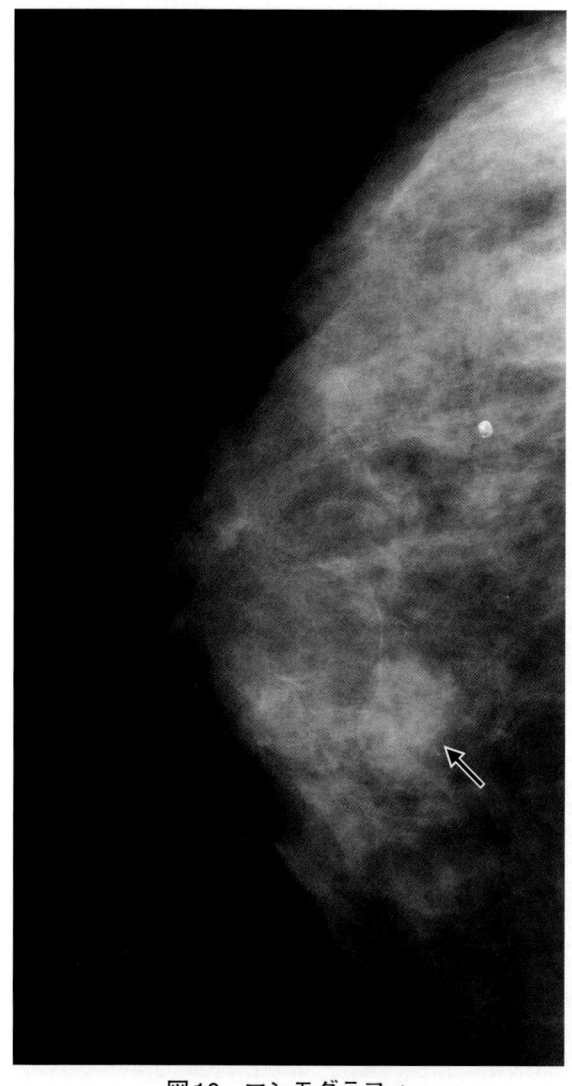

図10　マンモグラフィ

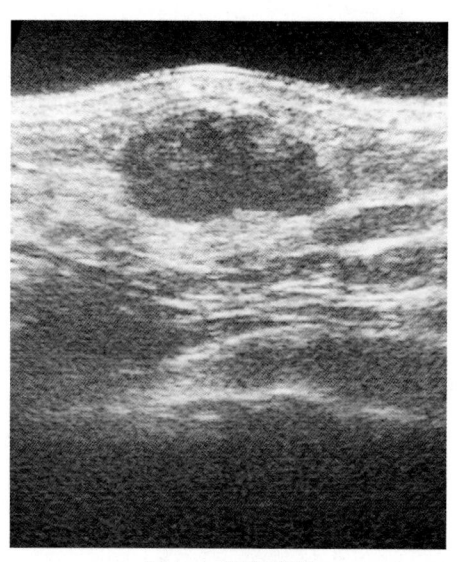

図11　超音波像

【他の検査所見】
　マンモグラフィ（図10：CC方向）では，境界明瞭な腫瘤（矢印）として描出されている。良悪性の鑑別は困難である。
　超音波検査（図11）では，形状は分葉状で，境界が比較的明瞭な低エコー腫瘤である。線維腺腫が考えられる。

【本症例のポイント】
　超音波検査では線維腺腫と診断されたが，MRIによる腫瘤内の信号強度の違いから，異なる組織像が存在している可能性が考慮できる。

症例34　葉状腫瘍：境界型（Phyllodes tumor, borderline lesion）

【43歳，女性】
左C領域に2.5×2.5cmの境界明瞭，表面平滑な腫瘤を触知。

● ダイナミックMRI

図1.1　pre
図1.2　15〜45 sec.
図1.3　45〜75 sec.
図1.4　75〜105 sec.
図1.5　105〜135 sec.
図1.6　180〜210 sec.
図1.7　300〜330 sec.
図1.8　420〜450 sec.

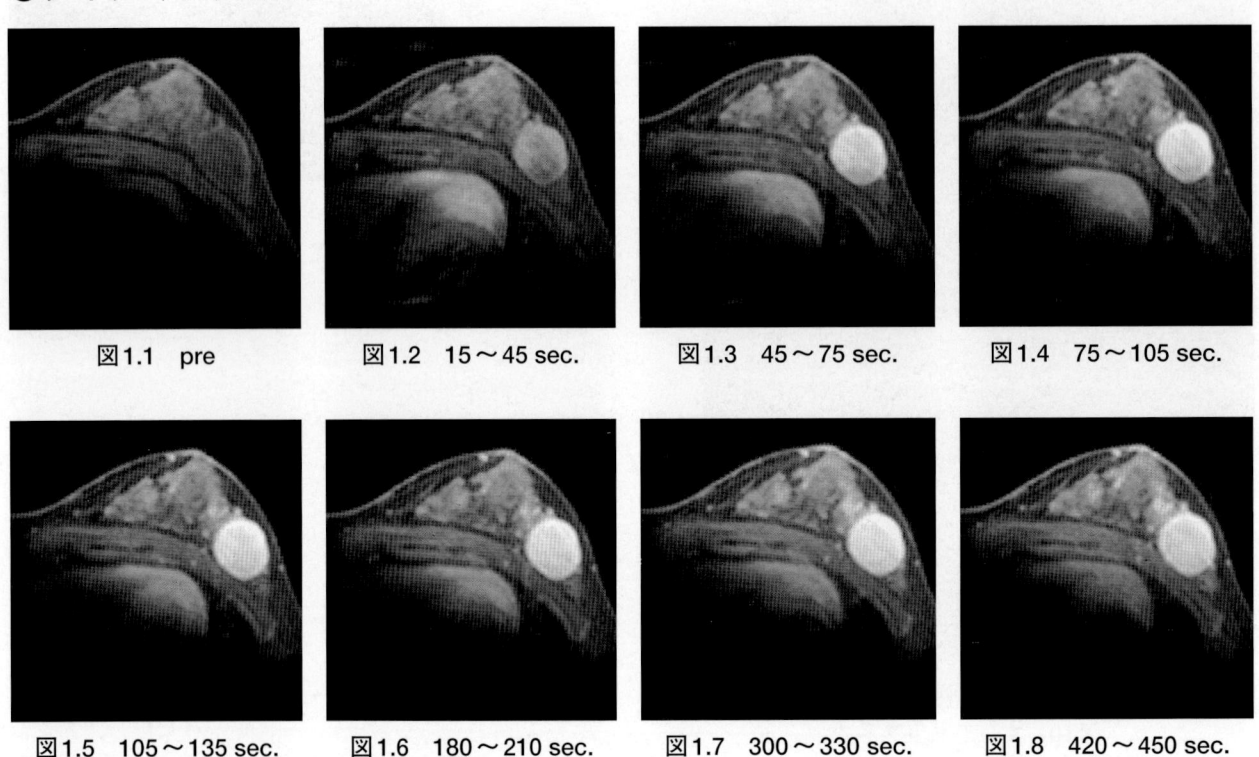

● ダイナミックカーブ（①病変，②正常乳腺）

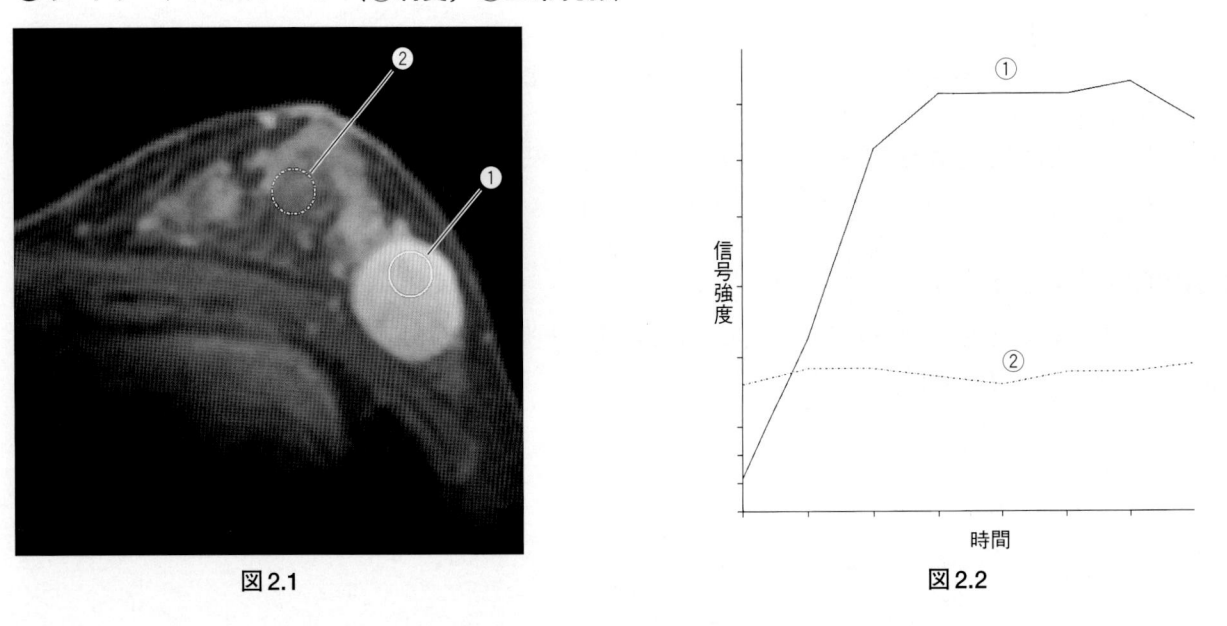

図2.1
図2.2

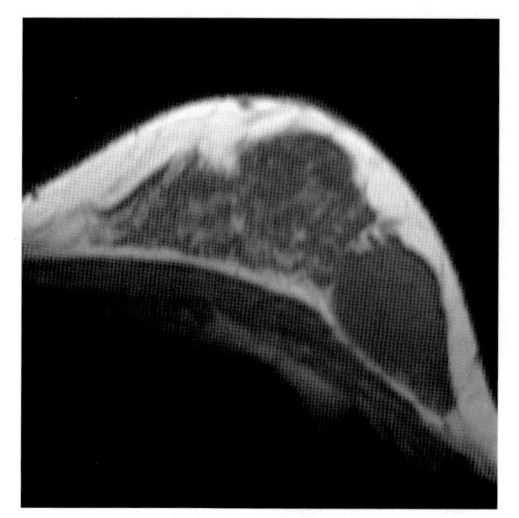

図3　T1強調像

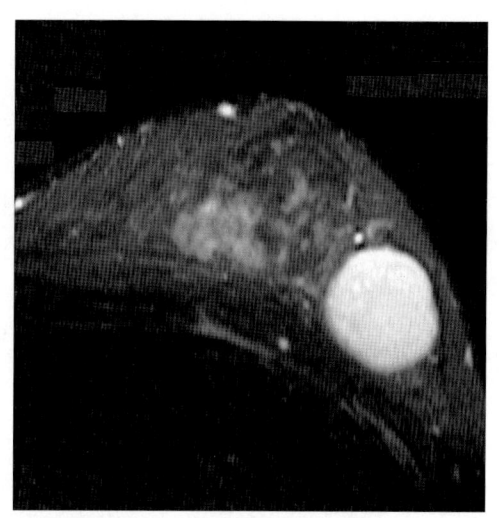

図4　脂肪抑制T2強調像

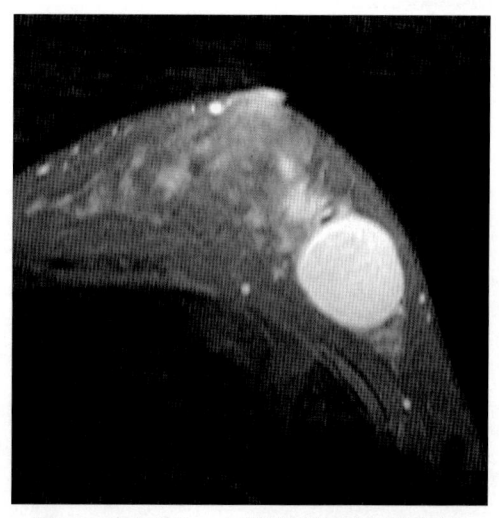

図5　ダイナミック後脂肪抑制T1強調像

【MRI所見】

　ダイナミックMRI（図1）で左C領域に25×22mmの腫瘤性病変が認められる。病変内部の造影効果は均一で，ダイナミックカーブ（図2）は3型を示す。T1強調像（図3）では均一な低信号，脂肪抑制T2強調像（図4）では均一な高信号としてみられる。ダイナミック後脂肪抑制T1強調像（図5）では境界明瞭な高信号の腫瘤として描出されている。

【MRI診断】

　類臓器型の線維腺腫（212ページ参照）に非常に似ている。ダイナミックカーブは3型で，良性よりも悪性が考えられるが，ダイナミック後脂肪抑制T1強調像で境界明瞭なことから，良性腫瘍で線維腺腫や葉状腫瘍が疑われる。

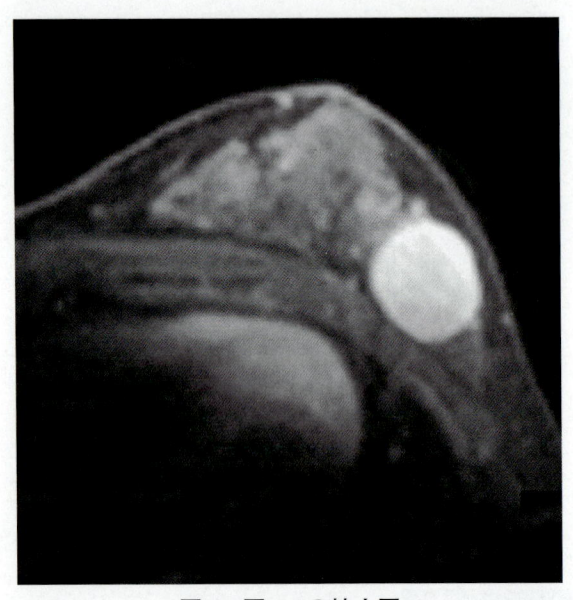

臨床と病理のための乳腺MRIアトラス

図6 図1.4の拡大図

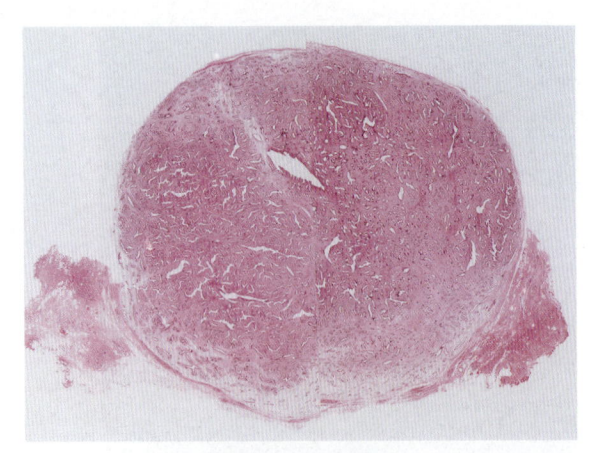

図7 ルーペ像

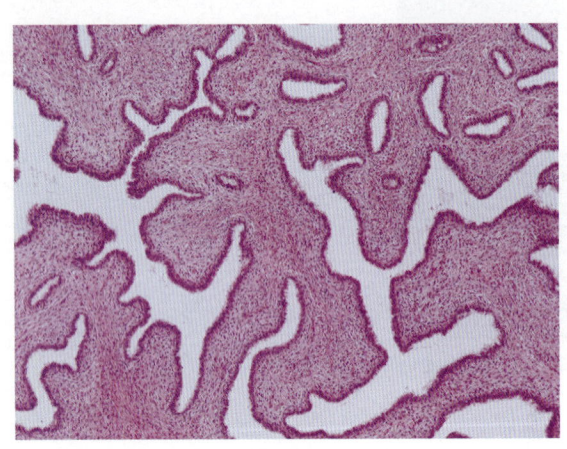

図8 HE

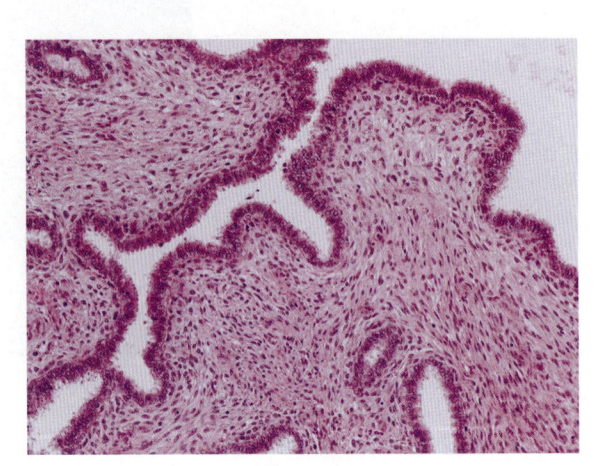

図9 HE

【病理診断】

　図6とほぼ同一面のルーペ像では，腫瘍の大きさは25×22mmであり，境界明瞭なほぼ円形の腫瘍である（図7）。組織学的には間質成分の増生が目立つ葉状腫瘍である（図8）。間質細胞の量，異型性，分裂像から境界病変（borderline lesion）と診断される（図9）。

症例34　葉状腫瘍：境界型

図10　マンモグラフィ

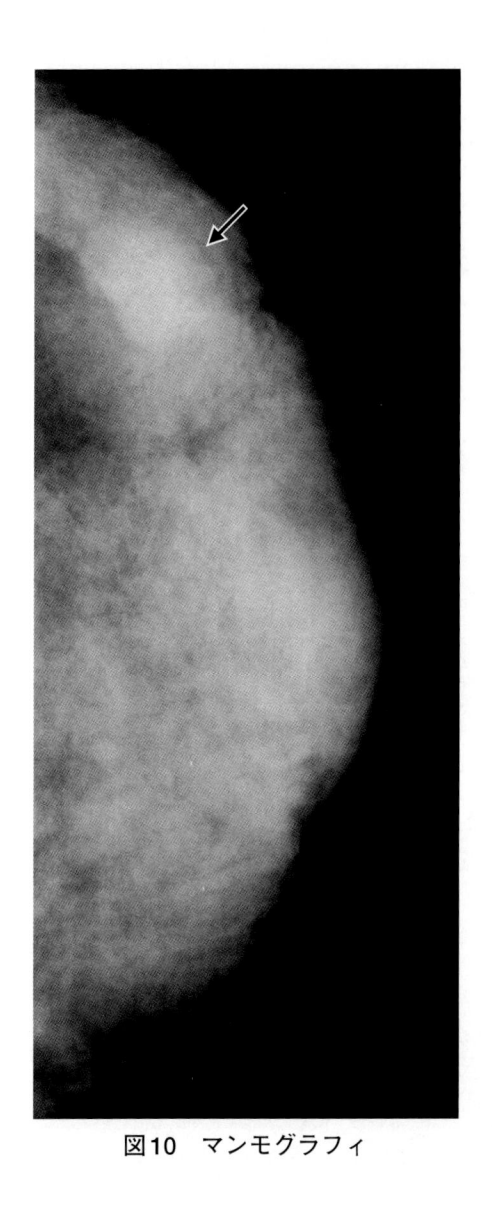

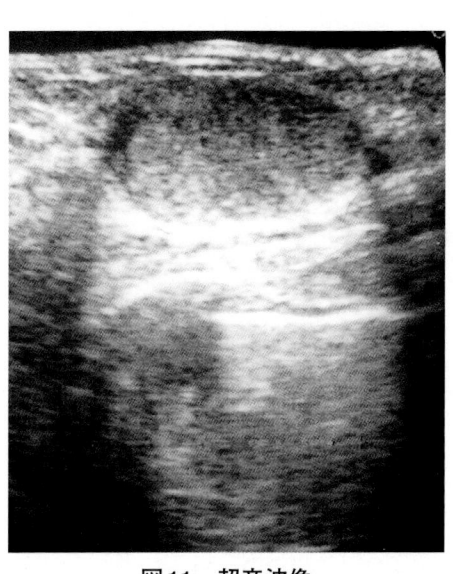

図11　超音波像

【他の検査所見】

マンモグラフィ（**図10**：CC方向）では，比較的境界明瞭な腫瘤像（矢印）を認める。積極的に悪性を示唆する所見は認められない。

超音波検査（**図11**）では，左CD領域に扁平で境界明瞭，後方エコーの増強する腫瘤像を認める。線維腺腫あるいは粘液癌が考えられる。

【本症例のポイント】

ダイナミック後脂肪抑制T1強調像で腫瘍の境界が明瞭である所見は良性腫瘍に特徴的とされる。内部に嚢胞性変化を伴う場合には葉状腫瘍を疑うことができるが，本例のように均一な内部構造を呈する場合は，線維腺腫と葉状腫瘍の鑑別は困難である。

症例35　悪性葉状腫瘍（Malignant phyllodes tumor）

【28歳，女性】
触診：左EAB領域に7.0×6.0 cmの可動性良好，弾性硬の腫瘤を触知。

● ダイナミックMRI

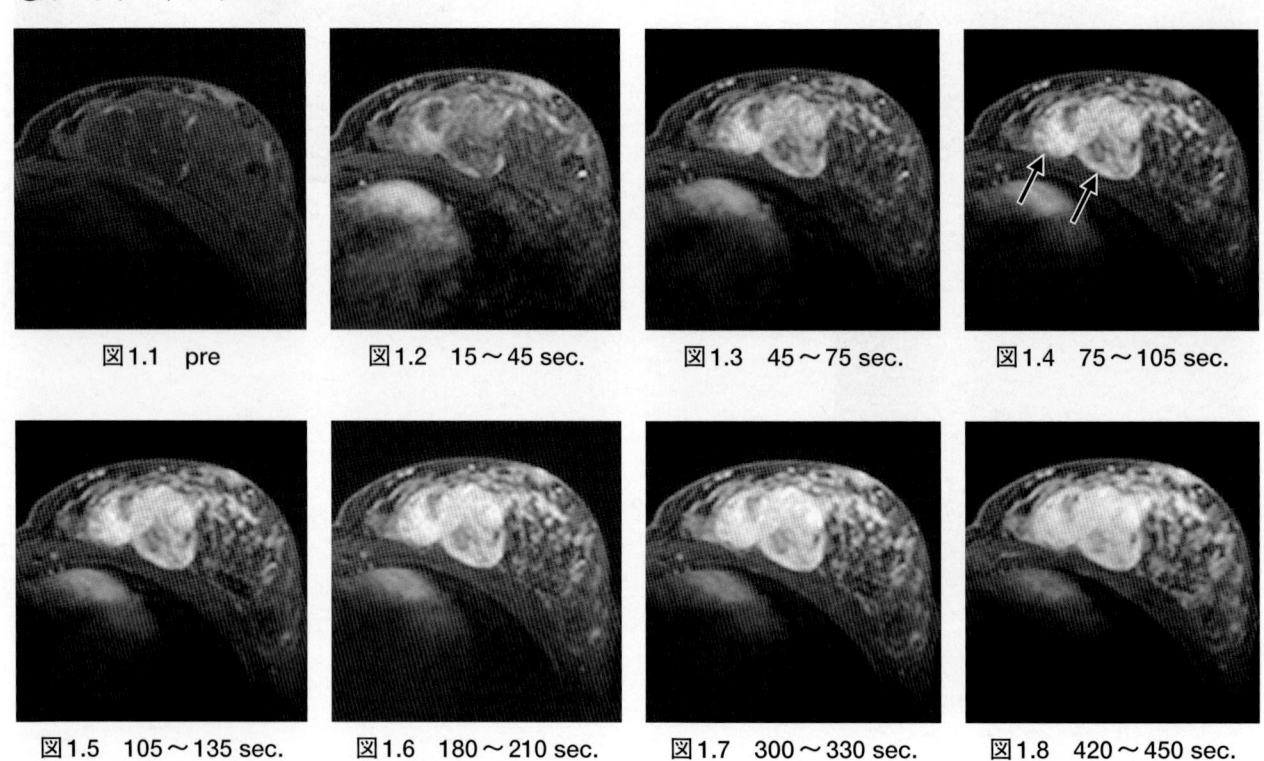

図1.1　pre

図1.2　15〜45 sec.

図1.3　45〜75 sec.

図1.4　75〜105 sec.

図1.5　105〜135 sec.

図1.6　180〜210 sec.

図1.7　300〜330 sec.

図1.8　420〜450 sec.

● ダイナミックカーブ（①病変，②正常乳腺）

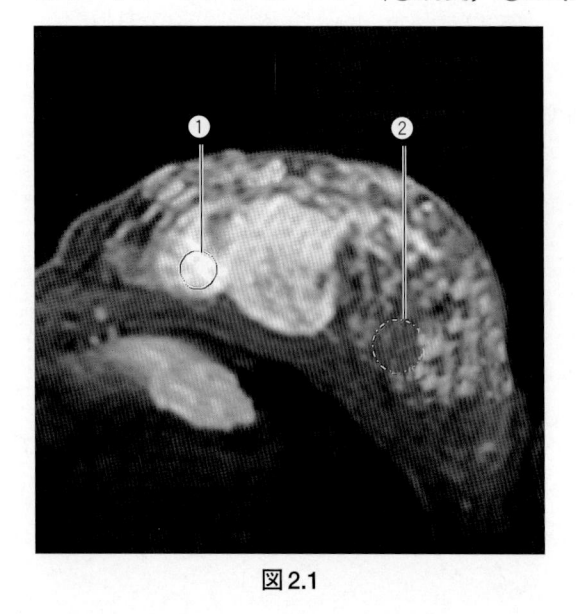

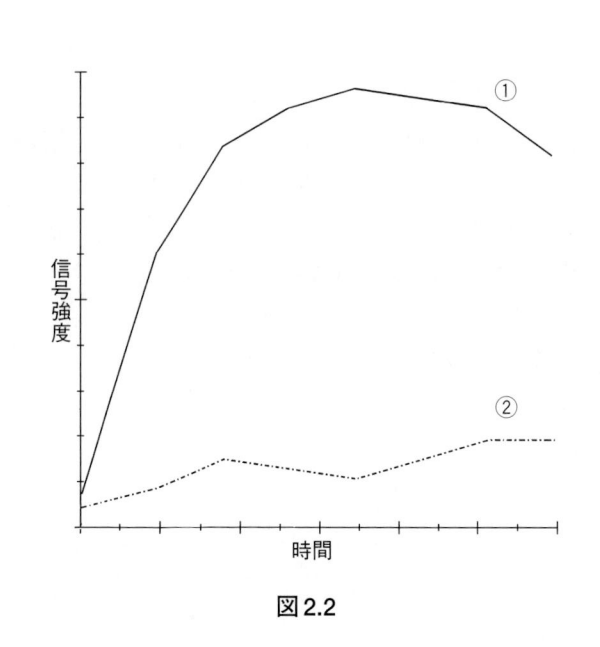

図2.1

図2.2

— 236 —

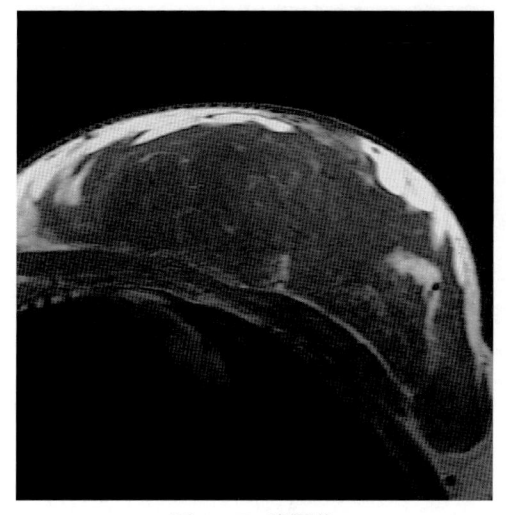

図3　T1強調像

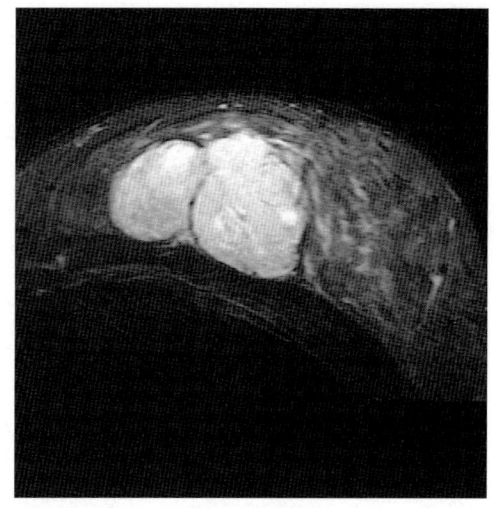

図4　STIR

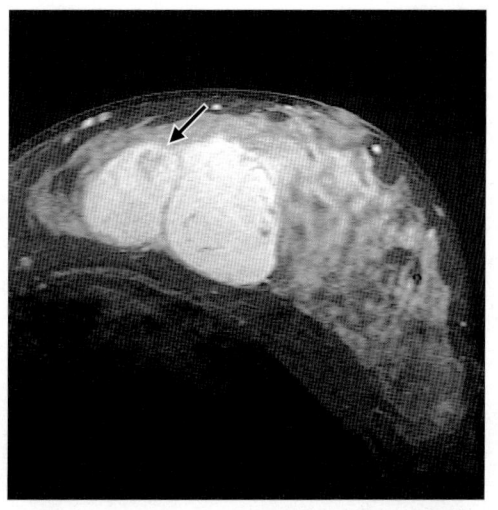

図5　ダイナミック後脂肪抑制T1強調像

【MRI所見】

　ダイナミックMRI（図1）で，左ABE領域に境界明瞭で分葉状の腫瘤性病変（矢印）が認められる。内部の造影パターンは不均一で，ダイナミックカーブ（図2）は4型を示している。T1強調像（図3）で低信号，STIR（図4）でやや不均一な高信号を呈している。ダイナミック後脂肪抑制T1強調像（図5）では，比較的境界明瞭で内部に造影されない低信号域（矢印）が認められる。

【MRI診断】

　病変はダイナミック後脂肪抑制T1強調像でほぼ境界明瞭な腫瘍であることから，乳癌は除外できる。STIRで内部は高信号で線維腺腫や葉状腫瘍が鑑別にあげられるが，ダイナミック後脂肪抑制T1強調像で造影されない低信号域は囊胞成分と思われ，葉状腫瘍が疑われる。

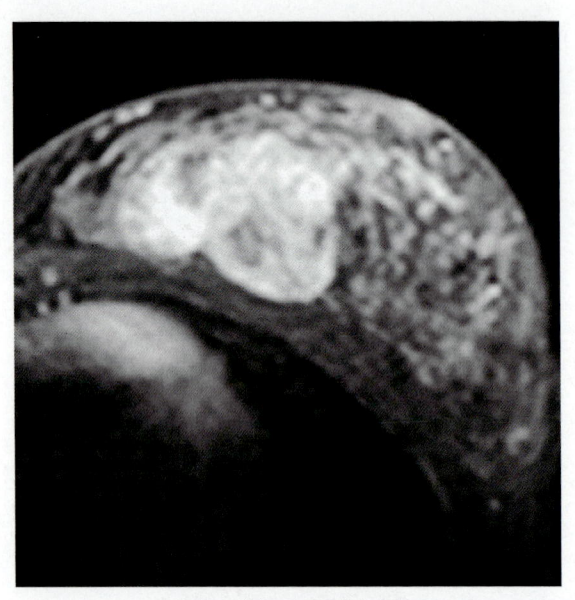

図6　図1.4の拡大図

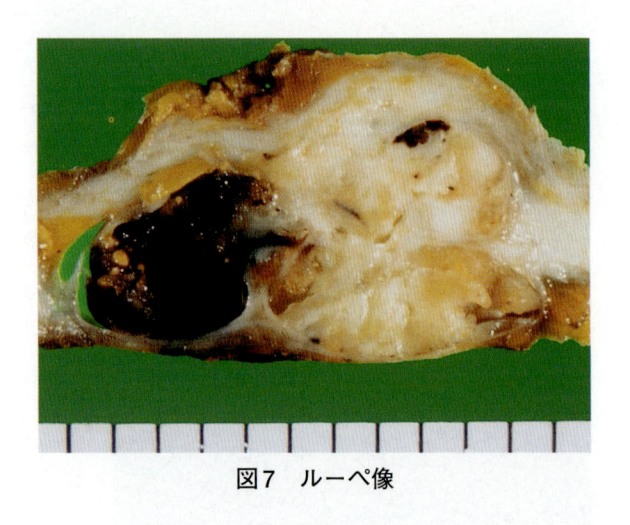

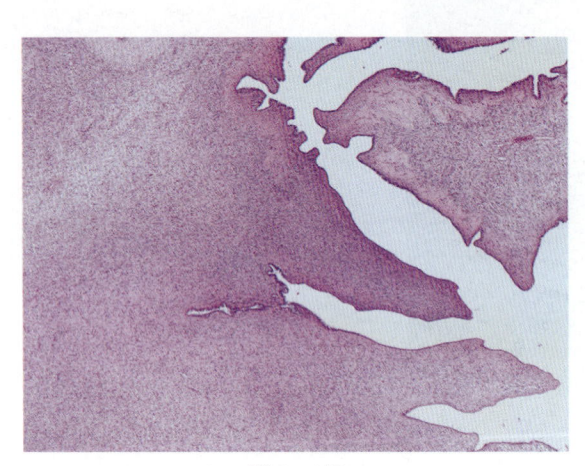

図7　ルーペ像

図8　HE

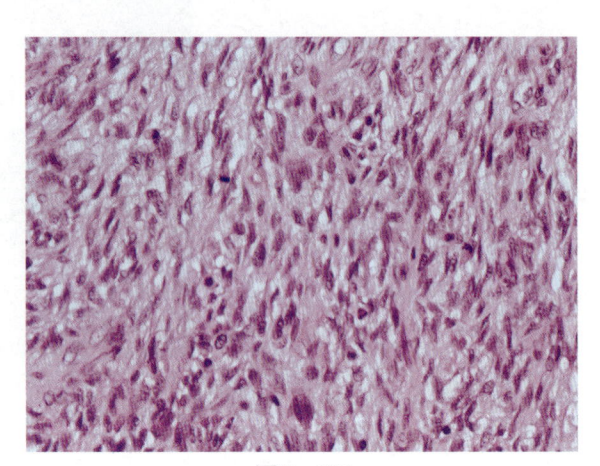

図9　HE

【病理診断】

　肉眼的には78×70mmの楕円形腫瘍である。腫瘍割面の左では黒褐色の出血梗塞がみられるが，右側の乳頭側では周囲の正常乳腺より黄白色調で，境界やや不明瞭な腫瘍が認められる（図7）。同部は充実性の部分と，その間の狭小な囊状部が混在している。組織学的には囊胞壁の上皮細胞には異型はみられないが，間質細胞は細胞密度が増し，核異型も顕著で分裂像も多数認められることから悪性葉状腫瘍と診断される（図8，図9）。なお，出血梗塞を呈する部分は高度な出血，壊死がみられ，周囲への浸潤性変化も伴っている。

第5章　組織型別にみたMRI画像

症例35　悪性葉状腫瘍

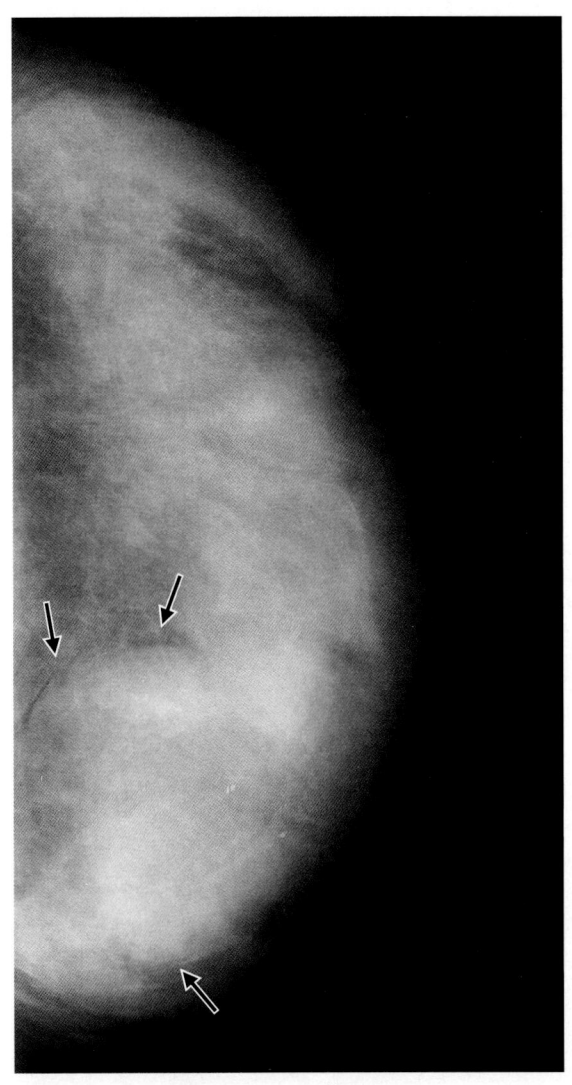

図10　マンモグラフィ

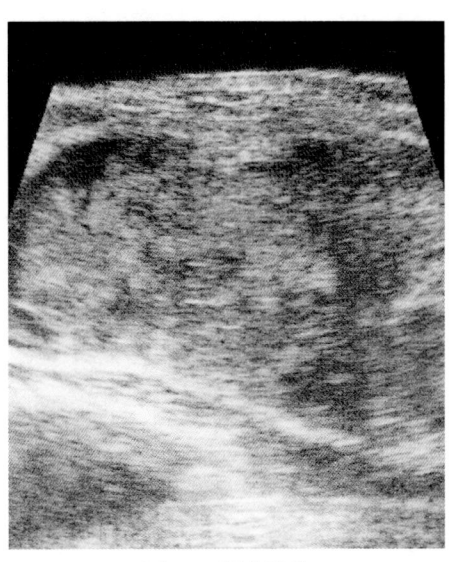

図11　超音波像

【他の検査所見】

　マンモグラフィ（**図10**：CC方向）では，やや高濃度の境界比較的明瞭な分葉状腫瘤（矢印）が認められる。良悪性診断は困難である。

　超音波検査（**図11**）では，分葉状で内部は不均一な腫瘤として認められる。境界は比較的明瞭で後方エコーが増強している。内部に嚢胞性変化を伴っていることから，葉状腫瘍が考えられる。

【本症例のポイント】

　本例のように葉状腫瘍が考えられる場合で，病変内部の不均一な造影パターンおよび境界が一部不明瞭であるときには，悪性葉状腫瘍を考慮する必要がある。出血巣は経時的変化により高～低信号を呈することがある。本例はルーペ像では陳旧性の出血と考えられる。

　葉状腫瘍において病理組織学的な良悪性の鑑別点として，①核分裂像の増加，②細胞成分（間質）の増加，③細胞異型，④腺成分と間質成分のアンバランス，⑤出血および壊死，⑥周囲の間質への浸潤傾向があげられる。MRIでは⑤，⑥が検出できることがある。これらがMRIで認められる場合は悪性葉状腫瘍を考えたい。

症例36　悪性リンパ腫（Malignant lymphoma）

【73歳，女性】
触診：右CD領域に1.5×1.5cmの境界明瞭，可動性良好な腫瘤を触知。

● ダイナミックMRI

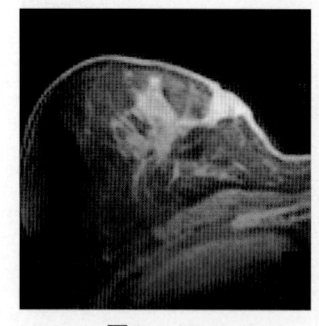

図1.1　pre
図1.2　15〜45 sec. 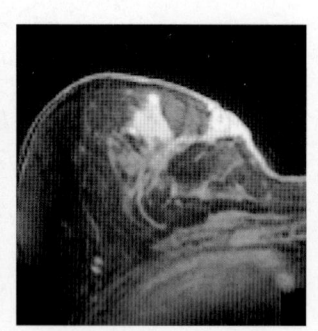
図1.3　45〜75 sec. 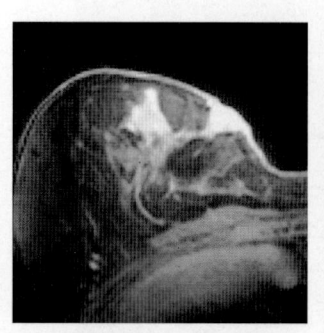
図1.4　75〜105 sec. 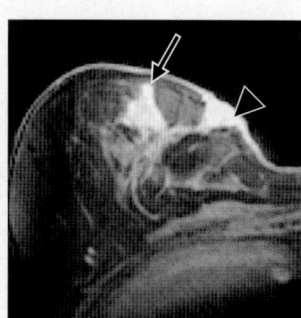
図1.5　105〜135 sec. 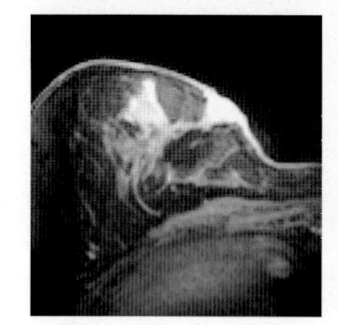
図1.6　180〜210 sec. 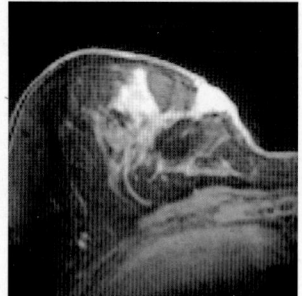
図1.7　300〜330 sec. 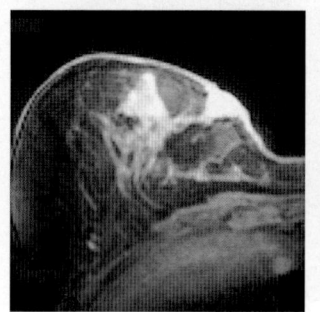
図1.8　420〜450 sec. 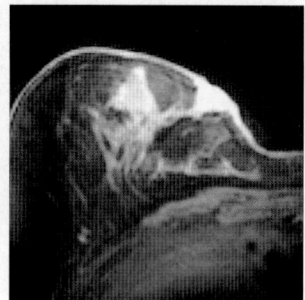

● ダイナミックカーブ（①病変，②正常乳腺）

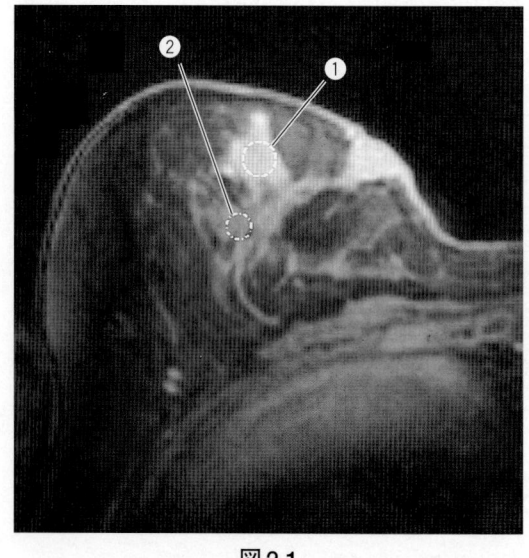

図2.1

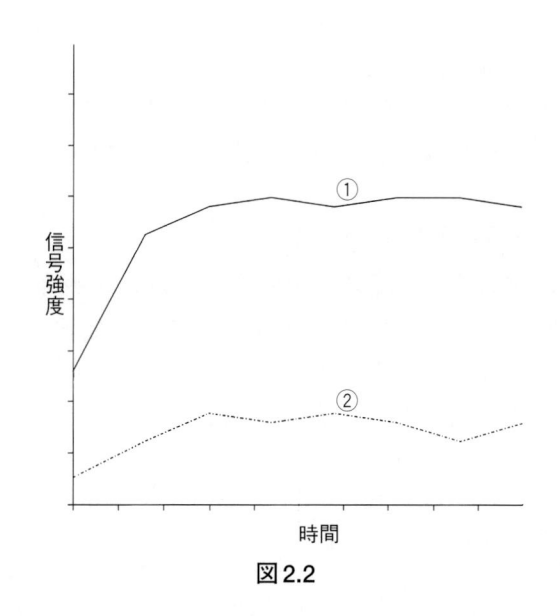

図2.2

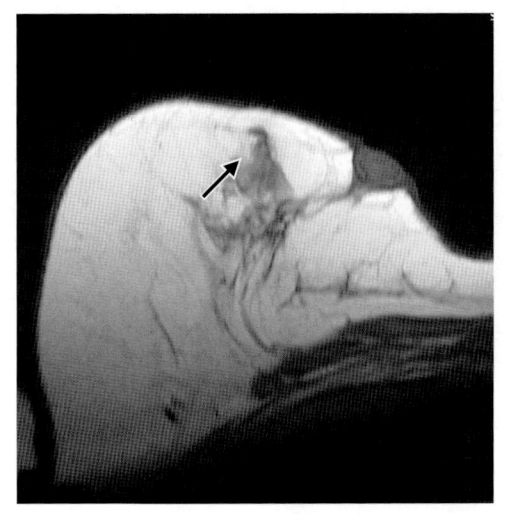

図3　T1強調像

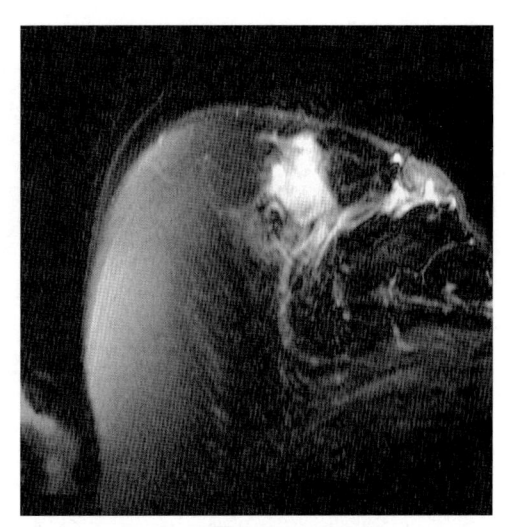

図4　脂肪抑制T2強調像

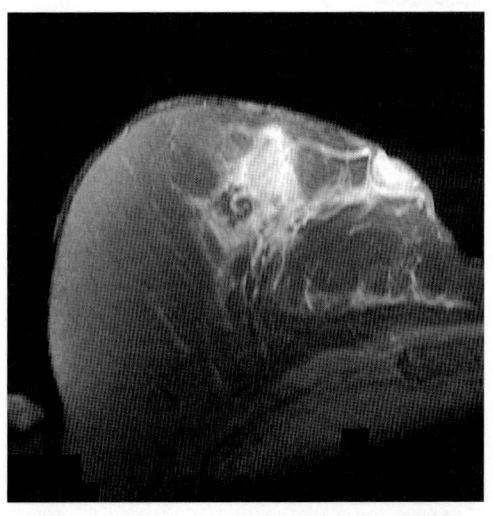

図5　ダイナミック後脂肪抑制T1強調像

【MRI所見】

　ダイナミックMRI（図1）で，右C領域に三角形の20×17mmの境界不明瞭な腫瘤性病変が認められる（病変部矢印，乳頭矢頭）。内部の造影パターンは均一である。ダイナミックカーブ（図2）は3型を呈している。T1強調像（図3）は，ほぼ低信号で腫瘤の一部に高信号（矢印）が認められる。同部は脂肪抑制T2強調像（図4）では乳腺とほぼ同じ信号である。ダイナミック後脂肪抑制T1強調像（図5）では境界不明瞭な高信号の腫瘤として認められる。

【MRI診断】

　ダイナミックカーブは3型を呈し，ダイナミック後脂肪抑制T1強調像で病変の境界が不明瞭であることから乳癌を考える。T1強調像で高信号を呈する部分は脂肪成分が考えられるが，同部は造影効果が認められることから，腫瘤の浸潤が周囲脂肪織に及んでいると理解される。乳癌を疑う所見であるが，組織型推定は困難である。

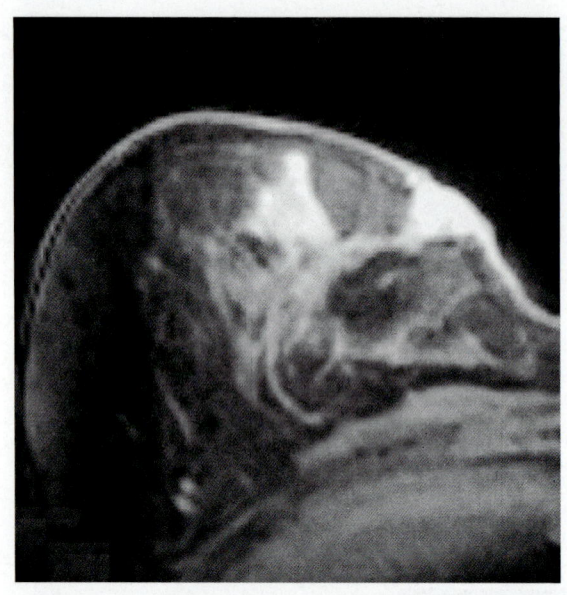

図6　図1,4の拡大図

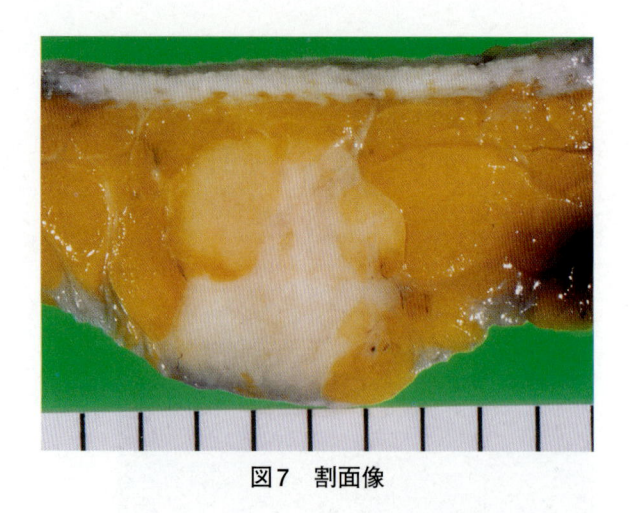

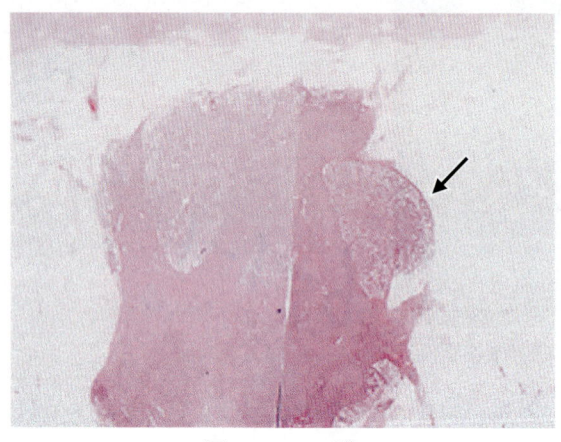

図7　割面像

図8　ルーペ像

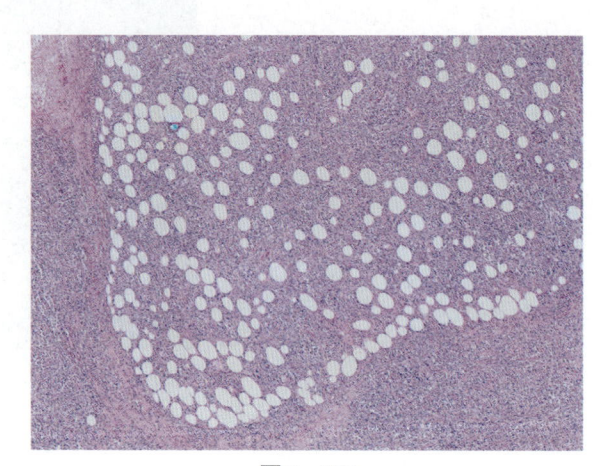

図9　HE

【病理診断】

　割面では22×21mmの境界明瞭な髄様黄白色の充実性腫瘤であるが，黄色調の強い部分と白色調の強い部分が混在している（**図7**）。ルーペ像では，腫瘍内に脂肪織が介在している部分（矢印）が認められる（**図8**）。組織学的には，乳腺およびその周囲の脂肪織にびまん性に広がる悪性リンパ腫で，そのタイプはDiffuse lymphoma, medium sized cell type, B-cell typeである。なお，**図9**は周囲脂肪織への浸潤部，**図10**は腫瘍中心部である。なお矢印は既存の乳管である。

症例36　悪性リンパ腫

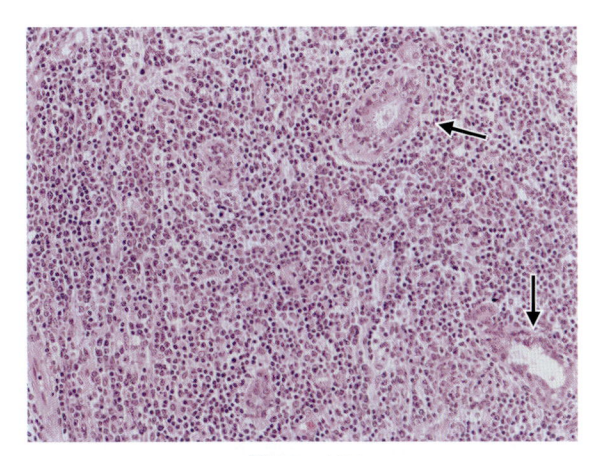

図10　HE

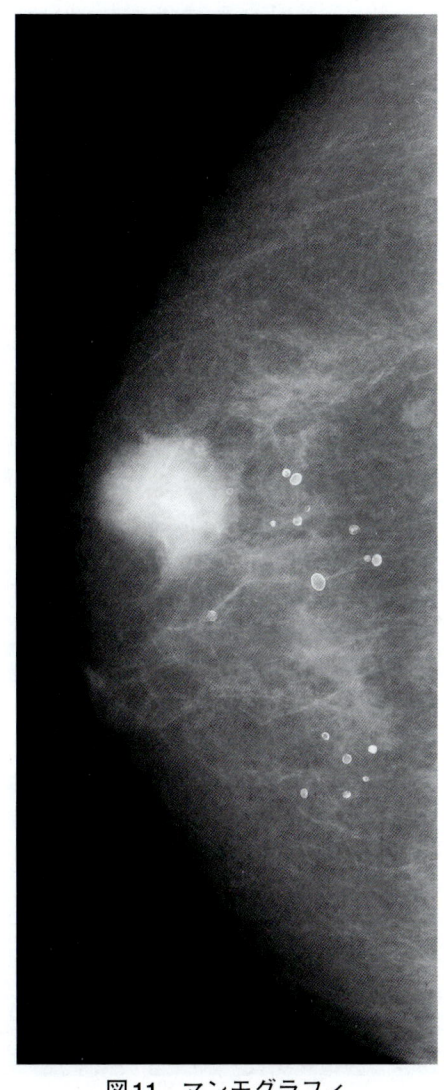

図11　マンモグラフィ

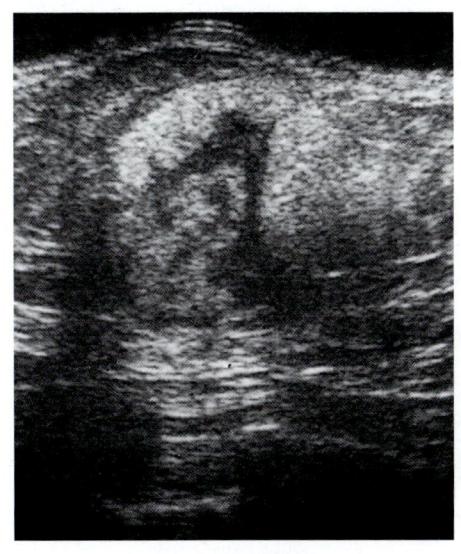

図12　超音波像

【他の検査所見】

　マンモグラフィ（図11：CC方向）では，15×15mmの高濃度の腫瘤陰影を認め，乳癌が疑われる。また，腫瘤とは離れて内側に中心透亮性の粗大石灰化像が観察される。

　超音波検査（図12）では，内部に低エコー域を含む高エコー腫瘤を認める。良悪性の診断は困難である。

【本症例のポイント】

　乳腺原発悪性リンパ腫の特徴的なMRI所見はないとされている。本例は超音波検査にて病変内部が高エコーを呈した腫瘤性病変で，高エコーの成因が組織学的に脂肪織への悪性リンパ腫の浸潤がその原因になったことが確認できた症例である。MRIでも病変に脂肪織が認められ，同部に造影効果があることから脂肪織への腫瘍細胞の浸潤と考えて矛盾しない。

症例37　脂肪腫（Lipoma）

【26歳，女性】
触診：右DC領域に7.0×6.0cmの可動性良好な腫瘤を触知。

● ダイナミックMRI

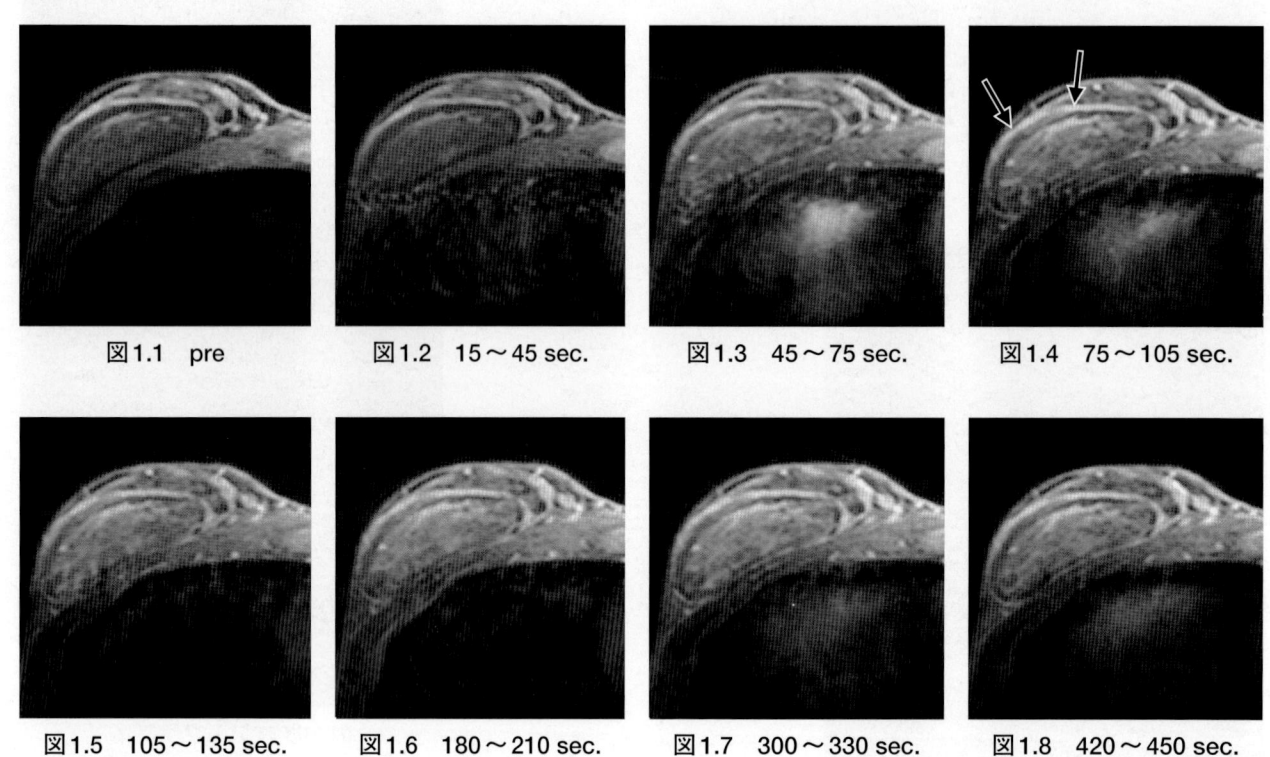

図1.1　pre
図1.2　15〜45 sec.
図1.3　45〜75 sec.
図1.4　75〜105 sec.
図1.5　105〜135 sec.
図1.6　180〜210 sec.
図1.7　300〜330 sec.
図1.8　420〜450 sec.

● ダイナミックカーブ（①病変，②正常乳腺）

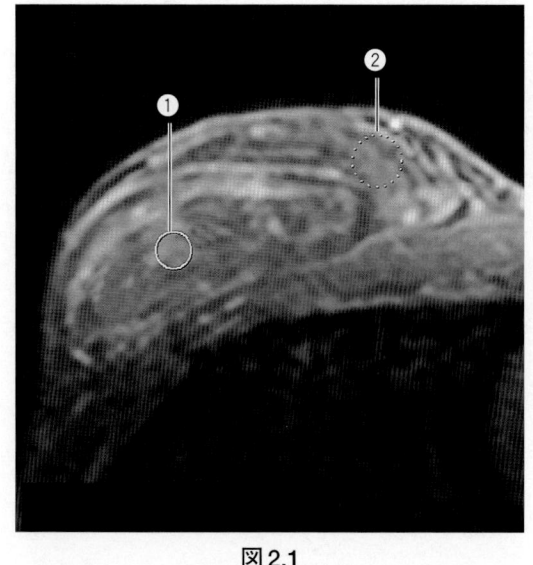

図2.1

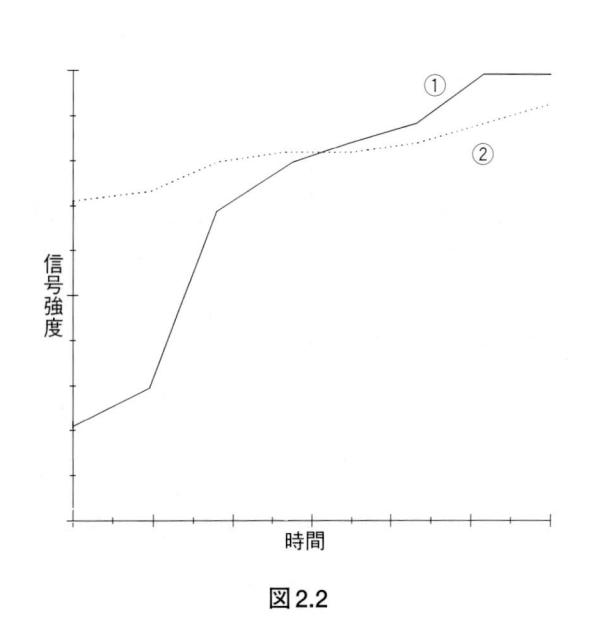

図2.2

— 244 —

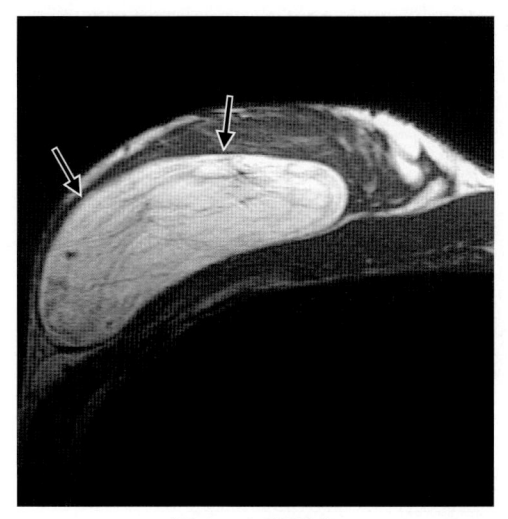

図3　T1強調像

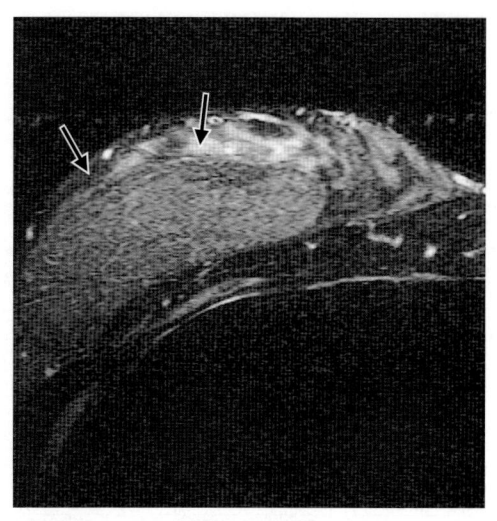

図4　STIR

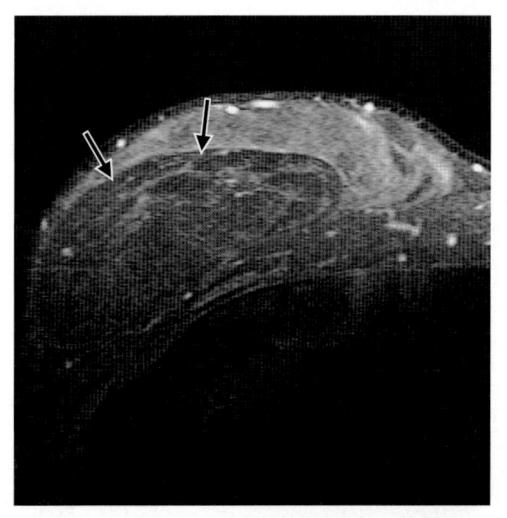

図5　ダイナミック後脂肪抑制T1強調像

【MRI所見】

　ダイナミックMRI（**図1**）では，右DC領域を広く占める扁平な腫瘤性病変（矢印）が認められる。境界は明瞭で内部に線状のゆっくりとした造影効果が認められる。ダイナミックカーブ（**図2**）は2型を呈している。T1強調像（**図3**）で高信号，STIR（**図4**）では，正常乳腺よりも低信号である。ダイナミック後脂肪抑制T1強調像（**図5**）では，正常乳腺よりも低信号である。

【MRI診断】

　T1強調像で高信号，STIRで低信号を呈する境界明瞭な腫瘤で，脂肪成分が主体を占めていることから，脂肪腫が第一に考えられる。

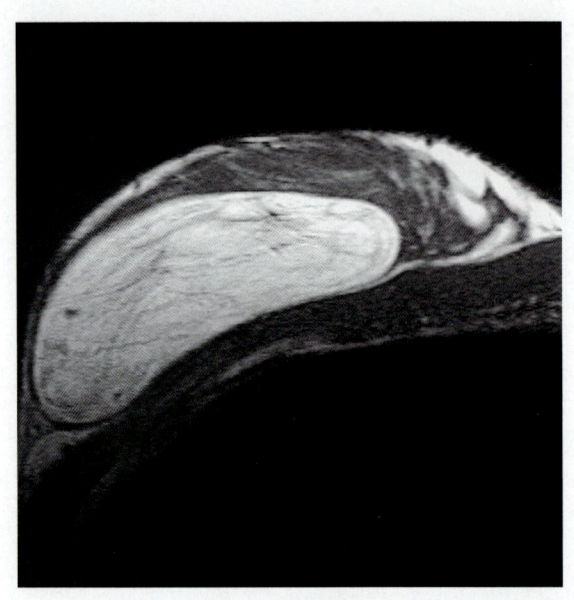

図6　T1強調像

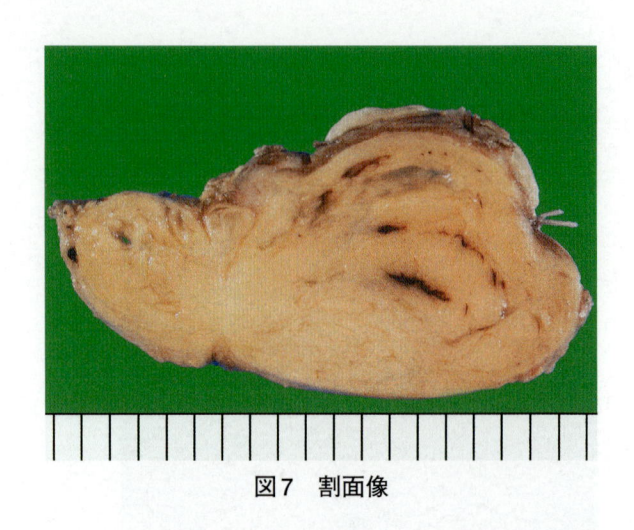

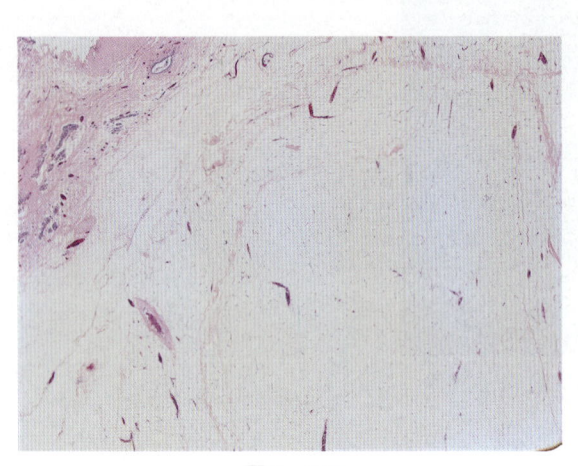

図7　割面像

図8　HE

【病理診断】

摘出腫瘤は100×75mmで，割面で黄色を呈し，内部は細い線維性隔壁で境されている（図7）。組織学的は成熟した脂肪細胞と狭小な線維性結合織がみられる典型的な脂肪腫である（図8）。

症例37　脂肪腫

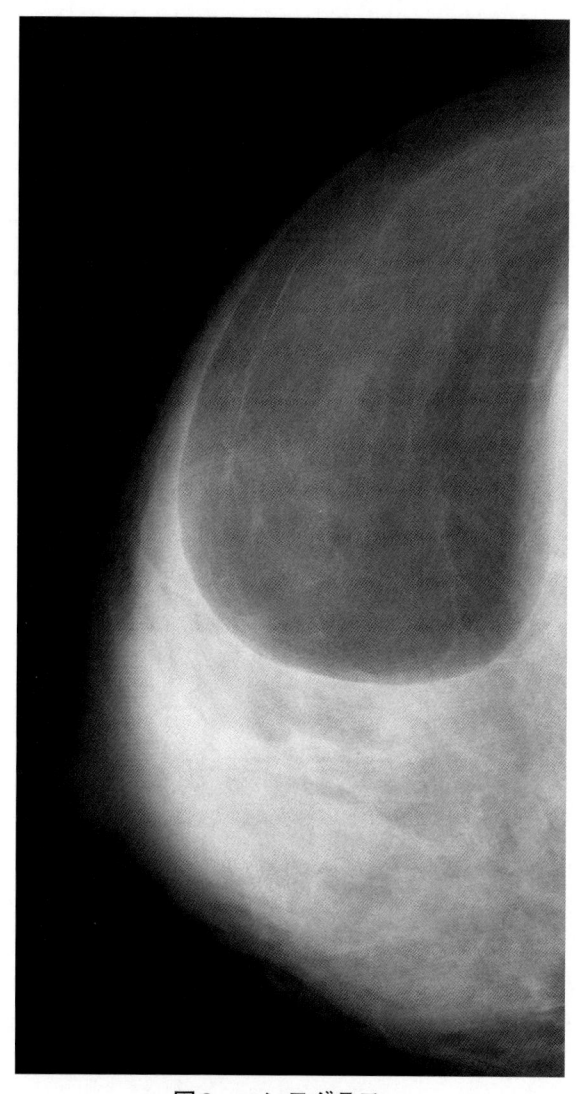

図9　マンモグラフィ

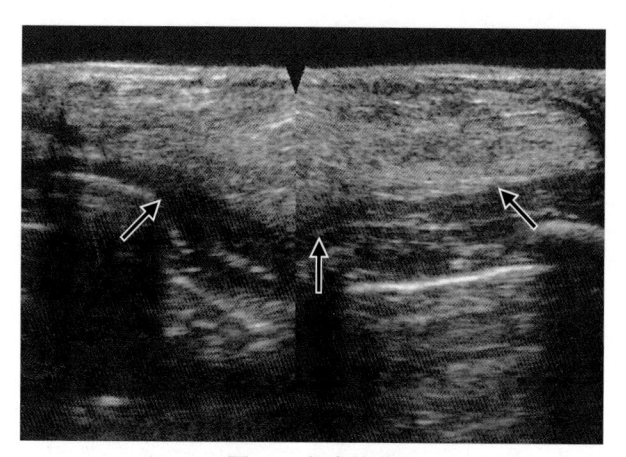

図10　超音波像

【他の検査所見】

　マンモグラフィ（図9：CC方向）では，乳腺を圧排する境界明瞭で脂肪濃度を示す腫瘤である。脂肪腫が考えられる。

　超音波検査（図10）では，内部に線状の高エコーを伴う腫瘤（矢印）で，脂肪腫が疑われる。

【本症例のポイント】

　T1強調像（図6）で著明な高信号を呈した場合，脂肪腫と血腫があげられる。血腫の場合は，内部にfluid-fluidレベルが認められ，信号強度に濃淡の差のつくことが多い。本例はT1強調像での病変の信号は均一で，ダイナミックMRIで淡い造影効果があるため血腫は否定的で，脂肪腫が考えられる。なお，脂肪を含む病変として過誤腫も念頭に置く必要がある。

症例38　過誤腫（Hamartoma）

【51歳，女性】
人間ドックのマンモグラフィにて左乳腺腫瘤を指摘。
触診：明らかな腫瘤を触知せず。

● ダイナミックMRI

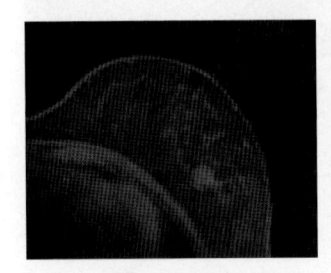

図1.1　pre

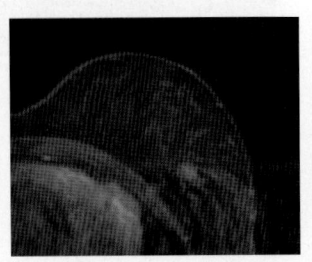

図1.2　15〜45 sec.

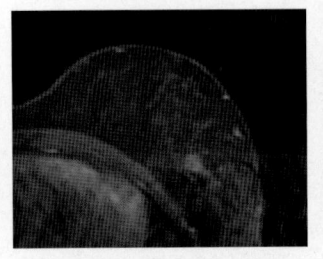

図1.3　45〜75 sec.

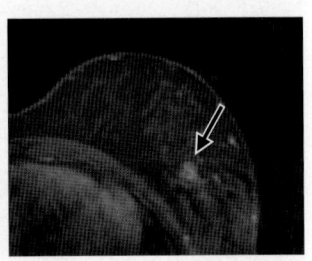

図1.4　75〜105 sec.

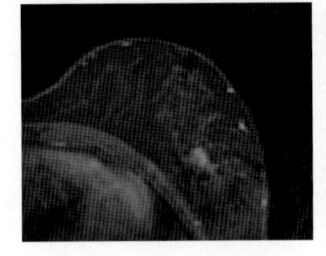

図1.5　105〜135 sec.

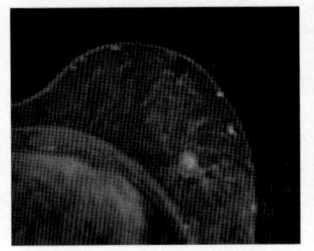

図1.6　180〜210 sec.

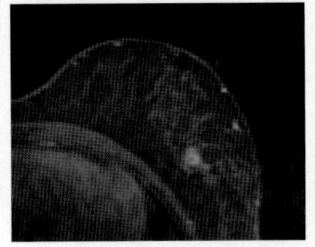

図1.7　300〜330 sec.

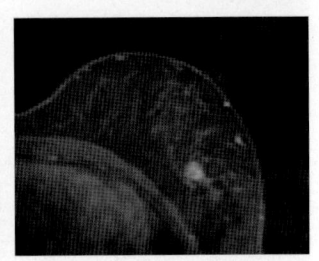

図1.8　420〜450 sec.

● ダイナミックカーブ（①病変）

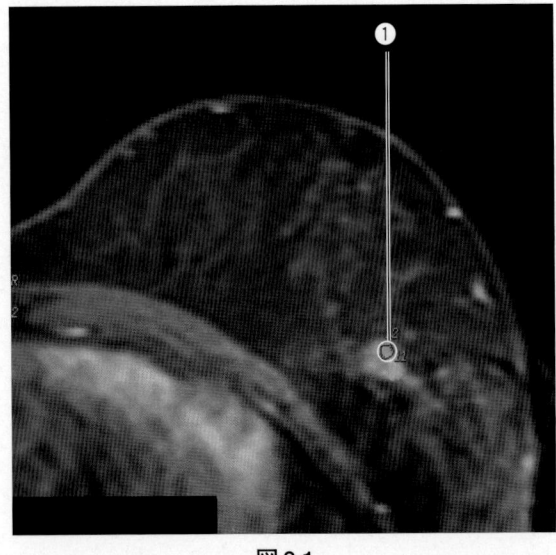

図2.1

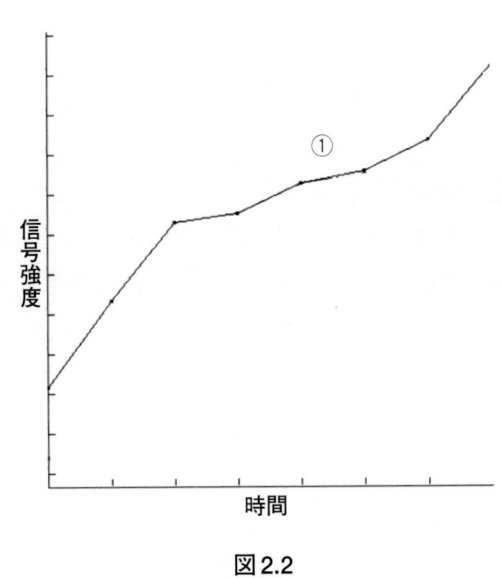

図2.2

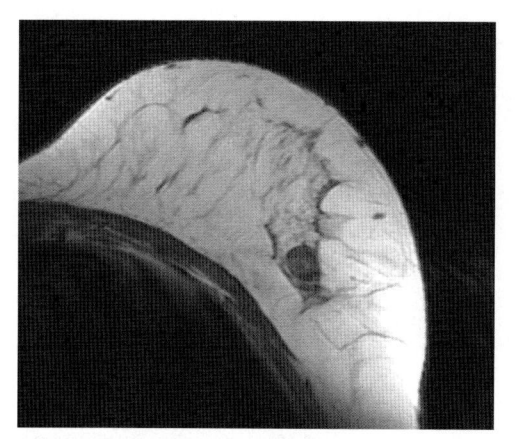

図3　T1強調像

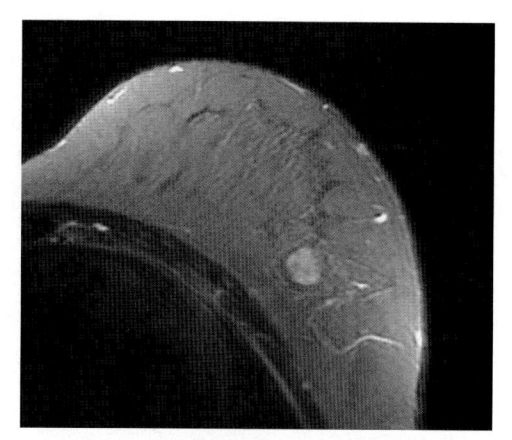

図4　脂肪抑制T2強調像

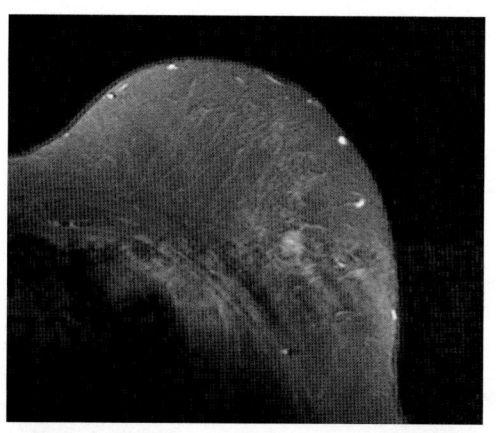

図5　ダイナミック後脂肪抑制T1強調像

【MRI所見】

　ダイナミックMRI（図1）にて左C領域に境界明瞭な腫瘤が認められ，ダイナミックカーブ（図2）は2型を呈している。T1強調像（図3）で腫瘤内部に点状の高信号が認められる。同部は脂肪抑制T2強調像（図4）で低信号となり，脂肪成分の存在が疑われる。内部の造影パターンは不均一で，ダイナミック後脂肪抑制T1強調像（図5，T1強調像，脂肪抑制T2強調像とスライスがわずかに異なる）では境界は比較的明瞭な腫瘤である。

【MRI診断】

　腫瘤は2型のダイナミックカーブであり，ダイナミック後脂肪抑制T1強調像で境界が明瞭であることから乳癌は否定的である。内部に脂肪成分が認められることから，脂肪を含んだ良性病変が疑われる。脂肪成分は腫瘍の構成成分の一部であることから，脂肪腫より過誤腫が考えられる。

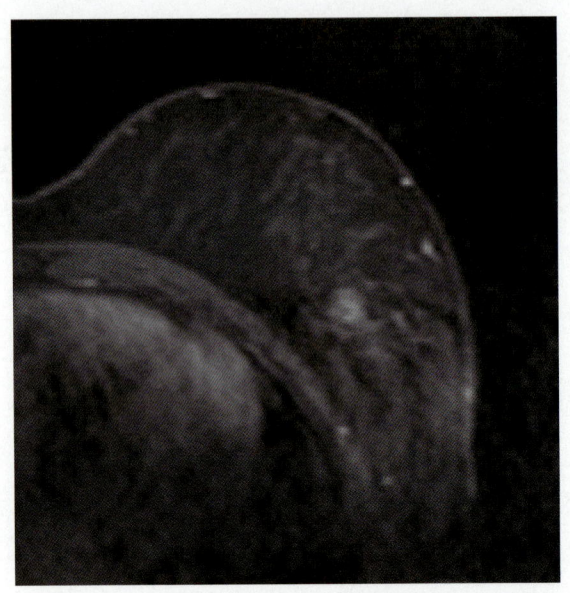

図6　図1.4の拡大図

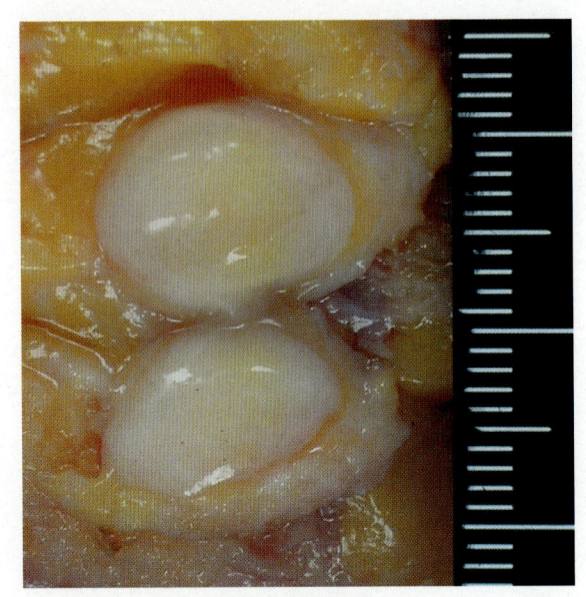

図7　割面像

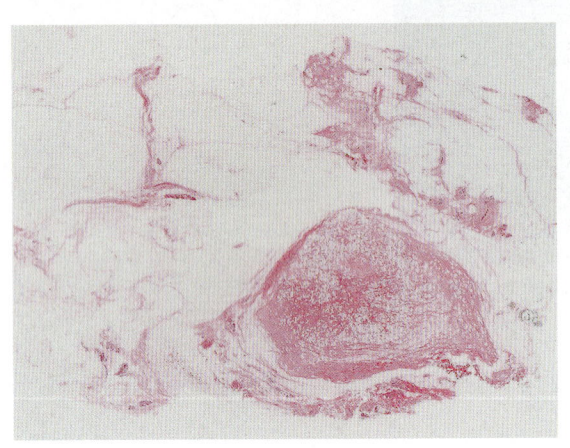

図8　ルーペ像

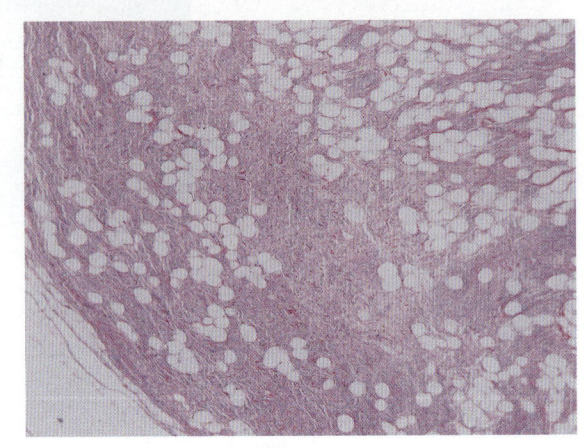

図9　HE

【病理診断】

　腫瘍（12×10 mm）は楕円形で，境界はきわめて明瞭である。割面はほぼ黄白色で，やや黄色の脂肪成分を含有している（図7）。ルーペ像（図8）では脂肪組織の混在を思わせる腫瘍で，組織学的には筋線維と多数の脂肪細胞がみられることから，過誤腫（hamartoma）で亜型としては myolipoma type と考えられる（図9, 図10）。なお，乳癌取扱い規約では過誤腫は腫瘍様病変に分類されており，「乳房内に周囲との境界鮮明な被膜を有する腫瘍をつくる。乳房の組織成分と同一かあるいは一部が欠損した組織からなり，しかも各組織成分の割合が著しく正常と異なり，脂肪腫様であるが，なかに乳腺組織と同様な成分を有する」と記載されている。亜型としては腺脂肪腫（adenolipoma），線維腺脂肪腫（fibroadenolipoma）がその代表的なものであり，本型は過誤腫のなかでもまれな亜型である。

症例38　過誤腫

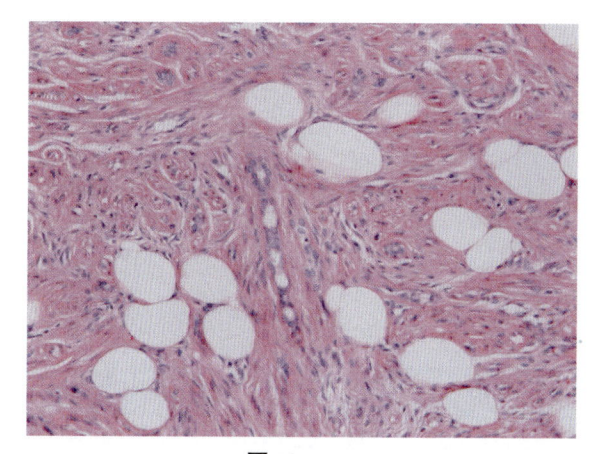

図10　HE

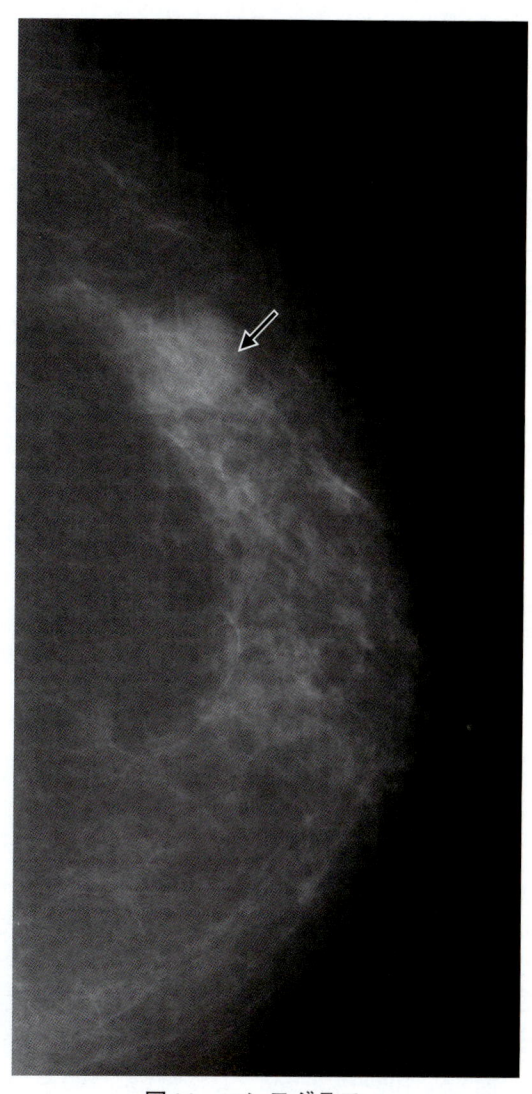

図11　マンモグラフィ

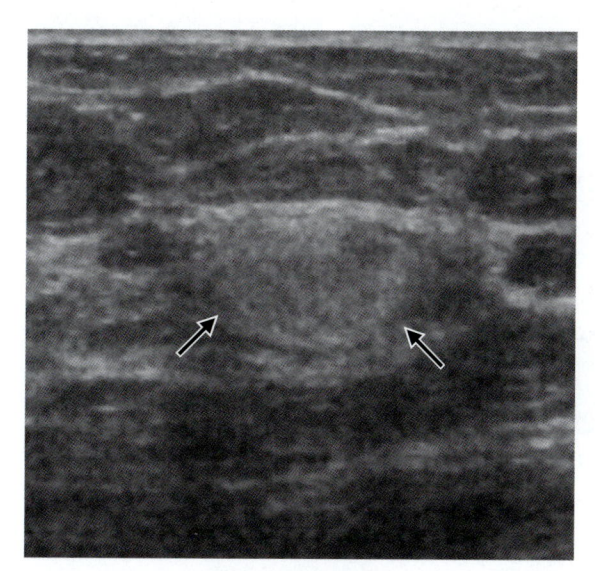

図12　超音波像

【他の検査所見】

　マンモグラフィ（図11：CC方向）では，左C領域に分葉状の腫瘤が認められる（矢印）。境界は比較的明瞭で乳腺とほぼ等濃度である。病変内部の脂肪成分の有無は明らかではない。

　超音波検査（図12）では，ほぼ周囲の乳腺と等エコーを示す腫瘤像，これを囲むように薄い皮膜様の低エコーが認められる（矢印）。悪性を疑う所見はない。

【本症例のポイント】

　内部に大量の脂肪成分を含んでいれば過誤腫の診断は比較的容易である。脂肪成分が少量の場合，診断能は組織分解能に優れるMRIが高い。本症例では悪性を疑う所見のない腫瘤内に，脂肪成分を同定できたことで過誤腫との診断に至った。

症例39　乳腺症（Mastopathy）

【50歳，女性】
触診：右B領域に2.0×2.0cmの表面顆粒状，可動性良好な腫瘤を触知。

● ダイナミックMRI

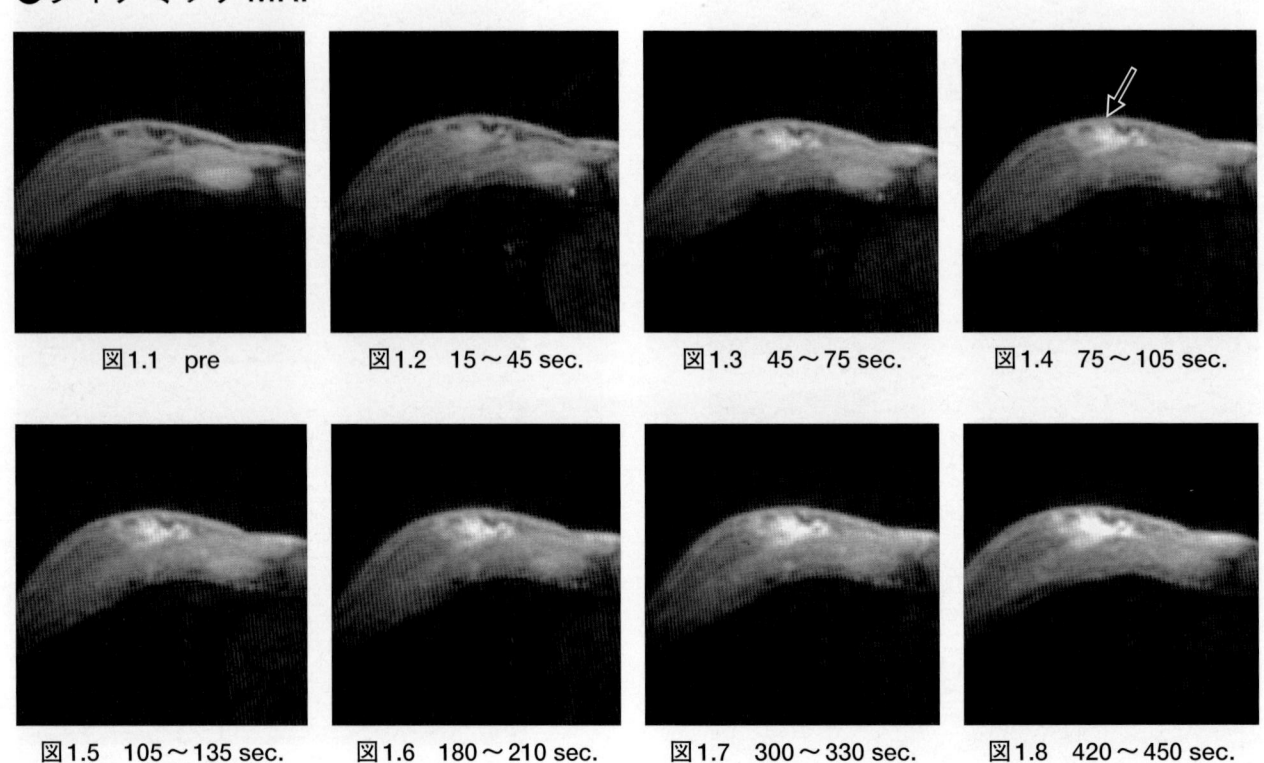

図1.1　pre
図1.2　15〜45 sec.
図1.3　45〜75 sec.
図1.4　75〜105 sec.
図1.5　105〜135 sec.
図1.6　180〜210 sec.
図1.7　300〜330 sec.
図1.8　420〜450 sec.

● ダイナミックカーブ（①病変，②正常乳腺）

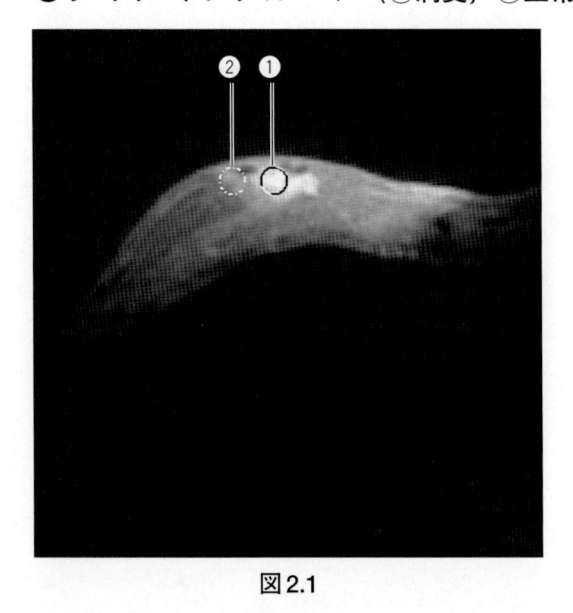

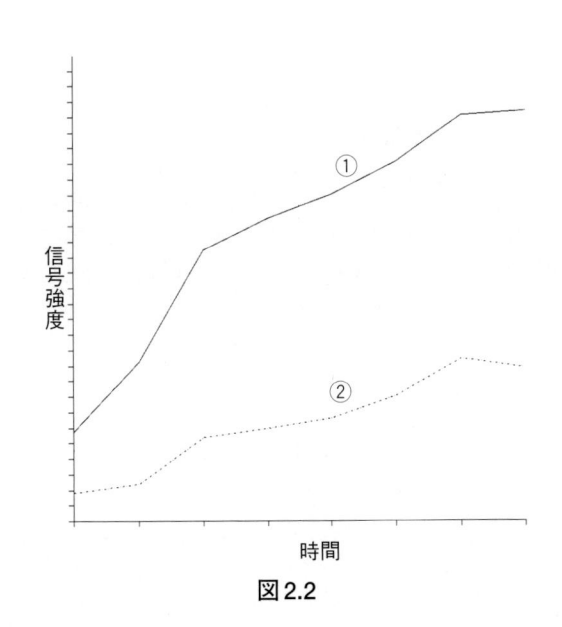

図2.1

図2.2

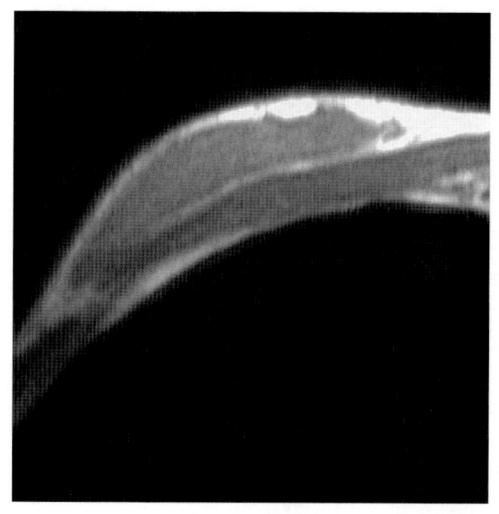

図3 T1強調像

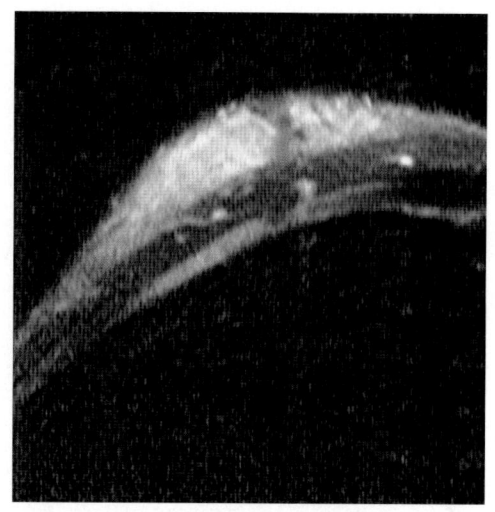

図4 脂肪抑制T2強調像

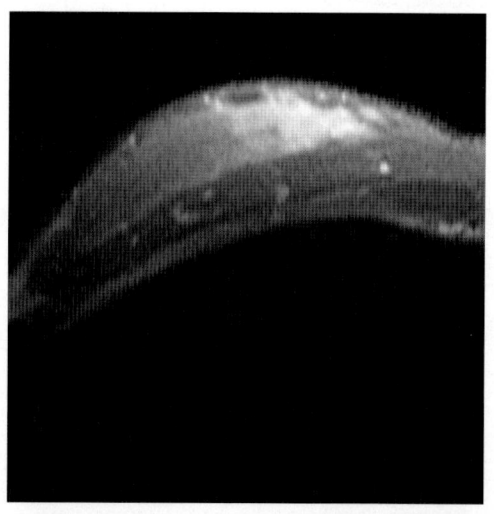

図5 ダイナミック後脂肪抑制T1強調像

【MRI所見】

ダイナミックMRI（**図1**）で右B領域に非腫瘍性（限局型）病変（矢印）があり，同部には造影効果が認められる。内部は網目状の造影効果を示し，ダイナミックカーブ（**図2**）は2型を呈している。T1強調像（**図3**）で低信号，脂肪抑制T2強調像（**図4**）で乳腺と等信号である。ダイナミック後脂肪抑制T1強調像（**図5**）では，正常乳腺よりも高信号を呈している。

【MRI診断】

非腫瘍性で内部が網目状であることから，非浸潤性乳管癌や乳腺症が考えられる。ダイナミックカーブが2型を示すことから乳腺症が疑われる。

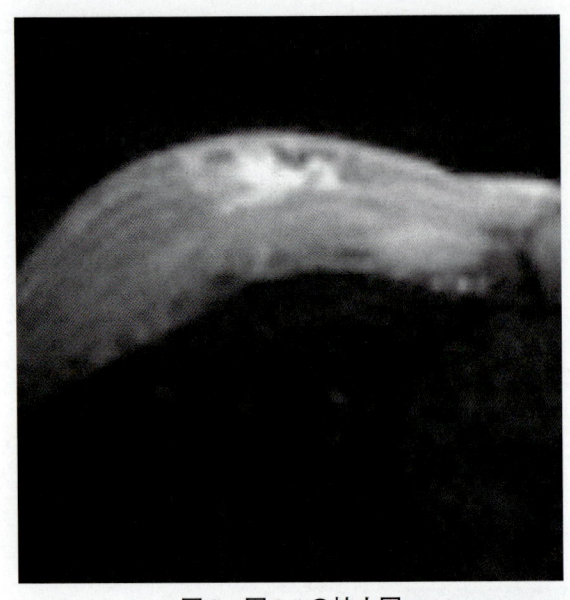

臨床と病理のための乳腺MRIアトラス

図6　図1.4の拡大図

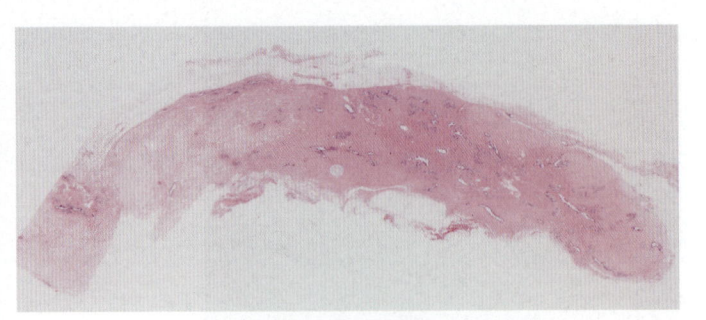

図7　ルーペ像

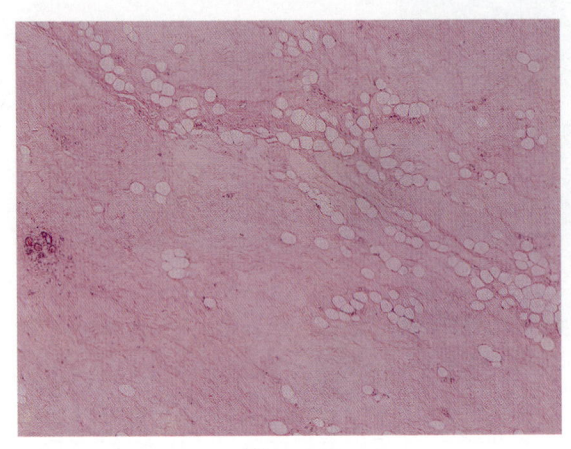

図8　HE

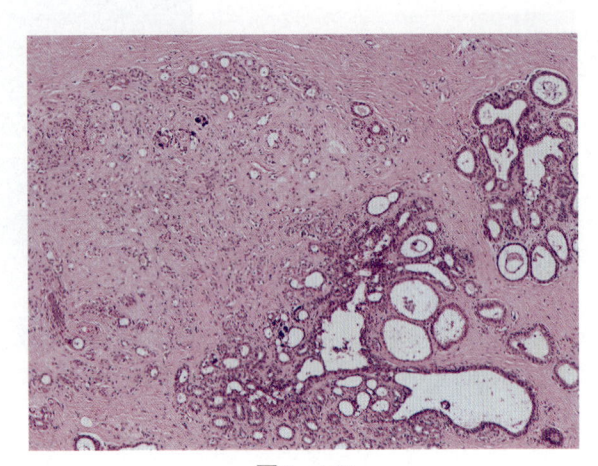

図9　HE

【病理診断】
　ルーペ像では，やや淡染する部分とエオジン好性で橙赤色の強い部分とに明瞭に分かれる（図7）。淡染部はいわゆる萎縮性乳腺の像である（図8）。エオジン好性部は乳腺症で，硬化性腺症，閉塞性腺症，囊胞，乳管乳頭腫症と多彩な像を呈し，腺成分の増生が認められる（図9）。MRIにて造影された部分はエオジン好性部であり，腺成分の増生と一致する。

— 254 —

| 症例39　乳腺症

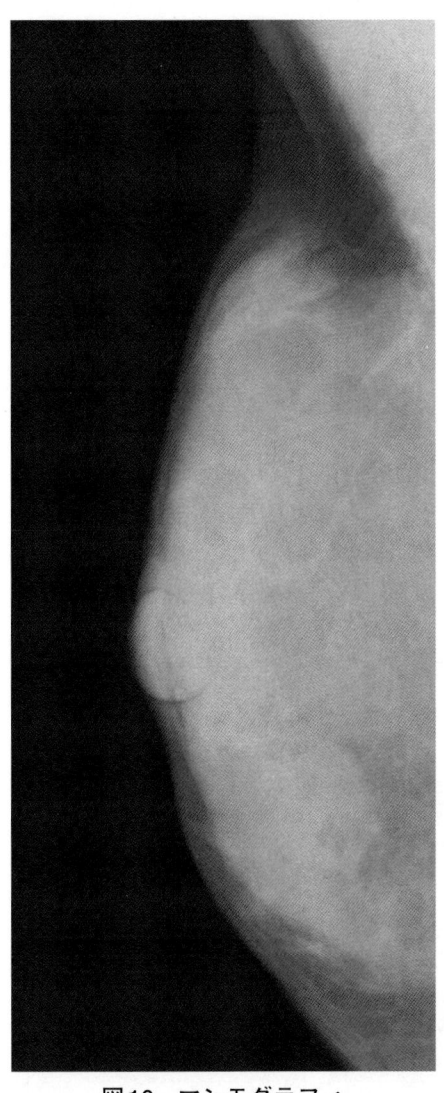

図10　マンモグラフィ

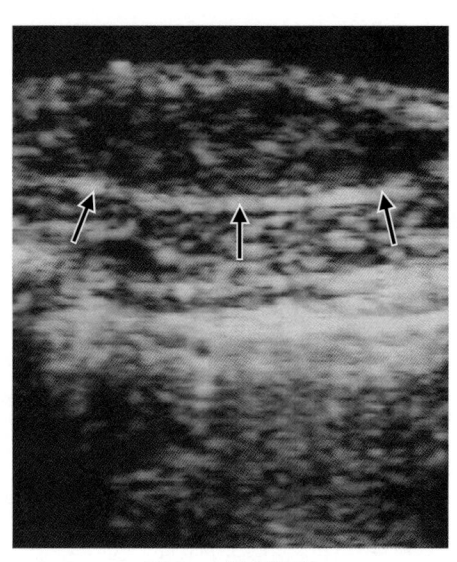

図11　超音波像

【他の検査所見】

マンモグラフィ（図10：MLO方向）では，明らかな病変を指摘できない。

超音波検査（図11）では，限局した低エコー腫瘤（矢印）が認められ，乳腺症，線維腺腫があげられる。

【本症例のポイント】

乳腺症は，一般に乳腺全体に斑状の造影効果を認め，ダイナミックカーブは2型を示す。しかし，本例のように限局した変化をきたす場合には，ダイナミックMRIで非腫瘤性（限局型）の造影効果が認められ，非浸潤性乳管癌との鑑別が問題になってくる。非浸潤性乳管癌は，ダイナミックカーブで3，4型を示す場合が多いが，乳腺症であってもADHや腺症では3型を呈することがある。いずれにしても，他の検査とともに総合的に判断する慎重な対応が必要である。

症例40　囊胞 (Cyst)

【48歳，女性】
触診：右D領域に2.5×2.0cmの腫瘤を認知（右AB領域に乳癌を認める）。

●ダイナミックMRI

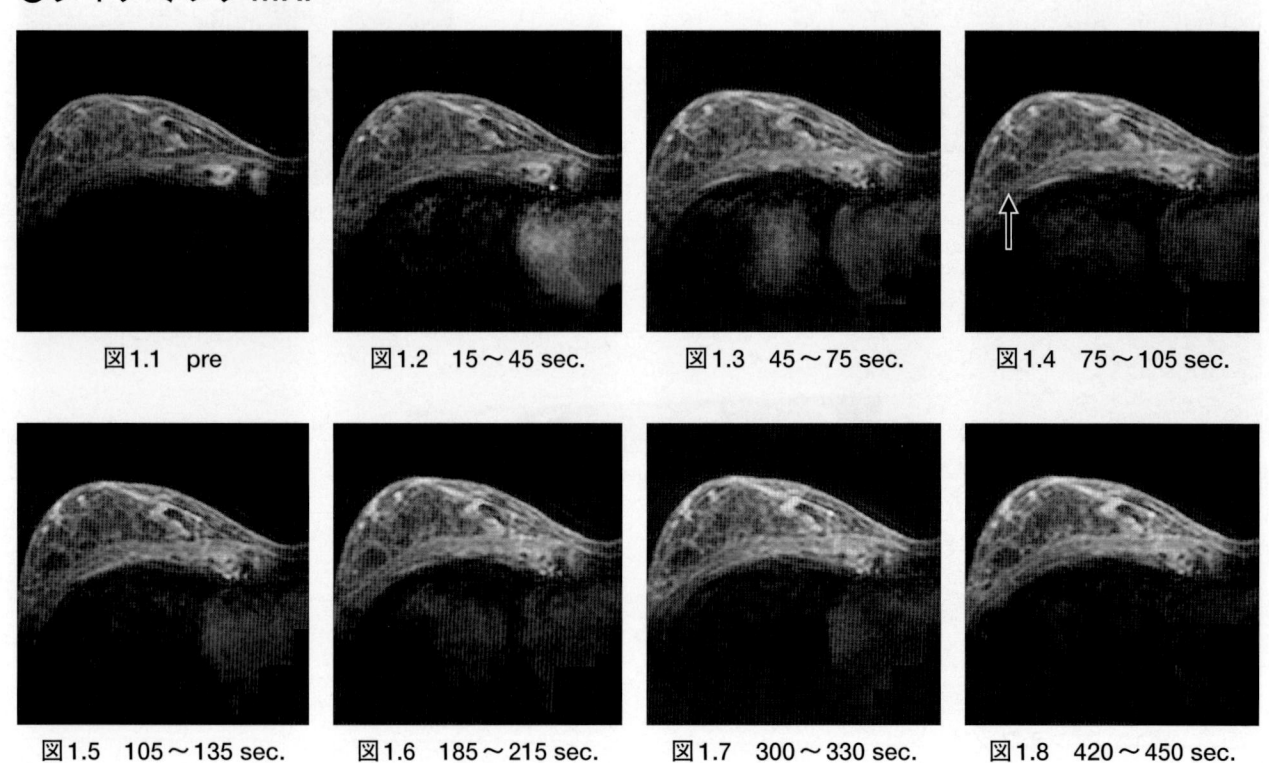

図1.1　pre

図1.2　15〜45 sec.

図1.3　45〜75 sec.

図1.4　75〜105 sec.

図1.5　105〜135 sec.

図1.6　185〜215 sec.

図1.7　300〜330 sec.

図1.8　420〜450 sec.

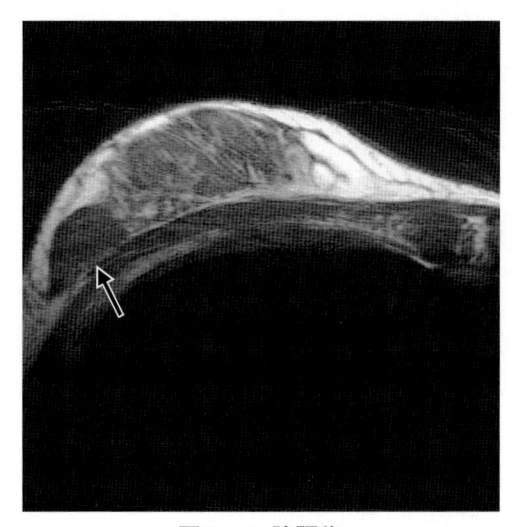

第5章 組織型別にみた MRI 画像

図2 T1強調像

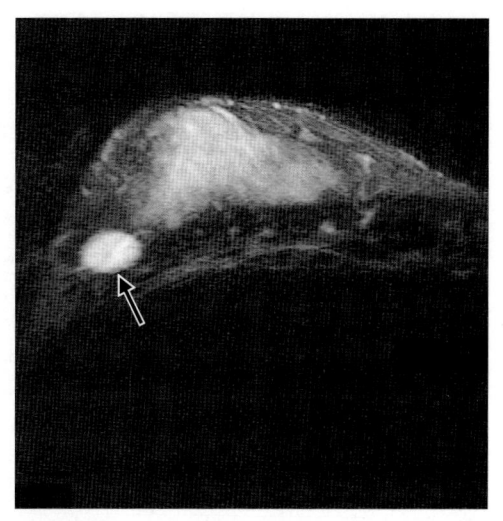

図3 STIR

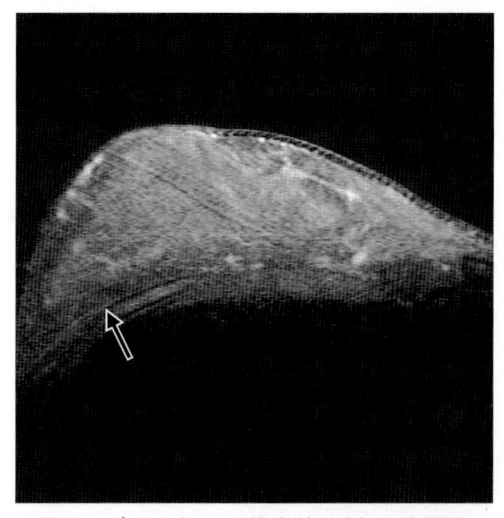

図4 ダイナミック後脂肪抑制T1強調像

【MRI所見】

ダイナミックMRI（図1）では右D領域に造影効果のない低信号域（矢印）を認める。T1強調像（図2）は低信号で，STIR（図3）は，境界明瞭で著明な高信号の腫瘤性病変（15×9mm）が認められる。ダイナミック後脂肪抑制T1強調像（図4）では，造影効果はみられない。

【MRI診断】

腫瘤の壁も含めて造影されない病変で，かつSTIRで著明な高信号を呈することから囊胞が考えられる。

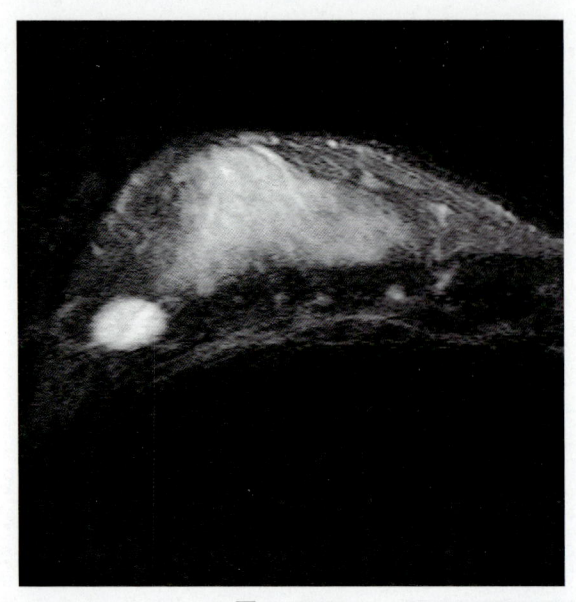

図5　STIR

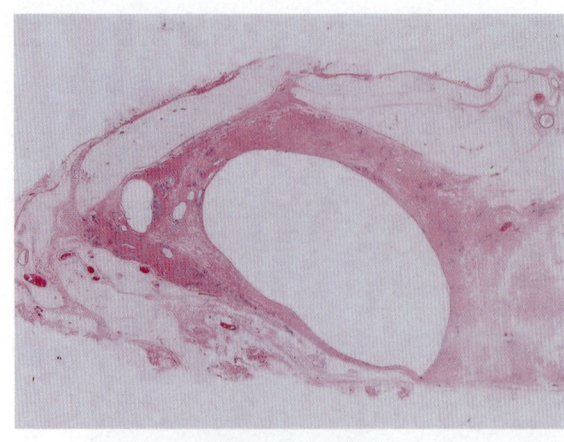

図6　ルーペ像

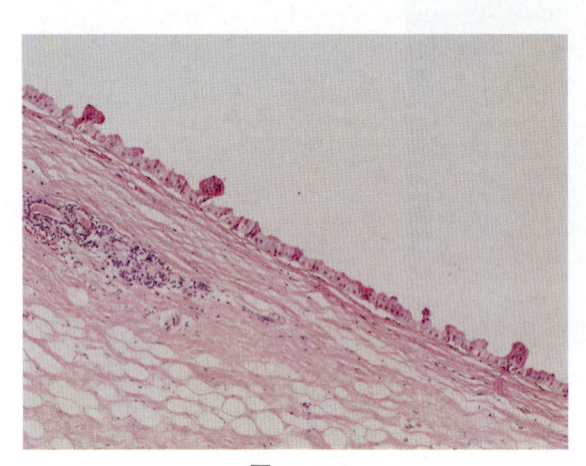

図7　HE

【病理診断】
　本例は乳癌（右AB領域）の手術時に，D領域に認められた嚢胞である。その大きさは16×8mmで，ほぼ楕円形である（図6）。内腔面を裏打ちする上皮は1層で典型的なアポクリン化生を示している（図7）。いわゆるアポクリン化生嚢胞である。

第5章　組織型別にみたMRI画像

症例40　嚢胞

図8　マンモグラフィ

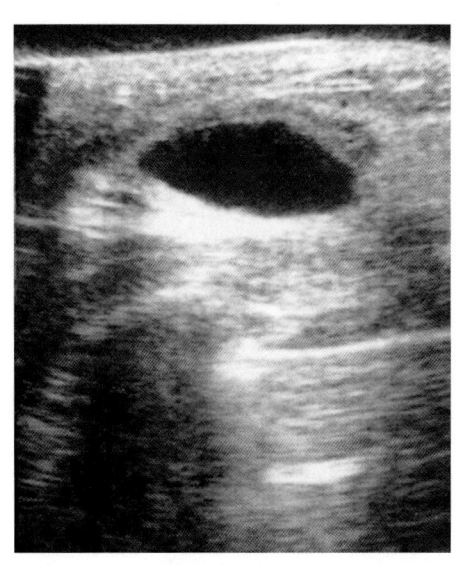

図9　超音波像

【他の検査所見】

　マンモグラフィ（図8：CC方向）では，局所的非対称性陰影（focal asymmetry density，矢印）を認めるが，質的診断は困難である。

　超音波検査（図9）では，境界明瞭な無エコー腫瘤で，後方エコーは増強し嚢胞の所見である。

【本症例のポイント】

　一般に嚢胞は，造影効果を認めず，脂肪抑制T2強調像（またはSTIR）にて著明な高信号を呈する。しかし，液体成分の違いでMR信号は変化する。粘稠度が高くなるとT1強調像は高信号へ，脂肪抑制T2強調像は低信号へと信号強度が変化してくるため注意が必要である。出血を伴えば血液成分を反映して信号強度が変化する（73ページ参照）。

　また，嚢胞性病変をみた場合は，嚢胞内腫瘍との鑑別として嚢胞壁の不整や内部の乳頭状病変の有無などもダイナミックMRIで評価することが重要である。

症例41　Fibrous disease

【68歳，女性】
触診：左C領域に2.0×1.8cmの辺縁不整な硬い腫瘤を触知。

●ダイナミックMRI

図1.1　pre
図1.2　15〜45 sec.
図1.3　45〜75 sec.
図1.4　75〜105 sec.
図1.5　105〜135 sec.
図1.6　180〜210 sec.
図1.7　300〜330 sec.
図1.8　420〜450 sec.

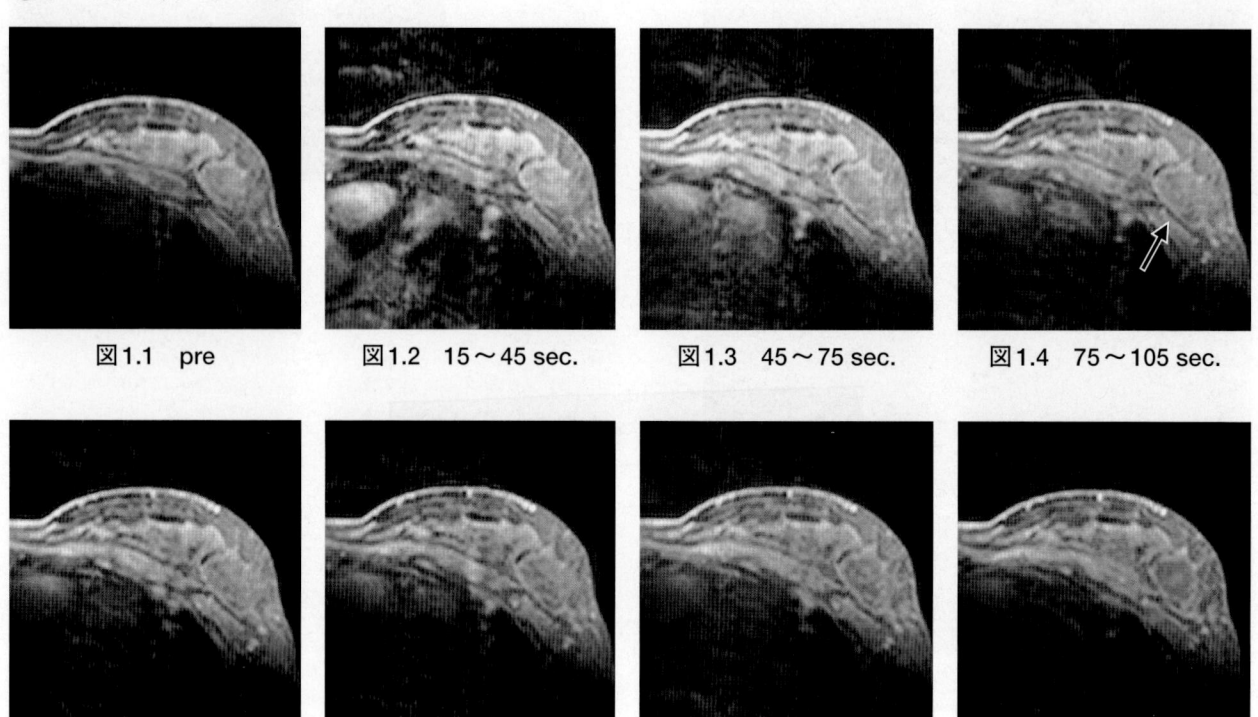

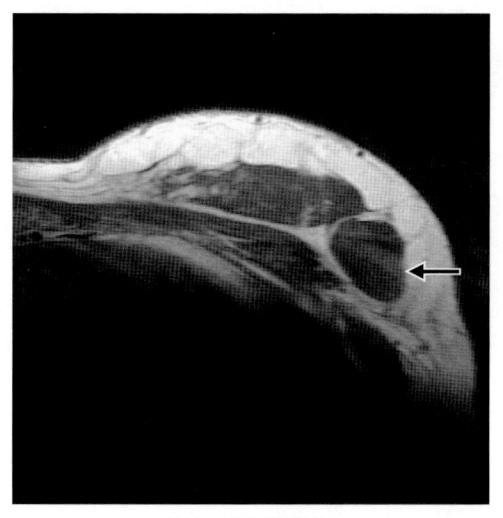

図2 T1強調像

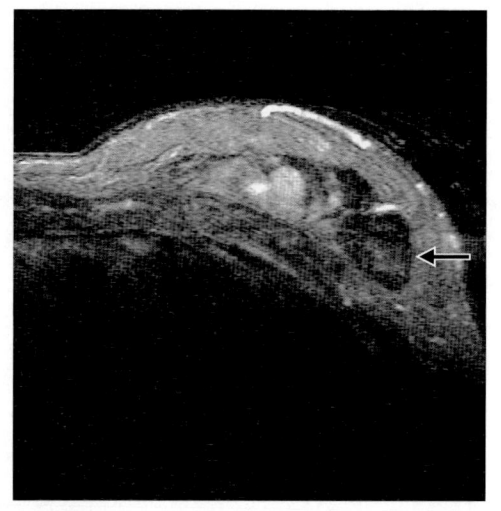

図3 STIR

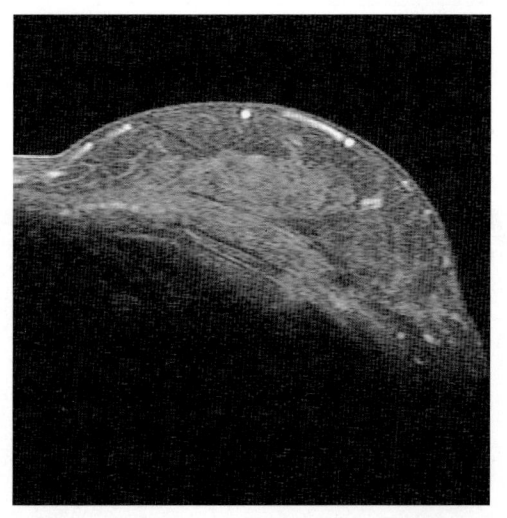

図4 ダイナミック後脂肪抑制T1強調像

【MRI所見】

腫瘤はT1強調像(図2)、STIR(図3)ともに低信号(矢印)である。ダイナミックMRI(図1)で造影効果は認められない。

【MRI診断】

腫瘤はT1強調像、STIRともに低信号であることから、腫瘤全体が線維で構成されていると考えられる。造影効果は認められず腫瘍性であることは否定的で、陳旧化した線維腺腫や血腫が考えられる。

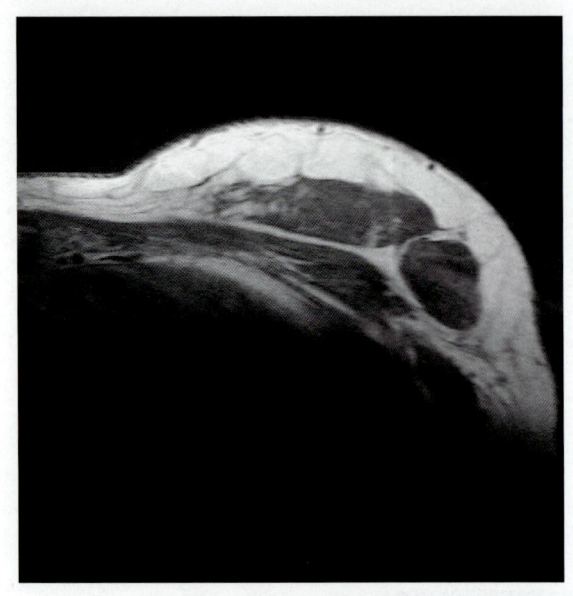

図5　図1.4の拡大図

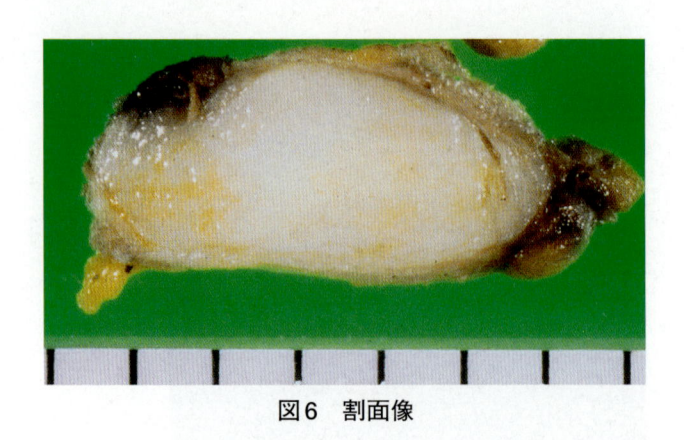

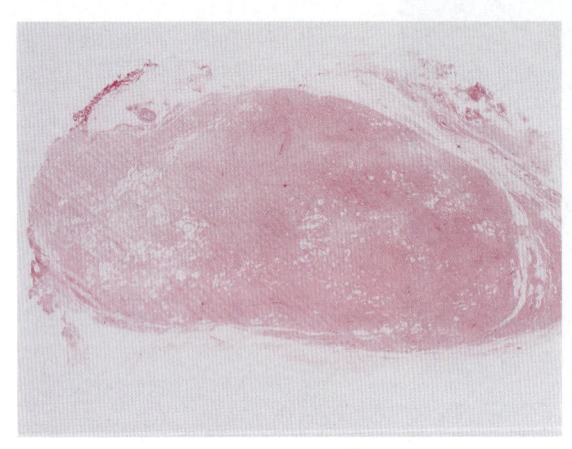

図6　割面像

図7　ルーペ像

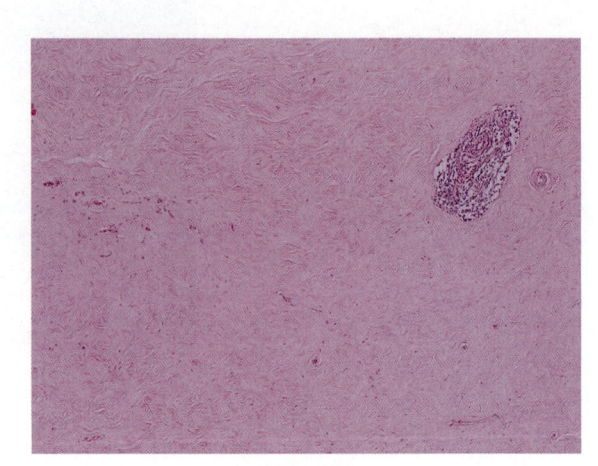

図8　HE

【病理診断】

　割面は均一で25×15mm，楕円形，白色均一の充実性腫瘍である（図6）。ルーペ像では好酸性が目立つほぼ均一な像を呈している（図7）。組織学的には器質化した間質に加えて，萎縮した乳管（図8矢印）とその周囲にリンパ球浸潤が認められる（図8，図9）。典型的なFibrous diseaseである。

第5章　組織型別にみたMRI画像

症例41　Fibrous disease

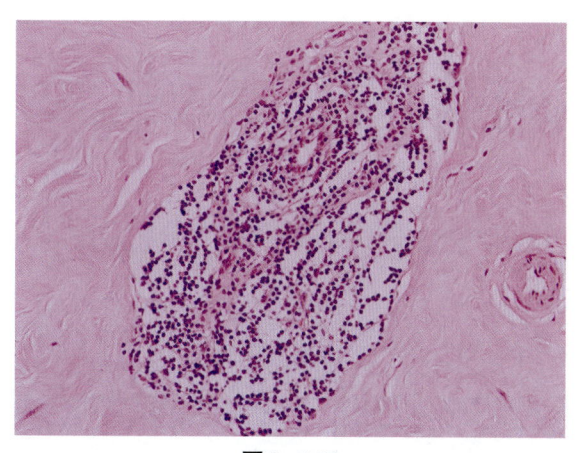

図9　HE

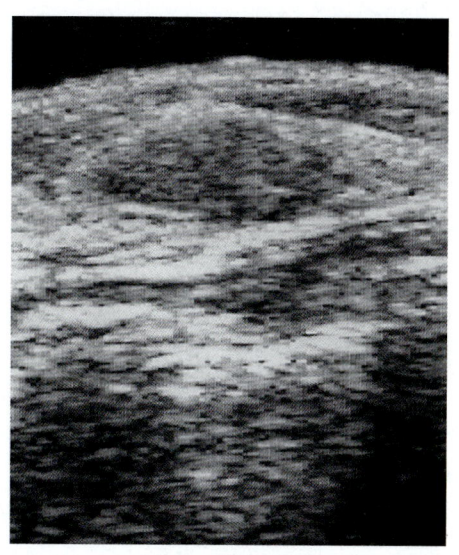

図10　超音波像

【他の検査所見】

超音波検査（図10）では，比較的境界明瞭で扁平な低エコー腫瘤が認められ，線維腺腫を疑う所見である。

【本症例のポイント】

腫瘤性病変が造影効果を認めないことから乳癌は否定的である。さらに，T1強調像，脂肪抑制T2強調像（またはSTIR）ともに低信号を呈する場合は線維成分の存在を疑う。Fibrous diseaseは臨床的には乳癌と間違えやすいとされているが，MRIは比較的容易に乳癌が否定でき，有用な検査法といえる。

付）Fibrous disease

Fibrous diseaseの日本名としては，乳腺線維症（2007年刊行予定の乳癌取扱い規約第16版）と呼称される予定である。組織学的には乳腺内に限局したもので，間質内に萎縮した乳管や小葉が散在する。その乳管の周囲にはリンパ球浸潤を伴っている。しばしば糖尿病を合併していることがあるため，Diabetic mastopathyと呼ばれることもある。

症例42　炎症性変化を伴った脂肪腫

【26歳，女性】
触診：右C領域に4.0×4.0cmの可動性良好な硬い腫瘤を触知。

● ダイナミックMRI

図1.1　pre

図1.2　15〜45 sec.

図1.3　45〜75 sec.

図1.4　75〜105 sec.

図1.5　105〜135 sec.

図1.6　180〜210 sec.

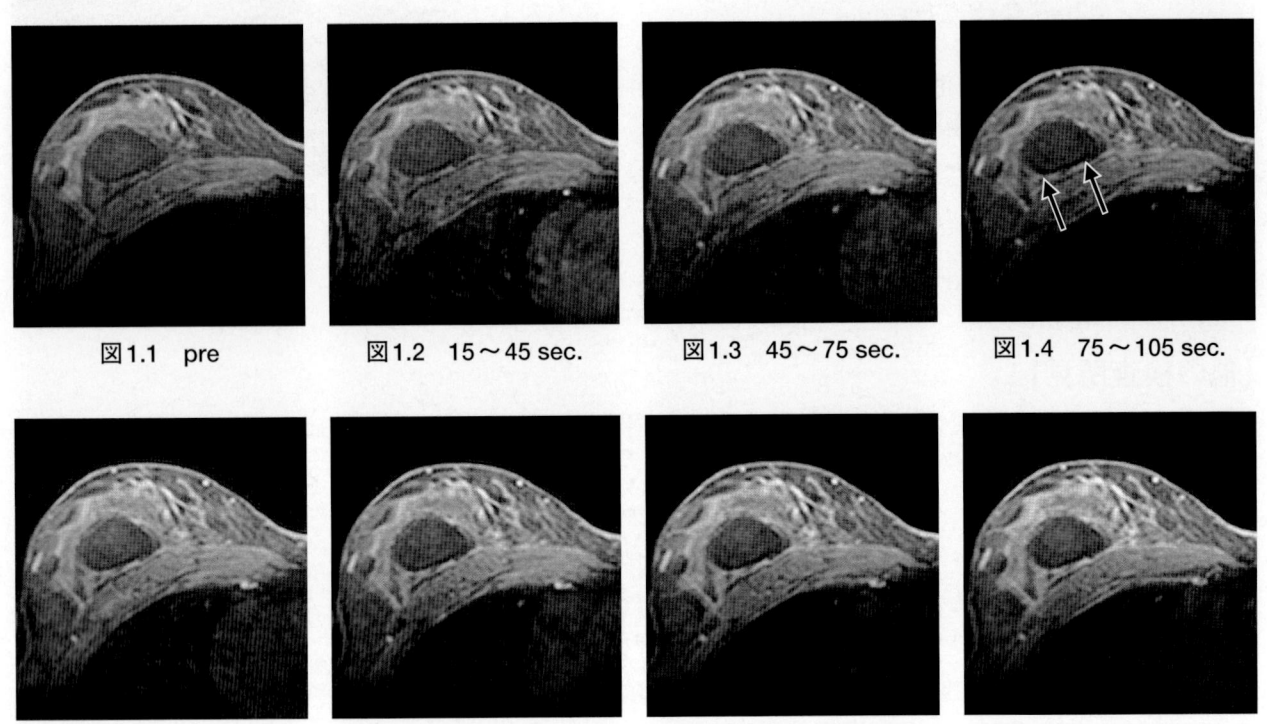

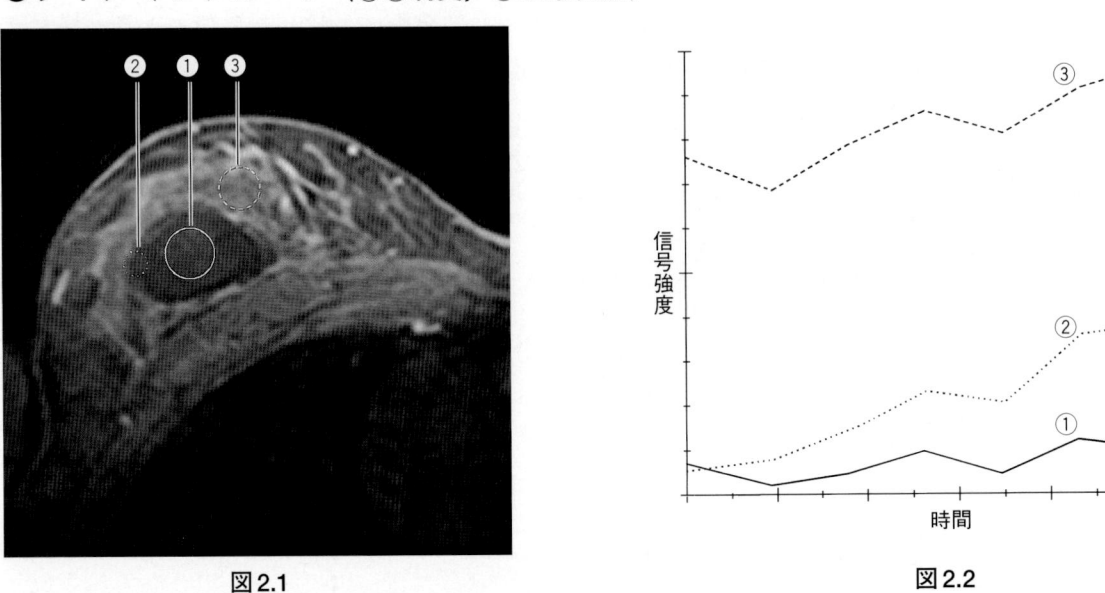

図1.7　300〜330 sec.

図1.8　420〜450 sec.

● ダイナミックカーブ（①②病変，③正常乳腺）

図2.1

図2.2

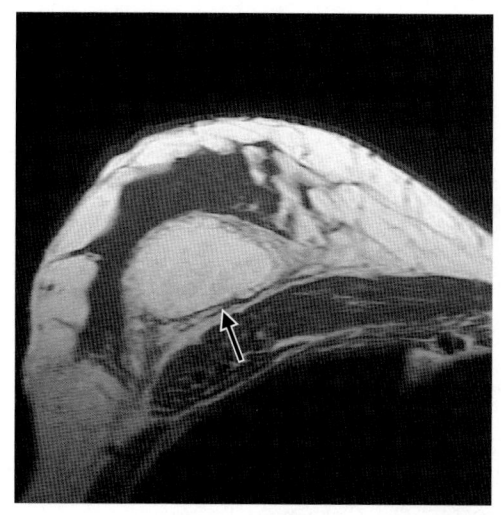

図3　T1強調像

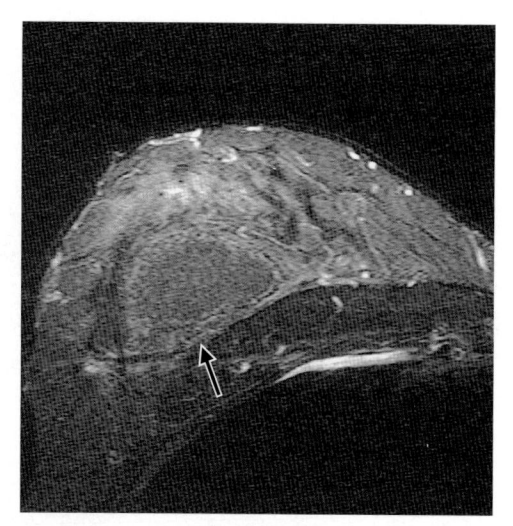

図4　STIR

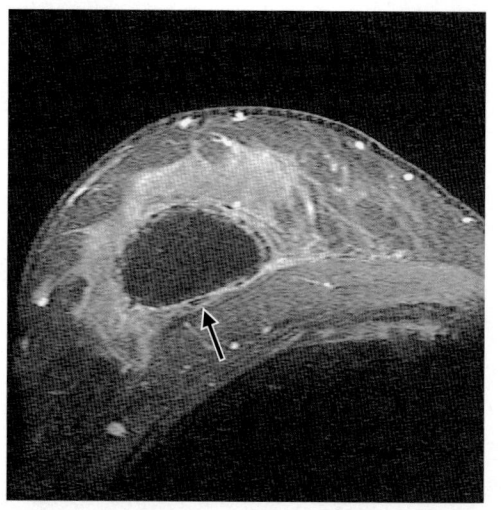

図5　ダイナミック後脂肪抑制T1強調像

【MRI所見】

ダイナミックMRI（図1）で，右CA領域に境界不明瞭で辺縁のみが造影される腫瘤性病変（矢印）が認められる。ダイナミックカーブ（図2）では内部は1型で，辺縁は2型を呈している。T1強調像（図3）で，皮下脂肪と同程度の高信号を示し，STIR（図4）で乳腺よりも低信号を示している。ダイナミック後脂肪抑制T1強調像（図5）では，病変内部の信号は抑制され辺縁が不整な帯状の造影効果が認められる。

【MRI診断】

T1強調像で病変は高信号を呈していることから脂肪腫が最も考えられるが，境界不明瞭で辺縁が不整なことから典型的な所見とはいえない。

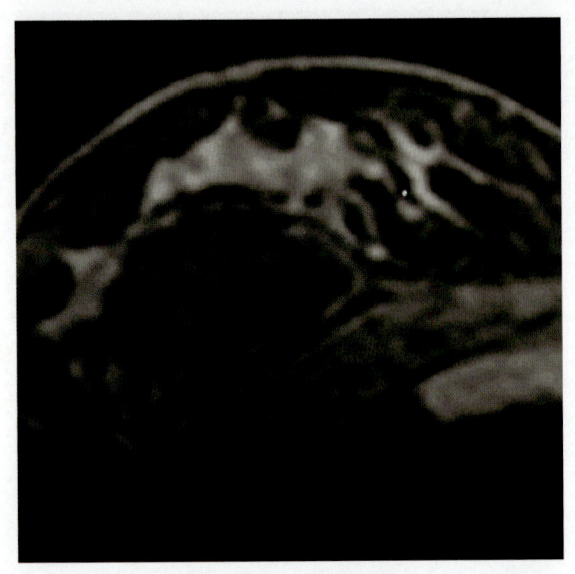

図6　図1.4の拡大図

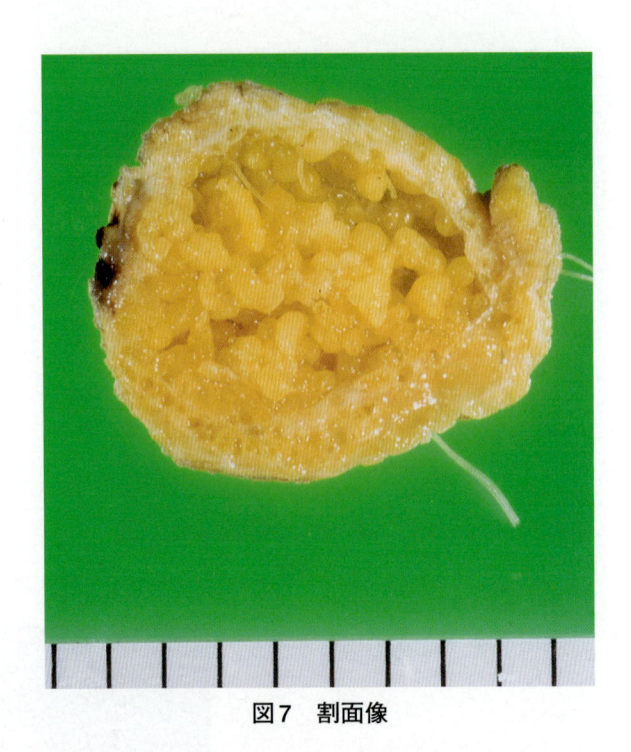

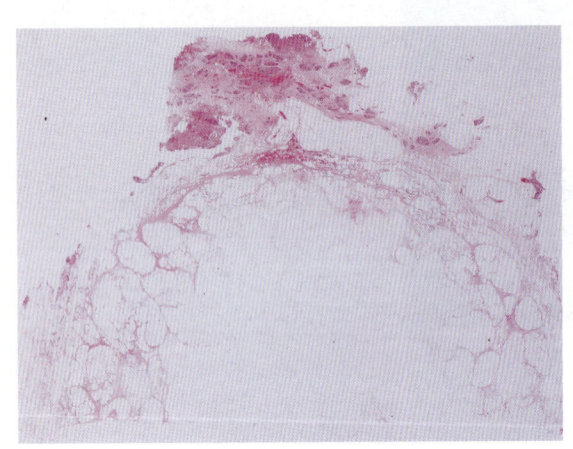

図7　割面像

図8　ルーペ像

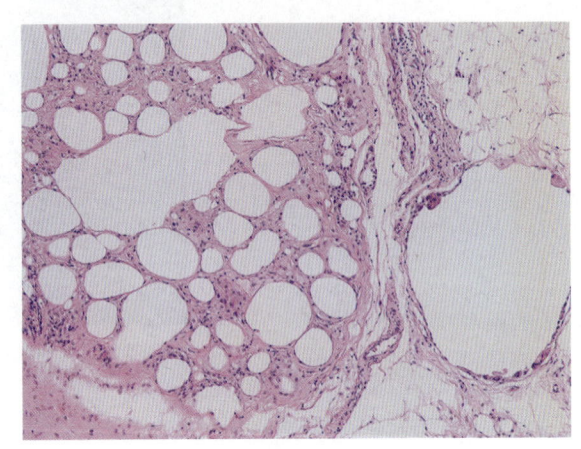

図9　HE

【病理診断】

　腫瘤は大きさ30×45mm，楕円形，弾性やや軟で被膜様結合織で被われている。割面は黄色調で小粒状の脂肪組織が充満しており，中心部には黄色オイル状の液体が認められる（**図7**）。ルーペ像では中心部に細胞成分はみられないが，腫瘍辺縁部は脂肪織が存在している（**図8**）。

　組織学的には炎症性偽腫瘍（inflammatory pseudotumor）で，脂肪壊死（fat necrosis）の組織像を伴っている。すなわち，変性壊死に陥った脂肪組織を中心に，軽度の線維化と慢性炎症性細胞浸潤を特徴としている（**図9**）。

　本腫瘍は炎症性偽腫瘍の組織像を呈しているが，おそらく脂肪腫がまず存在しており，何らかの外的刺激，例えば打撲，患者自身による腫瘤の圧迫などによって，このような組織像を示してきたものと考えられる。

症例42　炎症性変化を伴った脂肪腫

図10　マンモグラフィ

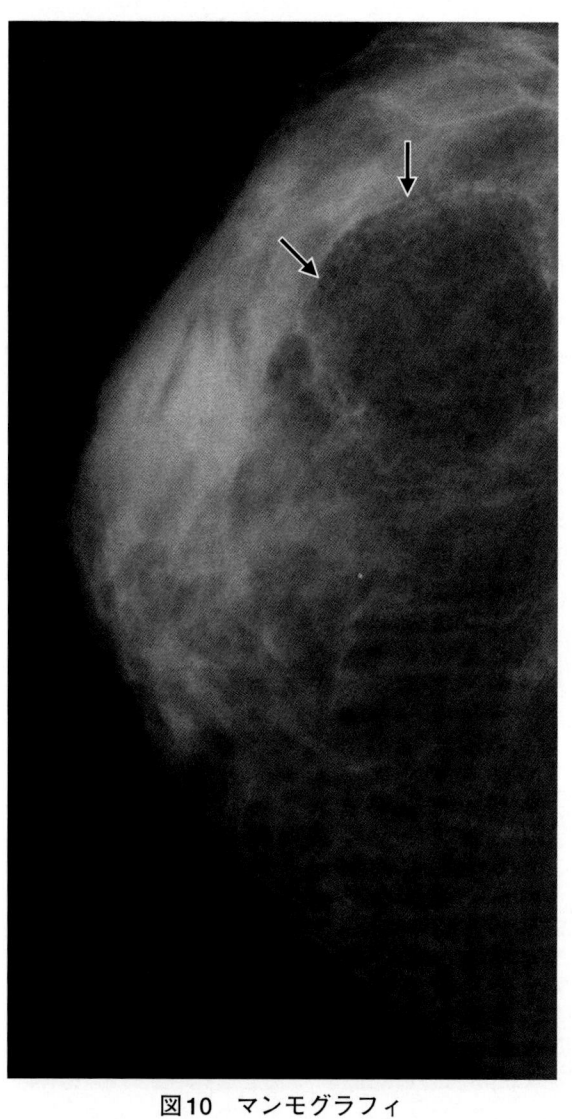

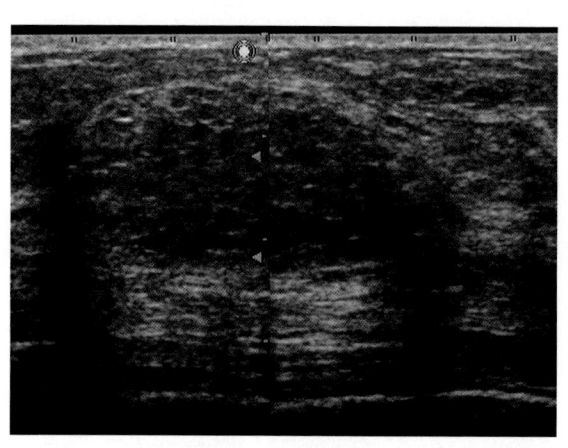

図11　超音波像

【他の検査所見】

　マンモグラフィ（図10：CC方向）では，右C領域に低濃度の腫瘤影（矢印）が観察される。腫瘤はひび割れのような線状構造が認められ，脂肪成分が関与する病変が考えられる。

　超音波検査（図11）では，35×17 mmの比較的境界明瞭な低エコー像を呈している。内部は不均一で線状の高信号が認められ，後方エコーは増強している。

【本症例のポイント】

　T1強調像で高信号を示し，脂肪抑制画像で低信号を呈することから脂肪成分の存在を推定する。本例は脂肪腫であるが，炎症性変化を伴ったために境界不明瞭，辺縁が不整になったと理解される。

症例43　炎症性偽腫瘍（Inflammatory pseudotumor）

【42歳，女性】
触診：右EA領域に皮膚瘻孔を形成した硬結を認める。

● ダイナミックMRI

図1.1　pre

図1.2　15〜45 sec.

図1.3　45〜75 sec.

図1.4　75〜105 sec.

図1.5　105〜135 sec.

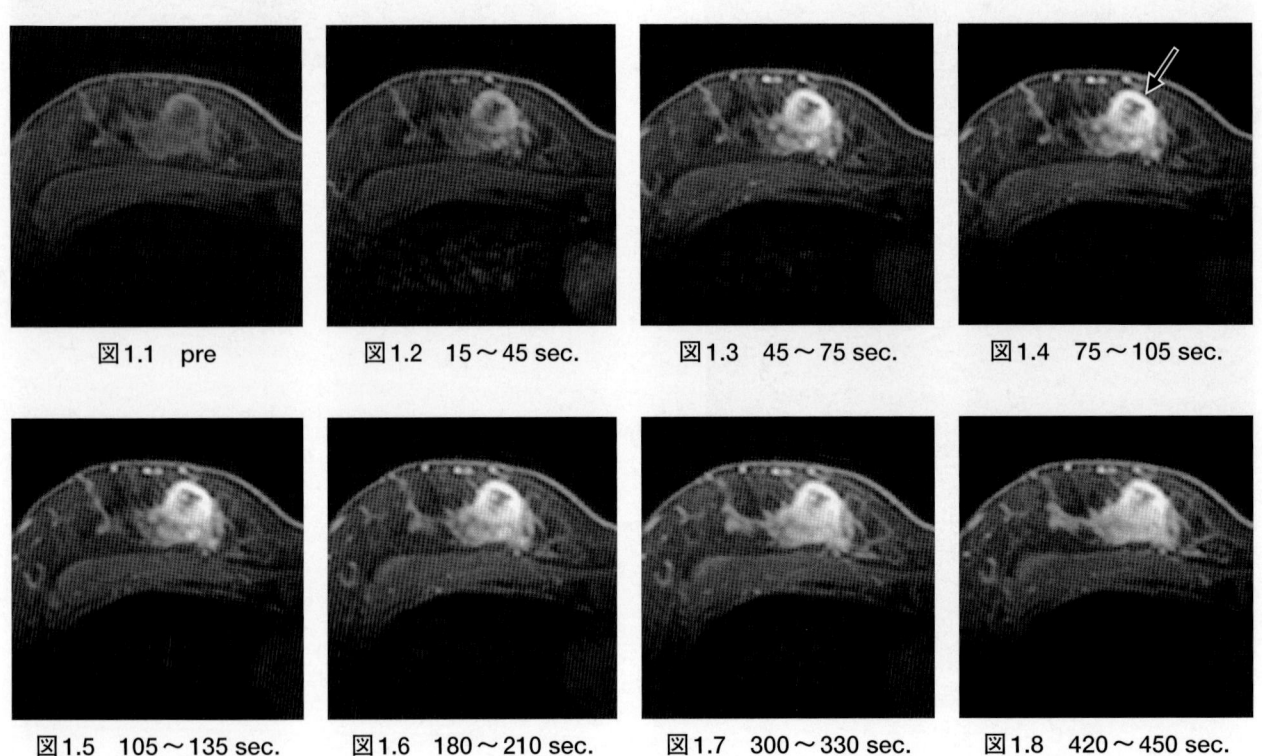

図1.6　180〜210 sec.

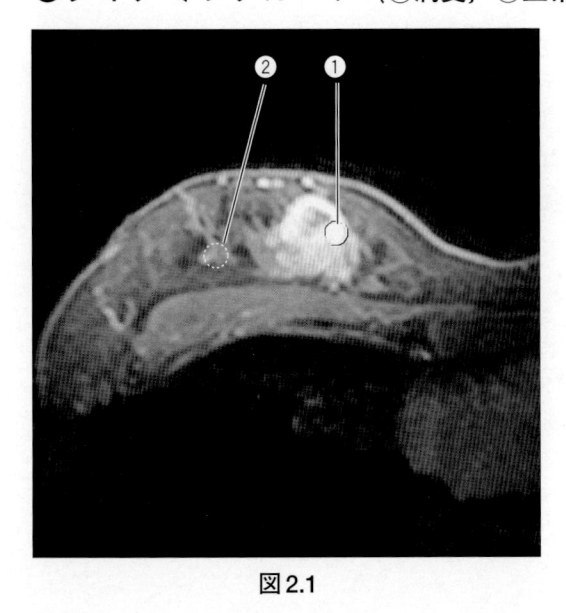

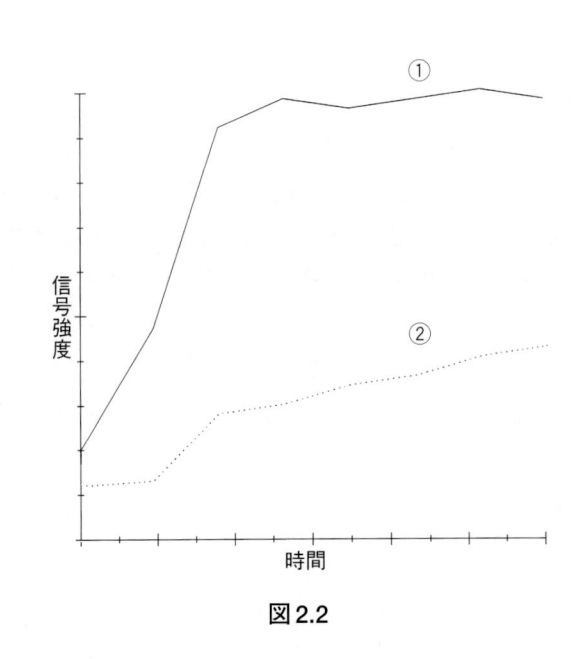

図1.7　300〜330 sec.

図1.8　420〜450 sec.

● ダイナミックカーブ（①病変，②正常乳腺）

図2.1

図2.2

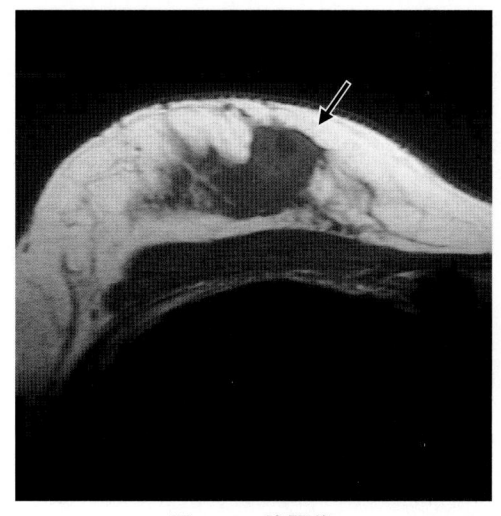

図3　T1強調像

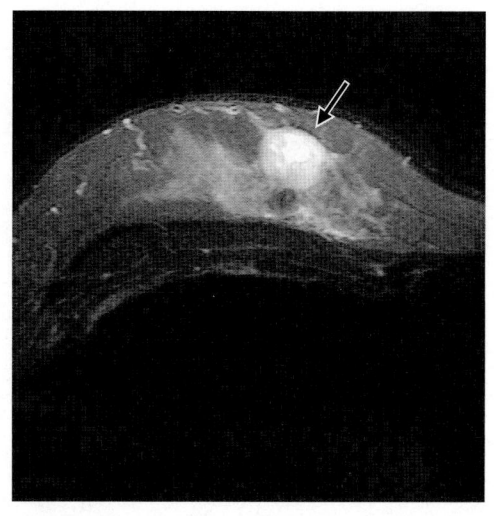

図4　STIR

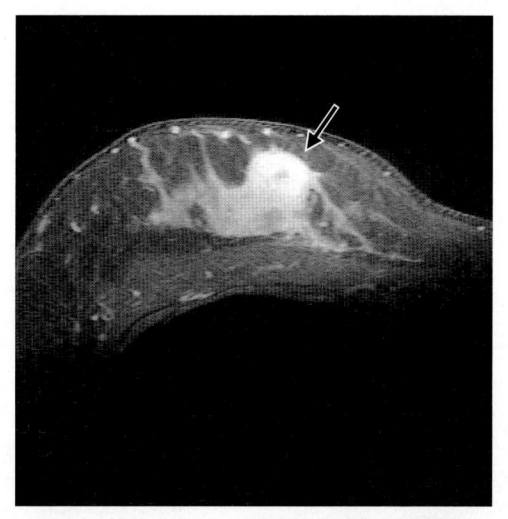

図5　ダイナミック後脂肪抑制T1強調像

【MRI所見】

　ダイナミックMRI（**図1**）で右A領域に18×15mmの腫瘤性病変（矢印）が認められる。病変の造影パターンは辺縁が厚く不整に造影（Type A peripheral enhancement）され，中心部は造影効果が認められない。辺縁のダイナミックカーブ（**図2**）は3型を呈する。T1強調像（**図3**）で低信号，STIR（**図4**）で中心に著明な高信号がみられる。ダイナミック後脂肪抑制T1強調像（**図5**）では，腫瘤は境界不明瞭な高信号である。

【MRI診断】

　腫瘤の境界が不明瞭でType A peripheral enhancement，3型のダイナミックカーブを呈することからは乳癌が疑われる。

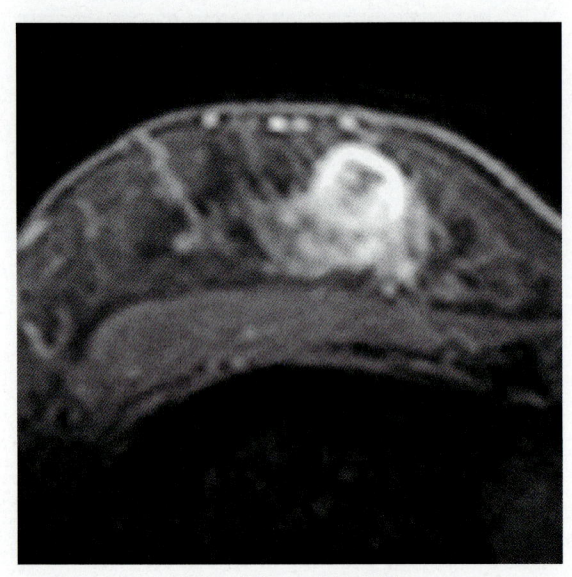

図6　図1,4の拡大図

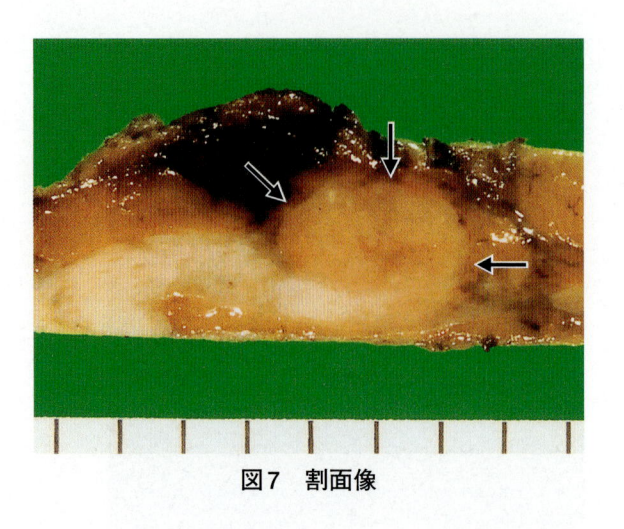

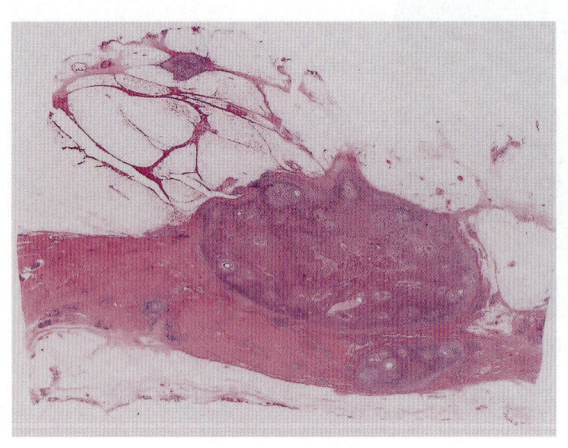

図7　割面像

図8　ルーペ像

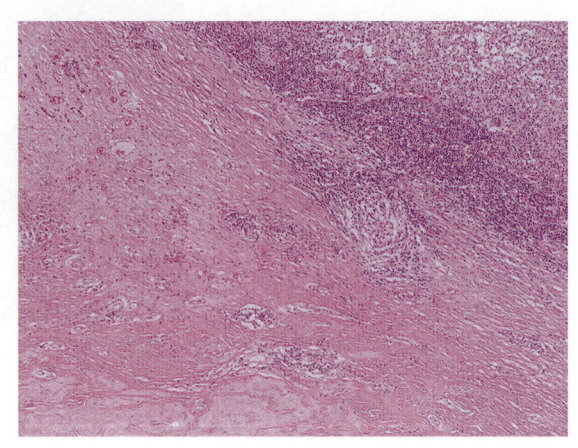

図9　HE

【病理診断】
　割面では13×9mmの濃黄色，充実性腫瘍がみられる（**図7**矢印）。ルーペ像では楕円形腫瘍で乳腺内に限局している（**図8**）。組織学的には壊死を伴い，炎症細胞浸潤が高度な肉芽組織である（**図9，図10**）。いわゆる炎症性偽腫瘍（inflammatory pseudotumor）である。

第5章　組織型別にみたMRI画像

症例43　炎症性偽腫瘍

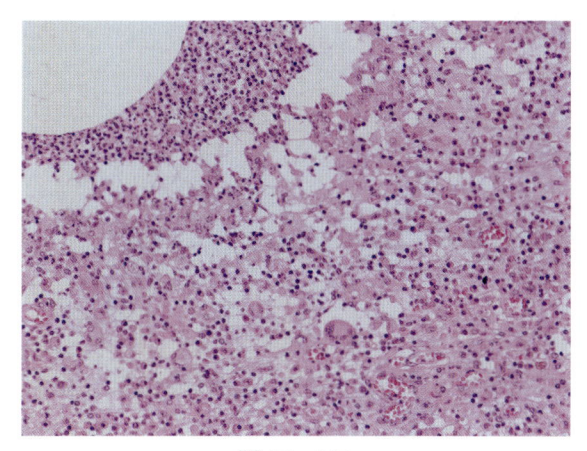

図10　HE

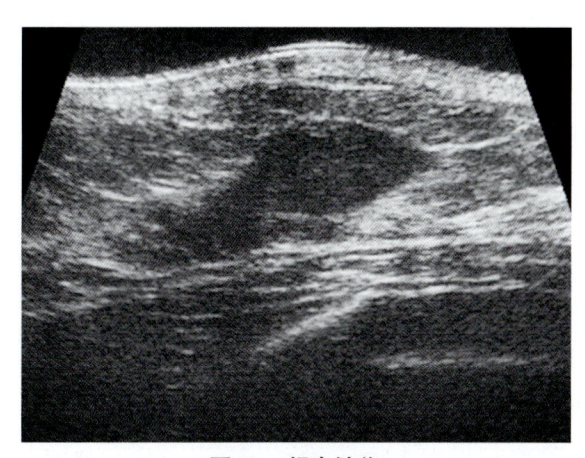

図12　超音波像

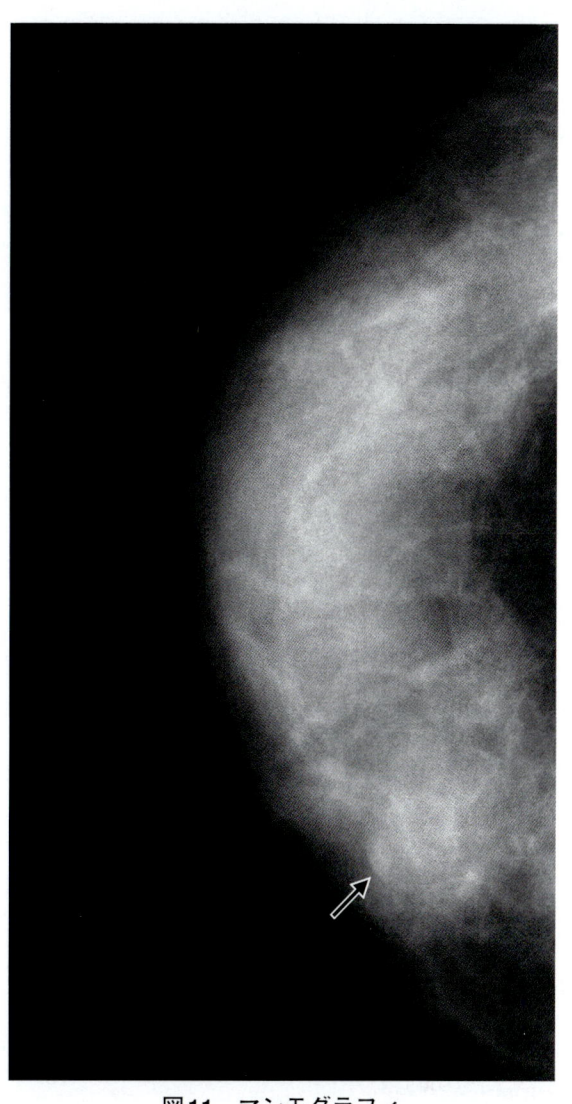

図11　マンモグラフィ

【他の検査所見】

　マンモグラフィ（図11：CC方向）では，内側に局所的非対称性陰影（矢印）を認める。質的診断は困難である。

　超音波検査（図12）では，境界は比較的明瞭な低エコー像が認められる。第一に線維腺腫が考えられる。

【本症例のポイント】

　炎症性偽腫瘍はMRI上，悪性との鑑別が困難なことがある。Type A peripheral enhancementを呈しても本例のように乳癌とは限らないので，臨床情報も加味して診断する必要がある。

— 271 —

和文索引

〔あ〕

アーチファクト ………………………………… 17
悪性リンパ腫 …………………………………… 240
アポクリン化生 ………………………………… 35
アポクリン癌 …………………………… 47, 186, 190
網目状 …………………………………………… 81
異型小葉過形成 ………………………………… 44
異型囊胞腺管 …………………………………… 55
位相エンコード ………………………………… 14
腋窩リンパ節 …………………………………… 67
エコー時間 ……………………………………… 9
エンコード ……………………………………… 14
炎症性偽腫瘍 …………………………………… 268
折り返しアーチファクト ……………………… 17

〔か〕

開花期腺症 ……………………………………… 33
外的因子 ………………………………………… 3
化学シフト飽和法 ……………………………… 12
化学療法 ………………………………………… 92
拡大乳房切除術 ………………………………… 65
過誤腫 …………………………………………… 248
カルチノイド腫瘍 ……………………………… 48
管周囲型線維腺腫 ……………………………… 37
管状癌 ……………………………………… 47, 196
管状腺腫 …………………………………… 37, 110
冠状断 ……………………………………… 25, 76
関心領域 ………………………………………… 16
管内型線維腺腫 …………………………… 37, 208
ギャップ ………………………………………… 14
急性乳腺炎 ……………………………………… 33
境界病変 …………………………………… 53, 55
境界不明瞭 ……………………………………… 81
境界明瞭 ………………………………………… 81
鏡面像 …………………………………………… 73
巨大線維腺腫 …………………………………… 38
均一 ………………………………………… 78, 81, 86
筋上皮細胞 ……………………………………… 29

クーパー靱帯 …………………………………… 29
グラジエントエコー法 ………………………… 10
繰り返し時間 …………………………………… 9
クロストークアーチファクト ………………… 17
外科的生検 ……………………………………… 63
月経周期 ………………………………………… 93
硬化性腺症 ……………………………………… 33
硬癌 ……………… 45, 86, 87, 94, 142, 146, 150, 154, 158
高速スピンエコー法 …………………………… 9
骨・軟骨化生を伴う癌 ………………………… 47

〔さ〕

サチュレーションパルス ……………………… 19
撮像パラメーター ……………………………… 8
サブトラクション画像 ………………………… 19
三次元撮像法 …………………………………… 15
篩状型 …………………………………………… 41
矢状断 ……………………………………… 25, 76
脂肪腫 ……………………………………… 244, 264
脂肪抑制T2強調像 ……………………………… 74
脂肪抑制法 ……………………………………… 11
若年性線維腺腫 ………………………………… 224
若年性乳癌 ……………………………………… 47
充実型 …………………………………………… 41
充実腺管癌 ………………………… 44, 87, 94, 134, 138
周波数エンコード ……………………………… 14
授乳性腺腫 ……………………………………… 37
腫瘤性 …………………………………………… 78
腫瘤性病変 ……………………………………… 85
正味磁化ベクトル ……………………………… 4
小葉過形成 ……………………………………… 33
小葉単位 ………………………………………… 29
信号強度 ………………………………………… 71
浸潤 ……………………………………………… 32
浸潤癌 …………………………………………… 44
浸潤性小葉癌 ……………………… 46, 90, 174, 178, 182
浸潤性乳管癌 …………………………………… 44
推定組織型 ……………………………………… 52

水平断	25, 75	乳腺症型線維腺腫	37, 216
髄様癌	46, 192	乳腺専用コイル	6
スピンエコー法	8	乳頭型	42
スライス厚	14	乳頭腺管癌	44, 88, 126, 130
3D撮像法	15	乳頭部腺腫	37
静止磁場	3	乳頭分泌細胞診	62
線維症	35	乳房温存手術	66
線維腺腫	37, 228	粘液癌	46, 88, 162, 166, 170
線維腺腫性過形成	35	嚢胞	35, 256
穿刺吸引細胞診	62	嚢胞内乳頭腫	36
腺腫	37	嚢胞内乳頭癌	100
腺症	33		
腺様嚢胞癌	46		
造影剤	12		
造影パターン	78	〔は〕	
組織型推定	85, 89	パーシャルボリュームアーチファクト	17
		パジェット細胞	48
		パジェット病	48, 204
		針生検	63
〔た〕		パルス系列	7
ダイナミックMRI	16, 74	パルスシーケンス	7
ダイナミックカーブ	17, 74	斑紋状	78, 81, 86
ダイナミック後脂肪抑制T1強調像	81	ピクセル	13
陳旧性線維腺腫	220	非腫瘤性	78
低乳頭型	41	非腫瘤性病変	81, 89
テガダーム	27	非浸潤癌	40
特殊型	46	非浸潤性小葉癌	40, 43
		非浸潤性乳管癌	40, 53, 90, 114, 118, 122
		広がり亜型分類	42
		副病変	91
〔な〕		フリップ角	9
内的因子	3	フローアーチファクト	17
内分泌細胞癌	48	プローベランペクトミー	63
二相性	29	分泌癌	47
乳管過形成	33	閉塞性腺症	33
乳管上皮細胞	29	平坦型	42
乳管腺腫	37, 104	辺縁線状高信号	81
乳管腺葉区分切除術	64	扁平上皮癌	47, 200
乳管内癌	40	紡錘細胞癌	47
乳管内進展	32, 91	ボクセル	13
乳管内乳頭腫	36, 96	葡萄型	42
乳管乳頭腫症	33		
乳腺炎	33		
乳腺症	33, 54, 252		

〔ま〕

マトリックス …………………………………… 13
慢性乳腺炎 ……………………………………… 33
マンモトーム生検 ……………………………… 63
面疱型 …………………………………………… 42
モーションアーチファクト …………………… 17
モンゴメリー腺 ………………………………… 29

〔や〕

葉状腫瘍……………………… 38, 228, 232, 236

〔ら〕

類臓器型線維腺腫…………………………… 37, 212

欧文索引

[a]

ACD	55
adenoid cystic carcinoma	46
adenoma	37
adenoma of the nipple	37
adenosis	33
ADH	53
ALH	44
ANDI	54
apocrine carcinoma	47, 186
apocrine metaplasia	35
artifact	17
atypical cystic duct	55
atypical ductal hyperplasia	53
atypical lobular hyperplasia	44
Auchincloss法	66
axial image	25

[b]

blunt duct adenosis	33
breast coil	6

[c]

carcinoid tumor	48
carcinoma with cartilaginous and/or osseous metaplasia	47
clinging type	42
CNB	63
comedo type	42
core needle biopsy	63
coronal image	25
cribriform type	41
crosstalk artifact	17
cyst	35, 256

[d]

DCIS	40
duct papillomatosis	33
ductal adenoma	37, 104, 108
ductal carcinoma in situ	40
ductal hyperplasia	33
dynamic curve	17

[e]

echo time	9
endocrine cell carcinoma	48
excisional biopsy	63

[f]

fast spin echo法	9
fibroadenoma	37
fibroadenoma & benign phyllodes tumor	228
fibroadenoma, intracanalicular type	208
fibroadenoma, mastopathic type	216
fibroadenoma, organoid type	212
fibroadenomatous hyperplasia	35
fibrocystic disease	33
fibrosis	35
fibrous disease	260
field of view	13
fine needle aspiration	62
flat type	42
flip angle	9
florid adenosis	33
flow artifact	17
fluid-fluid レベル	73
FNA	62
FOV	13
FSE法	9

〔g〕

giant fibroadenoma ... 38
gradient echo法 ... 10
GRE法 ... 10

〔h〕

Halsted法 ... 66
hamartoma ... 248

〔i〕

IMPC ... 57
incisional biopsy ... 63
inflammatory pseudotumor ... 268
intracanalicular type fibroadenoma ... 37
intracystic papillary carcinoma ... 100
intracystic papilloma ... 37
intraductal papilloma ... 36, 96
invasive lobular carcinoma ... 46, 174, 178, 182
invasive micropapillary carcinoma ... 57

〔j〕

juvenile carcinoma ... 47
juvenile fibroadenoma ... 224

〔k〕

Kodama法 ... 66

〔l〕

lactating adenoma ... 37
lipoma ... 244
lobular carcinoma in situ ... 40
lobular hyperplasia ... 33
lower papillary type ... 41

〔m〕

malignant lymphoma ... 240
malignant phyllodes tumor ... 236
mammotome ... 63
mastitis ... 33
mastopathic type fibroadenoma ... 37
mastopathy ... 33, 252
matrix ... 13
maximum intensity projection ... 15
medullary carcinoma ... 46, 192
microdochectomy ... 64
MIP画像 ... 15
motion artifact ... 17
MR信号 ... 4
mucinous carcinoma ... 46, 162, 166, 170

〔n〕

noninvasive ductal carcinoma ... 40, 114, 118, 122

〔o〕

old fibroadenoma ... 220
organoid type fibroadenoma ... 37

〔p〕

Paget's disease ... 204
Pagetoid癌 ... 48
Paget病 ... 48
papillary type ... 42
papillotubular carcinoma ... 44, 126, 130
partial volume artifact ... 17
Patey法 ... 66
pericanalicular type fibroadenoma ... 37
peripheral enhancement ... 78, 94
phyllodes tumor ... 38
phyllodes tumor, borderline lesion ... 232
pixel ... 13
probe lumpectomy ... 63
pulse sequence ... 7

〔r〕

region of interest ················· 16
repetition time ················· 9
ROI ················· 16

〔s〕

sagittal image ················· 25
saturation pulse ················· 19
scirrhous carcinoma ··· 45, 142, 146, 150, 154, 158
sclerosing adenosis ················· 33
secretory carcinoma ················· 47
SE法 ················· 8
signal intensity ················· 71
skin sparing mastectomy ················· 69
solid type ················· 41
solid-tubular carcinoma ········ 44, 134, 138
spin echo法 ················· 8
spindle cell carcinoma ················· 47
squamous cell carcinoma ········ 47, 200
STIR ················· 74
STIR法 ················· 12
subtraction image ················· 19

〔t〕

T1強調像 ················· 10, 74
T1時間 ················· 5
T2強調像 ················· 11
T2時間 ················· 5
TDLU ················· 29
TE ················· 9
Tegaderm ················· 27
terminal duct lobular units ················· 29
TR ················· 9
tubular adenoma ················· 37, 110
tubular carcinoma ················· 47, 196
type A peripheral enhancement ········ 78, 86
type B peripheral enhancement ········ 78, 86

〔v〕

vacuum-assisted breast biopsy system ········ 63
voxel ················· 13

臨床と病理のための乳腺MRIアトラス
―― 画像と組織像の完全対比 ――

2006年8月22日　第一版 第1刷 発行　　価格はカバーに表示してあります

監修者　土屋　眞一・隈崎　達夫
編著者　草間　律・高山　文吉 ©
発行人　古屋敷　信一
発行所　株式会社 医療科学社
　　　　〒113-0033　東京都文京区本郷 3-23-1
　　　　TEL 03 (3818) 9821　　FAX 03 (3818) 9371
　　　　ホームページ　http://www.iryokagaku.co.jp
　　　　郵便振替　00170-7-656570

ISBN4-86003-359-0　　　　　　　（乱丁・落丁はお取り替えいたします）

本書の複製権・翻訳権・上映権・譲渡権・公衆送信権（送信可能化権を含む）は（株）医療科学社が保有します。

JCLS 〈（株）日本著作出版権管理システム委託出版物〉

本書の無断複写は著作権法上での例外を除き，禁じられています。
複写される場合は，そのつど事前に（株）日本著作出版権管理システム（電話 03-3817-5670，FAX 03-3815-8199）の許諾を得てください。